国医大师施杞光华医院传薪录

主 编 肖涟波
副主编 程少丹 马迎辉
主 审 施 杞

上海科学技术出版社

内 容 提 要

本书是国医大师施杞教授在上海中医药大学附属光华医院从事临床、科研、带教等工作的完整记录。全书分为上篇、中篇、下篇和附篇。上篇总论，介绍了施杞的学术思想与临证经验；中篇为医案与医话，收录了施杞在光华医院骨伤科的经典临证医案及相关医话；下篇为传承与创新，介绍了施杞指导下形成的骨关节病特色诊疗方案；附篇介绍了施杞在光华医院的团队传承情况。

本书围绕国医大师施杞在光华医院的临证经验展开，内容详实，具有创新性。书中总结了施杞治疗骨关节病的"光华方案"，其中有不少药物已取得专利，对骨伤科或风湿病科均有重要的参考价值。

本书适于中医骨伤专业及名医经验传承研究人员阅读，也适于中医流派研究及师承教育研究工作者参考使用。

图书在版编目（CIP）数据

国医大师施杞光华医院传薪录 / 肖涟波主编.
上海 : 上海科学技术出版社, 2025. 5. -- ISBN 978-7-5478-6880-5

Ⅰ. R274

中国国家版本馆CIP数据核字第20244YN829号

国医大师施杞光华医院传薪录
主　编　肖涟波

上海世纪出版(集团)有限公司
上海科学技术出版社　　出版、发行
(上海市闵行区号景路159弄A座 9F-10F)
邮政编码 201101　　www.sstp.cn
山东韵杰文化科技有限公司印刷
开本 787×1092　1/16　印张 16　插页 8
字数 380千字
2025年5月第1版　2025年5月第1次印刷
ISBN 978-7-5478-6880-5/R·3135
定价：128.00元

本书如有缺页、错装或坏损等严重质量问题，请向印刷厂联系调换

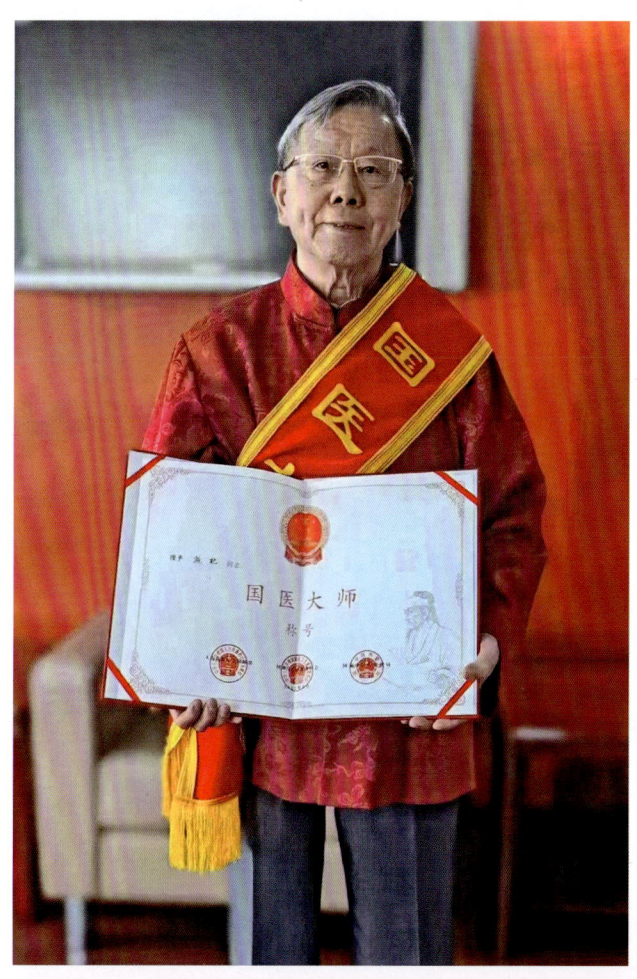

施杞获评"国医大师"称号

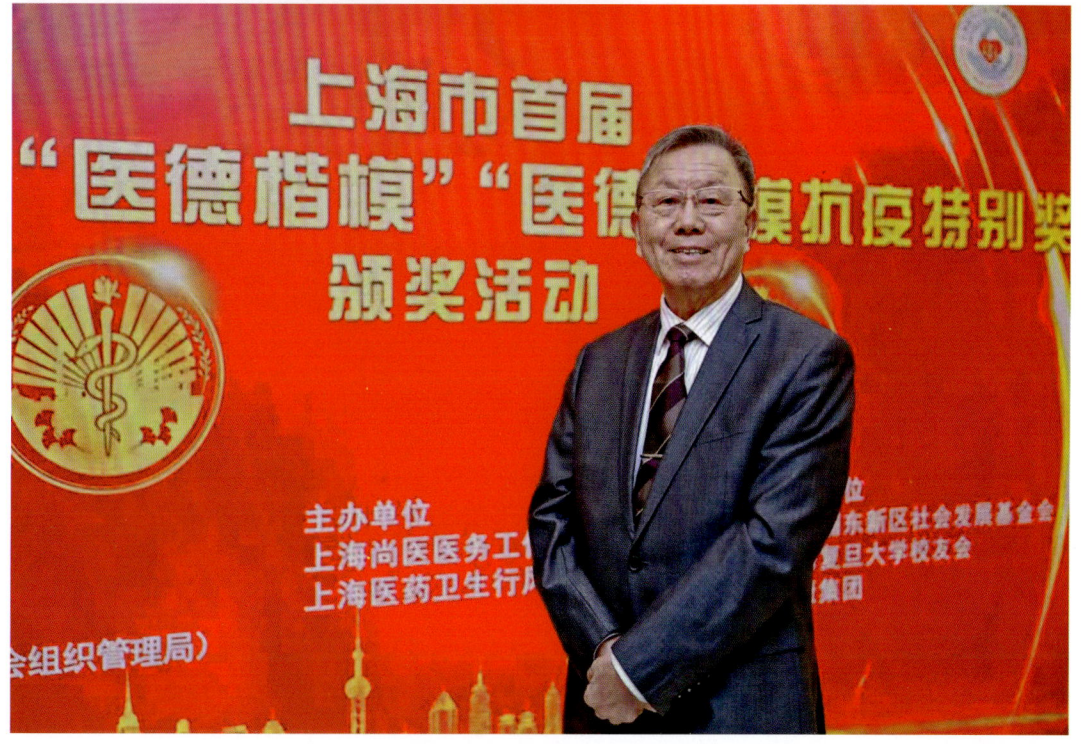

施杞获得上海市首届"医德楷模"称号

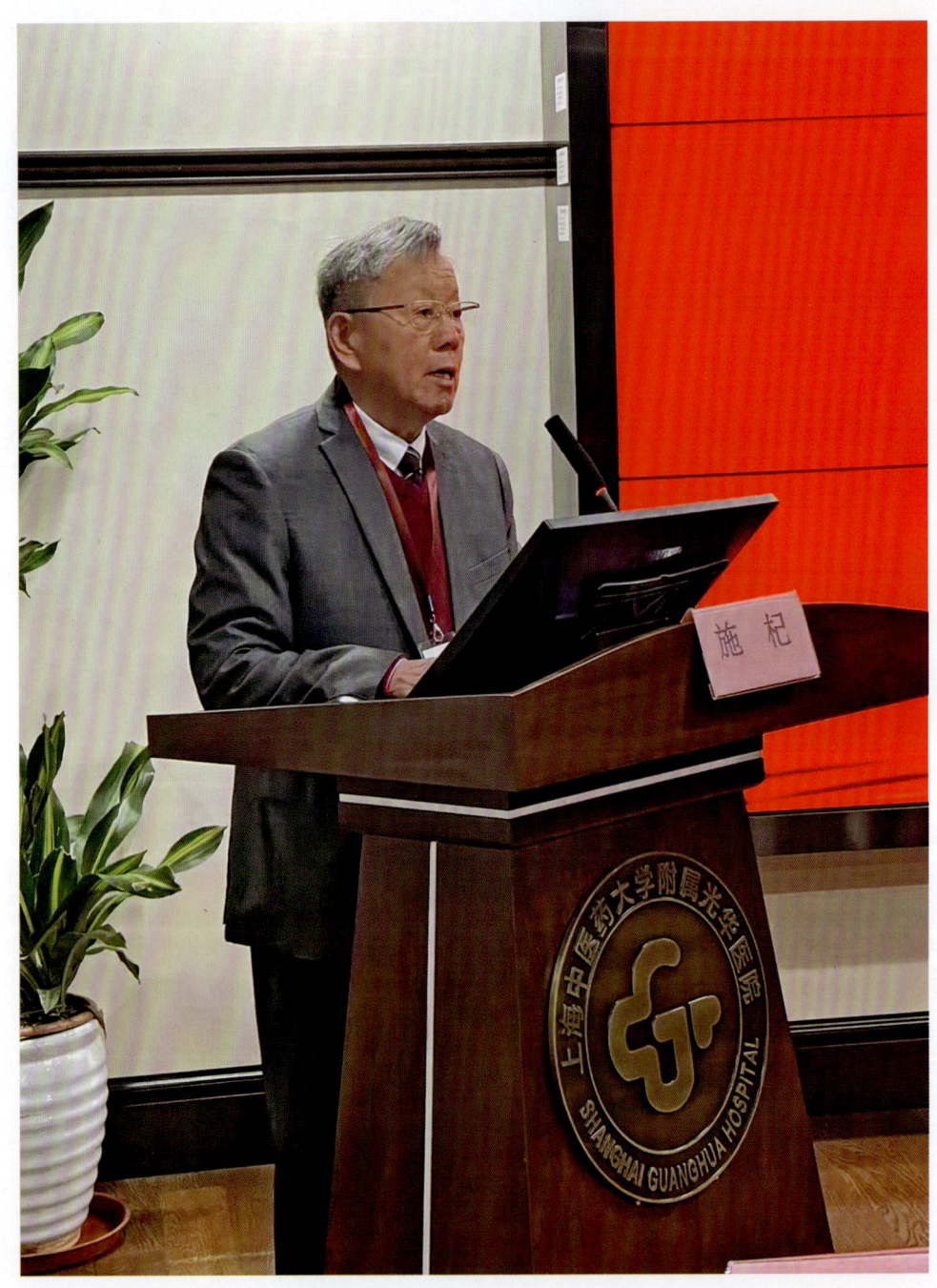

施杞在光华医院疼痛康复论坛致辞

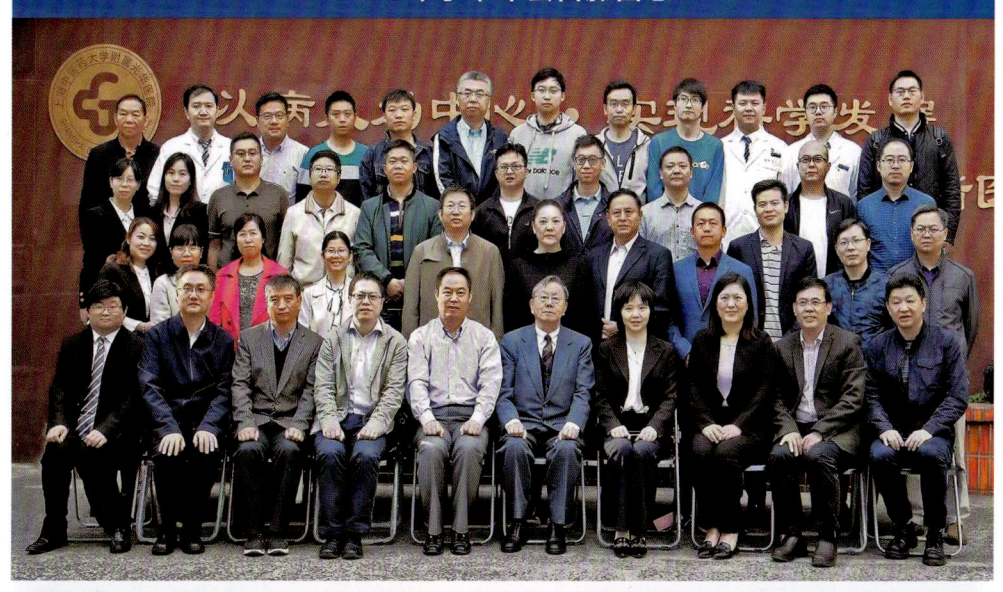

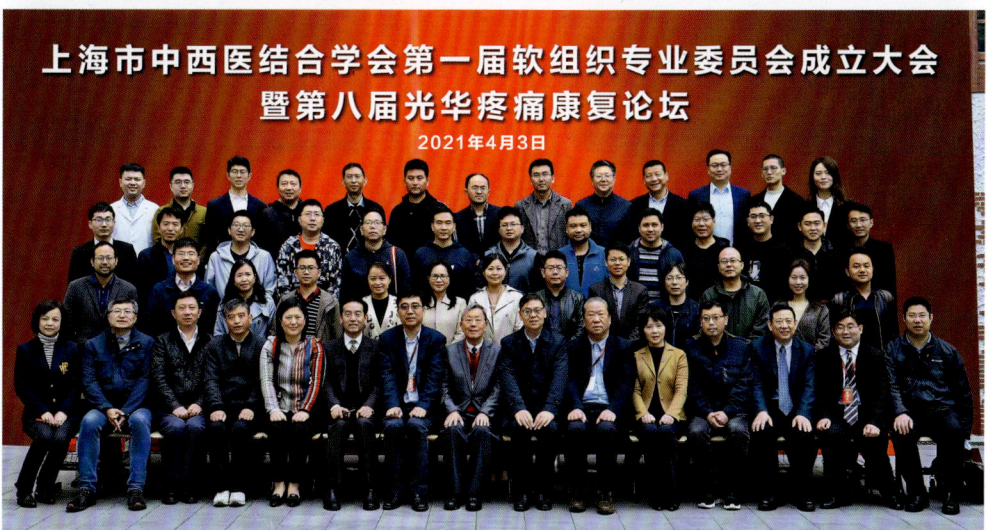

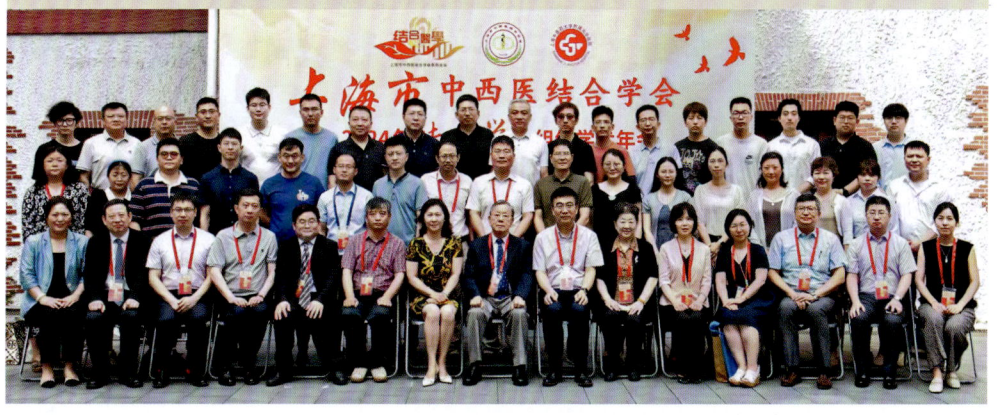

光华医院疼痛康复论坛(部分)合影

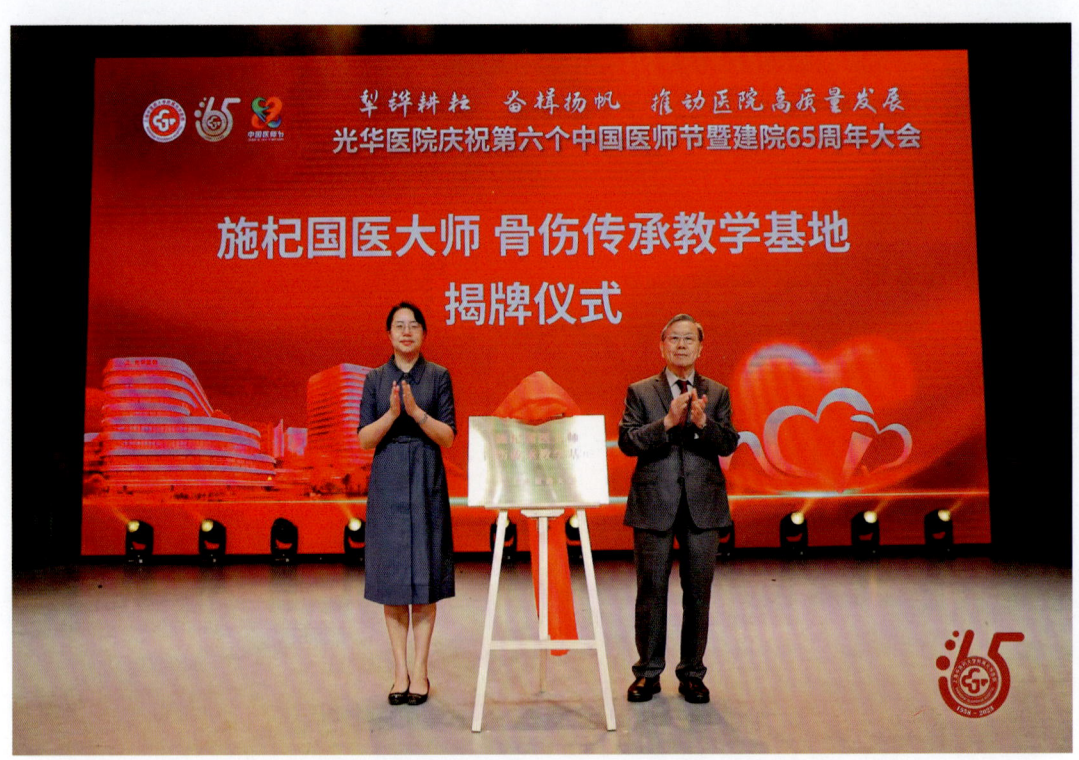

国医大师施杞光华医院骨伤传承教学基地揭牌

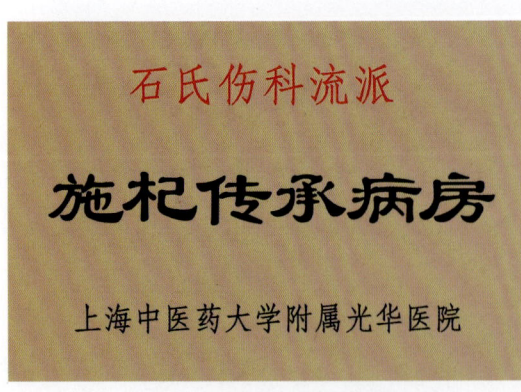

光华医院施杞传承病房牌匾

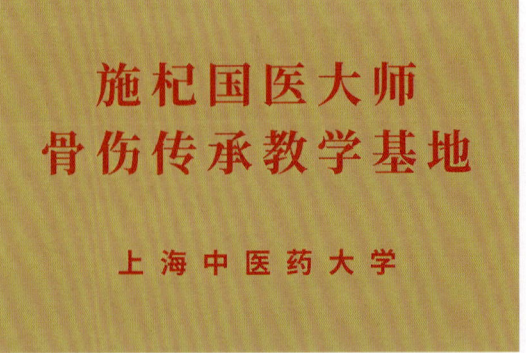

光华医院施杞骨伤传承教学基地牌匾

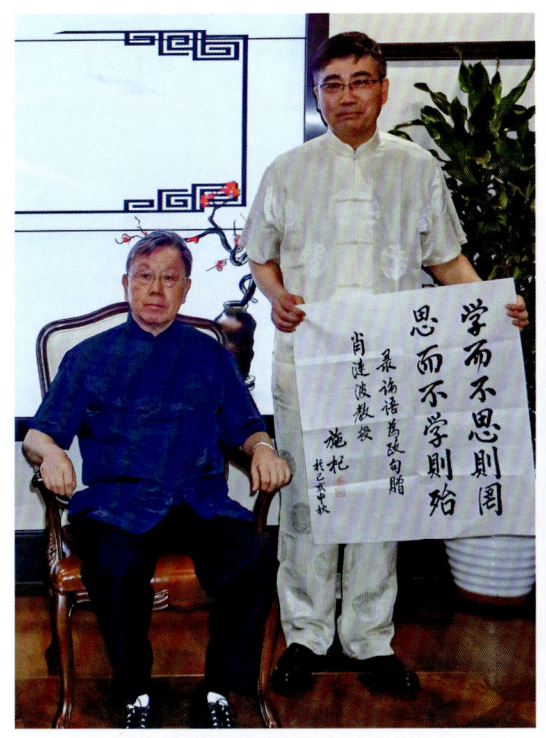

肖涟波拜师施杞合影　　　　　　　　程少丹拜师施杞合影

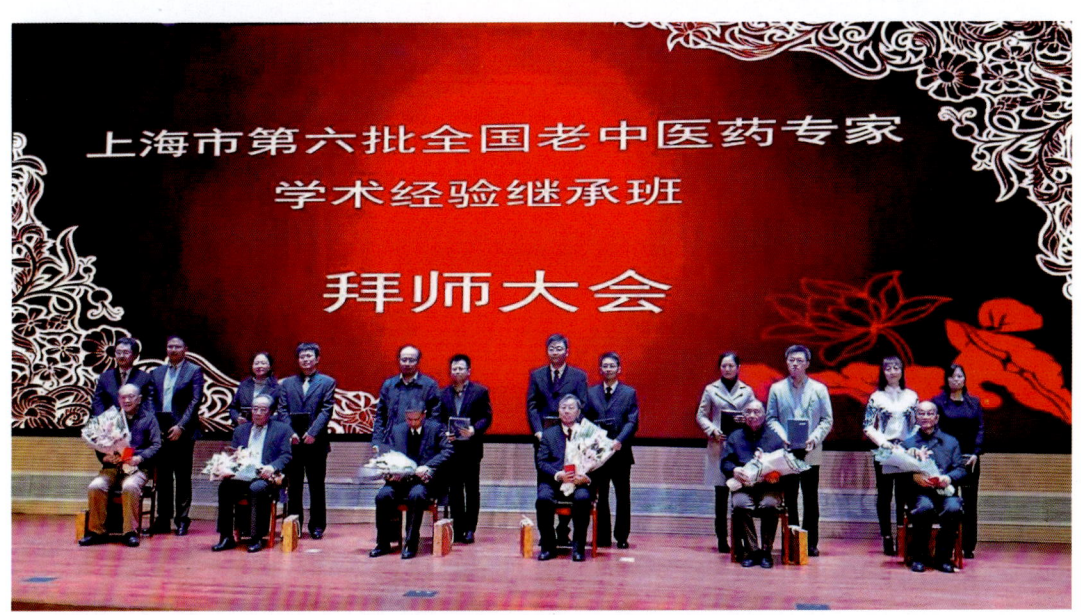

马迎辉等人拜师施杞（后排右五为马迎辉）

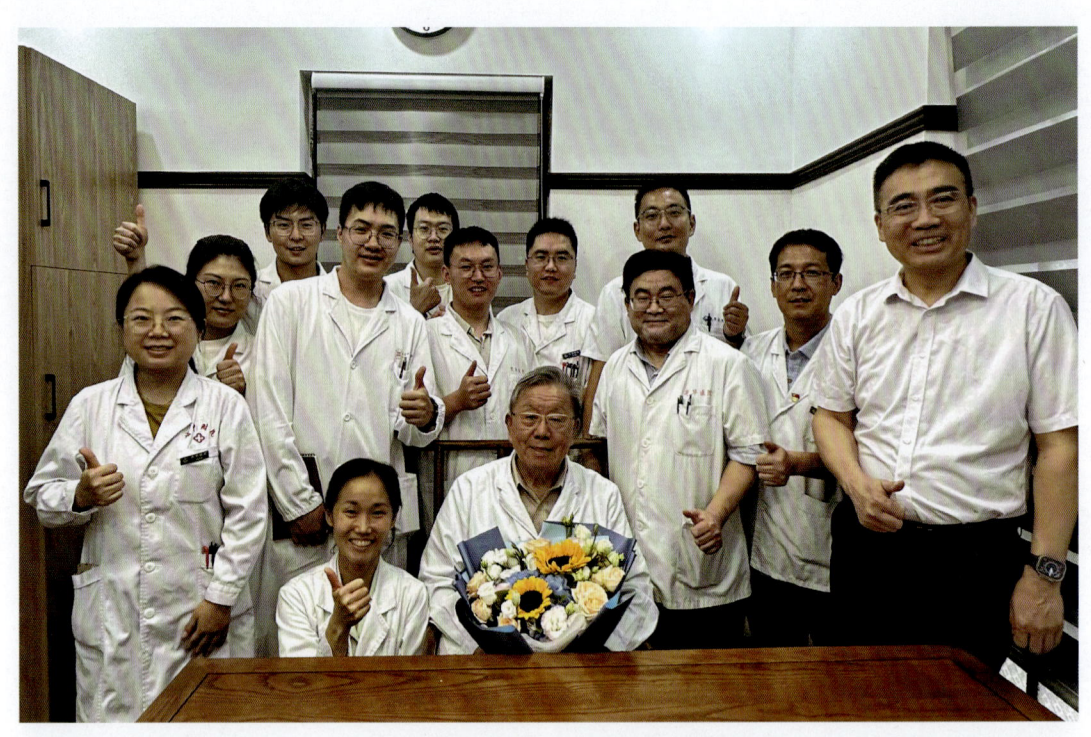

施杞与光华医院部分跟师学生合影

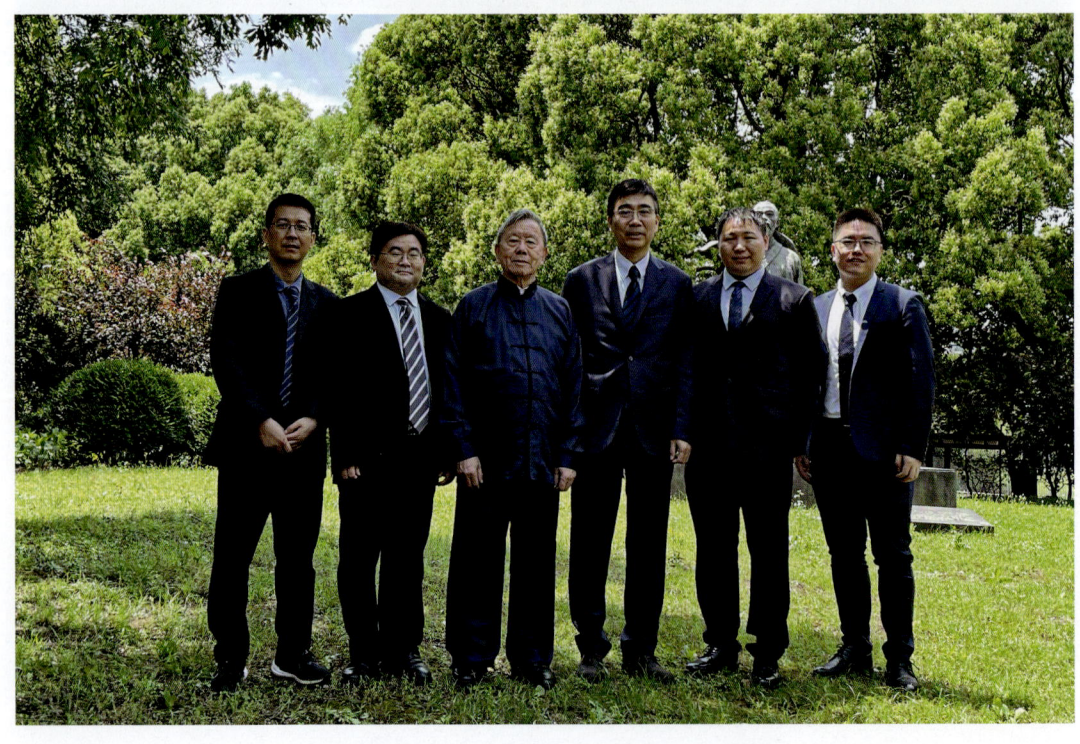

施杞与国医大师长宁传承工作室部分学生合影

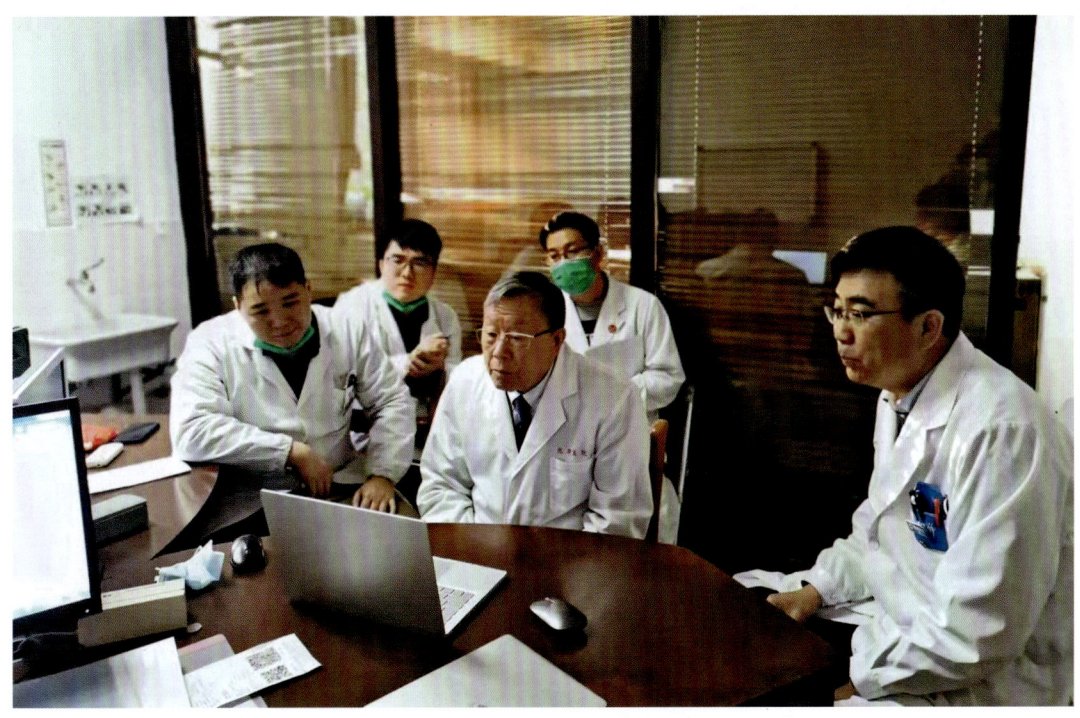

施杞与学生探讨病例

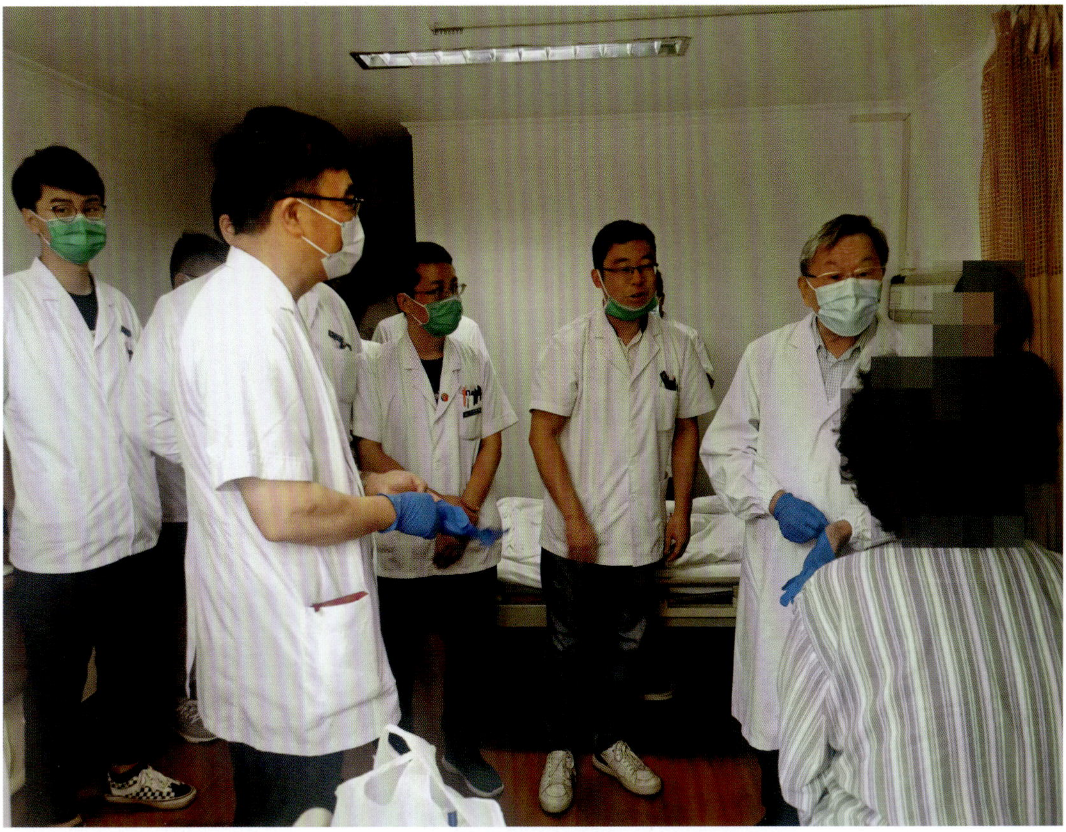

施杞带领学生查房

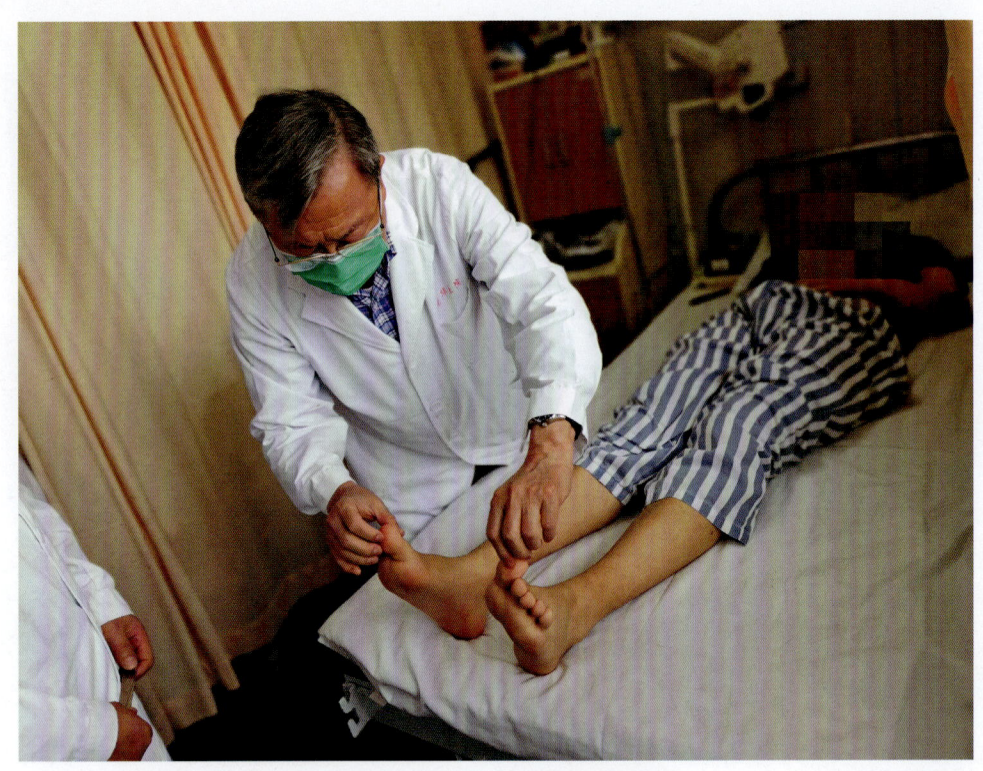

施杞示范查体

施杞读书笔记

施 杞 简 介

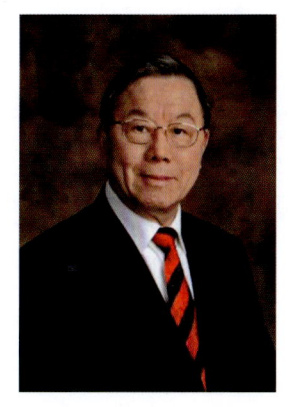

施杞，国医大师，上海市名中医，上海石氏伤科第四代传人。上海中医药大学终身教授、专家委员会主任委员、博士生导师及博士后合作指导导师，香港大学名誉教授。第二、第三、第四、第五、第六、第七批全国老中医药专家学术经验继承工作指导老师，全国第一批国家级非物质文化遗产"中医正骨疗法"代表性传承人，我国中医骨内科学奠基人。曾任中华中医药学会第三、第四届副会长，中华中医药学会骨伤科分会第一、第二、第三届会长，上海市中医药学会第五、第六届会长。曾先后担任上海市卫生局副局长，上海中医学院院长，上海中医药大学校长。先后荣获上海市劳动模范、上海市第二届"教书育人楷模"、上海医学发展终身成就奖、上海中医药发展终身成就奖、上海中医药事业发展杰出贡献奖、上海市医学会骨科分会特殊贡献奖、上海市首届"医德之光"奖、全国党和人民满意的好老师、"中国好医生"、全国中医药高等学校教学名师、首届中医药传承特别贡献奖等荣誉称号，及"庆祝中华人民共和国成立70周年"纪念章。

先后率领团队培养硕士286名、博士105名、博士后24名、"高徒"27名，培养的毕业学生中包括全国劳动模范3名，"百千万人才工程"国家级人选3名，并有国家"973计划"项目首席科学家、国家杰出青年、国家级人才计划及"全国百篇优秀博士学位论文"获得者，此外还有100余人成为全国各地学科带头人。施杞为"石氏伤科"第四代传人，现在六代同堂，连同其学生再传弟子，目前施氏弟子已逾3 000人，分布于全国25个省市。

现任上海中医药大学附属光华医院顾问团团长，骨伤科和康复科学术带头人，先后在上海中医药大学附属光华医院设立"上海市中医药研究院中西医结合关节炎研究所施杞名中医工作室""国医大师施杞长宁传承工作室""施杞国医大师骨伤传承教学基地"及"石氏伤科流派施杞传承病房"，为光华医院培养博士、上海市中西医结合高层次人才及中医药高层次人才、全国名中医学术经验继承人及全国中医临床特色技术骨干人才近20人，在光华医院形成了新的传承团队。

主 编 简 介

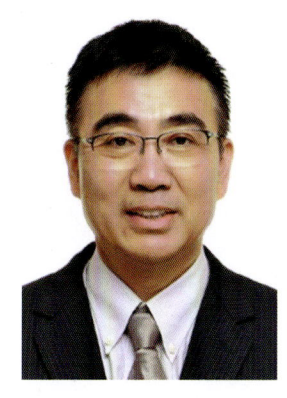

  肖涟波,博士,一级主任医师,博士生导师,博士后合作导师,享受国务院特殊津贴专家,国家"十四五"中医优势专科骨伤科负责人,上海市高级中西医结合人才(师从国医大师施杞),上海市区域名医,上海市长宁区杰出人才、上海市长宁区领军人才、上海市长宁区名医、上海市长宁区名中医、上海市"长宁工匠"。上海市中医药研究院中西医结合关节炎研究所所长,上海中医药大学光华临床医学院院长,上海中医药大学附属光华医院院长、关节外科学科带头人,施杞国医大师骨伤传承教学基地负责人和国医大师施杞长宁传承工作室负责人。

  目前任上海市中西医结合学会副会长、上海市中西医结合学会关节病专业委员会主任委员、上海市康复医学会中西医结合康复专业委员会主任委员、上海市医学会骨科专科分会委员兼关节学组副组长、上海市中医药学会骨伤科分会副主任委员、中华中医药学会骨伤科分会常委、中华中医药学会膏方分会常委。

  擅长骨关节炎、类风湿关节炎、强直性脊柱炎等退行性筋骨病及风湿性关节疾病的手术和保守治疗,主要研究方向为人工关节置换围手术期中西医结合快速康复与骨破坏的临床与基础研究,作为第一负责人承担国家级、省部级等各类课题 30 项,获得科研经费总计 1 600 余万元。在国内外核心期刊发表论文 120 余篇,其中 SCI 期刊论文 49 篇(总影响因子 241.863),作为通讯作者在 Arthritis & Rheumatology 发表论文 1 篇,作为主要参加者在 Nature Medicine 发表论文 2 篇;主编或合编著作 15 部、主审著作 1 部;以第一负责人获得中国中医药研究促进会科学进步奖三等奖,中国中西医结合学会科学技术奖三等奖,上海中西医结合科学技术奖一等奖、二等奖、三等奖各 1 项;获发明专利 5 项,实用新型专利 18 项,参与指南、专家共识制定 13 项。上海中医药大学优秀研究生导师,培养博士后 5 名,博士研究生 29 名,硕士研究生 23 名,其中上海市优秀毕业生 2 名,上海中医药大学优秀毕业生 4 名。

副 主 编 简 介

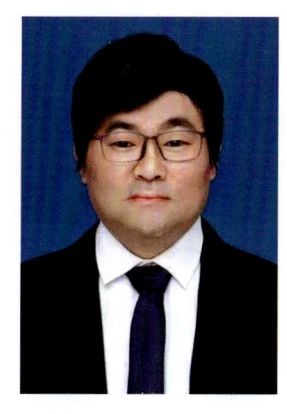

程少丹,博士,主任医师,研究生导师,上海市中医药(临床类)重点学科康复学科带头人,上海中医药大学附属光华医院国家中西医协同"旗舰"科室建设项目康复科主任,上海市"青年岗位能手",上海市医学青年人才最高荣誉奖"银蛇奖"提名奖获得者,上海市卫生系统"五四青年奖章"获得者,全国中医临床特色技术骨干人才,上海市中医药高层次人才,上海市长宁区名中医,上海市"长宁工匠"。

师从国医大师施杞和陆氏伤科第八代传人、上海市名中医陆念祖,兼任上海市中西医结合学会软组织专业委员会主任委员,中国民间中医医药研究开发协会软组织诊疗专业委员会及宣蛰人银质针疗法专业委员会副会长,中国中医药研究促进会针刀医学分会副会长,中华中医药学会针刀医学分会及科普分会常务委员,上海市中医药学会针刀医学分会副主任委员,石筱山伤科学术研究中心常委,《中国骨质疏松杂志》和《中国组织工程研究》杂志编委等学术职务。

主持省部级课题10余项,发表论文80余篇,主编著作5部,获得授权专利3项,获得省部级奖项8项。开展了华东地区首台针刀镜,实现了软组织松解的"直视化""微创化"。创建了上海三级甲等医院中唯一的颈肩腰腿痛专业诊疗及康复科室,建设了"石氏伤科流派施杞传承病房",促进形成了颈肩腰腿痛中医综合一体化诊疗服务体系。

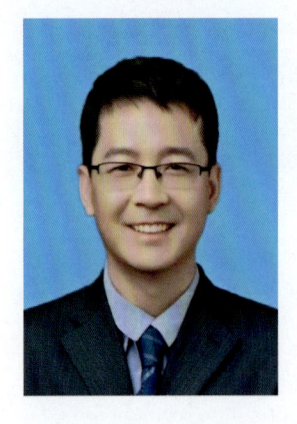

马迎辉，硕士研究生，副主任医师，上海中医药大学附属光华医院国家中西医协同"旗舰"科室建设项目康复科教学主任，上海中医药大学光华临床医学院中西医结合康复教研室副主任。现任世界中医药学会联合会骨伤科分会关节学组干事，中国研究型医院关节外科专业委员会类风湿关节炎学组青年委员，中国民族医药学会筋骨养护分会理事，上海市中西医结合学会软组织专业委员会常务委员、疼痛与麻醉专业委员会及关节病专业委员会青年委员，上海市中医药学会针刀医学分会与整脊分会委员、骨伤科分会青年委员。

曾入选上海市中医药事业发展三年行动计划"杏林新星计划"、上海市"海派中医流派传承人才"培养项目，第六批全国老中医药专家学术经验继承工作继承人，师从国医大师施杞教授。主要开展骨关节和风湿免疫疾病的中西医诊疗临床、科研及教学工作，先后主持和参与省市各级科研课题10余项。发表核心期刊论文30余篇，SCI论文6篇。

编委会名单

主　编

肖涟波

副主编

程少丹　马迎辉

编　委

（按姓氏笔画排序）

马迎辉	叶秀兰	冉　磊	许　辉
孙松涛	李　放	肖涟波	何　勇
沈　军	张成波	阿欣雨	赵　翅
钟　声	顾玉彪	高华利	康冰心
	韩海慧	程少丹	

主　审

施　杞

序　言

　　传承与创新是中医药发展永恒的主题,本书正是在这一背景下诞生的。本书较为全面地记录了10年来我在上海中医药大学附属光华医院带领团队从事临床、教学、科研以及人才培养方面的工作情况,旨在为中医药事业的发展尽一份力。

　　中医骨伤科是以防治各种外伤和内损所引起的皮肉筋骨及气血、经络、脏腑病证为研究对象的一门临床应用科学。它根植于中医骨伤科学的理论和实践,并以中医临床各科所积累的相关经验为底蕴,充分彰显了中医学疗法的特色和优势。进入21世纪,随着我国及世界各国人口老龄化进程的加快,各种老年退行性疾病日益增多,临床疾病谱发生了显著变化。其中与脊柱、骨关节等相关的慢性筋骨病发病率高达25%以上,成为目前骨伤科领域的主要病证。数千年的临床实践证明,中医骨伤科以其独特的理论及众多有效的治疗方法,对大多数慢性筋骨病患者有良好的疗效。

　　我1998年从领导岗位退下来之后,专注于骨伤科临床和科研工作。2003年,在上海中医药大学创建了脊柱病研究所。2014年在上海中医药大学附属光华医院设立了"上海市中医药研究院中西医结合关节炎研究所施杞名中医工作室",并在上海中医药大学附属光华医院招录博士,开设特需门诊,承担光华卓越PI项目"名中医骨关节病诊治经验传承研究",成立"石氏伤科流派施杞传承病房""国医大师施杞长宁传承工作室"和"施杞国医大师骨伤传承教学基地"。经过10年的发展,我带领的光华团队取得了一定的成绩。上海中医药大学附属光华医院肖涟波院长带领的骨伤科先后成为博士点及博士后流动站,入选上海市"十三五"中西医结合重点专科、国家中医药管理局"十四五"骨伤优势专科;程少丹主任带领的康复科也先后入选上海市"十四五"中医特色专科、上海市中医药(临床类)重点学科、国家中医药管理局中西医协同"旗舰"科室建设项目。

　　为了更好地传承我的学术经验,我的学术传承人肖涟波院长组织团队成员整理了过去10年来我在光华医院的临床、教学和科研方面的医案、文稿、讲稿和笔记,汇编成《国医大师施杞光华医院传薪录》,较全面地展示了我在光华医院的带教成果。光华医院是上海市唯一以关节病为特色的三级甲等医院,我们继承石筱山伤科学术思想,开创了中医骨内科学,并将其应用于人工关节围手术期的中西医结合快速康复,开发了系列围手术期方药,并在临床运用中取得了显著效果。在我和肖涟波院长的带领下,我们坚持"继承不泥古,创新不离宗"的原则,结合现代科学技术,不断推进中医骨伤学科的建设和发展。参与本书编写的主编、副主编、编委均为我培养的学术传承人。他们经过多年的学术熏陶和积累,思路有共鸣,临床有共识,使本书编写顺利完成并具有特色,充分体现了团队的协作精神和较高的学术水平。

当前,中华民族正迎来伟大复兴,中医药事业也在新时代中国特色社会主义思想的指引下阔步前进。我们要以更大的热情和努力,传承和弘扬中医药,让其在新时代焕发出新的生机和活力。正如唐代杜荀鹤在《小松》中所言:"自小刺头深草里,而今渐觉出蓬蒿。时人不识凌云木,直待凌云始道高。"我们中医药事业的发展,也需要经历这样的过程。我相信,在大家的共同努力下,中医药一定会迎来更加辉煌的明天。

谨以此书献给所有关心和支持中医药事业的同仁和朋友们,希望能够为中医骨伤科的研究和实践提供一些有益的参考和帮助。让我们共同努力,使中医药事业不断繁荣发展,为人民的健康事业做出更大的贡献。

斯以为序。

施 杞

于上海中医药大学附属光华医院

2024 年 8 月

前 言

国医大师施杞是中医骨伤科临床专家、教育专家和科研专家。他提出的"以传承中医药理论体系和历代医家所积累的丰富临床经验和学说为主体,以研究和弘扬中国传统文化与中医药继承创新相结合为一翼,以借鉴和引用现代科技包括现代医学探索生命规律为另一翼"的"一体两翼"的教育思想成为我国中医药教育的指导思想;他的"引路、铺路、养路"的"三路"育人模式为我国培养了大量的骨伤科人才;他的"于术精处用功,于仁厚处用心"的座右铭成为众多弟子的行动指南。他常以北宋大儒张载的《横渠四句》"为天地立心,为生民立命,为往圣继绝学,为万世开太平"要求学生传承好中医事业。他要求弟子对祖国、对党要有衷情,对人民要有热情,对事业要有真情,对集体要有感情,对家庭要有亲情,对生活要有激情。他虽然已经88岁高龄,但仍然活跃在临床、教学、科研的一线,治病救人,培养学生,指导研究。"德高为师,身正为范",他用行动阐释了"大医精诚"的内涵。

2012年,施杞老师担任上海中医药大学附属光华医院顾问团团长,2014年在光华医院设立了"上海市中医药研究院中西医结合关节炎研究所施杞名中医工作室",2015年起在光华医院招录博士,2016年起在光华医院开设特需门诊。2016年及2019年连续承担2期光华卓越PI项目"名中医骨关节病诊治经验传承研究",2019年和2020年分别接受光华医院肖涟波院长和程少丹主任拜师,将他们接纳为入室弟子。2020年在光华医院成立了"石氏伤科流派施杞传承病房",2021年将光华医院纳入"石筱山伤科学术联盟"成员单位。2022年在光华医院设立"国医大师施杞长宁传承工作室"。2023年在光华医院设立了"施杞国医大师骨伤传承教学基地"。经过10余年的发展,已在光华医院学科建设、人才培养方面取得了显著的成绩。先后培养博士13人,全国第六批中医药专家学术继承人1人,全国中医临床特色技术骨干人才1人,上海市西学中高层次人才2人,上海市中医药高层次人才1人。一支"光耀中华"的施门光华医院骨伤"梦之队"正在形成。光华医院的骨伤科先后成为博士点及博士后流动站,入选上海市"十三五"中西医结合重点专科、国家中医药管理局"十四五"骨伤优势专科;康复科先后入选上海市"十四五"中医特色专科、上海市中医药(临床类)重点学科、国家中医药管理局中西医协同"旗舰"科室建设项目。

为了继承和弘扬国医大师施杞教授的学术经验,培养更多中医事业的接班人,造福更多的患者,国医大师施杞长宁传承工作室团队系统回顾和整理了施杞教授10余年来在光华医院的有关临床、教学和科研方面的医案、文稿、讲稿和笔记,编写成书,集中展示了施杞教授在光华医院的传承成果,故取名《国医大师施杞光华医院传薪录》。全书包含总论、医案与医话、传承与创新以及国医大师施杞光华医院传承团队介绍等内容。本书是光华医院团队成员的跟师笔记。总有一种紧迫感、一种使命感、一种责任感,催促我们留下这份记录。历经3年,终于完稿,掩卷长思,"冰雪林中著此身,不同桃李混芳尘。忽然一夜清香发,散作乾坤万里春",施老师常引用的诗句是对本书最好的诠释。由于学生水平有限,书中纰漏在所难免,敬请专家、同道给予批评指正。

国医大师施杞长宁传承工作室

2024年7月

目 录

上篇 总 论

第一章 国医大师施杞介绍 ·········· 003
第二章 学术思想与临证经验撷英 ·········· 005
  第一节 学术思想 ·········· 005
    一、八纲统领 ·········· 005
    二、气血为先 ·········· 005
    三、脏腑为本 ·········· 006
    四、筋骨并重 ·········· 006
    五、病证结合 ·········· 006
    六、扶正祛邪 ·········· 006
    七、法宗调衡 ·········· 006
    八、少阳为枢 ·········· 006
  第二节 临证验方——系列通痹方 ·········· 007
    一、通痹基础方 ·········· 007
    二、调心通痹方 ·········· 007
    三、调身通痹方 ·········· 007
    四、调脉通痹方 ·········· 007
    五、调气通痹方 ·········· 008
    六、温经通痹方 ·········· 008
    七、温肾通痹方 ·········· 008
    八、温胆通痹方 ·········· 008
    九、益肾通痹方 ·········· 008
    十、养痿通痹方 ·········· 008
    十一、舒筋通痹方 ·········· 009
    十二、解痉通痹方 ·········· 009

十三、清利通痹方	009
十四、祛痰通痹方	009
十五、清咽通痹方	009
十六、松颈通痹方	009
十七、宽胸通痹方	010

第三节　保健功法——施氏十二字养生功 …… 010
　　一、立位式 …… 010
　　二、坐位式 …… 017
　　三、卧位式 …… 023

中篇　医案与医话

第三章　医案 …… 033

第一节　筋伤 …… 033
　　一、颈椎病 …… 033
　　二、颈椎外伤 …… 052
　　三、肩周炎 …… 053
　　四、腰椎间盘突出症 …… 054
　　五、颈腰综合征 …… 071
　　六、腰背部软组织损伤 …… 078
　　七、髋关节滑膜炎 …… 079
　　八、半月板损伤 …… 080
　　九、踝关节扭伤 …… 082

第二节　骨病 …… 084
　　一、类风湿关节炎 …… 084
　　二、强直性脊柱炎 …… 094
　　三、骨质疏松症 …… 097
　　四、银屑病性关节炎 …… 099
　　五、腰椎滑脱伴腰椎管狭窄症 …… 101
　　六、腰椎终板下骨坏死 …… 103
　　七、脊髓空洞症 …… 104
　　八、髋骨关节炎 …… 106
　　九、股骨头坏死 …… 107
　　十、膝骨关节炎 …… 115

第三节 术后 ……………………………………………………………………… 122
一、脊柱术后 ………………………………………………………………… 122
二、骨折术后 ………………………………………………………………… 129
三、膝关节置换术后 ………………………………………………………… 131

第四节 内科杂症 …………………………………………………………… 133
一、脑梗后遗症 ……………………………………………………………… 133
二、睡眠障碍 ………………………………………………………………… 135
三、神经纤维瘤 ……………………………………………………………… 136

第四章 医话 ………………………………………………………………………… 138
一、膏方在慢性筋骨病防治中的应用 ……………………………………… 138
二、升阳益胃汤及其类方的临床应用 ……………………………………… 143
三、痹证的整体论治——以股骨头坏死为例 ……………………………… 144
四、蒲公英的应用 …………………………………………………………… 146

下篇 传承与创新

第五章 骨关节病光华医院特色诊疗方案 ………………………………………… 151
第一节 特色病种诊疗方案 …………………………………………………… 151
一、股骨头坏死 ……………………………………………………………… 151
二、类风湿关节炎 …………………………………………………………… 153

第二节 围手术期处理方案 …………………………………………………… 158
一、疼痛管理方案 …………………………………………………………… 158
二、人工全膝关节置换术后肿胀诊疗方案 ………………………………… 165
三、人工关节置换术后便秘诊疗方案 ……………………………………… 175
四、术后尿潴留诊疗方案 …………………………………………………… 180
五、术后失眠诊疗方案 ……………………………………………………… 182
六、术后恶心呕吐诊疗方案 ………………………………………………… 184
七、深静脉血栓管理方案 …………………………………………………… 186

附篇 传承团队

第六章 国医大师施杞光华医院传承团队 ………………………………………… 193
第一节 光华医院传承团队研究成果 ………………………………………… 193
一、基础研究 ………………………………………………………………… 193

二、临床研究 ··· 195
　　三、临床试验和动物实验研究 ·· 204
　　四、理论研究——基于"少阳理论"辨治骨关节病 ······················· 213
第二节　光华医院学科建设及人才培养实践 ······································ 215
　　一、学科与人才 ··· 216
　　二、光华医院代表性传承人简介 ·· 217
第三节　上海市中医药研究院中西医结合关节炎研究所施杞名中医工作室
　　　　简介 ·· 224
　　一、工作室情况介绍 ·· 224
　　二、工作室取得的成绩 ·· 224
第四节　石氏伤科流派施杞传承病房简介 ··· 228
　　一、传承病房建设要求 ·· 228
　　二、传承病房建设方案（三年） ·· 229
　　三、传承病房建设实践 ·· 230
第五节　国医大师施杞长宁传承工作室简介 ······································· 230

主要参考文献 ·· 231

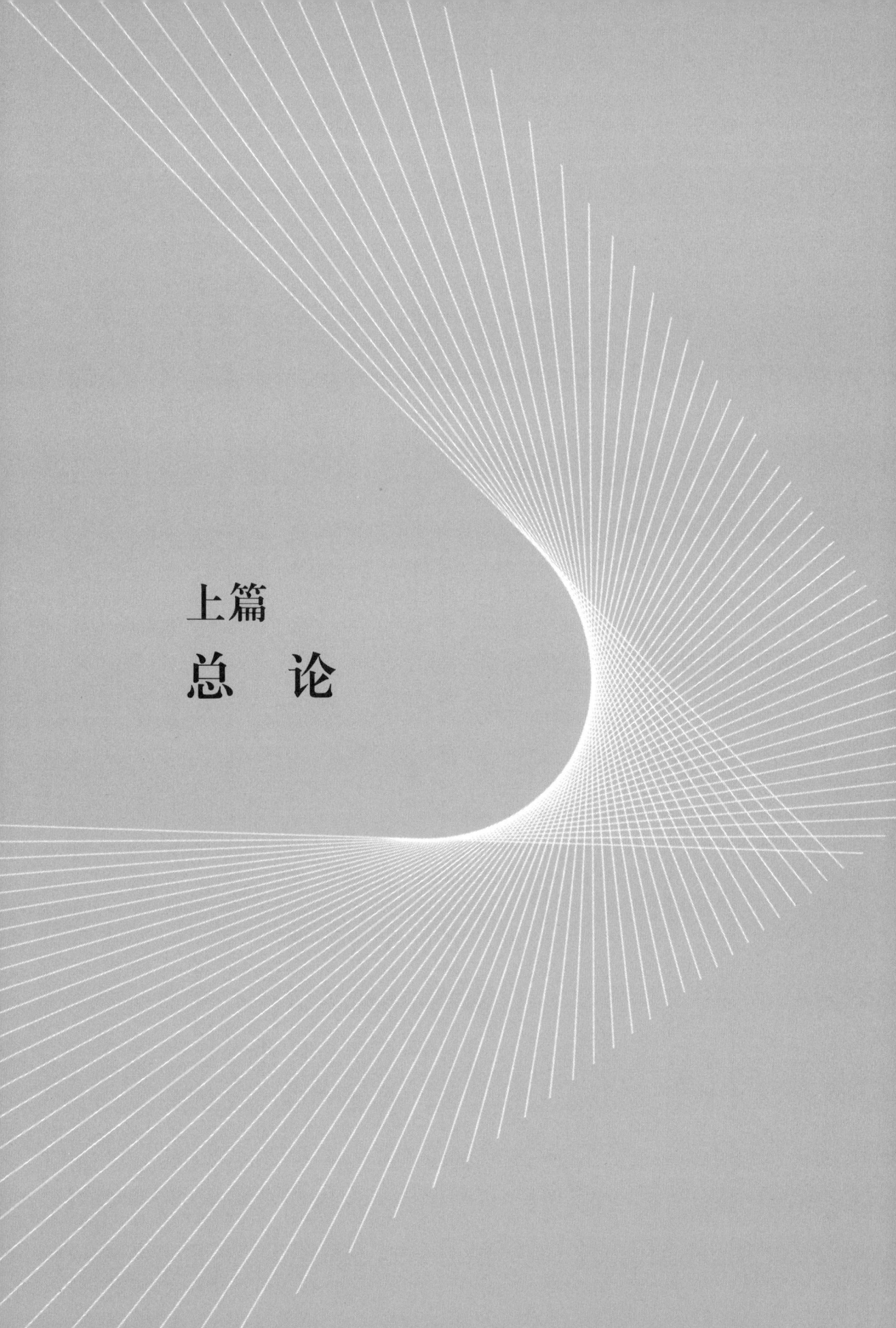

上篇

总　论

第一章
国医大师施杞介绍

施杞,男,1937年8月生于江苏东台。国医大师,享受国务院特殊津贴专家,上海市名中医,第二、第三、第四、第五、第六、第七批全国老中医药专家学术经验继承工作指导老师,全国第一批国家级非物质文化遗产项目"中医正骨疗法"代表性传承人。1963年上海中医学院(现上海中医药大学)医疗系六年制本科毕业。从医62载,现为上海中医药大学终身教授、专家委员会主任委员、主任医师、博士生导师、博士后合作指导老师,香港大学名誉教授。

曾任上海市卫生局副局长,上海中医学院院长,上海中医药大学校长,上海市政协委员,中华中医药学会第三、第四届副会长,中华中医药学会骨伤科分会第一、第二、第三届会长,上海市中医药学会第五、第六届会长,《中国中医骨伤科杂志》编委会主任委员,《中医杂志》编委会副主任委员,《中国骨伤》《中医正骨》《世界中医骨科杂志》《西部中医药》杂志顾问,《上海中医药杂志》及《上海中医药大学学报》主编。

在20世纪90年代初提出"一体两翼"的大鹏战略,开创了现代中医学科建设创新模式。在学科建设、人才培养等方面成就显著。先后培养硕士49名、博士66名、博士后5名、学术继承人和"高徒"74名,培养的学生中包括全国劳动模范3名,"百千万人才工程"国家级人选3名,并有国家"973计划"项目首席科学家、国家杰出青年、国家级人才计划及"全国百篇优秀博士学位论文"获得者,此外还有100余人成为全国各地学科带头人。施杞为"石氏伤科"第四代传人,现在六代同堂,连同其学生再传弟子,目前施氏弟子已逾3 000人,分布于全国22个省市及海外。

率领研究团队先后承担国家级及省部级课题200多项,共发表论文686篇,其中SCI收录论文180多篇。主编全国高等中医药院校本科生及研究生统编教材《中医骨伤科学》以及学术专著38部,其中《中医骨内科学》为我国首部骨内科学教材,填补了国内空白。荣获国家科技进步奖二等奖2项以及省部级科技成果奖一等奖8项、二等奖13项、三等奖6项。创建了上海中医药大学脊柱病研究所,为国家中医临床研究基地教育部重点实验室建设奠定了学术基础。

先后荣获"上海市劳动模范",上海市第二届"教书育人楷模",全国"党和人民满意的好老师",全国高等中医药院校教学名师,首届中医药传承特别贡献奖,首批"全国中医骨伤名师","中国好医生",上海中医药发展终身成就奖,上海市医学会骨科分会特殊贡献奖,"上海医学百年发展终身成就奖",上海市首届"医德之光"奖等荣誉,并获"庆祝中华人民共和国成立70周年"纪念章。

在中医药防治骨伤科疾病,如颈腰椎病、四肢关节病、骨质疏松症、类风湿关节炎、强直性脊柱炎、骨折延迟愈合、脑外伤综合征及骨伤科疾病围手术期的中医药治疗与骨伤科内伤疑难杂病的研究方面有较深造诣,强调中医内科学及骨伤学科的有机结合,形成了"预防—保健—治疗—康复—养生"五位一体的学术思想。

施杞师承石筱山与石幼山,从医60余年来致力于石筱山学术思想与临证经验的传承创新。施杞2012年领衔创建"石筱山伤科学术研究中心",10余年来率领六代门人进一步深入探索,取得了一系列重要成果。为了更好地汇聚门人精英,推动研究,提高水平,扩大在全国传播的范围,他又于2021年10月成立了"石筱山伤科学术联盟",以弘扬石筱山伤科临证精粹,保护特色,光耀品牌,汇聚贤才,面向全国,走向世界,继往开来,创新发展。

2014年施杞在上海中医药大学附属光华医院设立了"上海市中医药研究院中西医结合关节炎研究所施杞名中医工作室",2015年起在光华医院招录博士,2016年起在光华医院开设特需门诊。2016年及2019年连续承担2期光华卓越PI项目"名中医骨关节病诊治经验传承研究",2019年和2020年分别接受光华医院肖涟波院长和程少丹主任拜师,将他们接纳为入室弟子。2020年在光华医院成立了"石氏伤科流派施杞传承病房",2021年将光华医院纳入"石筱山伤科学术联盟"成员单位。2022年在光华医院设立"国医大师施杞长宁传承工作室"。2023年在光华医院设立"施杞国医大师骨伤传承教学基地"。经过10余年的发展,已在光华医院形成新的关节病石氏伤科传承体系。

第二章
学术思想与临证经验撷英

第一节 学术思想

国医大师施杞擅长治疗各类筋骨病和脑病，对腰椎间盘突出症、颈椎病、骨折不愈合、骨质疏松症及各类风湿痹证、脑外伤等有深入研究。他崇尚易水学派，注重护养脾胃。对于脊柱病及伤科内伤杂症等，主张"临证三辨，衷中参西"；治疗颅脑损伤等内伤，主张"瘀阻经络，从肝论治"。长期实践中形成了"八纲统领，气血为先；脏腑为本，筋骨并重；病证结合，扶正祛邪；法宗调衡，少阳为枢"的学术思想。

一、八纲统领

施杞坚持继承中医药的理论体系和石氏伤科的学术思想，在临床上凸显"十三科一理贯之"的思路，注重辨证论治、整体观、恒动论，并在临床上非常强调辨病和辨证结合，把疾病防治和患者的治疗统一起来，在充分认识到患者的整体情况下，坚持八纲辨证为本。认为八纲辨证是各种辨证方法的总纲，需要在整体观和恒动观的理论指导下，运用诊疗"三看"（看清病人，洞悉病因；看懂病情，精准辨证；看出门道，功在调治）、"三点"（靶点、围靶点、整体证候特点）辨证方法，在临床中把理论和实践结合起来。

二、气血为先

《黄帝内经》论疾病发生之理，是基于阴阳而归结到气血。骨伤科疾病，亦关乎气血阴阳之变。对于因损伤而成的疾病，其辨证论治原则，虽然说内伤应注意经络（脉），外伤当着重筋骨，但施杞认为总不离乎气血，故伤科的理论基础，主要是建立在"气血并重"之上，不能专主血或专主气而有所偏。施杞认为气血理论是中医药学的基本理论，是辨证施治的重要理论基础之一，也是石氏伤科的精髓。在发扬石氏伤科"以气为主，以血为先"的学术思想基础上，他通过多年实践形成了以气血为纲以及在此基础上调和气血法治疗骨伤科疾病的重要原则，指导临床辨证施治，纲举目张，疗效显著。

三、脏腑为本

中医理论认为,脏腑是生命的基础,五脏六腑运行人体一切生命功能,气血源于脏腑,生命运动亦离不开脏腑。脏腑理论是中医学的一大特点,藏象理论建立在脏腑基础之上,八纲辨证反映的疾病辨证最终落在脏腑。五脏为使,六腑为用,五脏为阴,六腑为阳,无论是在认识疾病,还是防治疾病过程中,都要以脏腑为依据。因此,施杞认为骨伤科疾病的发生、发展和脏腑密切相关,治疗时要充分顾护脏腑功能,以脏腑为本。

四、筋骨并重

骨伤科疾病的防治和筋骨的生理、病理密切相关,既有筋骨本身的疾病,又有两者之间的互相联系。施杞认为在治疗筋骨疾病中,要注意筋骨的关系,筋骨相连,骨伤则筋损。伤筋易损骨,损骨必伤筋,筋骨的损伤必然累及气血,导致气滞血瘀或气虚血瘀,久病则危及肝肾精气。因此,筋骨损伤的治疗应筋骨并重,注意调和气血,补益肝肾,促进筋骨的修复。

五、病证结合

施杞指出在辨证过程中,应注意中医传统病名的规范和应用,如痹证、痿证、内伤等。他认为用西医的理论明确疾病的病理基础,了解疾病的精准临床表现,通过辨证来认识该病中医的发病规律,提高对疾病的认识和疗效,通过临床诊治的继承与创新,可以实现两次回归和双向转化,即研究源于临床,通过辨病和辨证,总结学术思想和临证经验,建立现代科技创新平台,结合现代科学开展临床和基础研究,将研究成果再转化到临床,提高临床疗效。

六、扶正祛邪

施杞认为目前骨伤科疾病大多是由于创伤、感受外邪、劳损,人体自然退变、七情内伤等加速其病变而形成的全身或局部部位的生理与病理相交杂的一种退行性变化。究其病机属于本虚标实之证,气血脏腑亏虚、筋骨失衡是本,经脉损伤闭阻、痰瘀互结是标。扶正祛邪是治疗骨伤科疾病的大法,也是中医治疗疾病的特点,是在整体观、辨证论治基础上形成的。

七、法宗调衡

法宗调衡是施杞防治骨伤科疾病常用的大法。脏腑气血失和,筋骨失衡是主要病机。通过中药内治调节气血脏腑平和,手法、针灸、导引等外治调节筋骨关节平衡,最终使机体恢复平衡。在这一总的原则指导下,根据具体情况采取相应的中医药内治和外治方法。

八、少阳为枢

《黄帝内经》中首先出现了"少阳主骨"的概念,但是因为"肾主骨"理论的权威性,该理论历来备受争议。施杞认为"少阳主骨"的传承与创新,体现在其治疗理念、治疗原则及治疗方法上,将"和""衡"法运用于中医骨伤科。"少阳主骨"理论对临证有一定的借鉴与指导意义,对中医内伤的整体辨证施治有推动作用。

第二节　临证验方——系列通痹方

施杞临证涉及伤科、骨科(包括小儿骨科、脊柱外科等)、神经外科、普外科、脑外科等。1999年开始将临床及研究的重心转移到伤科疾病，形成"从痹论治"的特色，治疗上"法求一通"，创设了系列通痹方。

一、通痹基础方

组成：炙黄芪15 g，党参12 g，当归9 g，白芍12 g，川芎12 g，熟地黄12 g，柴胡9 g。

功效：益气化瘀。

来源：该方为圣愈汤，源自金代李杲《兰室秘藏》，由生熟二地、川芎、当归、人参、黄芪六味组成。元代朱震亨《脉因证治》之圣愈汤方中生地黄易为白芍，清代吴谦《医宗金鉴》又在朱氏方中添入柴胡，亦名"圣愈汤"。该方以四物汤加入人参、黄芪大补元气，既能气血双补，又有固元摄血之功，而吴氏添入柴胡，更切理伤续断之要，其能司升降，通达上、中、下三部，疏解瘀滞，化瘀散结。《医宗金鉴》曾曰："败血凝滞，从其所属，必归于肝。"而吴氏于方中添入一味柴胡，令气血皆活。施杞在医治伤损中每以吴氏圣愈汤作为基础方加味化裁，形成系列通痹方，意在传承"以气为主，以血为先"的石氏伤科精髓。

二、调心通痹方

组成：炙黄芪15 g，党参12 g，当归9 g，川芎12 g，柴胡9 g，茯神15 g，远志9 g，酸枣仁12 g，木香9 g，苍术9 g，制香附12 g，山栀子9 g，神曲12 g，炙甘草6 g。

功效：健脾养心，解郁通痹。

来源：由归脾汤、越鞠丸与圣愈汤加减化裁而成。

三、调身通痹方

组成：炙黄芪15 g，党参12 g，当归9 g，白芍12 g，川芎12 g，熟地黄12 g，柴胡9 g，独活12 g，桑寄生12 g，秦艽12 g，防风12 g，桂枝12 g，茯苓12 g，杜仲12 g，川牛膝12 g，炙甘草6 g。

功效：补气血，益肝肾，祛风湿，止痹痛。

来源：由独活寄生汤合圣愈汤加减而成。

四、调脉通痹方

组成：炙黄芪12 g，川芎12 g，柴胡9 g，天麻12 g，钩藤12 g(后下)，生石决30 g，山栀子9 g，黄芩9 g，益母草15 g，夜交藤18 g，川牛膝12 g，秦艽9 g，羌活12 g。

功效：益气活血，平肝熄风，舒筋通脉。

来源：又名脉痹方，由天麻钩藤饮合圣愈汤加减而成。

五、调气通痹方

组成：炙黄芪 30 g，党参 18 g，升麻 9 g，葛根 12 g，蔓荆子 12 g，白芍 12 g，当归 9 g，川芎 12 g，熟地黄 12 g，炒黄柏 12 g，柴胡 9 g，炙甘草 6 g。

功效：补中益气，泻火明目。

来源：由益气聪明汤合圣愈汤化裁而成。

六、温经通痹方

组成：炙黄芪 15 g，党参 12 g，当归 9 g，白芍 12 g，川芎 12 g，柴胡 9 g，熟地黄 30 g，鹿角片 9 g，肉桂 3 g，炮姜 6 g，生麻黄 6 g，白芥子 9 g，砂仁 3 g，炙甘草 6 g，牛蒡子 9 g，白僵蚕 6 g。

功效：温阳散寒，祛痰通痹。

来源：又名寒痹方，由阳和汤合圣愈汤加减而成。

七、温肾通痹方

组成：炙黄芪 12 g，党参 12 g，当归 9 g，白芍 12 g，川芎 12 g，熟地黄 12 g，柴胡 9 g，山茱萸 12 g，淮山药 18 g，甘杞子 12 g，鹿角片 9 g，菟丝子 12 g，熟附片 9 g，肉桂 6 g，杜仲 12 g。

功效：温阳补肾，助益命门。

来源：由右归丸合圣愈汤加减而成。

八、温胆通痹方

组成：炙黄芪 9 g，党参 12 g，熟地黄 12 g，柴胡 9 g，姜半夏 9 g，炒枳壳 6 g，姜竹茹 12 g，广陈皮 6 g，云茯苓 12 g，赤芍 12 g，当归 9 g，川芎 12 g，酸枣仁 12 g，炙甘草 6 g。

功效：益气化瘀，清胆和胃。

来源：由温胆汤合圣愈汤加减而成。

九、益肾通痹方

组成：炙黄芪 12 g，党参 12 g，当归 9 g，白芍 12 g，川芎 12 g，熟地黄 12 g，柴胡 9 g，山茱萸 12 g，淮山药 18 g，甘杞子 12 g，川牛膝 12 g，炙龟板胶 9 g，鹿角片 12 g，菟丝子 12 g。

功效：滋阴补肾，填精益髓。

来源：又名滋肾通痹方，由左归丸合圣愈汤加减而成。

十、养痿通痹方

组成：炙黄芪 15 g，党参 12 g，当归 9 g，白术 12 g，川芎 12 g，柴胡 9 g，熟地黄 12 g，山茱萸 12 g，巴戟天 12 g，肉苁蓉 12 g，附子 9 g，鹿茸 6 g，五味子 9 g，麦冬 12 g，石菖蒲 12 g，茯苓 15 g，鸡血藤 15 g。

功效：补益肝脾，温肾通督。

来源：又名痿痹方，由地黄饮子合圣愈汤加减而成。

十一、舒筋通痹方

组成:生黄芪 15 g,当归 9 g,白芍 15 g,川芎 12 g,生地黄 9 g,柴胡 9 g,乳香 9 g,羌活 12 g,秦艽 12 g,制香附 12 g,川牛膝 12 g,广地龙 9 g,炙甘草 6 g。

功效:活血祛瘀,祛风除湿,通络止痛。

来源:又名筋痹方,由圣愈汤合身痛逐瘀汤化裁而成。

十二、解痉通痹方

组成:生黄芪 15 g,当归 9 g,白芍 15 g,川芎 12 g,生地黄 12 g,制川军 12 g,柴胡 9 g,红花 9 g,桃仁 9 g,天花粉 12 g,地鳖虫 9 g,炙甘草 6 g。

功效:破瘀通络,疏肝解痉。

来源:又名痉痹方,由圣愈汤合复元活血汤化裁而成。

十三、清利通痹方

组成:生黄芪 15 g,柴胡 9 g,当归 9 g,苦参 9 g,党参 12 g,苍术 9 g,防风 12 g,羌活 12 g,知母 9 g,茵陈蒿 12 g,黄芩 9 g,秦艽 9 g,露蜂房 9 g,大枣 12 g,炙甘草 6 g。

功效:清热利湿疏风,祛痹止痛。

来源:又名热痹方,由当归拈痛汤合圣愈汤加减而成。

十四、祛痰通痹方

组成:姜半夏 9 g,炒白术 12 g,天麻 12 g,广陈皮 6 g,怀山药 12 g,石菖蒲 12 g,云茯苓 12 g,全当归 9 g,大川芎 12 g,赤芍 12 g,白芍 12 g,制南星 9 g,汉防己 15 g,炙甘草 6 g,大枣 9 g。

功效:健脾燥湿,熄风化痰。

来源:由半夏白术天麻汤加减而成。

十五、清咽通痹方

组成:生黄芪 15 g,赤芍 12 g,桃仁 6 g,生地黄 9 g,川芎 9 g,柴胡 9 g,桔梗 9 g,玄参 12 g,板蓝根 15 g,秦艽 12 g,羌活 12 g,生甘草 6 g。

功效:和营活血,清咽通痹。

来源:又名咽痹方,由会咽逐瘀汤合圣愈汤化裁而成。

十六、松颈通痹方

组成:生黄芪 15 g,川芎 12 g,柴胡 9 g,桂枝 12 g,生白芍 15 g,葛根 15 g,生地黄 9 g,大枣 9 g,生姜 6 g,炙甘草 6 g。

功效:解肌发表,舒筋通络。

来源:又名颈痹方,由桂枝加葛根汤合圣愈汤加减而成。

十七、宽胸通痹方

组成：炙黄芪 12 g，党参 12 g，当归 9 g，白芍 12 g，川芎 12 g，生地黄 12 g，柴胡 9 g，生大黄 6 g，玄明粉 9 g，甘遂 3 g，全瓜蒌 12 g。

功效：和营通络，泻腑宽胸。

来源：又名胸痹方，由大、小陷胸汤合圣愈汤加减而成。

第三节　保健功法——施氏十二字养生功

"施氏十二字养生功"是国医大师施杞积数十年临床经验，继承伤科大家石筱山、石幼山治伤心得，武术伤科大师王子平的武术精华而创编的一套养生保健功法。包括立位、坐位和卧位三式。

一、立位式

"施氏十二字养生功"立位功法步骤为洗脸、梳头、揉耳、搓颈、松颈、按腰、转腰、磨膝、蹲髋、摩三焦、吐故纳新、调理四肢十二势，具体如下。

准备动作　双脚自然分开，与肩同宽站立，双手叠放于下腹部，左手置于右手上（图2-1），全身尽量放松，腹式呼吸6～12次，呼吸时，要气沉丹田，缓慢，深长。

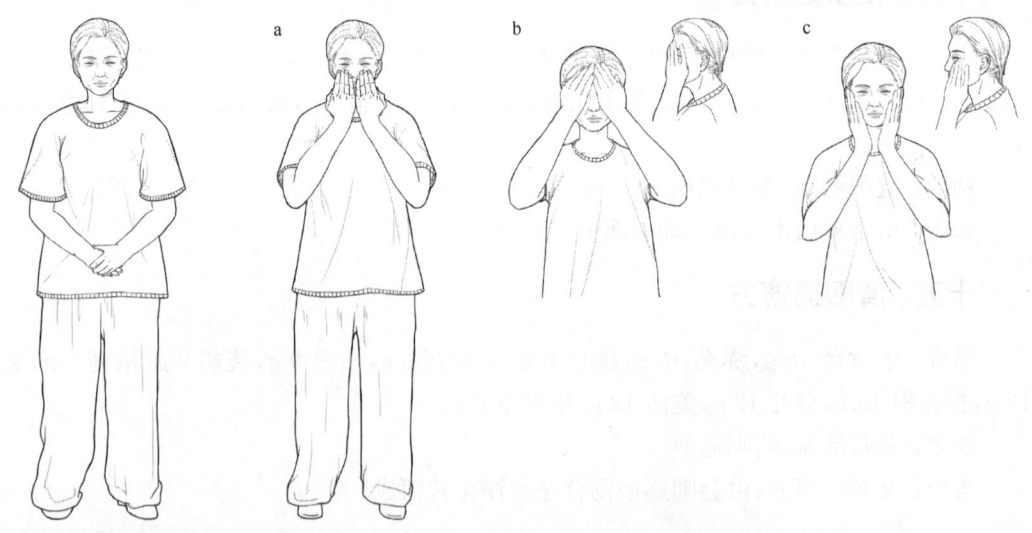

图2-1　立位式准备动作　　　　　　　图2-2　立位式洗脸

第1势　洗脸　先在胸前搓双手6～12次，再双手掌面贴于面部（图2-2a），由下向上，推至眉弓（图2-2b），左右分开，拇指顺势滑向耳后，并向下，环绕按摩整个脸部6～12次（图2-2c）。

要领：上行时吸气，同时中指稍用力按压鼻翼两侧，下行时呼气，同时拇指稍用力，按压耳前后及颔下。

第 2 势　梳头　手指并拢略弯曲,用指尖由前向后梳头,分别从中线、旁线、边线循经梳理或叩击 9 下(即叩头),各 3~6 遍(图 2-3)。

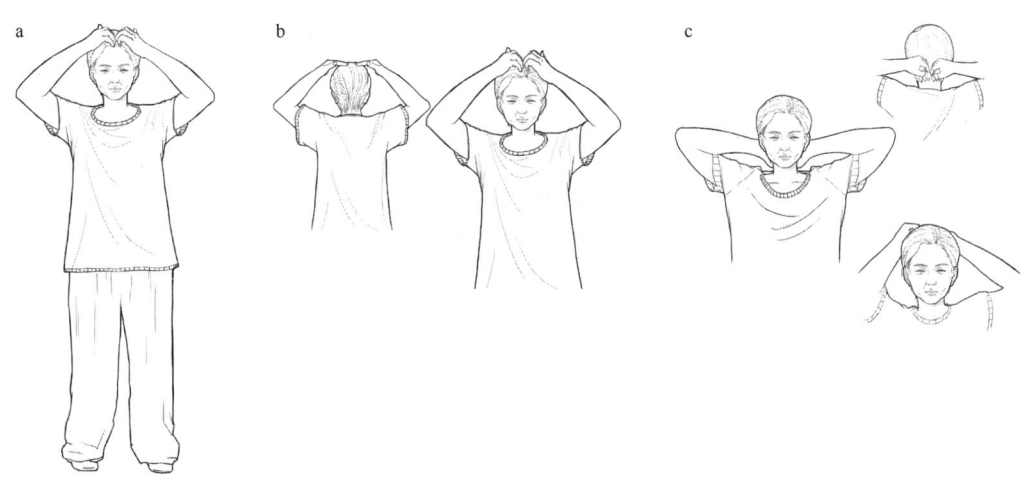

图 2-3　立位式梳头

要领:中线为从额顶正中发际向后到大椎旁,旁线为从额角向后至颈项部,边线为由耳廓上方向后到颈项部;梳头时指尖稍用力。

第 3 势　揉耳(图 2-4)　用双手拇指指腹与示指远端指间关节的桡侧方揉按牵拉对耳轮的上(图 2-5a)、中(图 2-5b)、下部(图 2-5c)各 3~6 遍。

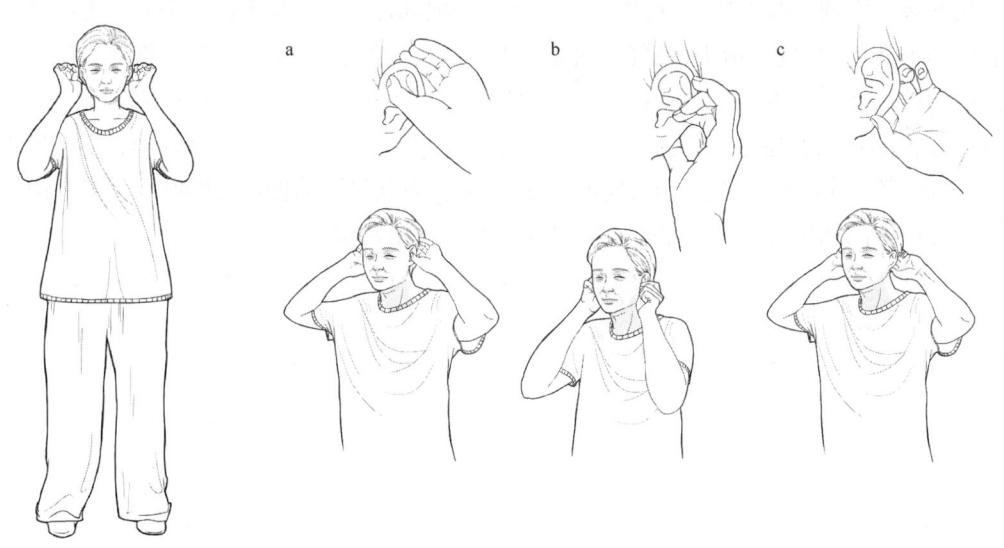

图 2-4　立位式揉耳　　　　**图 2-5　立位式揉按牵拉对耳轮**

要领:每按揉 3 次后牵拉 1 次为 1 遍(注:上部对应人体腰骶部,中部对应人体胸椎部,下部对应人体颈项部)。

第 4 势　搓颈　先右手背抵于腰骶部,左手放松并拢,贴于头枕部(图 2-6a),中指置于枕骨粗隆部,来回搓头枕部6～12次(图2-6b),左右手交换,再做6～12次(图2-6c);然后再用左掌心搓颈部6～12次,换手搓6～12次;最后用左手搓大椎穴6～12次,换手搓6～12次。

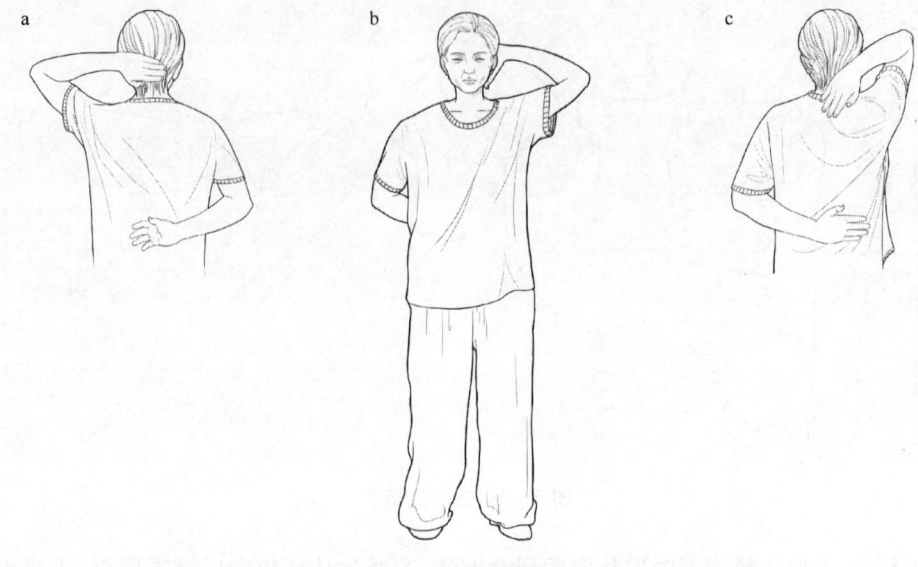

图2-6 立位式搓颈

要领:搓项时动作要舒缓,整个手掌贴于体表,手指放松,稍用力搓,枕部范围要达到左右耳根,项部范围要达到左右颈侧。

第5势 松颈 两手托腰,按以下顺序活动颈项部,注意活动时配合呼吸。低头(吸气)(图2-7a)-还原(呼气)-抬头(吸气)(图2-7b)-还原(呼气);左转(吸气)(图2-7c)-还原(呼气)-右转(吸气)-还原(呼气);左前下方(吸气)-还原(呼气)-右后上方(吸气)-还原(呼气);右前下方(吸气)-还原(呼气)-左后上方(吸气)-还原(呼气)。整个松颈动作就如同用头部写一个"米"字。练功时要注意,当头向前下方运动时,下颌尽量前伸,如前伸探海;当头向后上方运动时,眼睛要望向后上方,如同回头望月。本套动作共做3～6次。

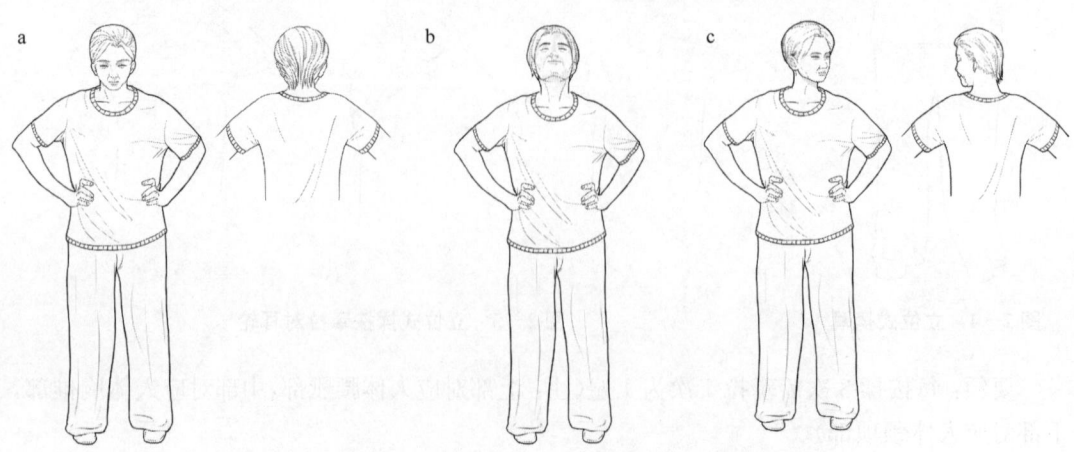

图2-7 立位式松颈

要领：练习时要凝心静气，呼吸自然，动作速度与幅度都要顺其自然，并不强求要达到某个角度，讲究动静结合，逐渐到位。

第6势　按腰　双手掌面贴于腰部（图2-8a），经肾俞穴由上向下按至臀部（图2-8b），同时从内向外按摩，再从下向上环绕按摩6～12次；再由外侧从上向下按至臀部，同时从外向内按摩，再从上下环绕按摩6～12次。

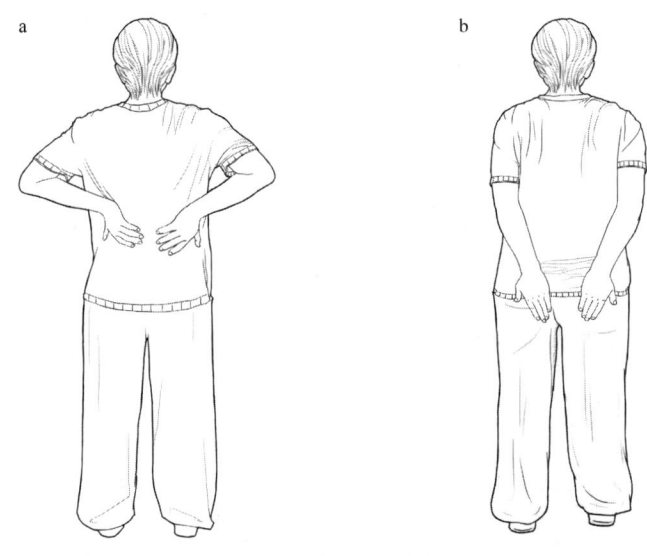

图2-8　立位式按腰

要领：按摩时，双手稍用力。双手掌循足太阳膀胱经诸穴（脾俞、胃俞、三焦俞、肾俞、大肠俞）及足少阳胆经的环跳穴反复按摩，同时诸指（示、中、环指）反复按摩督脉诸穴（脊中、命门、腰阳关）。

第7势　转腰　双手托腰，顺时针方向（按左、前、右、后方向的顺序）转动腰部6～12次（图2-9），再逆时针方向（按左、后、右、前方向的顺序）转动腰部6～12次。

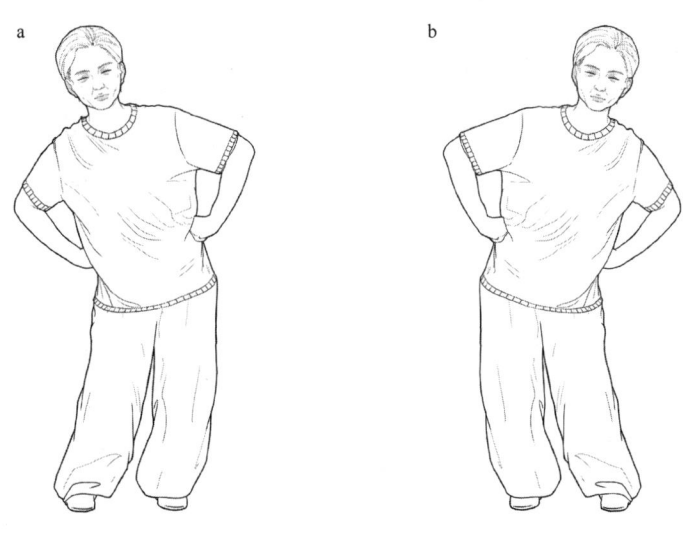

图2-9　立位式转腰

要领：转动时，应以腰部为轴，带动背、髋、膝一起转动，动作要圆润柔和，如风摆荷叶。

第8势 磨膝 双腿并拢，略弯曲，弯腰，先双手掌放于双膝部环绕按摩6～12次，令膝部有轻松微热感，再双手扶膝，先顺时针方向转动膝关节6～12次，再逆时针方向转动膝关节6～12次（图2-10）。

要领：动作要轻柔和缓，转圈大小量力而行。

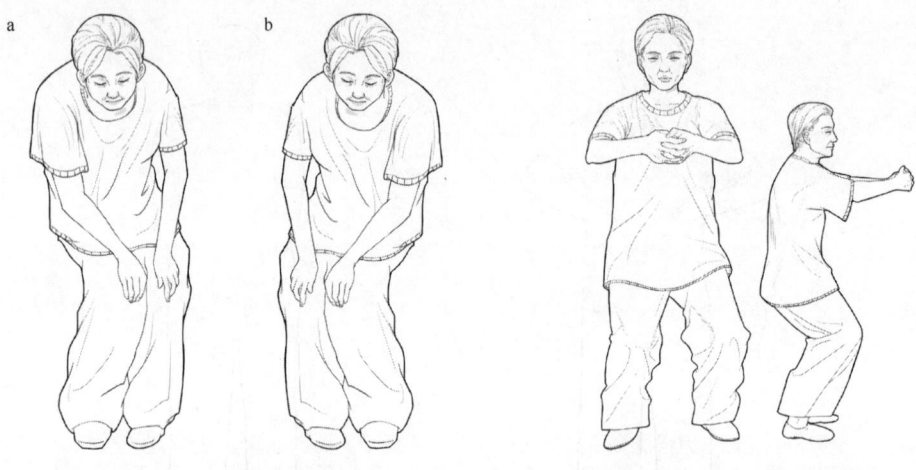

图2-10 立位式磨膝　　　　　　　　图2-11 立位式蹲髋

第9势 蹲髋 两腿自然分开，膝关节稍屈曲，双手指交叉相扣，手臂环抱成圆形平举，意念中两手心有气感，缓慢蹲下，起立共6～12次（图2-11）。

要领：下蹲时，吸气，膝关节屈曲至约90°时，开始起立，同时呼气，起立、下蹲要缓慢，胸前如有抱球感。

第10势 摩三焦 三焦分为上焦、中焦和下焦，双手叠放，左手掌心放于右手背上，顺时针方向按摩上焦（胸部）、中焦（上腹部）、下焦（下腹部）各6～12次（图2-12）。

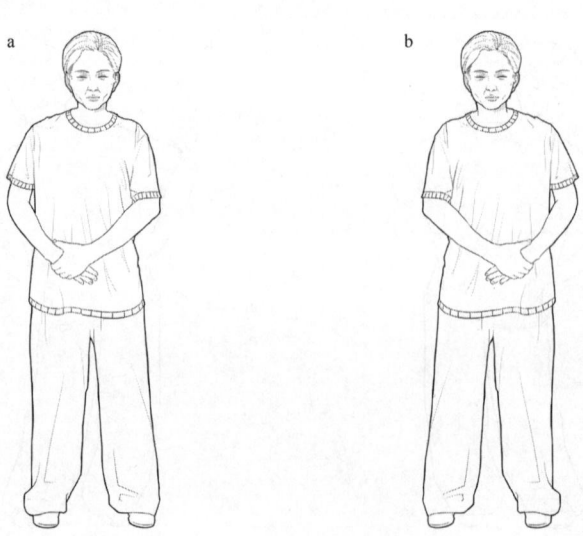

图2-12 立位式摩三焦

要领：按摩时双手稍用力。

第 11 势　吐故纳新　双手下垂，吸气，掌心向下缓慢抬起双臂，到略高于肩膀时（图 2-13a），再内收沉肘近胸前，双手成立掌，呼气时双手配合用力前推，推至 1/3 处时，气随手出，猛然大吼一声，发出"哈"声（图 2-13b），重复 3～6 次。

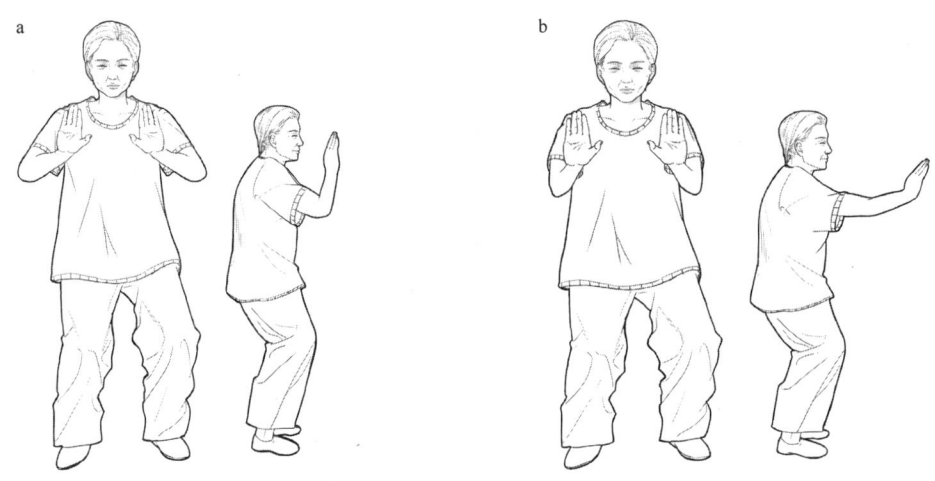

图 2-13　立位式吐故纳新

要领：意念中吸气时将气从头顶引至颈部、胸部、腰骶部，并转沉到丹田；呼气时要在意念中将气从丹田上引至胸膺后，快速从咽喉间吼出。

第 12 势　调理四肢

(1) 拍臂：左臂稍抬起，掌心向上，右手用虚掌，自上而下沿手三阴经，拍击肩关节、上臂、肘关节、前臂近端、前臂远端、腕关节，3～6 遍；左掌心向下，再沿手三阳经，拍 3～6 遍；然后左右交换，拍击右臂（图 2-14）。

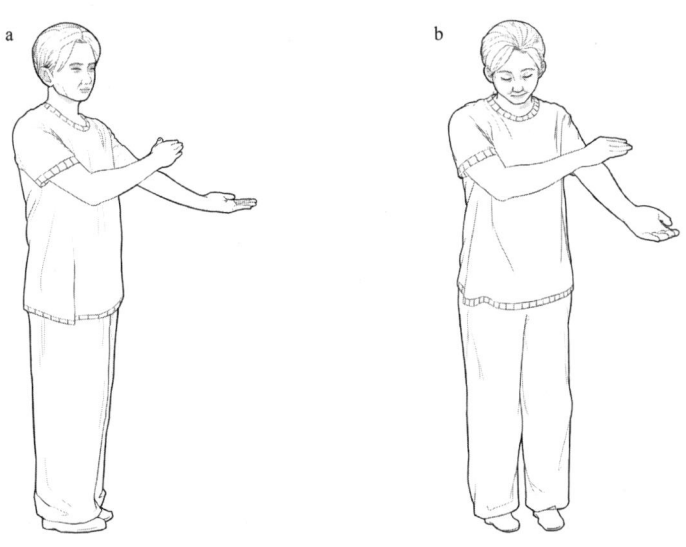

图 2-14　立位式拍臂

要领：伸展的手臂需自然伸展；拍击手需手腕带动手掌，虚掌拍击。

（2）甩肩：身体向右转动，左手掌拍右肩，同时左手臂拍右腰部，头顺势向左向后转；身体再向左转，右手掌拍左肩，同时右手臂拍左腰部，头顺势向右后转，做12次（图2-15）。

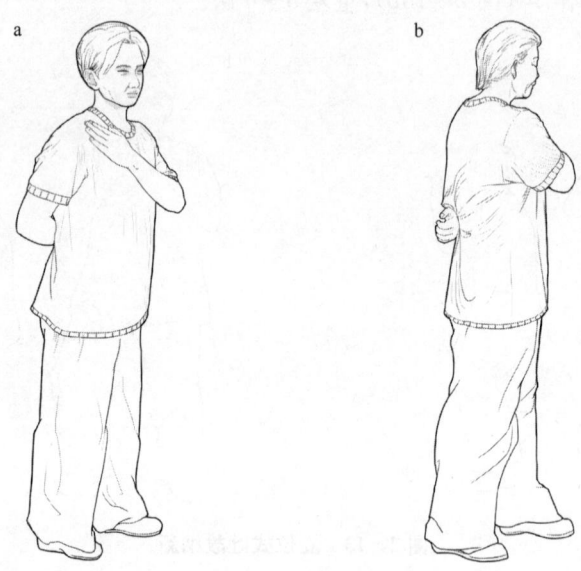

图2-15　立位式甩肩

要领：双上肢自然甩动拍击，动作不宜过猛。

（3）宽胸：双臂自然伸展，体前交叉，左手在上。先双手上举过头顶，同时身体后仰（图2-16a），然后双臂向左右两侧分开外展（图2-16b），近水平位时，顺势弯腰并抱臂在胸前（图2-16c），再直腰，上举双手，重复动作6～12次。

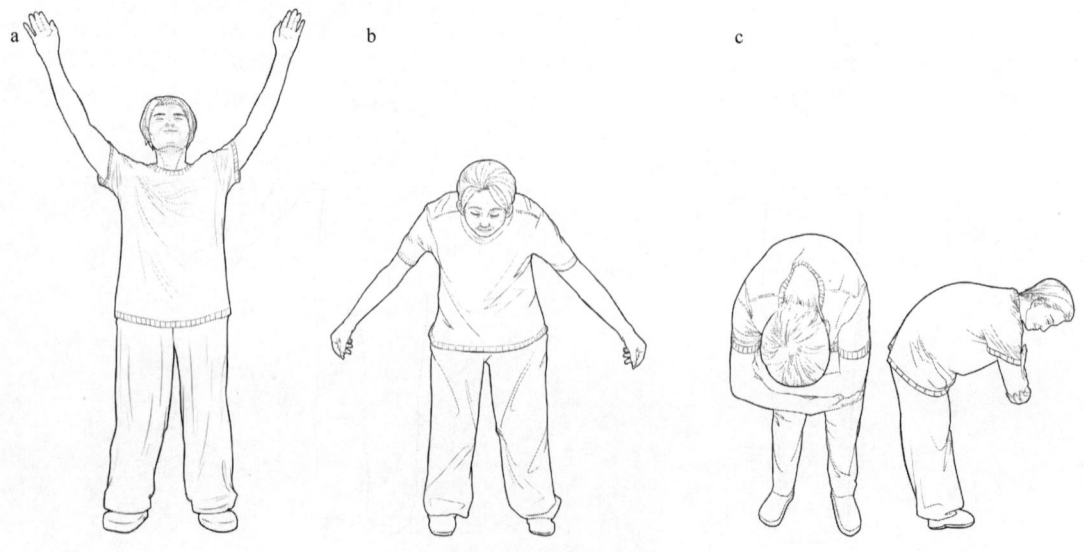

图2-16　立位式宽胸

要领：扩胸时吸气，抱胸时呼气，扩展时身体尽量向上举升并稍后仰。

（4）踏步：双腿并拢，原地踏步，平和呼吸，上肢顺势前后协调摆动，一左一右为1次，共12次（图2-17）。

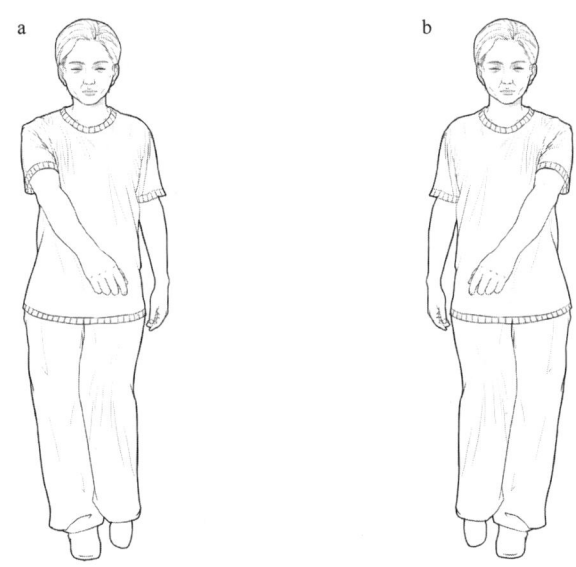

图2-17　立位式踏步

二、坐位式

练功步骤为洗脸、叩头、揉耳、搓颈、松颈、摩三焦、扩胸挺腰、按腰、拍臂、抬腿、分腿、抹腿十二势。建议每日练习2次，以30日为1个疗程，长期坚持练习且每势练习12次效果更佳。要领：动作起始时吸气，还原时呼气。

准备动作　坐位，两手相叠，男士左手在上，女士右手在上，叠放在下腹部（丹田），口微闭，舌抵上腭，全身放松，腹式呼吸6~12次。吸气-呼气；吸气时要气沉丹田，呼气时要缓慢悠长。

第1势　洗脸　在胸前搓双手6~12次，双手贴于面部，由下向上推至眉弓，两手分开外行，拇指顺势滑向耳后并向下，环绕按摩整个脸部6~12次（图2-18）。

要领：上行时吸气，同时中指稍用力按压鼻两侧，下行时呼气，同时两拇指稍用力按压耳后及颌下。

第2势　叩头　双手指并拢略弯曲，指尖稍用力叩头。先叩击头的中线9下，共3~6次，然后依次叩击旁线和边线（图2-19）。

要领：指尖稍用力，由前向后叩击9下。

第3势　揉耳　用双手拇指指腹与示指第一指间关节的桡侧揉按并牵拉对耳轮的上部、中部和下部，各6~12次（图2-20）。

要领：每揉按3下、提耳1下，为1次。

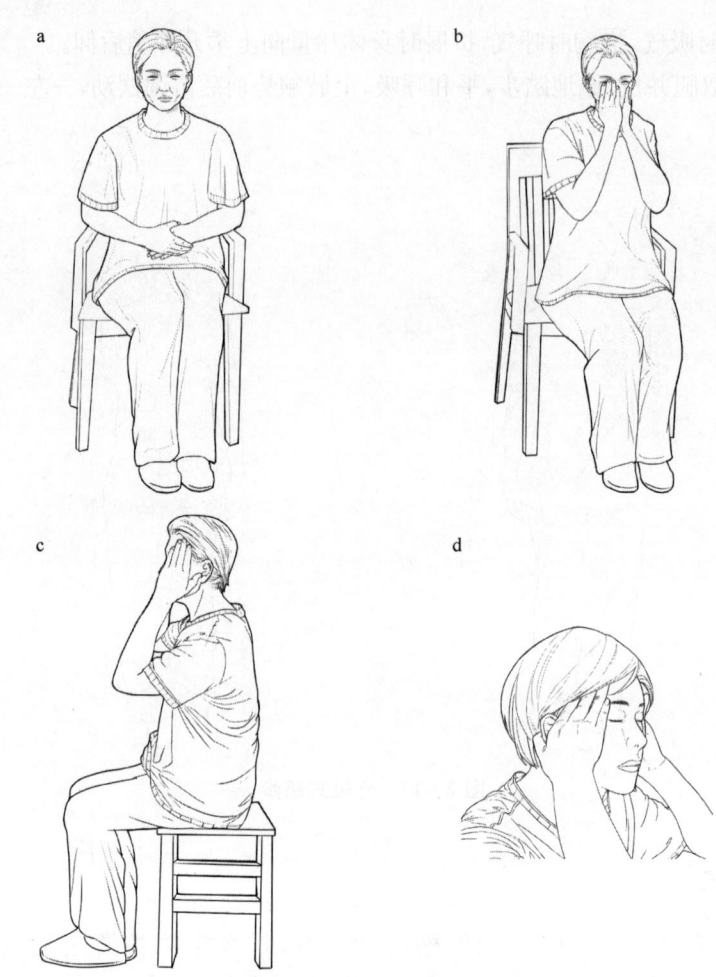

图 2-18 坐位式洗脸

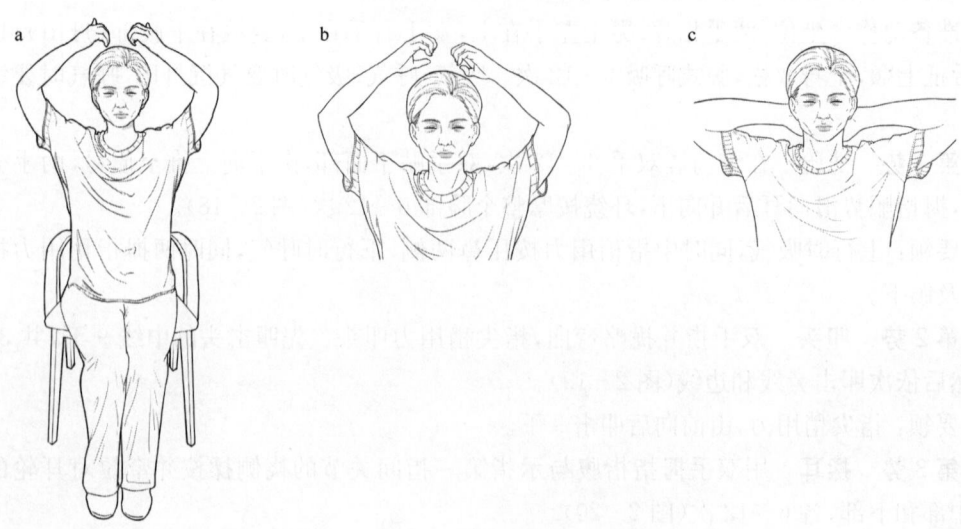

图 2-19 坐位式叩头

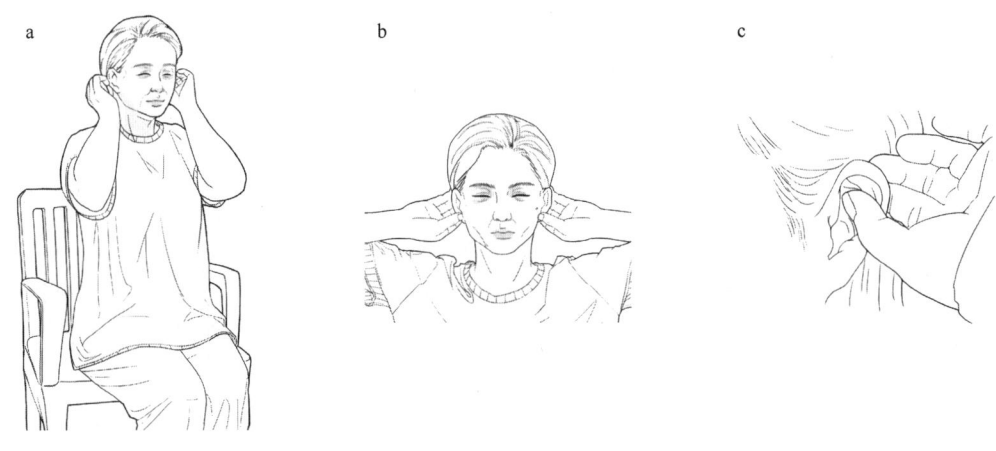

图 2-20 坐位式揉耳

第 4 势　搓颈　先右手背抵于腰骶部,左手贴于枕部,中指置于枕骨隆突部,搓枕部 6~12 次,左右交换,再搓 6~12 次。然后再用左手揉搓颈项部 6~12 次,换右手搓 6~12 次。最后用左手示指、中指、无名指搓大椎部 6~12 次,换右手搓 6~12 次(图 2-21)。

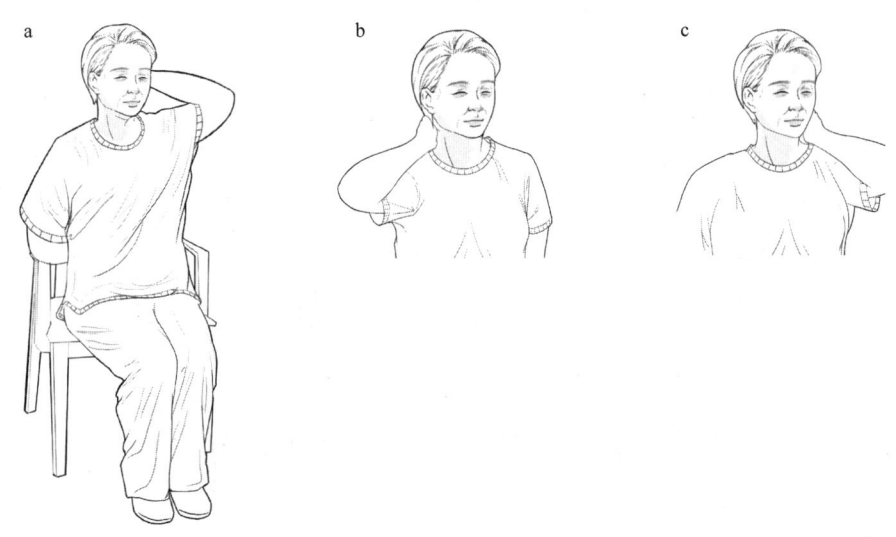

图 2-21 坐位式搓颈

要领:搓项时动作要舒展,整个手掌贴于体表,手部放松,稍用力搓。枕部范围要达到左右耳根,项部范围要达到左右颈侧。

第 5 势　松颈　两手相叠,男士左手在上,女士右手在上;低头(吸气)-还原(呼气)-抬头(吸气)-还原(呼气);左转(吸气)-还原(呼气)-右转(吸气)-还原(呼气);左前下方(吸气)-还原(呼气)-右后上方(吸气)-还原(呼气);右前下方(吸气)-还原(呼气)-左后上方(吸气)-还原(呼气)(图 2-22)。

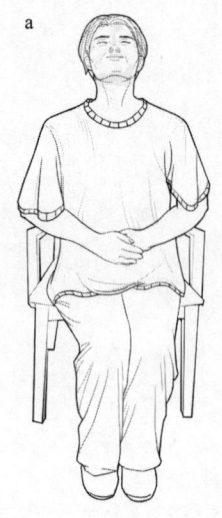 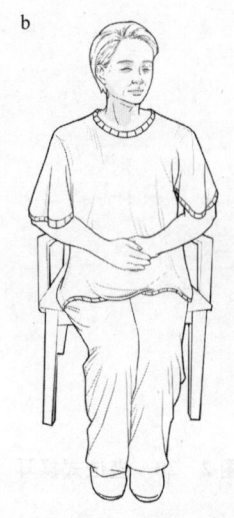 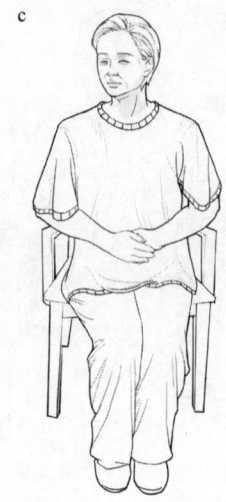

图 2-22 坐位式松颈

第6姿　摩三焦　三焦分为上焦、中焦和下焦，分别指胸部、上腹部和下腹部。

双手相叠，男士左手在上，女士右手在上，顺时针方向按摩上焦6～12次，再逆时针按摩中焦6～12次，最后顺时针按摩下焦6～12次（图2-23）。

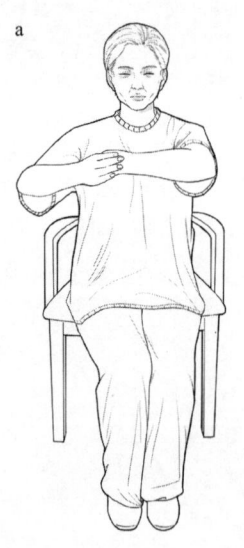 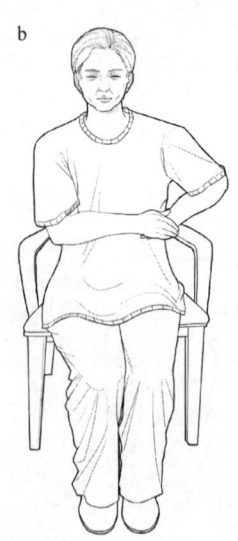

图 2-23 坐位式摩三焦

要领：按摩时双手稍用力。

第7势　扩胸挺腰　双手抓握扶手，在挺腰的同时，两肩配合向后展，共做6～12次（图2-24）。

要领：扩胸时吸气，还原时呼气。动作要舒展，扩胸幅度要大；在挺腰的同时，两肩配合向后伸展，两肩胛骨内收，以达到扩胸的目的。

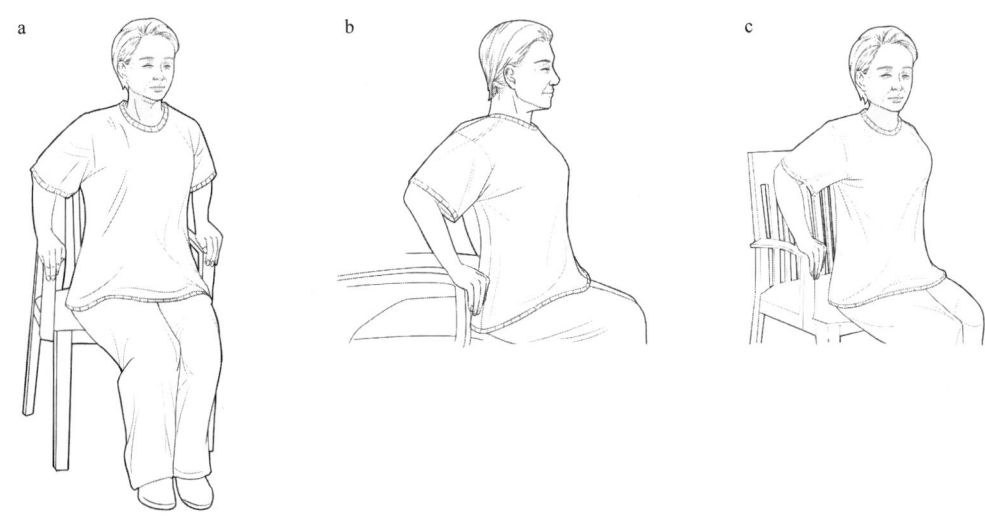

图 2-24　坐位式扩胸挺腰

第 8 势　按腰　双手掌贴于腰部,由上向下按摩至臀部,按摩 6~12 次(图 2-25)。

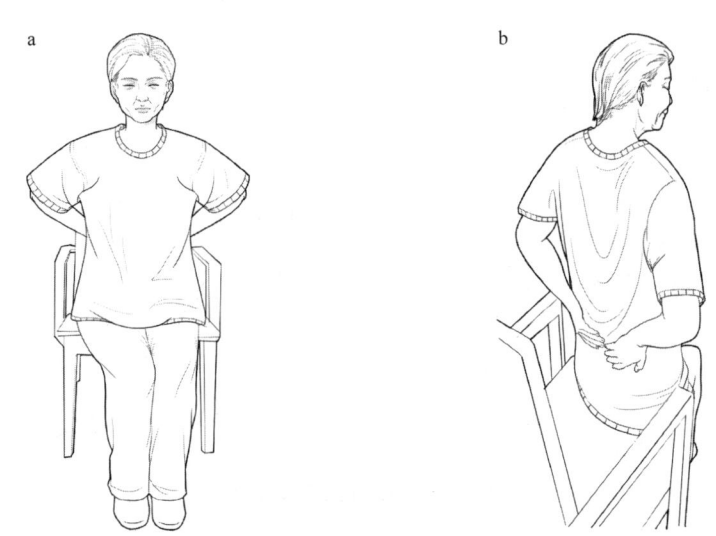

图 2-25　坐位式按腰

要领:按摩时,双手稍用力,指尖相对。

第 9 势　拍臂　右臂抬起,掌心向上,左手以手腕带动手掌,虚掌沿右臂手三阴经,拍击左肩上、肩部、肘部、腕部、手心各 3 下,重复 3~6 次;左手心向下,拍击手三阳经,手背、腕部、肘部、肩部、肩上各 3 下。重复 3~6 次。换右手拍左臂,重复上述动作(图 2-26)。

要领:伸展的手臂需自然伸展;拍击手需手腕带动手掌,虚掌拍击。

第 10 势　抬腿

(1) 抬腿伸足:两手抓握扶手,先右膝屈曲抬起,然后缓慢伸膝,重复 6~12 次,再换左腿(图 2-27)。

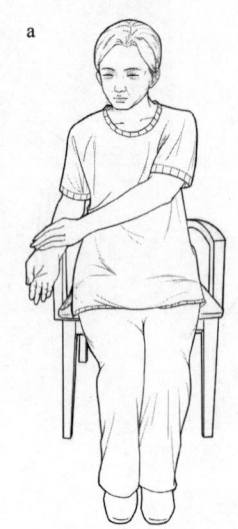 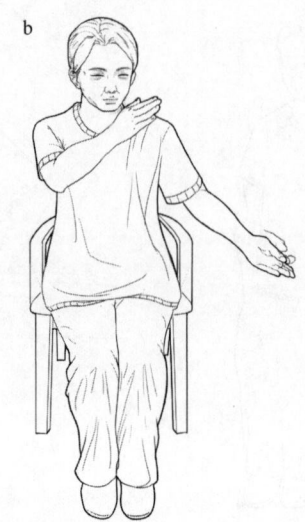

图 2-26 坐位式拍臂

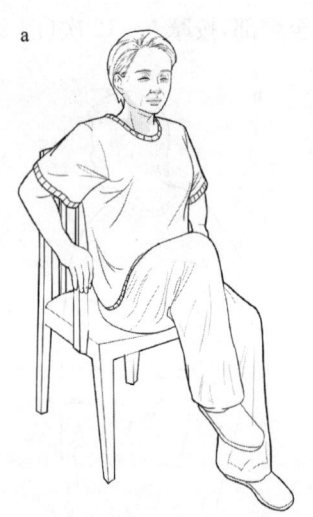 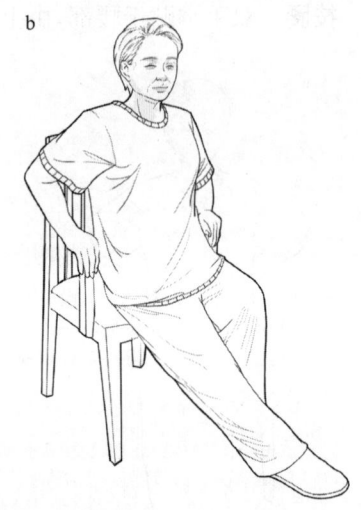

图 2-27 坐位式抬腿伸足

要领：抬腿时注意尽量抬高，伸腿时膝盖、脚尖尽量伸直。有小腿抽痛的患者，要循序渐进，避免小腿抽筋，加重疼痛。

(2) 抬脚跟脚尖：双腿并拢，先脚跟抬起离地，然后落下，再脚尖抬起，放下，重复6～12次(图2-28)。

要领：脚跟抬起时尽量跖屈，脚尖抬起时尽量背屈。

第11势 分腿 左腿横开半步，足跟离地，做膝关节分开合拢6～12次，还原，然后换右腿做6～12次(图2-29)。

要领：足跟离地的高度可因人而异，分开合拢动作需要舒展和缓。

第12势 抹腿

脱鞋，左腿屈曲放于右膝上，左手扶按于左膝关节，以右手由上向下抹按左小腿的内侧

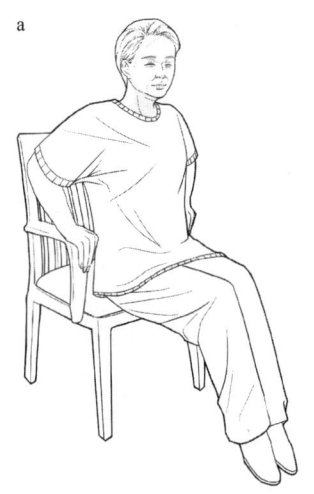
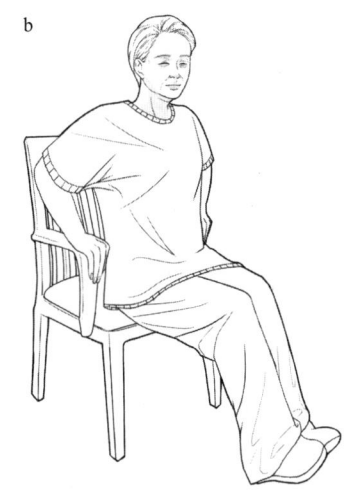

图 2-28 坐位式抬脚跟脚尖

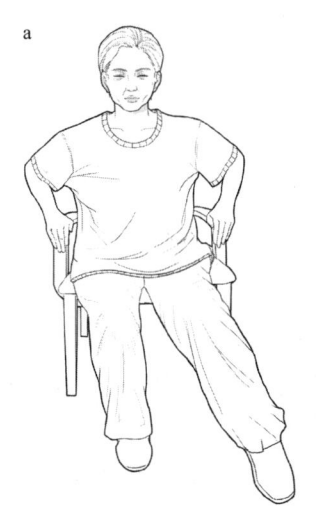
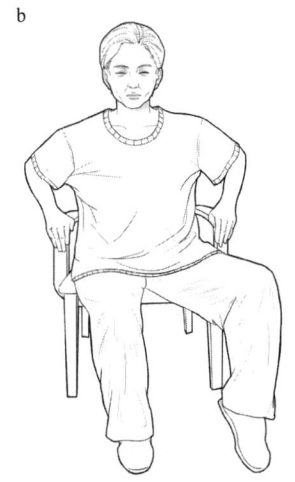

图 2-29 坐位式分腿

面、前面和外侧面 6～12 次(图 2-30a)。右手掌心放于左侧内踝处,向前抹按至外踝,来回 6～12 次(图 2-30b)。再以右手掌心劳宫穴对左足涌泉穴,顺时针摩按 6～12 次。然后换右腿,做 6～12 次。

要领:抹按时,手掌稍用力。

三、卧位式

"施氏十二字养生功"卧位练功步骤为洗脸、梳头、揉耳、搓颈、摩三焦、搓腹股沟、抬腿、蹬腿、分腿、挺胸腹、仰卧起坐、固齿十二势。建议每日练习 2 次,若能晨起练习 1 次,效果更佳。以 30 日为 1 个疗程,建议长期坚持练习,且每势练习 12 次。

准备动作 仰卧,两手相叠,男士左手在上,女士右手在上,叠放于下腹部,舌轻抵上颚,周身放松,腹式呼吸 6～12 次(图 2-31)。

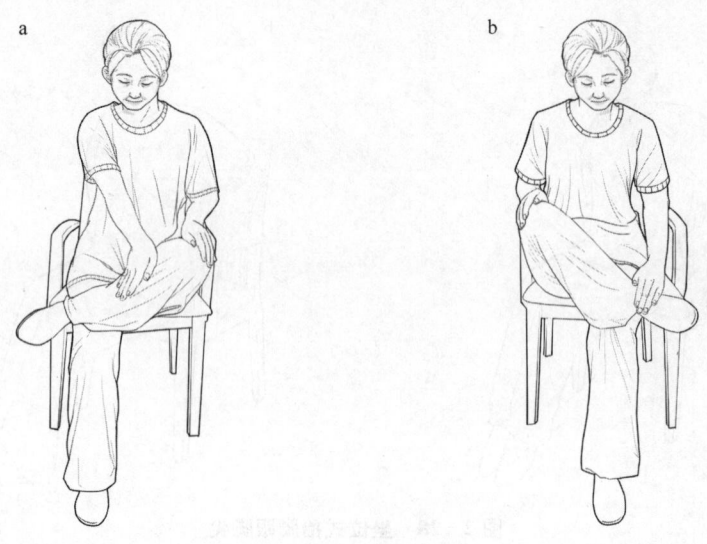

图 2-30　坐位式抹腿

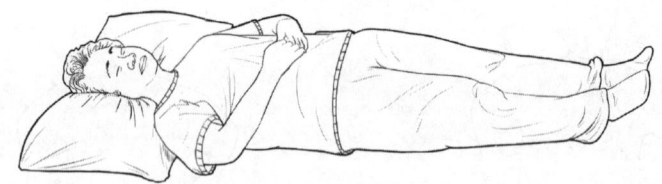

图 2-31　卧位式准备动作

要领：动作起始时吸气，还原时呼气，以达到气沉丹田。

第 1 势　洗脸　在胸前搓双手 6~12 次，使双手有微热感（图 2-32），双手贴于面部，由下向上推至眉弓，两手分开外行，拇指顺势滑向耳后并向下，环绕按摩整个脸部。上行时吸气，同时中指稍用力按压鼻两侧，下行时呼气，同时拇指稍用力按压耳后及颌下，共 6~12 次（图 2-33）。

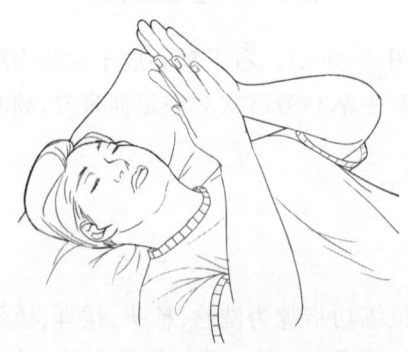

图 2-32　卧位式胸前搓双手至有微热感

第 2 势　梳头　头转向右侧，以左手指尖梳头，由中线、旁线、边线各梳头 6 次；头转向左侧，重复以上步骤（图 2-34）。

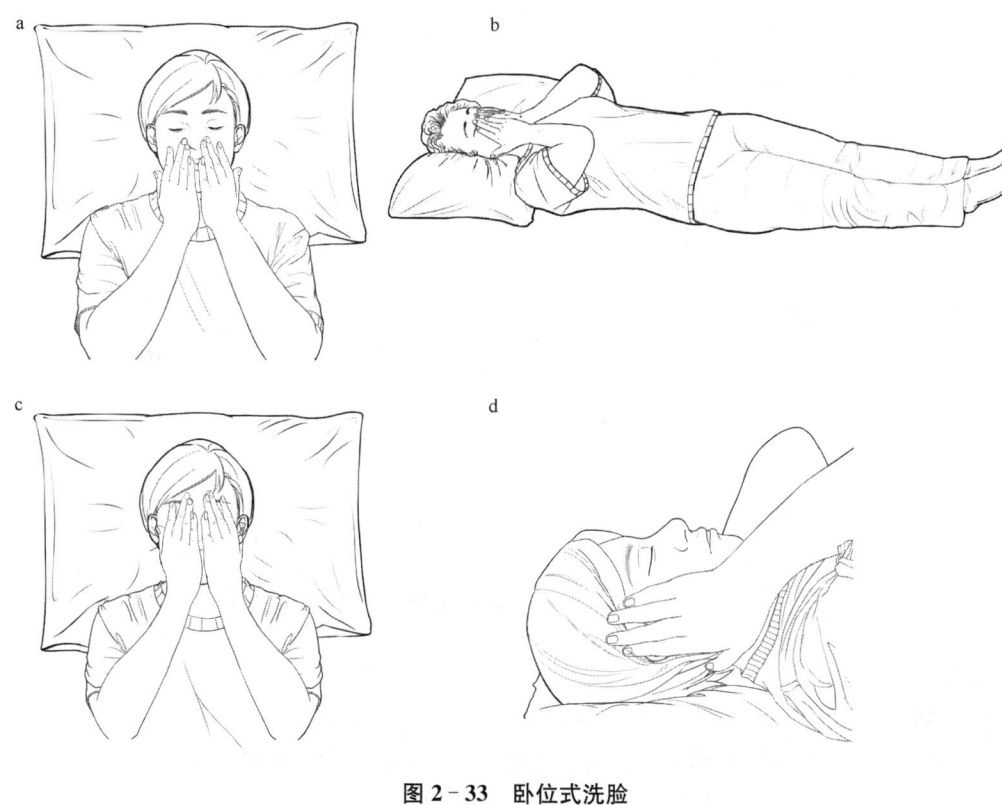

图 2-33 卧位式洗脸

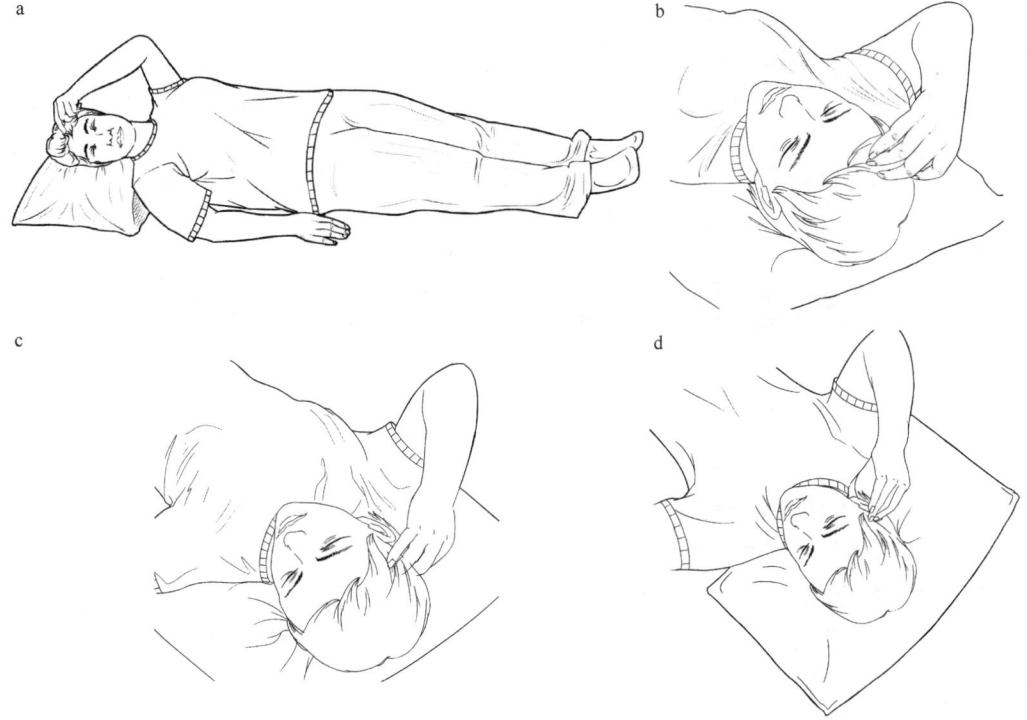

图 2-34 卧位式梳头

要领：梳头时手指要并拢，略弯曲，指尖稍用力，由前向后依次梳理。

第3势　揉耳　用双手拇指指腹与示指第一指间关节的桡侧，按揉牵拉对耳轮的上部、中部、下部，各6~12次（图2-35）。每按揉3次，提耳1次。

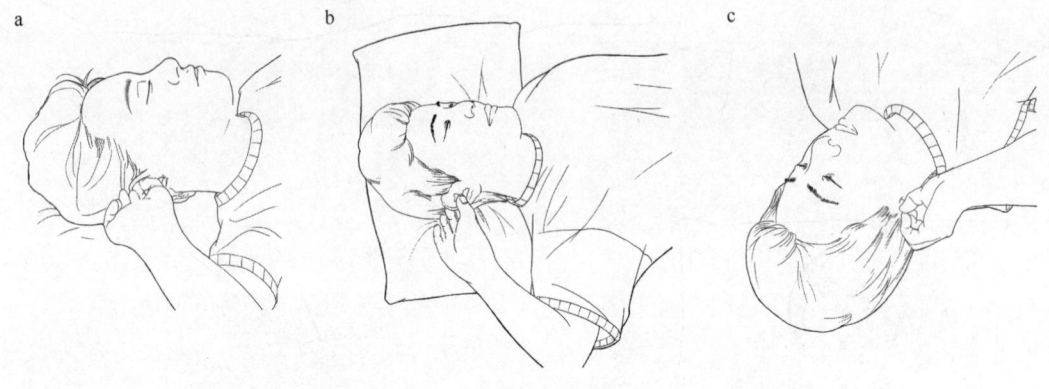

图2-35　卧位式揉耳

要领：按揉力度适中。

第4势　搓颈　头转向左侧，左手经胸前由前向后搓颈右侧6~12次（图2-36a），换右手，经右耳后由前向后搓颈项部6~12次。头转向右侧，右手经胸前由前向后搓颈左侧6~12次，换左手，经左耳后由前向后搓颈项部6~12次（图2-36b）。

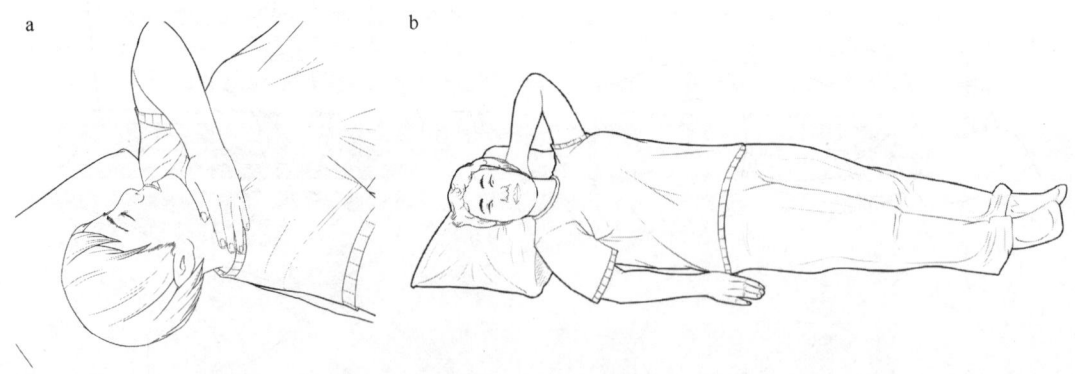

图2-36　卧位式搓颈

要领：搓颈时动作要舒展，整个手掌贴于体表，手指放松，稍用力搓；范围要尽可能达到颈项的3/4周，使颈项部达到自然放松状态。

第5势　摩三焦　双手相叠，男士左手在上，女士右手在上，置于上焦（胸部），顺时针方向按摩6~12次；然后顺时针方向按摩中焦（上腹部）6~12次；最后顺时针按摩下焦（下腹部）6~12次（图2-37）。

要领：按摩时双手要稍用力。

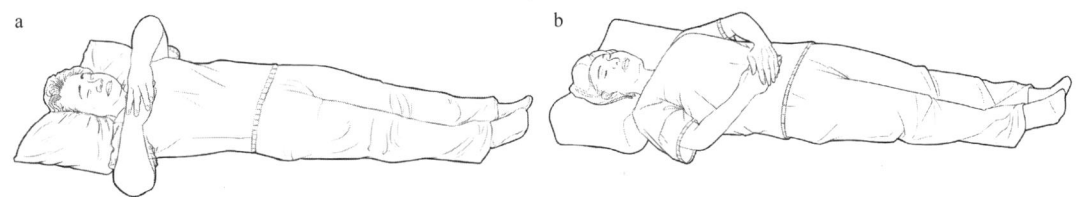

图 2-37 卧位式摩三焦

第 6 势　搓腹股沟　先将左下肢自然屈曲外展,显露腹股沟,以左手由前外侧向内下方搓腹股沟 6～12 次,然后左腿伸直;再右下肢自然屈曲外展,显露腹股沟,以左手由前外侧向内下方搓腹股沟 6～12 次,然后右腿伸直(图 2-38)。

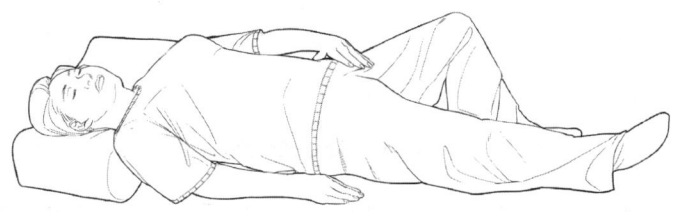

图 2-38 卧位式搓腹股沟

要领:力度适中,以不痛为度。

第 7 势　抬腿　左腿伸直抬高 6～12 次,换右腿抬高 6～12 次(图 2-39)。

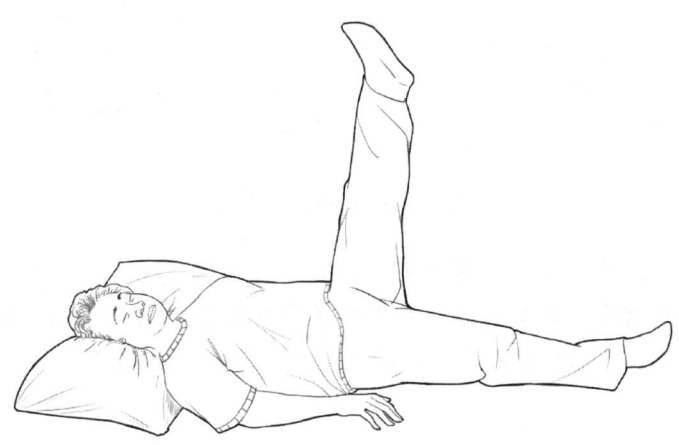

图 2-39 卧位式抬腿

要领:循序渐进,量力而行。

第 8 势　蹬腿　左腿屈髋屈膝后,向脚跟方向蹬直 6～12 次;换右脚做 6～12 次(图 2-40)。

要领:蹬出时要注意踝关节尽量背伸,注意循序渐进。

第 9 势　分腿　双腿并拢,屈髋屈膝,脚踏床面,双膝向两侧尽量分开,然后并拢,做 6～12 次(图 2-41)。

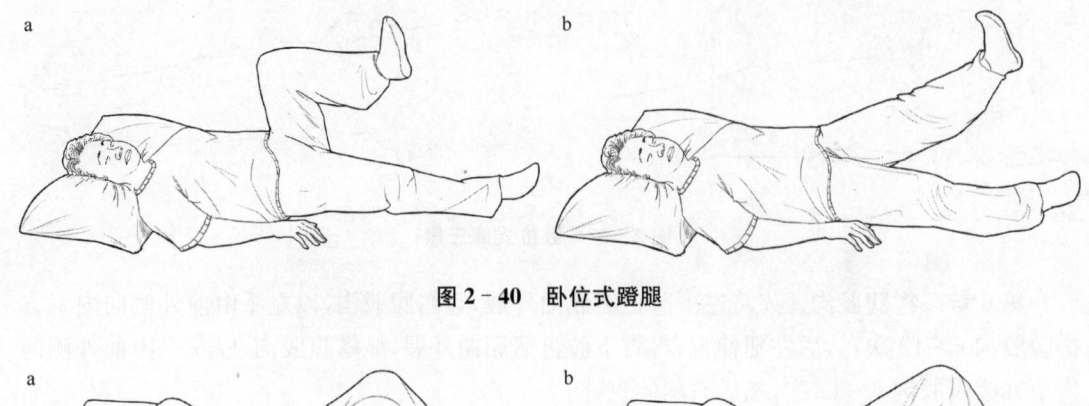

图 2-40 卧位式蹬腿

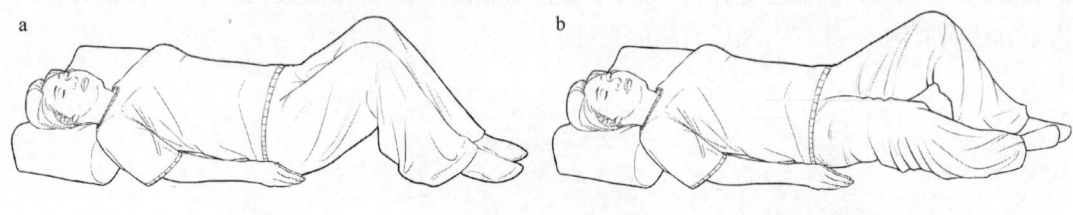

图 2-41 卧位式分腿

第 10 势 挺胸腹 仰卧,双腿并拢,屈髋屈膝,脚踏床面,抬臀挺胸腹,然后还原,做 6~12 次(图 2-42)。

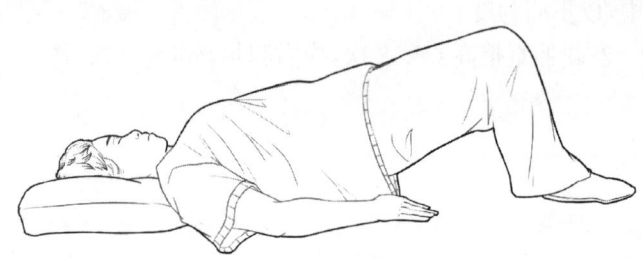

图 2-42 卧位式挺胸腹

要领:挺举腹部、带动胸部时,呼吸要轻松平和,不宜屏气。

第 11 势 仰卧起坐 双上肢屈曲,以腕掌关节支撑床面,轻轻撑起上身并顺势坐起,上身前屈,用双手触摸脚尖或小腿前缘,然后还原,重复 6~12 次(图 2-43)。

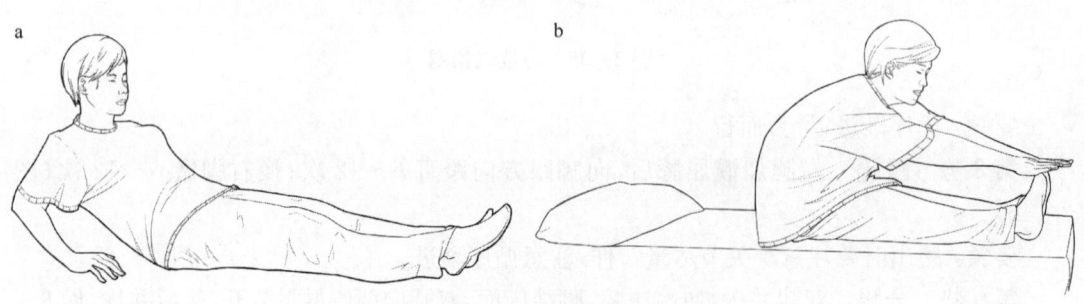

图 2-43 仰卧起坐

要领：动作要和缓，并注意呼吸节奏，不宜屏气，保持深呼吸。

第 12 势　固齿　固齿分舔齿和叩齿。

(1) **舔齿**：口微闭，以舌尖在唇齿间按顺时针方向舔摩牙齿及牙龈 3~6 遍，吞津 1 次。再逆时针方向舔摩牙齿及牙龈 3~6 遍，吞津 1 次。做 6~12 组。

(2) **叩齿**：口微闭，舌尖轻抵上颚，轻轻叩齿 12 次后吞津 1 次，重复 6~12 遍。

作用：健脾补肾，健齿益脑，聪耳明目。

中篇
医案与医话

第三章
医 案

第一节 筋 伤

一、颈椎病

颈椎病是因颈椎间盘退行性改变,并因劳损或感受风、寒、湿邪(包括咽喉部感染)加重退变,导致颈部动静力平衡失调,产生椎间盘突出(或膨出)、韧带钙化、骨质增生,从而刺激或压迫颈部肌肉、神经、脊髓、血管而出现的一系列临床症状和体征的综合征。根据颈椎病的表现,一般将颈椎病分为颈型、神经根型、椎动脉型、脊髓型、交感神经型以及混合型。

治疗颈型颈椎病,风寒痹阻型,以葛根汤为主加减;痰瘀化火型,以益气和营清咽汤加减。治疗神经根型颈椎病,瘀血痹阻型,以身痛逐瘀汤加减;气虚血瘀型,以补阳还五汤加减;脾肾亏虚型,以补中益气丸合十全大补汤加减。治疗椎动脉型颈椎病,痰湿中阻型,以半夏白术天麻汤加减;痰瘀互结型,以血府逐瘀汤加减;湿热内扰型,以温胆汤加减;气血亏虚型,以益气聪明汤加减。治疗脊髓型颈椎病,肝肾两亏型(痉证),以左归丸合归脾汤加减;腑浊内阻型(痉证),以葶苈大枣泻肺汤合大承气汤加减;肾虚痰滞型(痿证),以地黄饮子加减;脾胃虚弱型(痿证),以人参养荣汤加减。治疗交感神经型颈椎病,肝阳偏亢型,以天麻钩藤饮加减;血虚精亏型,以补中益气汤加减;痰湿内阻型,以香砂六君丸加减;心阳痹阻型,以瓜蒌薤白白酒汤加减;气滞血瘀型,以复元活血汤加减。

(一)椎动脉型颈椎病

医案1 孙某,女,26岁。

[初诊] 2019年9月10日。

主诉:颈背腰不适,伴头晕、呕吐1周。

颈背腰不适,伴头晕、呕吐1周。自觉左侧眼睛闪白光,双手麻木。胃纳欠佳,脘腹作胀,夜寐不宁,肠行偏溏。经神经内科、眼科排除头颅病变及眼部疾患,外院X线提示颈椎生理曲度消失,舌质紫,舌苔薄,脉细弦。

西医诊断:椎动脉型颈椎病。

中医诊断:项痹。

证候分析:阴不制阳,肝风内动。

治法： 平肝潜阳，活血通络。

方药： 调脉通痹方加减。炙黄芪 12 g，川芎 12 g，柴胡 9 g，天麻 12 g，钩藤 12 g（后下），生石决明 30 g，山栀子 9 g，黄芩 9 g，益母草 15 g，夜交藤 18 g，川牛膝 12 g，羌活 12 g，金银花 12 g，炒羌活 12 g，秦艽 12 g，鸡血藤 15 g，蔓荆子 12 g，炒枳壳 12 g，大枣 9 g，14 剂。

[二诊] 2019 年 9 月 24 日。经治后，诸恙略缓，腰背酸楚，头晕已少，苔薄，经行血块，腑行偏燥，脉细滑。

舒筋通痹方加减。生黄芪 15 g，当归 9 g，白芍 15 g，川芎 9 g，柴胡 9 g，乳香 9 g，羌活 12 g，秦艽 12 g，制香附 12 g，川牛膝 12 g，广地龙 9 g，炙甘草 6 g，天麻 12 g，生石决 30 g，厚杜仲 12 g，菟丝子 12 g，川独活 12 g，鸡血藤 15 g，夜交藤 15 g，香谷芽 12 g，大枣 9 g，14 剂。

[三诊] 2019 年 10 月 24 日。诸恙如前，药后头晕、头胀已缓，手麻亦少，腑行量少，夜寐不宁，苔薄，脉细滑。

二诊方去厚杜仲、菟丝子，加红景天 12 g，制黄精 12 g，人参 9 g，14 剂。

[四诊] 2019 年 11 月 15 日。经治后头晕、颈腰背不适已少，腑行略多，经行量少，苔薄脉细。证属气血亏虚，肝肾不足。治以补气血，益肝肾，祛风湿，止痹痛。

调身通痹方加味。炙黄芪 15 g，党参 12 g，当归 9 g，白芍 12 g，川芎 12 g，熟地黄 12 g，柴胡 9 g，独活 12 g，桑寄生 12 g，秦艽 12 g，防风 12 g，桂枝 12 g，茯苓 12 g，杜仲 12 g，川牛膝 12 g，炙甘草 6 g，制香附 12 g，淫羊藿 12 g，菟丝子 12 g，鸡血藤 15 g，川断肉 12 g，海风藤 15 g，香谷芽 12 g，大枣 9 g，14 剂。

[五诊] 2019 年 12 月 3 日。颈背疼痛牵掣均缓，头晕已瘥，脘腹失畅，周身畏冷，经行量少，血块尽，苔薄脉细。证属肾气不足，经脉失畅。治以益气化瘀，补肾填精。

温肾通痹方加味。炙黄芪 12 g，党参 12 g，当归 9 g，白芍 12 g，川芎 12 g，熟地黄 12 g，柴胡 9 g，山茱萸 12 g，淮山药 18 g，甘杞子 12 g，鹿角片 9 g，菟丝子 12 g，熟附片 9 g，肉桂 6 g，杜仲 12 g，川桂枝 9 g，北细辛 9 g，小通草 12 g，淫羊藿 12 g，巴戟天 12 g，粉丹皮 12 g，粉草薢 12 g，香谷芽 12 g，炙甘草 9 g，14 剂。

[六诊] 2019 年 12 月 24 日。经治后，精气已复，经行块少色红，颈腰酸楚，苔薄质淡，脉细。

五诊方去北细辛、小通草、淫羊藿、巴戟天、粉丹皮、粉草薢、炙甘草，加鸡血藤 15 g，厚杜仲 12 g，制香附 12 g，制女贞 12 g，墨旱莲 12 g，广陈皮 12 g，茯苓、神各 12 g，大枣 9 g，14 剂。

按语： 本案为椎动脉型颈椎病，属于中医"痹证"范畴，由于病位在颈部，也可称为"项痹"。

患者有颈部不适主诉，伴有眼部不适、头晕、呕吐等症状，X 线进一步提示颈椎生理曲度消失，说明可能为生理曲度变直导致椎动脉受到牵拉所致。施杞继承发展了石氏伤科"以气为主，以血为先"的学术精髓，针对颈椎病的防治，提出"从痹论治"的学术思想，结合六经辨证形成"益气活血，化瘀通络，表里兼顾，脏腑同治，整体调摄"的颈椎病治疗大法，在临床实践中有明确的指导意义。以此治疗法则为基础形成了系列通痹方，其中调脉通痹方主要是针对椎动脉型颈椎病进行治疗。调脉通痹方由天麻钩藤饮合圣愈汤加减化裁而成，具有益气活血,平肝熄风,舒筋通脉之效。方中以炙黄芪、柴胡、川芎、天麻等为主,可以平肝潜阳,祛风通络,并在此基础上随证加减。予金银花清热改善咽部不适,炒羌活、左秦艽祛风,鸡血藤活血化瘀,蔓荆子清利头目,炒枳壳理气宽中,大枣补脾胃,益气血。

二诊时患者诸恙略缓,施杞以舒筋通痹方加减,该方主要由生黄芪、当归、白芍、川芎等组成,具有理气活血,化瘀通络的功效。结合患者当下的症状可以辨证为气滞血瘀,经脉痹阻,同时予明天麻、生石决祛风平肝,川独活祛风除湿,鸡血藤、夜交藤活血化瘀,大枣、香谷芽护卫中焦。

三诊时患者主要症状已有明显缓解,同时自觉腑行量少、夜寐不宁,结合苔薄、脉细滑,在续服前方的基础上以红景天益气活血,制黄精补益脾胃,人参补中益气。

四诊时主要症状继续好转,以调和气血,补益肝脾肾为主,选择调身通痹方加减,改方炙黄芪、党参、当归、白芍等为主,制香附理气宽中,淫羊藿强筋健骨,川断肉、菟丝子滋补肝肾,鸡血藤、海风藤活血通络,香谷芽、大枣固护中焦。

五诊时患者周身症状已近康复,询问患者时抓住周身畏冷这一主要症状,选择温肾通痹方加味,该方由炙黄芪、白芍、熟地黄、山茱萸等组成,可以补益肾精,活血通络,同时予川桂枝、北细辛温经通络,通草利水,淫羊藿、巴戟天补肾壮阳,粉丹皮活血化瘀,祛风通络,香谷芽、炙甘草固护中焦。

六诊已近痊愈,继续以温肾通痹方加味,鸡血藤活血化瘀,厚杜仲、制女贞补益肝肾,旱莲草滋养阴血,川桂枝温经通络,同时予制香附、广陈皮理气宽中,茯神、茯苓祛湿宁心,香谷芽、大枣固护中焦。调脉通痹方是施杞常用于治疗椎动脉型颈椎病的方剂,从该患者的整个治疗过程可以看出,并未固守该方,而是灵活应用,辨证施治,不断调整用药,完全是《伤寒论》"观其脉证,知犯何逆,随证治之"的辨证思想的具体体现。

医案2 周某,女,48岁。

[初诊] 2020年6月9日。

主诉:颈项酸楚疼痛、头晕1年余。

颈项酸楚疼痛、头晕1年余,颈MRI示颈椎生理弧度消失,$C_5 \sim C_6$椎间盘突出。偶有耳鸣,腰酸,手麻,下肢疼痛,二便正常,经行量少,夜寐不宁,苔薄,脉细滑。

西医诊断:椎动脉型颈椎病。

中医诊断:项痹。

证候分析:天癸将绝,冲任失调,上盛下虚。

治法:益气活血,滋阴潜阳,通络止痛。

方药:调脉通痹方加减。炙黄芪12 g,川芎12 g,柴胡9 g,天麻12 g,钩藤12 g(后下),生石决明30 g,山栀子9 g,黄芩9 g,益母草15 g,夜交藤18 g,川牛膝12 g,秦艽9 g,羌活12 g,独活12 g,红景天12 g,石菖蒲12 g,鸡血藤15 g,制香附12 g,酸枣仁12 g,甘杞子12 g,香谷芽12 g,炙甘草9 g,14剂。

[二诊] 2020年9月1日。经治后,颈项疼痛,手麻,腰背疼痛,下肢牵掣,头晕明显改善,但仍有反复,经行量少,腹痛,腹及下肢畏冷,夜寐不宁,多汗,舌淡,苔薄,脉细滑少力。证属气血不足,肝肾亏虚,经脉不通。治以健脾养心,补益肝肾,通痹止痛。

调心通痹方加味。炙黄芪15 g,党参12 g,当归9 g,川芎12 g,柴胡9 g,茯神15 g,远志9 g,酸枣仁12 g,木香9 g,苍术9 g,制香附12 g,山栀子9 g,神曲12 g,炙甘草6 g,川桂枝9 g,北细辛6 g,通草9 g,炒枳壳12 g,明天麻12 g,蔓荆子12 g,炒防风12 g,夜交藤15 g,杜仲12 g,羌、独活各12 g,大枣9 g,制黄精12 g,14剂。

[三诊] 2020年10月20日。经治后,诸恙均缓,精神已振,腑行溏薄,夜寐欠宁,口干,少津,盗汗,苔薄,脉细沉。证属气阴两亏,筋脉失养。治以健脾养心,补益肝肾,益气养阴。

二诊方去蔓荆子、北细辛、通草,加天花粉12 g,酸枣仁12 g,糯稻根12 g,生龙、牡各30 g,旋覆花12 g,14剂。

按语: 该患者首诊,颈项酸楚疼痛,头晕,为椎动脉型颈椎病表现。施杞认为发病原因为气血失和,冲任失调,肝火偏亢,肾阳不足,邪留督脉。方用调脉通痹方加减。方中黄芪、川芎益气活血祛瘀;柴胡疏肝行气解郁;天麻、钩藤、石决明平肝熄风;栀子、黄芩清肝泻火;杜仲、牛膝补益肝肾;夜交藤、朱茯神养心安神;益母草活血利水;牛膝补肝肾,活血通络,引血下行;羌活、独活补益肝肾,强筋骨,左秦艽活血舒筋,退骨蒸潮热,红景天益气活血;石菖蒲理气活血,散风祛湿;鸡血藤补血,活血,通络;制香附疏肝理气,酸枣仁养心补肝,宁心安神,生津;枸杞子滋补肝肾;谷芽、大枣和中;炙甘草调和诸药。

经服14剂后,颈项疼痛、手麻、头晕等症明显减轻,但仍有反复,治以健脾养心,通痹止痛为原则,改底方为调心通痹方,方中当归养血补血;熟地黄活血,滋肾阴,益精填髓;川芎助阳行气止痛;白芍扶阳除痛,敛阴健脾和中;人参生津止渴,和中益元气;黄芪温分肉而实腠理,益元气,补三焦;柴胡引药上行,宣散血气;独活、桑寄生补肝肾,强筋骨,祛风湿止痛;杜仲、牛膝、生地黄滋补肝肾,强壮筋骨;党参、茯苓、甘草健脾益气。加桂枝、防风温经通络,驱散寒湿;通草入手太阳经,引药上行;天麻熄风止痉,平抑肝阳,祛风通络;蔓荆子除湿止痛。二诊以健脾养心,补益肝肾为主,通络止痛为辅。

三诊,主症已瘥十之八九,以阴虚为主,治疗以补养心脾,滋养肝肾,调和阴阳,通络止痛为原则。二诊方去蔓荆子、北细辛、通草,辅以天花粉生津止渴,除内热;酸枣仁宁心安神,敛汗益阴;生龙、牡调和阴阳,潜镇摄纳;旋覆花、糯稻根降逆止呕,通胃气,和中。患者三次诊疗根据辨证遣方用药,疗效显著。

医案3 陈某,男,65岁。

[初诊] 2017年8月29日。

主诉: 颈项不适、头晕5年余,加重5个月余。

5年前曾有颈项酸楚,站立欠稳,头晕,头重脚轻,胃纳、二便尚可,腑行偏少,夜寐亦安,近5个月头晕加重。体格检查:霍夫曼征(−),脑神经(−)。外院MRI示C_4~C_5、C_5~C_6、C_6~C_7椎间盘突出,2017年6月15日复查:C_5~C_6、C_6~C_7椎间盘突出,脊髓受压1度。既往有高血压及腔隙性脑梗死病史。苔薄,质紫,脉细滑。

西医诊断: 椎动脉型颈椎病。

中医诊断: 项痹。

证候分析: 阴不制阳,肝风内动,气血失和,肝经失畅。

治法: 平肝潜阳,活血通络,兼祛风除湿。

方药： 调脉通痹方加减。炙黄芪12 g，川芎12 g，柴胡9 g，天麻12 g，钩藤(后下)12 g，生石决明30 g，山栀子9 g，黄芩9 g，益母草15 g，秦艽9 g，夜交藤18 g，川牛膝12 g，羌活12 g，独活12 g，炒防风12 g，石菖蒲18 g，六神曲12 g，肉苁蓉18 g，大枣9 g，14剂。

[二诊] 2017年10月10日。经治后，头晕已少，上重下轻已有缓解，二便正常，胃纳亦佳，苔薄白，脉细。证属肝肾阴虚，肝阳上亢。治以滋补肝肾，平抑肝阳，辅以祛风通络。

滋肾通痹方加减。炙黄芪12 g，党参12 g，当归9 g，白芍12 g，川芎12 g，熟地黄12 g，柴胡9 g，山茱萸12 g，淮山药18 g，甘杞子12 g，川牛膝12 g，炙龟板9 g，鹿角片12 g，菟丝子12 g，姜半夏12 g，明天麻12 g，炒白术9 g，石菖蒲12 g，蔓荆子12 g，熟附片9 g，六神曲12 g，羌活12 g，独活12 g，14剂。

[三诊] 2017年10月24日。经治后诸恙均缓，仍觉头晕作胀，如有外裹，胃纳、二便正常，苔薄，脉细。证属气血未和，清阳不升。治以理气活血，化瘀通络，兼宣肺祛痰。

舒筋通痹方加味。生黄芪15 g，当归9 g，白芍15 g，川芎12 g，生地黄9 g，柴胡9 g，乳香9 g，羌活12 g，秦艽12 g，制香附12 g，川牛膝12 g，广地龙9 g，炙甘草6 g，甘杞子12 g，明天麻12 g，炒白术12 g，姜半夏12 g，旋覆花12 g，玉桔梗12 g，香谷芽12 g，生石决明30 g，大枣12 g，14剂。

[四诊] 2017年11月7日。诸恙如前，药后渐缓，腑行偏燥，夜寐多梦，苔薄，脉细。证属气血未和，清阳不升。治以理气活血，化瘀通络，兼安神润肠。

三诊方加红景天12 g，肉苁蓉15 g，生龙、牡各30 g，五味子12 g，14剂。

按语： 此案例为椎动脉型颈椎病，从临床表现分析，当属中医"痹证""眩晕证"范畴。如《素问·至真要大论》中有"诸风掉眩，皆属于肝"之说。肝阴不足，阴不制阳，肝阳上亢，亢极化风，上扰头目，发为眩晕。施杞认为椎动脉型颈椎病主要当属"脉痹"的范畴，其病机以本为虚，多为气血失和；其后因受痰、湿等邪，阻滞经气，久而伤津化火，或久病及瘀，进一步加重经脉闭阻，故其标为邪实，病在肌、筋、骨、脉为重，脏合肝、脾、肾。此患者5年前颈项酸楚，站立欠稳，头重脚轻，近期出现头晕加重，素体阴血不足，痹久又阴血内耗，导致肝阴不足，阴不能制阳而肝阳上亢，可见头痛眩晕、血压偏高等症状。苔薄、质紫、脉细滑是阴虚夹杂痰瘀之舌脉征象。施杞认为该类疾病应该以平肝潜阳，活血通络，兼祛风除湿为治疗原则。方用调脉通痹方加减。此方以圣愈汤合天麻钩藤饮加减，方中天麻、钩藤平肝熄风，石决明咸寒质重，平肝潜阳，除热明目，助平肝熄风之力；川牛膝引血下行，兼益肝肾，并能活血利水，肉苁蓉补益肝肾以治本；栀子、黄芩清肝降火，以折其亢阳；益母草合川牛膝活血利水，以利平降肝阳；夜交藤宁心安神，羌活、独活、左秦艽、炒防风祛风除湿，石菖蒲豁痰化湿，六神曲和胃，大枣补中益气，养血安神，并加之圣愈汤以补益气血。诸药合用，共奏平肝熄风，活血通络，祛风除湿之功。

至二诊，头晕已少，上重下轻已有缓解，二便正常，胃纳亦佳，患者症状虽有缓解，但久而伤津化火，进一步加重经脉闭阻，病在脉为重，脏合肝、肾。患者真阴不足，肾精亏虚，不能生髓，则髓海空虚而头目眩晕；苔薄白、脉细，皆为阴精不足之象，故施杞用滋肾通痹方即圣愈汤合左归丸加减，以滋阴补肾，平抑肝阳，辅以祛风通络。方中重用大熟地滋肾阴，益精髓，以补真阴之不足；用山茱萸补养肝肾，固秘精气；山药补脾益阴，滋肾固精；龟板胶滋阴补髓；

鹿角胶益精血,熟附片温壮肾阳,配入补阴方中,而有"阳中求阴"之义;枸杞子补肝肾,益精血;菟丝子补肝肾,助精髓;川牛膝益肝肾,强筋骨;辅以圣愈汤加减以益气化瘀,加天麻既熄肝风,又平肝阳,为止眩晕之良药;由于清气不升,浊气不降,升降失调,清窍不利,用药以化痰除湿为主,习惯用蔓荆子以调升降,天麻、半夏、石菖蒲以清利头目,熟附片、羌活、独活祛风除湿,六神曲和胃。

至三诊,经治后诸恙均缓,仍觉头晕作胀,如有外裹,胃纳、二便正常,苔薄,脉细。因瘀久可化湿生痰,导致痰瘀互结,病情缠绵难愈,清阳不升,治当活血与祛痰并用,使瘀血得通,痰湿得化,如此经脉得以畅达,气血始能流通,此之所谓"久痹剔痰瘀"也。故施杞在舒筋通痹方活血化瘀、通络祛痰的基础上,佐加玉桔梗、旋覆花以祛痰通络,配伍半夏、天麻以化痰止眩。此外,辅以生石决明平肝潜阳,枸杞子滋补肝肾。

至四诊,诸恙如前,药后渐缓,但湿邪从阳化热,痰湿化热,痰热内扰血脉,可见眩晕,内扰心神则见夜寐多梦,故在原方的基础上加红景天增强益气活血、通脉止痛之效,辅以龙骨、牡蛎重镇安神,肉苁蓉润肠通便。

总之,施杞指出,颈椎病的治疗始终要坚持三辨的原则——辨病、辨型、辨证,三者有机结合。辨病是正确治疗的保障;辨型可深入认识疾病的关键病理环节,使治疗有的放矢;辨证可以抓住矛盾的关键所在,从而进行针对性治疗。施杞治疗时始终贯彻"从痹论治"的指导思想,重视培补肝、脾、肾,兼顾气血痰瘀,体现出"以气为主,以血为先""痰瘀兼顾""肝、脾、肾同治"的学术思想。

医案4 间邱某,女,48岁。

[初诊] 2019年6月11日。

主诉:颈腰酸楚,伴头晕1个月余。

颈项酸楚,1个月前突发眩晕,房屋旋转,伴泛恶,曾有手麻,胃脘作胀,二便尚可,夜寐不宁,霍夫曼征(一),苔薄,脉细。

西医诊断:椎动脉型颈椎病。

中医诊断:项痹。

证候分析:阴不制阳,肝风内动。

治法:平肝潜阳,活血通络。

方药:调脉通痹方加减。炙黄芪12 g,川芎12 g,柴胡9 g,天麻12 g,钩藤12 g(后下),生石决明30 g,山栀子9 g,黄芩9 g,益母草15 g,夜交藤18 g,川牛膝12 g,秦艽9 g,羌活12 g,粉葛根15 g,炒羌活15 g,左秦艽15 g,炒酸枣仁15 g,蒲公英15 g,金银花15 g,蓬莪术15 g,香谷芽12 g,淫羊藿18 g,大枣9 g,14剂。

[二诊] 2019年7月2日。经治后,诸恙均缓,胃纳、二便尚可,头晕已少,苔薄,脉细。证属阴不制阳,肝风内动。治以平肝潜阳,活血通络。

初诊方去蒲公英、金银花,加红景天12 g,人参9 g,鹿角片12 g,10剂。

芪麝丸3盒,每次半袋,每日2次,口服。

[三诊] 2019年7月12日。头晕已瘥,颈项酸楚,腑行燥结,胃纳可,苔薄,脉细滑。证属筋脉痹阻,肝肾阴虚。治以活血化瘀,补益肝肾。

舒筋通痹方加减。生黄芪 15 g,当归 9 g,白芍 15 g,川芎 12 g,柴胡 9 g,乳香 9 g,羌活 12 g,秦艽 12 g,制香附 12 g,川牛膝 12 g,广地龙 9 g,炙甘草 6 g,粉葛根 12 g,制苍术 12 g,炒枳壳 12 g,鸡血藤 15 g,络石藤 15 g,菟丝子 12 g,制女贞子 12 g,墨旱莲 12 g,香谷芽 12 g,大枣 9 g,夜交藤 18 g,炒酸枣仁 12 g,14 剂。

按语: 从患者颈腰酸楚、突发眩晕,房屋旋转,伴泛恶等症状可看出,此为椎动脉型颈椎病,方用调脉通痹方加减。予粉葛根解热除烦,炒羌活、左秦艽、淫羊藿祛风除湿,炒酸枣仁养心安神,蒲公英、金银花清热,蓬莪术行气破血,香谷芽、大枣固护脾胃。二诊时患者症状有较大改善,施杞去蒲公英、金银花,加红景天、人参补益肺气,鹿角片温阳除湿,同时予芪麝丸益气化瘀,祛风通络,舒筋止痛。三诊时患者头晕症状消失,自觉颈项酸楚、腑行燥结,以舒筋通痹方去五灵脂、生地黄,加粉葛根疏通足太阳膀胱经,炒枳壳宽中理气,鸡血藤、络石藤、夜交藤通络止痛,菟丝子、制女贞子补益肝肾,墨旱莲养阴清热,香谷芽、大枣固护脾胃,炒酸枣仁养心安神。

医案 5 汪某,女,66 岁。

[初诊] 2016 年 4 月 19 日。

主诉: 颈项不适 1 个月余。

颈项酸痛,视物模糊,时有头晕。发病已有 1 个月余。40 岁绝经,口苦咽干,无明显手麻,胃纳、二便正常,夜寐多梦,外院 MRI 提示颈椎退变,上颈段生理弧度消失,C_4~C_5、C_5~C_6、C_6~C_7 椎间盘突出,轻度反张,咽喉(+++),霍夫曼征(-),苔薄,舌根黄,脉细滑。

西医诊断: 椎动脉型颈椎病。

中医诊断: 项痹。

证候分析: 气血失和,肝经失畅。

治法: 益气活血,平肝熄风,舒筋通脉。

方药: 调脉通痹方加减。炙黄芪 12 g,川芎 12 g,柴胡 9 g,天麻 12 g,钩藤 12 g(后下),生石决明 30 g,山栀子 9 g,黄芩 9 g,益母草 15 g,夜交藤 18 g,川牛膝 12 g,秦艽 9 g,羌活 12 g,枸杞子 12 g,谷芽 15 g,14 剂。

[二诊] 2016 年 5 月 3 日。药后颈项疼痛、活动僵直、酸楚、夜寐不宁均有缓解,胃纳、二便正常,苔薄,质红,脉细滑。证属气血失和,肝经失畅。治以益气活血,平肝熄风,舒筋通脉。

初诊方加首乌藤 15 g,14 剂。

按语: 患者老年女性,年近古稀,40 岁绝经,肝肾亏虚日久,致肝阳上亢,故初诊见颈项酸痛,视物模糊,时有头晕,夜寐多梦,苔薄,根黄,脉细滑,诊断为椎动脉型颈椎病,方用调脉通痹方加减。方中加入枸杞子以滋补肾阴,羌活、秦艽以祛风除湿,谷芽以健脾和胃,顾护胃气。

二诊,经治后效果明显,颈项疼痛、酸楚,夜寐不宁均有缓解,胃纳、二便正常,苔薄,质红,脉细滑。继续原方调摄。因仍有夜寐不宁,故加入首乌藤以养心安神,改善睡眠。

(二) 脊髓型颈椎病

医案 1 钱某,女,76 岁。

[初诊] 2017年8月22日。

主诉：颈项伸屈不利,伴四肢麻木10余年。

颈项伸屈不利,伴四肢麻木10余年。每有体位性改变,颈项伸屈不适,时有手麻,步履欠稳,麻木,时轻时重,无踩棉地感。60岁时,曾持续头晕、呕吐,经治1年痊愈。MRI示$C_3 \sim C_4$、$C_4 \sim C_5$、$C_5 \sim C_6$椎间盘突出,脊髓受压以$C_3 \sim C_4$为主,L_4椎体Ⅰ度滑脱,$L_4 \sim L_5$椎间盘突出。体格检查:神清,四肢肌力Ⅴ级,肌张力正常,感觉正常,霍夫曼征左(＋),右(－),下肢膝反射(＋＋＋),跟腱反射未引出,无阵挛,锥体束征(－)。胃纳欠佳,二便尚可,苔薄腻,脉弦滑。

西医诊断：脊髓型颈椎病。

中医诊断：痹病。

证候分析：气血瘀滞,经脉不畅,肾精亏损。

治法：益气活血,通络止痛。

方药：舒筋通痹方加减。生黄芪18g,当归9g,白芍12g,川芎12g,生地黄12g,柴胡9g,桃仁9g,乳香9g,五灵脂12g,秦艽12g,羌活12g,制香附12g,川牛膝12g,炙甘草6g,明天麻12g,石菖蒲15g,大蜈蚣3g,六神曲10g,生龙、牡各30g(先下),大枣10g,甘杞子12g,14剂。

芪麝丸3盒,每次2粒,每日2次,口服。

脊髓型颈椎病有手术指征,建议手术,患者要求保守中药治疗,已叮嘱注意颈部保护,避免外伤。

[二诊] 2017年10月31日。药后诸恙均缓,头晕、手麻均瘥,腰脊酸楚,晨起作麻,活动后缓解,时有嗳气,苔薄,根腻,脉细滑。证属肝肾亏虚,气滞血瘀。治以补益肝肾,活血通络。

滋肾通痹方加减。炙黄芪9g,党参12g,当归9g,白芍12g,川芎12g,熟地黄12g,柴胡9g,山茱萸12g,淮山药18g,甘杞子12g,川牛膝12g,炙龟板9g,鹿角片12g,菟丝子12g,鸡血藤12g,香谷芽12g,炙甘草6g,羌、独活各12g,炒升麻6g,大蜈蚣3g,旋覆花12g,八月札12g,夜交藤15g,14剂。

[三诊] 2017年12月13日。颈腰酸楚,时有下肢抽筋,头晕,胃脘作胀,伴灼热感,二便尚可,足趾麻木,苔薄,脉细沉。证属肝肾亏虚,气滞血瘀。治以补益肝肾,舒筋通络。

滋肾通痹方加减。炙黄芪9g,党参12g,当归9g,白芍12g,川芎12g,熟地黄12g,柴胡9g,山茱萸12g,淮山药18g,甘杞子12g,川牛膝12g,炙龟板9g,鹿角片12g,菟丝子12g,鸡血藤12g,香谷芽12g,炙甘草6g,川桂枝12g,羌、独活各12g,左秦艽9g,青风藤15g,大蜈蚣3g,八月札12g,制香附12g,蒲公英18g,大枣10g,14剂。

按语：此案为脊髓型颈椎病。脊髓型颈椎病是颈椎病最为严重的类型。目前认为除了椎管狭窄造成的机械压迫和缺血性改变构成其病理、生理基础外,颈椎的动态不稳也是造成脊髓损伤的重要因素。脊髓型颈椎病属于中医学"项强""痿证""痹证""骨痹"等范畴。《素问玄机原病式·五运主病》曾有记载："痿,谓手足痿弱,无力运行也。"脊髓型颈椎病的典型症状与以上手足无力、行动困难的症状高度吻合,以上记载是有关脊髓型颈椎病的最早描述。脊髓型颈椎病病位在脊髓,因积劳伤颈,风、寒、湿邪趁虚而入,内损肝、肾,致督脉亏虚,髓海枯竭,颈部气血失和所致。此案例患者病史较长,病情复杂,伴有手麻、乏力不稳等症状,究其原因气滞血瘀,痰瘀互结,筋脉失养,初诊出现颈项屈伸不利、麻木、步态不稳等症状。脉弦主滞、主痛,故以舒筋通痹方为主方,以通络止痛,加用蜈蚣、天麻加强祛风通络止痛之效;患者胃纳欠佳,加石菖蒲辅以化湿和胃;患者高龄,曾有头晕,故予龙骨、牡蛎镇惊安神,平抑肝阳;虑久痹难愈,予芪麝丸加强益气搜风通络之力。

至二诊,诸恙均缓,头晕、手麻均瘥,但因该患者合并腰椎间盘突出,故表现为腰脊酸楚,晨起作麻,活动后缓解。因患者年过古稀,年老肾气渐衰,肝精缺乏,筋脉失养,而此为"正虚"的关键,遂由以攻为主,改为攻补兼施,辅以补益肝肾之左归丸进行调养。圣愈汤合左归丸是为滋肾通痹方。因患者伴见腰脊酸楚之证,遂加用羌独活、蜈蚣、夜交藤等药舒筋通络,升麻加强升举阳气之力;伴见嗳气,加旋覆花降胃气而止呕止噫,八月札健脾护胃。

至三诊,颈腰酸楚、头晕仍有,施杞认为年老久病,本虚标实,病位深入筋骨及脏腑,致气血不足,肝肾两虚,用滋肾通痹方加减,滋阴补肾,扶正祛邪;足趾麻木,加羌独活、青风藤、秦艽、蜈蚣、桂枝加强舒筋活络,祛风止痛之效;出现胃脘作胀,伴有灼热感,予香附入脾经,有行气宽中之功,蒲公英功效清热,八月札、大枣护胃。患者治病4个月,病情正合此方进行调理,再用药1个月余,症状基本消失,疗效得到巩固。

脊髓型颈椎病多表现为下肢酸楚,步态沉重,继而上肢疼痛,肌力减弱。以上与中医"筋痹"之痉挛致痛特点一致,主要是由于早期风、寒、湿邪久留经筋,并流注经络、血脉,导致"荣血泣,卫气去",临床表现为"不通则痛";在中期、后期,正不胜邪,缠绵不愈,所谓"积劳受损,经脉之气不及贯穿""血气不和,百病乃变化而生",引起气虚血瘀。气虚则推动无力,血瘀则滞留不行,瘀血之不除,新血不可生;气虚无援,血行不畅,不仅引起"不荣则痛",而且加重"不通则痛"。

医案 2 顾某,女,54岁。

[初诊] 2021年3月30日。

主诉:颈项疼痛2年余,加重1个月。

颈项、上背疼痛牵掣,两手持物乏力。查体:颈椎棘突旁压痛,双手握力Ⅳ级,其余肌力正常,霍夫曼征(一)。外院颈椎MRI示C_4～C_5椎间盘后突出,脊髓可见水肿信号。口感少津,夜寐不宁,胃纳欠佳,舌红,苔薄,脉细缓。

西医诊断:脊髓型颈椎病。

中医诊断:项痹(痿证期)。

证候分析:气血不足,风寒内陷,痰瘀气滞。

治法:补气养血,温阳祛风,化痰行气。

方药:养痿通痹方加减。炙黄芪15 g,党参12 g,当归9 g,白术12 g,川芎12 g,柴胡9 g,熟地黄12 g,山茱萸12 g,巴戟天12 g,肉苁蓉12 g,附子9 g,鹿茸6 g,五味子9 g,麦冬12 g,石菖蒲12 g,茯苓15 g,鸡血藤15 g,蓬莪术15 g,京三棱15 g,制乳香12 g,生三七9 g,明天麻12 g,红景天12 g,红花12 g,桃仁9 g,鸡血藤15 g,香谷芽15 g,大枣9 g,28剂。

[二诊] 2021年4月27日。颈项腰脊疼痛缓而未解,双手屈伸不利,夜寐欠安,胃纳、

二便尚可,舌红,苔薄,脉细。证属肝肾不足,气血失调。治以滋阴补肾,填精益髓。

滋肾通痹方加减。炙黄芪12g,党参12g,当归9g,白芍12g,川芎12g,熟地黄12g,柴胡9g,山茱萸12g,淮山药18g,甘杞子12g,川牛膝12g,炙龟板胶9g,鹿角片12g,菟丝子12g,羌、独活各12g,厚杜仲12g,左秦艽12g,青风藤15g,鸡血藤15g,煨木香12g,槟榔皮12g,炒枳壳12g,夜交藤18g,炒枣仁12g,28剂。

[三诊] 2021年5月25日。诸恙均缓,双手无力较前好转,口干舌燥,胃纳欠佳,小溲短赤,大便、夜寐尚可,舌红,苔薄,脉细缓。证属肝肾不足,气血失调。治以滋阴补肾,填精益髓。

二诊方去煨木香、槟榔皮、鸡血藤,加玉竹12g,南、北沙参各12g,28剂。

按语: 脊髓型颈椎病,中医辨病属"痹病"范畴。临床常见痉证、痿证两期,痉证多见筋脉拘紧痉挛,行动不利,脚踩棉花感,易摔跌,霍夫曼征或其他病理征亦可为阳性。本证见颈项牵掣,两手无力握持,筋脉弛缓,肌力下降,故辨其为痿证期,有甚者亦可见小便滴沥不禁,阳痿遗精,头重欲睡,胸闷泛恶。首诊见痿软无力之象,故以养痿通痹方为底方,是以地黄饮子合圣愈汤化裁而来,补肾固元,阴阳双调,气血双补。方中尤以熟地黄、山茱萸滋肾阴,肉苁蓉、巴戟天、附子、肉桂补肾阳;麦冬、石斛、五味子敛阴,石菖蒲、远志、茯苓交通心肾,化痰开郁。

二诊据舌脉可见阴虚之象显矣。故以滋肾通痹方补肾阴,佐以羌独活、厚杜仲、左秦艽、青风藤、鸡血藤以除痹痛;槟榔皮、炒枳壳化痰行气;加煨木香扶阳以推动,可缓滋阴太过而沉腻;又以夜交藤、酸枣仁养血安神,调和诸药。三诊诸恙均缓,又见口干舌燥,胃纳欠佳,小溲短赤,舌红,苔薄,此为阴虚内热之象,故去温热之品,加玉竹、南北沙参以养阴液。

《黄帝内经》云:肺热叶焦,则生痿。又云:治痿独取阳明,以及脉痿、筋痿、肉痿、骨痿之论;膝为筋之府。肝气热则胆泄口苦,筋膜干,筋膜干则筋急而挛,发为筋痿。筋痿者,生于肝,使内也。今者,诸痿一症,或附录于虚劳,或散见于风湿,大失经旨。故《临证指南医案》论:肾阳奇脉兼虚者,用通纳八脉,收拾散越之阴阳为主;如下焦阴虚,及肝肾虚而成痿者,用河间饮子、虎潜诸法,填纳下焦,和肝熄风为主;阳明脉空,厥阴风动而成痿者,用通摄为主,大抵如此。

医案3 李某,女,69岁。

[初诊] 2018年11月16日。

主诉: 颈背部疼痛2年余,偶有头晕,伴双下肢无力。

脊髓型颈椎病,周身拘紧,下肢步履无力,神疲畏冷,腑行偏燥,小便正常。查体:神清,双侧肌力Ⅳ级,肌张力正常,感觉正常,霍夫曼征(±),膝反射减弱,踝反射未引出,病理征(—),MRI示颈椎生理弧度消失,$C_4 \sim C_5$椎间盘突出,脊髓受压Ⅰ度,舌质紫,有齿痕,苔薄腻,脉细沉。

西医诊断: 脊髓型颈椎病。

中医诊断: 项痹。

证候分析: 气血失和,经脉失养。

治法: 益气和血,补益肝肾。

方药：养痿通痹方加减。生黄芪 15 g,潞党参 12 g,川桂枝 9 g,炒白术 10 g,炒白芍 12 g,软柴胡 12 g,熟地黄 12 g,山茱萸 12 g,石斛 12 g,大麦冬 12 g,五味子 12 g,石菖蒲 15 g,淡远志 12 g,白茯苓 12 g,肉苁蓉 12 g,肉桂 9 g,熟附片 9 g,巴戟天 12 g,人参 9 g,羌、独活各 12 g,左秦艽 12 g,大蜈蚣 3 条,香谷芽 18 g,菟丝子 15 g,大枣 9 g,14 剂。

[二诊] 2018 年 11 月 30 日。经治后诸恙均缓,近期右下肢拘紧,活动不利,胃纳欠佳,口苦咽干,二便尚可,夜寐欠佳,舌质紫,苔薄,脉细滑。证属气血失和,肝经失养。治以益气养血,补益肝肾。

调脉通痹方加减。炙黄芪 15 g,大川芎 12 g,软柴胡 12 g,明天麻 12 g,嫩钩藤 12 g,石决明 30 g,炒山栀 9 g,炒黄芩 9 g,益母草 12 g,夜交藤 15 g,川牛膝 12 g,左秦艽 12 g,伸筋草 15 g,羌、独活各 12 g,淫羊藿 12 g,香谷芽 12 g,炙甘草 9 g,炒枳壳 12 g,大蜈蚣 3 条,28 剂。

[三诊] 2018 年 12 月 28 日。经治后,颈肩疼痛、乏力已少,胃纳、二便正常,夜寐欠宁,苔薄,脉细缓。证属气血失和,肝经不足,经脉失养。治以益气和血,补益肝肾。

二诊方加人参 9 g,大麦冬 12 g,28 剂。

[四诊] 2019 年 1 月 25 日。经治后,颈肩疼痛、乏力已少,胃纳、二便正常,夜寐尚可,苔薄,脉细缓。证属气血失和,经脉失养。治以益气活血,补益肝肾。

调身通痹方加减。生黄芪 15 g,潞党参 12 g,川桂枝 9 g,炒白术 10 g,炒白芍 12 g,炙赤芍 12 g,大熟地 12 g,软柴胡 12 g,独活 12 g,左秦艽 12 g,防风 12 g,云茯苓 12 g,盐杜仲 12 g,川牛膝 12 g,制狗脊 12 g,北细辛 9 g,大川芎 12 g,羌活 12 g,淫羊藿 12 g,骨碎补 12 g,人参 9 g,姜半夏 12 g,广木香 9 g,28 剂。

[五诊] 2019 年 2 月 22 日。颈项酸楚疼痛、头晕、双下肢乏力等症大减,纳食及大便均已基本恢复正常。再予前法调治,诸恙渐瘥。

按语：此患者为脊髓型颈椎病。脊髓型颈椎病大多起病缓慢,病程较长,如表现颈脊酸软,肢体麻木,下肢痿软无力,步履艰难,不能久立,走路时有踏棉花感,头晕耳鸣,遗精或遗尿,或妇女月经不调,甚至步履全废,腿胫大肉渐脱,肌力、肌张力下降。

施杞将脊髓型颈椎病分为痉证期和痿证期。痿证期可见颈项腰膝酸软,四肢不举,筋脉弛缓,肌肉萎缩,下肢萎废,肌力、肌张力下降明显,部分患者阳痿遗精,小便滴沥不禁,头重欲睡或泛恶胸闷,苔薄腻或黄腻,舌质淡体胖,脉细滑。辨证属肾精亏虚,痰滞于内。治以补益肾精,化痰清上。地黄饮子加减。痿证以下肢痿弱较为多见,故称"痿"。痿证的病位在筋脉肌肉,根于五脏虚损。其基本病机实则筋脉肌肉受邪,气血运行受阻,虚则气血阴精亏耗,筋脉肌肉失养。《景岳全书》认为痿证非尽是阴虚火旺,"元气败伤则精虚不能灌溉,血虚不能营养者,亦不少矣"。治疗虚者宜健脾益气,滋补肝肾,实者宜清热化湿,祛痰活血。养痿通痹方由地黄饮子合圣愈汤加减而成。地黄饮子源自《圣济总录》,本方主治喑痱证。"喑"指舌强不能言,"痱"指足废不能用。其证由下元虚衰,虚火上炎,痰浊上泛,堵塞窍道所致,故刘河间选用滋补肾阴的干地黄为主,用清水微煎为饮服,取其轻清之气,易为升降,迅达经络,流走四肢百骸,以交阴阳,故名"地黄饮子"。施杞常予养痿通痹方治疗脊髓型颈椎病痿证者及慢性筋骨病经筋疲软乏力者。该患者为脊髓型颈椎病之痿证,出现腰脊酸软,下肢乏力,筋脉弛缓,形寒肢冷,采用养痿通痹方加减治疗。方中熟地黄、山茱萸滋补肾阴;肉苁蓉、巴戟天温补肾阳;熟附子、肉桂补肾阳且吸纳浮阳;麦冬、石斛、五味子滋阴敛液;石菖蒲、远志、茯苓交通心肾,开窍化痰。本方专治因肾中阴阳俱虚,虚火夹痰浊上犯,阻塞窍道所致筋骨软弱不能行走。原方偏于温补,合圣愈汤而为养痿通痹方,兼顾理气和血,临证加祛风蠲痹之品,可增疗效。

二诊患者出现右下肢拘紧,活动不利,胃纳欠佳,口苦咽干,筋脉拘挛,经脉不畅,是为阴血亏虚,肝经失养所致,《景岳全书》虽认为痿证并非尽是阴虚火旺,但阴虚火旺仍占相当一部分,故采用益气活血,滋阴平肝,舒筋通脉的调脉通痹方(圣愈汤合天麻钩藤饮),加用伸筋草、羌活、独活、秦艽、牛膝等祛风蠲痹之品,借用地鳖虫祛痰通络之功效,加用淫羊藿强筋壮骨,再附以通络止痛治疗麻木不仁之蜈蚣。诸药合用共奏益气和血,补益肝肾的功效,遂取得显效。三诊延续此方,加用人参大补元气,麦冬滋阴补虚,增强疗效。待到四诊诸症已大瘥,遂用益气血、益肝肾之调身通痹方,气血、肝肾同补,经近半年调治,诸症均大瘥。

医案4 陈某,男,80岁。

[初诊] 2016年6月28日。

主诉: 颈项不适,伴步履欠稳10年。

颈项胸背,腰脊疼痛酸楚,左手较重,稍有手麻,步履欠稳,步间偏短,间歇性跛行1 km,胃纳尚可,夜尿2次,大便尚可。查体:神清,四肢肌力Ⅳ级,肌张力正常,霍夫曼征(-),膝踝反射(+),无阵挛,下肢感觉正常,锥体束征(-),苔薄,脉弦细。

西医诊断: 脊髓型颈椎病。

中医诊断: 痿病。

证候分析: 肝脾肾不足,气血失和。

治法: 补养肝脾,温肾通督。

方药: 养痿通痹方加减。炙黄芪15 g,党参12 g,当归9 g,白术12 g,川芎12 g,柴胡9 g,熟地黄12 g,山茱萸12 g,巴戟天12 g,肉苁蓉12 g,附子9 g,鹿茸6 g,五味子9 g,麦冬12 g,石菖蒲12 g,茯苓15 g,鸡血藤15 g,青风藤15 g,络石藤15 g,大蜈蚣3 g,14剂。

外用云南白药喷雾剂。

按语: 此案耄耋老人,颈项胸背,腰脊疼痛酸楚,左手较重,稍有手麻,步履欠稳,步间偏短,间歇性跛行1 km,胃纳尚可,夜尿2次,大便尚可,苔薄,脉弦细。四肢肌力Ⅳ级,乃肝肾不足,下肢痿软无力。诊断为脊髓型颈椎病,方用养痿通痹方加青风藤、络石藤、大蜈蚣。

养痿通痹方具有补养肝脾,温肾通督之功。加入青风藤、络石藤药对,起到祛风通络之效。青风藤味苦辛,性平,归肝、脾经,具有祛风湿,通经络,利小便功效;络石藤味苦,性微寒,归心、肝、肾经,具有祛风湿、通络止痛的功效。《本草纲目》云:"藤类药物以其轻灵,易通利关节而达四肢。"青风藤善治风疾,温达肝脾,以风气通于肝,风胜湿,湿气又通于脾,能燥湿厚脾;络石藤宣风通痹,以风在络中,则络道闭塞,苦寒能清热凉血消肿。加入大蜈蚣,以增强通络止痛之效。蜈蚣味辛,性温,有毒,归肝经,能熄风镇痉,攻毒散结,通络止痛,为熄风要药,与青风藤、络石藤祛风除湿,通络止痛药物合用,以治风湿痹痛、手足麻木。全方以补为主,佐少量祛风除湿、通络活络之品,配伍精当,共奏补养肝脾、温肾通督、祛湿通络止痛之功。同时配合外用喷雾剂,达到内外兼治之目的。

病案 5 谢某,女,62 岁。

[初诊] 2016 年 3 月 8 日。

主诉: 颈项疼痛近 2 年。

颈项疼痛近 2 年,日渐加重。近年右下肢疲软,步履有漂浮感,右髋关节酸楚,无明显四肢麻木,畏冷,手足少温,足跗略有水肿,腑行尚可,小溲时有失约,夜寐欠安。查体:精神欠佳,四肢肌力大于Ⅳ级,肌张力正常,腱反射(＋),无阵挛,霍夫曼征(＋),下肢锥体束征、巴宾斯基征(±),两侧小腿外侧及足背感觉正常,似有胸胁束带感。外院颈椎 MRI 提示 $C_6 \sim C_7$ 椎间盘突出,脊髓受压。舌略紫暗,质胖,苔薄,脉细滑。

西医诊断: 脊髓型颈椎病。

中医诊断: 痿证。

证候分析: 气血不足,筋失温养。

治法: 活血化瘀,祛风除湿,泻肺逐饮。

方药: 舒筋通痹方合葶苈大枣泻肺汤加减。生黄芪 30 g,当归 10 g,白芍 18 g,川芎 9 g,生地黄 15 g,柴胡 9 g,光桃仁 12 g,制乳香 10 g,炒五灵脂 15 g,羌活 10 g,制香附 12 g,牛膝 9 g,干姜 9 g,炙甘草 6 g,熟附片 12 g,防己 12 g,葶苈子 15 g,大枣 10 g,乌药 10 g,14 剂。

[二诊] 2016 年 3 月 22 日。经治后诸恙平稳,精神较增,两下肢尚觉乏力,胃纳、二便正常,苔薄,质紫,脉弦细。证属气血不足,筋失温养。治以活血化瘀,祛风除湿,通络止痛。

舒筋通痹方加味。生黄芪 15 g,当归 9 g,白芍 15 g,川芎 12 g,生地黄 9 g,柴胡 9 g,制乳香 9 g,羌活 12 g,秦艽 12 g,制香附 12 g,川牛膝 12 g,广地龙 9 g,炙甘草 6 g,熟附片 12 g,龙骨 30 g,牡蛎 30 g,天麻 15 g,钩藤 10 g,稻芽 15 g,14 剂。

[三诊] 2016 年 4 月 5 日。经治后下肢步履不稳、乏力已有改善,时有头晕,无天旋地转,恶心,苔薄,脉细滑。证属气血未和,肝经失养。治以益气活血,平肝熄风,舒筋通脉。

调脉通痹方加减。炙黄芪 12 g,川芎 12 g,柴胡 9 g,天麻 12 g,钩藤 12 g(后下),生石决明 30 g,山栀子 9 g,黄芩 9 g,益母草 15 g,夜交藤 18 g,川牛膝 12 g,秦艽 9 g,羌活 12 g,枸杞子 12 g,淫羊藿 15 g,稻芽 15 g,28 剂。

[四诊] 2016 年 5 月 3 日。头晕目眩,2 周前曾感有房屋旋转,夜寐不宁,胃纳较佳,腑行 2 日一解,夜尿 3～4 次,时有红热,午后较多,霍夫曼征(＋),舌质紫,有齿痕,苔薄腻,脉细滑。证属气机未和,升降失司。治以益气活血,平肝熄风,舒筋通脉。

调脉通痹方加减。党参 12 g,丹参 15 g,柴胡 12 g,制半夏 10 g,炒白芍 18 g,白芷 12 g,天麻 15 g,钩藤 10 g,黄芩 12 g,石决明 30 g,炒蔓荆子 12 g,石菖蒲 15 g,益母草 15 g,牛膝 9 g,天花粉 15 g,桑寄生 9 g,杜仲 9 g,首乌藤 15 g,炒酸枣仁 9 g,羌活 10 g,稻芽 15 g,14 剂。

[五诊] 2016 年 5 月 17 日。药后眩晕已瘥十之八九,步履尚觉疲软,胃纳、二便正常,无小溲失约,夜寐欠宁,无明显胁痛、胸腹束带感,无恶风畏寒。神清,颅神经(－),颈部活动(±),椎旁压痛右(＋＋),左(＋),咽喉(＋＋＋),四肢肌力Ⅴ级,肌张力正常,霍夫曼征右

(+),左(±),下肢髋、膝关节运动正常,直腿抬高左右各70°,膝反射右(+++),左(++),跟腱反射左、右各(+),巴宾斯基征左(-),右可疑(+),舌紫,质胖,舌下静脉曲张,苔薄腻,脉弦滑。证属气血未和,痰瘀内阻,经脉失畅。治以益气化瘀,通调三焦,舒畅筋脉。

解痉通痹方加减。生黄芪18g,当归9g,白芍15g,制川军9g,莪术15g,柴胡9g,桃仁9g,天花粉12g,地鳖虫9g,姜半夏9g,黄连6g,全瓜蒌9g,炙甘草6g,葶苈子12g,防己12g,熟附片12g,炒白术18g,茯苓12g,羌活10g,独活12g,稻芽15g,14剂。

按语: 62岁脊髓型颈椎病患者,初诊颈项疼痛伴畏冷,手足少温,足跗水肿伴胸胁束带感。给予舒筋通痹汤合葶苈大枣泻肺汤加减。舒筋通痹汤中圣愈汤益气化瘀,身痛逐瘀汤化瘀止痛;因足跗水肿,胸胁似有束带感,故加葶苈大枣泻肺汤、防己以利水消肿。同时患者伴畏冷、手足少温,故加入熟附片、干姜温阳,以增加温阳利水之效。

二诊,患者经治后诸恙平稳,精神好转,胃纳、二便已正常。续以舒筋通痹汤加减以巩固疗效,配合天麻、钩藤、龙骨、牡蛎以平肝熄风,镇静安神。同时因已口服汤药2周,为了保证继续用药,加入稻芽以保持胃纳功能。

三诊,患者下肢步履不稳、乏力已有改善,但时有头晕,乃气血失和,肝经失畅,故给予调脉通痹方加减。调脉通痹方中圣愈汤益气化瘀,天麻钩藤饮加枸杞子、淫羊藿补益肝肾,平肝熄风,以缓解头晕。

四诊,患者头晕目眩,乃气机失和,升降失司,续以调脉通痹方以益气化瘀,平肝熄风。伴有夜寐不宁,故加入首乌藤、炒酸枣仁等以改善睡眠。

五诊,眩晕已瘥十之八九,但仍觉步履疲软,乃气血未和,痰瘀内阻,经脉失畅。治以益气化瘀,通调三焦,而畅经脉。给予解痉通痹方加减。解痉通痹方由圣愈汤合复元活血汤组成,全方共奏益气化瘀,舒肝通络之效。方中加入葶苈子、防己以宣肺利水,以通上焦;稻芽、白术、茯苓健脾渗湿,以治中焦;熟附片、羌活、独活以补肾,通下焦。全方通调三焦,肝、脾、肾同治,以达到调理目的。

(三)神经根型颈椎病

医案1 马某,女,61岁。

[初诊] 2021年12月22日。

主诉: 颈部酸痛不适、双肩部麻木5年余,加重3个月。

5年前出现颈部酸楚不适,活动转侧不利,未予以重视,曾于当地医院就诊,未行西药治疗。近3个月来自觉颈部连及两项酸痛加重,并伴有双肩及双侧背部麻木,无头痛,双上肢肌力正常。刻下症见:面色少华,口黏口腻,时有头晕、心悸,近期稍有咳嗽,四肢不温,腑行偏溏,小溲较多,偶有漏尿,苔薄腻,脉弦滑。既往有骨质疏松症、糖尿病史。

西医诊断: 神经根型颈椎病。

中医诊断: 项痹。

证候分析: 痰瘀阻络,脾肾亏虚。

治法: 益气化瘀,舒经通络,温补脾肾。

方药: 舒筋通痹方加减。生黄芪18g,当归9g,白芍12g,川芎12g,生地黄12g,柴胡9g,桃仁9g,乳香9g,炙紫菀12g,款冬花12g,苍术12g,白术12g,延胡索12g,淫羊藿

15 g,巴戟天 15 g,台乌药 12 g,熟附片 12 g,人参 9 g,大蜈蚣 3 g,煨木香 12 g,春砂仁 9 g,鹿角胶 6 g,五灵脂 12 g,秦艽 12 g,羌活 12 g,制香附 12 g,川牛膝 12 g,炙甘草 6 g,28 剂。

[二诊] 2022 年 1 月 19 日。服用上方 1 个月后,诸恙渐缓,颈肩不适较前好转,无咳嗽,腑行溏薄,便次较多,每日 3～4 次,苔薄腻,脉细滑。证属脾肾亏虚,固摄不足。治以温补脾肾。

初诊方去生地黄、桃仁、五灵脂,加赤石脂 18 g,禹余粮 18 g,扁豆花 18 g,干姜 9 g,益智仁 12 g,28 剂。

[三诊] 2022 年 2 月 16 日。经二诊治后 1 个月,颈项疼痛皆少,素有骨质疏松症,小腿偶有抽筋,腑行略溏,较前好转,矢气较多,舌质紫,舌苔薄,根腻,脉细滑。证属肾阳不足。治以温补肾阳。

温肾通痹方加减。炙黄芪 9 g,党参 12 g,当归 9 g,白芍 12 g,川芎 12 g,熟地黄 12 g,柴胡 9 g,山茱萸 12 g,淮山药 18 g,甘杞子 12 g,鹿角片 12 g,菟丝子 12 g,淫羊藿 15 g,巴戟天 15 g,益智仁 12 g,台乌药 12 g,羌活 12 g,独活 12 g,威灵仙 15 g,老鹳草 15 g,川牛膝 12 g,大蜈蚣 3 g,大腹皮 12 g,制女贞子 15 g,片姜黄 15 g,熟附片 9 g,桂枝 9 g,杜仲 12 g,香谷芽 12 g,大枣 9 g,炙甘草 6 g,28 剂。

按语: 患者头颈酸楚,伴有双肩麻木,诊断为神经根型颈椎病。《素问·痹论》:"风、寒、湿三气杂至,合而为痹也。"《素问·至真要大论》:"诸痉项强,皆属于湿。"本病临床表现为颈项强痛,严重者上肢或下肢拘紧,疼痛麻木。故在中医学上应属"痹证"范畴。《证治准绳》对本病论述较详:"颈痛非是风邪,即是气挫,亦有落枕而成痛者,并宜和气饮食后服。按人多有挫闪,及久坐并失枕而致项强不可转移者,皆由肾虚不胜生肝,肝虚无以养筋,故机关不利。"这里明确指出颈椎病的病因:其一是受风、寒、湿邪的侵袭;其二是挫闪外伤;其三是肾虚不能生肝,肝肾同源,肝肾不能互相滋养,以致筋骨衰退。神经根型颈椎病主要临床表现为颈肩疼痛、酸楚麻木、活动不利,常常有感受外邪史,以痛为主,往往久治不愈,疼痛难忍。因此,施杞治疗时始终贯彻从"痹"论治思想,坚持"益气化瘀,舒经通络"的治疗原则,当从"筋痹"论治,并自拟舒筋通痹方加减治疗,该方由圣愈汤合身痛逐瘀汤化裁组成。本案加紫菀、款冬花清肺化痰止咳;加木香、砂仁顾护脾胃,升提中气;重用附子补火助阳,散寒止痛;延胡索行气止痛。伴有麻木者,加大蜈蚣以加强活血祛瘀之功,该药辛平,有毒,归肝经,具有活血通络功能;疼痛较剧者,可同时服用麝香保心丸以芳香温通,提高疗效。麝香保心丸中所含的人工麝香能够抑制椎间盘退变而产生的炎症介质,减轻炎症的渗出和水肿,所含的冰片也能促进当归、川芎中所含阿魏酸、川芎嗪等有效成分通过血脑屏障,更好地发挥药效作用。

二诊患者颈部酸痛明显缓解,素有骨质疏松症,四肢不温,小溲较多,偶有漏尿,腑行偏溏。原方去生地黄、桃仁、五灵脂之滑肠之品,加扁豆花、益智仁、台乌药取自缩泉丸,意在温肾驱寒,缩尿止遗;加赤石脂、禹余粮,取附子赤石脂丸治下元冷弱、小便数;干姜温中散寒。

三诊,经二诊治后 1 个月,颈项疼痛皆少,小腿偶有抽筋,腑行略溏,较前好转,矢气较多,舌质紫,舌根腻,脉细滑,为肾阳亏虚之证,用温肾通痹方,以温补肾阳为主。

纵观治疗整个过程,初诊颈项酸痛明显,以舒筋通痹方加减,以攻为主;二诊疼痛缓解,在原方基础上进一步加入温补肾阳之品,攻补兼施;三诊用温肾通痹方,以进一步温补肾阳,以补为主,体现了标本兼治,治病求本的学术思想。

医案2 杨某,女,50岁。

[初诊] 2016年5月17日。

主诉:颈项疼痛,伴左上肢麻木1年。

颈项疼痛,稍有手麻。经事紊乱,目涩口干,少津,夜寐欠佳,胃纳、二便正常。外院MRI提示颈椎生理弯曲消失,稍有反张,C_4~C_5椎间盘突出。素有干燥综合征。舌质紫,苔薄腻,脉弦细。

西医诊断:神经根型颈椎病。

中医诊断:项痹。

证候分析:气血瘀滞,经脉失养。

治法:活血祛瘀,祛风除湿,通络止痛。

方药:舒筋通痹方加减。生黄芪18 g,当归9 g,白芍12 g,川芎12 g,生地黄12 g,柴胡9 g,桃仁9 g,乳香9 g,秦艽12 g,羌活12 g,制香附12 g,川牛膝12 g,干姜9 g,炙甘草6 g,制女贞子15 g,墨旱莲15 g,北沙参15 g,麦冬15 g,酸枣仁18 g,首乌藤15 g,稻芽15 g,28剂。

[二诊] 2016年6月14日。药后颈项疼痛、酸楚已少,左上肢麻木已少,稍有头晕头胀,胃纳、二便正常,大便日2~3次,经事已乱,面少华色,夜寐不宁,苔薄,脉细。证属气血未和,经脉未畅。治以活血祛瘀,祛风除湿,通络止痛。

舒筋通痹方加减。生黄芪15 g,当归9 g,白芍15 g,川芎12 g,生地黄9 g,柴胡9 g,乳香9 g,羌活12 g,秦艽12 g,制香附12 g,川牛膝12 g,广地龙9 g,炙甘草6 g,大玄参12 g,荆芥、防风各12 g,肥知母9 g,蔓荆子12 g,酸枣仁12 g,夜交藤15 g,香谷芽12 g,大枣12 g,甘杞子12 g,14剂。

按语:本案为神经根型颈椎病案例。患者女性,知天命之年。初诊见颈项疼痛,稍有手麻,经事紊乱,目涩口干,少津,夜寐欠佳,胃纳、二便正常,舌质紫,苔薄腻,脉弦细。乃气血瘀滞,经脉失养,阴津不足,治拟调摄。方用舒筋通痹方加减。舒筋通痹方由圣愈汤合身痛逐瘀汤加减化裁而成,具有益气化瘀、通络止痛之效。因患者素有干燥综合征,目涩口干,故加入女贞子、墨旱莲滋补肝肾,北沙参、麦冬养阴生津;夜寐欠佳,故加入首乌藤、酸枣仁以养心安神。同时加入稻芽以健脾和胃,顾护胃气。

二诊时,颈项疼痛,酸楚已少,左上肢麻木亦少,稍有头晕头胀,胃纳、二便正常,经事已乱,苔薄,脉细,面少华色,夜寐不宁,大便2~3次,乃气血未和,经脉未畅。继续投以舒筋通痹方加减。因稍有头晕头胀,故加入荆芥、防风、蔓荆子以解表散风,胜湿止痛,清利头目,以改善头晕头胀症状;夜寐仍不宁,故继续应用酸枣仁、夜交藤以养心安神;加入大枣、香谷芽以健脾和胃;枸杞子滋补肾阴,大玄参凉血滋阴。

(四)交感神经型颈椎病

医案 张某,女,52岁。

[初诊] 2020年6月18日。

主诉:颈项部酸痛不适2年余,偶伴头晕,发作时常伴有心绞痛感。

2年前患者开始出现颈项部酸痛不适,当时尚无手麻等其他症状。近来偶有头晕,颜面部自觉发热,多汗,失眠多梦;双下肢酸软无力,畏冷,如踩棉花,发作时常伴有心绞痛样感觉。心烦易怒,每遇情志变化,症状发作,严重时感觉颈部僵硬牵掣,自觉牵掣感逐步延伸至前胸,致胸闷,有束胸感,心痛,心跳快,自觉气上不来,甚至有濒死感,需含麝香保心丸才能缓解。查体:颈椎生理弧度存在,双侧颈椎棘突旁压痛,臂丛牵拉试验(一),霍夫曼征(±),双下肢腱反射正常,病理征(一)。2019年5月6日颈椎MRI提示C_4~C_5、C_5~C_6椎间盘膨出,颈椎退行性变。心电图提示T波轻度改变。无高血压、心脏病等内科疾病,46岁因子宫肌瘤行子宫切除手术,附件是否切除不详。胃纳欠佳,大便略溏,舌红,苔少,脉细弦。

西医诊断:交感神经型颈椎病,神经症。
中医诊断:项痹,奔豚。
证候分析:气血不和,升降失司,肝肾阴虚,肝阳亢进。
治法:益气活血,平肝熄风,舒筋通脉。
方药:调脉通痹方合奔豚汤加减。炙黄芪15g,大川芎12g,软柴胡12g,明天麻12g,嫩钩藤15g,石决明30g,炒山栀9g,黄芩9g,益母草15g,夜交藤15g,川牛膝12g,左秦艽12g,炒羌活12g,大麦冬12g,大生地12g,川楝子15g,炒白芍12g,粉葛根12g,姜半夏12g,甘草9g,14剂。

[二诊] 2020年7月2日。诸恙均缓,颈部僵硬牵掣稍减,胸闷、心痛发作次数明显减少,发热,多汗,失眠多梦,舌略红,苔少,脉细弦。证属气血不和,气机升降失司,肝阳亢进,心肾不交。治以益气活血,滋阴平肝,舒筋通脉。

调脉通痹方合交泰丸加减。炙黄芪15g,大川芎12g,软柴胡12g,明天麻12g,嫩钩藤15g,石决明30g,炒山栀9g,黄芩9g,酸枣仁12g,夜交藤15g,川牛膝12g,秦艽12g,炒羌活12g,大麦冬12g,大生地12g,小川连6g,肉桂9g,28剂。

[三诊] 2020年8月1日。诸恙均缓,颈部僵硬牵掣已瘥,仍有自觉发热,多汗,失眠多梦,胃纳、二便均可,舌略红,苔白,脉细。证属气血不和,肝肾阴虚,心肾不交。治以益气活血,滋补肝肾。

滋肾通痹方合交泰丸加减。炙黄芪15g,潞党参12g,全当归12g,炒白芍12g,大川芎12g,大熟地12g,软柴胡12g,山茱萸12g,淮山药18g,甘杞子12g,川牛膝12g,炙龟板9g,鹿角片9g,菟丝子12g,鸡血藤15g,香谷芽12g,炙草9g,小川连9g,肉桂9g,28剂。

[四诊] 2020年8月28日。诸恙均缓,稍有心烦,乏力,胃纳、二便均可,舌略红,苔白,脉细。证属气血不和,肝肾阴虚,心肾不交。治以补益肝肾,益气养血。

调身通痹方合交泰丸加减。炙黄芪12g,潞党参12g,全当归9g,炒白芍12g,熟地黄12g,大川芎12g,软柴胡9g,炒白术9g,独活9g,桑寄生12g,左秦艽9g,防风12g,川桂枝9g,云茯苓15g,盐杜仲12g,川牛膝12g,炙甘草6g,制狗脊12g,北细辛9g,炙甘草9g,鸡血藤15g,火麻仁18g,肉苁蓉15g,大枣9g,小川连9g,肉桂9g,28剂。

按语:患者首诊西医诊断比较明确,颈椎病属交感神经型,神经症的表现有头痛头晕,失眠易怒,心慌心悸,胸闷气短等。施杞认为本患伴有奔豚:"同为气病,病机相同,则治则相类也。"仲景论治奔豚:"奔豚病,从少腹起,上冲咽喉,发作欲死,复还止。""奔豚气上冲胸,腹痛,往来寒热,奔豚汤主之。"明确奔豚之证,气从少腹上冲咽喉,而此患者则为自觉气从咽喉向下逐步延伸至前胸,似乎不相符合,这也是此病例疑难的地方。但是患者每遇情志变化,症状发作;发作过后又如常人,这两点完全符合奔豚病的表现。《金匮要略》"奔豚气病"载:"奔豚病……皆从惊恐得之。"至隋代巢元方《诸病源候论》云:"夫奔豚气者,肾之积气,起于惊恐忧思所生,惊恐则伤神,心藏神也;忧思则伤志,肾藏志也。神伤志动,气积于肾而上下游走,如豚之奔,故曰奔豚。其气乘心,若心中踊踊如车所惊,如人所恐,五脏不定,饮食辄呕,气满胸中,狂痴不定,妄言妄见,此惊恐奔豚之状。"故施杞以石氏伤科气血理论为指导,从肝论治,首诊运用奔豚方加天麻钩藤饮以平肝熄风,舒筋通脉,再合以圣愈汤益气活血。

奔豚汤出自《金匮要略》,由甘草、川芎、当归、半夏、黄芩、生葛根、芍药、生姜、甘李根白皮(药房无甘李根白皮,方中改用川楝子)组成,具有疏肝清热、降逆止痛之功效,主治由惊恐恼怒,肝气郁结,奔豚气上冲胸;肝胃不和,气逆上攻,胁肋疼痛,噫气呕呃等证,与天麻钩藤饮、圣愈汤合用,甚合患者初诊气血不和、气机升降失司、肝阳亢进及心肾不交之病机,故疗效显著。

14剂后,二诊时患者诸恙均缓,颈部僵硬牵掣稍减,胸闷、心痛发作次数明显减少,肝风已灭,奔豚症状已不明显,但仍发热,多汗,失眠多梦,舌略红,苔少,脉细弦,心肾不交之证明显。故在保留原方中调脉通痹方发挥益气活血、平肝熄风、舒筋通脉的基础上,易奔豚汤为交泰丸,以加强交通心肾,清火安神之功效。交泰丸由生川连和肉桂心两味药物组成,出自明代韩懋的《韩氏医通》卷下,具有交通心肾、清火安神之功效,主要用于心火偏亢、心肾不交、怔忡、失眠等证。原书中无方名,清代王士雄在《四科简效方》中命名为交泰丸。交泰丸中黄连、肉桂两味药,寒热相反,似乎不可并用。然黄连入心,泻心火以制偏亢之心阳,肉桂入肾,温补下元以扶不足之肾阳,黄连、肉桂并用,用于心肾不交之失眠多梦,甚为切合。

连服28剂后,三诊时症状基本消失,肝气平和,气机也趋于调和,故予以益气活血、滋补肝肾的滋肾通痹方与交泰丸进行调理。四诊予以调身通痹方与交泰丸补益肝肾,益气养血,经1个月调理,诸恙均瘥。

奔豚病主要是在内因和外因的共同作用下,引起了人体的气机升降功能的失调所导致的,该病多与情志因素相关。临证之时,当辨其病位在肝、在肾,病性属寒、属热,然后对症下药,方可收佳效。本患者虽不甚典型,但细细体会,结合患者临床效果,按奔豚肝气上逆论治取得良好疗效。施杞临床诊病,不拘于书本,从病机出发,善于抓住疾病的主要矛盾,复杂的疾病取得显著效果,值得后辈学习。

(五)混合型颈椎病

医案 夏某,女,49岁。

[初诊] 2016年4月5日。

主诉:颈项酸楚、夜寐不宁多年,加重2年。

颈项酸楚、夜寐不宁、多梦已有多年,近2年加重,心烦意乱,头晕,咽喉失畅,二便正常,经行超期未至,四肢少温,稍有口苦,舌略紫,苔薄,脉细弦。

西医诊断:混合型颈椎病。

中医诊断:项痹。

证候分析：气血失和，肝经失畅。

治法：益气活血，平肝熄风，舒筋通脉。

方药：调脉通痹方合调气通痹汤加减。炙黄芪15 g，党参12 g，川芎12 g，柴胡9 g，天麻12 g，钩藤12 g(后下)，茯神15 g，石决明30 g，山栀12 g，黄芩9 g，益母草15 g，桑寄生12 g，夜交藤18 g，川牛膝12 g，杜仲12 g，蔓荆子12 g，葛根15 g，香附12 g，羌活10 g，板蓝根20 g，山豆根6 g，枸杞子12 g，14剂。

[二诊] 2016年4月19日。颈项酸楚、颈腰疼痛、头晕已缓，夜寐有所改善，颈活动度(±)，咽喉(＋＋＋)，霍夫曼征(－)，舌苔薄，脉弦滑。证属气滞血瘀。治以活血化瘀，祛风除湿，通络止痛。

舒筋通痹方加减。生黄芪18 g，当归9 g，白芍12 g，川芎12 g，生地黄12 g，柴胡9 g，桃仁9 g，乳香9 g，五灵脂12 g，秦艽12 g，羌活12 g，制香附12 g，川牛膝12 g，炙甘草6 g，青风藤15 g，首乌藤15 g，酸枣仁12 g，谷芽15 g，14剂。

[三诊] 2016年5月3日。头晕，颈项疼痛，转侧不利，夜寐不宁，舌略紫，舌苔薄，脉细滑。证属气滞血瘀。治以活血化瘀，祛风除湿，通络止痛。

舒筋通痹方加减。生黄芪30 g，当归9 g，白芍18 g，川芎12 g，生地黄12 g，柴胡9 g，桃仁9 g，乳香9 g，五灵脂12 g，羌活12 g，制香附12 g，川牛膝12 g，干姜9 g，炙甘草6 g，酸枣仁9 g，首乌藤15 g，天麻15 g，葛根15 g，谷芽15 g，14剂。

按语：本案为混合型颈椎病医案。患者女性，七七之年，任脉虚，太冲脉少，天癸竭，地道不通，故经行超期未至；肝肾阴血不足，故见颈项酸楚，夜寐不宁，多梦，心烦意乱，头晕；肾阴亏虚日久，阴损及阳，故见四肢少温；气血亏虚，肝经失畅，故见头晕，咽喉失畅，稍有口苦，舌略紫，舌苔薄，脉细弦。治宜调摄，方用调脉通痹方合调气通痹方加减。调脉通痹方由天麻钩藤饮合圣愈汤加减化裁而成。方中黄芪益气活血，川芎活血祛瘀，柴胡性微寒，味苦辛，归肝、胆经，具有透表泄热，疏肝行气解郁之功。《医学启源》云："柴胡，少阳、厥阴引经之药也……善除本经头痛，非此药不能止。"柴胡作为引经药，能引药至上、中、下各部，疏散表邪，调达瘀滞。天麻、钩藤、石决明平肝熄风；山栀子、黄芩清肝泻火；杜仲、桑寄生补益肝肾；夜交藤、朱茯神养心安神；益母草活血利水；牛膝活血通络，引血下行。诸药合用平肝熄风，益肾通脉，舒筋解痉，用于肝经失畅更年期综合征甚为适宜。

调气通痹汤由益气聪明汤合圣愈汤加减化裁而成。益气聪明汤出自《东垣试效方》卷五，由黄芪、甘草、芍药、黄柏、人参、升麻、葛根、蔓荆子组成，具有令精神过倍，元气自益，身轻体健，耳目聪明之功效。与天麻钩藤饮、圣愈汤合用，可以肝肾气血俱补，改善更年期患者一派虚象。患者颈项酸楚，故加入羌活以祛风胜湿止痛；咽喉失畅，故加入板蓝根、山豆根以清热解毒，消肿利咽；同时加入枸杞子以滋补肝肾。

二诊时，经补益后，颈项酸楚、颈腰疼痛、头晕已缓，夜寐有所改善，颈活动度(±)，咽喉(＋＋＋)，霍夫曼征(－)，舌苔薄，脉弦滑。肝肾气血亏虚之证已不明显，正气提升，可以耐受攻伐，故改投舒筋通痹方加减以活血祛瘀，祛风除湿，通络止痛。舒筋通痹方由圣愈汤合身痛逐瘀汤加减化裁而成，方中加入青风藤以增强祛风除湿之效；谷芽以健脾和胃，顾护胃气；因夜寐仍有不宁，故加入首乌藤、酸枣仁以养心安神。

三诊仍见头晕,颈项疼痛,转侧不利,夜寐不宁,舌略紫,舌苔薄,脉细滑,气血失和,经脉未畅。在二诊方基础上加天麻平抑肝阳,祛风通络,改善头晕;葛根以解肌透热,改善颈项疼痛、转侧不利之症。

患者知天命女性,颈项酸楚、夜寐不宁多年,加重2年,以肝肾气血亏虚为主。故首诊以天麻钩藤饮、圣愈汤、益气聪明汤合用,补肝肾气血同时少佐清热之品,以补为主,以提升正气,为后续治疗打下基础。二诊、三诊以舒筋通痹方为主进行治疗,以攻为主,攻中有补。纵观整个治疗过程,辨证缜密,用方精当。

二、颈椎外伤

医案 蔡某,男,27岁。

[初诊] 2019年8月23日。

主诉：颈椎外伤后2周。

患者2周前遭遇车祸,颈部有挥鞭样剧烈活动。目前颈项部活动不利,疼痛,两手指麻木,步履尚稳,左下肢略欠利,胃纳、二便尚可,外院X线示颈椎生理曲度略直,余未见明显异常;MRI示C_6～C_7椎间盘轻度膨隆,脊髓信号基本正常。查体：神清,对答切题,四肢皮肤感觉正常,肌力Ⅴ级,肌张力正常,霍夫曼征(＋),两膝腱反射(＋＋＋),无髌阵挛,双侧踝反射(＋＋＋),踝阵挛左(±),右(－),下肢锥体束征左(±),右(－),舌质紫,苔薄腻,脉弦滑。

西医诊断：颈椎外伤后。

中医诊断：项痹。

证候分析：气血瘀滞,经脉失常。

治法：益气活血,通络止痛。

方药：舒筋通痹方加减。炙黄芪15 g,全当归12 g,炒白芍12 g,大川芎12 g,软柴胡12 g,制乳香9 g,羌活12 g,左秦艽12 g,大生地12 g,制香附12 g,川牛膝12 g,广地龙10 g,汉防己15 g,猪苓12 g,茯苓12 g,福泽泻15 g,车前草12 g,炙全蝎9 g,大蜈蚣3条,明天麻12 g,大枣10 g,28剂。

[二诊] 2019年9月20日。颈项疼痛已缓,手指麻木及左下肢牵掣均减,腑行1日2次,舌苔薄,脉细滑。证属气血失和,痰瘀互结。治以益气养血,祛痰除湿。

初诊方去炙全蝎,加炙僵蚕9 g,制南星9 g,香谷芽12 g,28剂。

[三诊] 2019年10月16日。经治后,疼痛麻木已基本缓解,左下肢牵掣明显好转,胃纳尚可,二便正常,舌苔薄,脉细滑。证属气血失和,经脉失养。治以益气养血,祛痰化瘀,补益肝肾。

调身通痹方加减。生黄芪15 g,潞党参12 g,川桂枝9 g,炒白术10 g,炒白芍12 g,制赤芍12 g,大熟地12 g,软柴胡12 g,独活12 g,左秦艽12 g,防风12 g,云茯苓12 g,盐杜仲12 g,川牛膝12 g,制狗脊12 g,北细辛9 g,大川芎12 g,汉防己12 g,炙僵蚕9 g,大蜈蚣3条,明天麻12 g,淫羊藿12 g,香谷芽12 g,炙甘草9 g,28剂。

[四诊] 2019年11月13日。颈椎疼痛、手指麻木均瘥,左下肢稍牵掣。继续予以补益肝肾之调身通痹方加减调补,并指导患者做"施氏十二字养生功"而基本痊愈。

按语：此患者为年轻患者，颈椎外伤导致一系列颈椎病的相似表现，与颈椎病急性发作症状较类似，虽病机复杂，然病均在经络，也属"肉痹""筋痹"范畴，属损伤以后，气行不畅、血脉瘀阻、气滞血瘀之实证，故先以攻为主。首诊采用舒筋通痹方为主方，加用大剂量汉防己，取黄芪防己汤之意。施杞认为颈椎病包括颈椎外伤，导致脊髓神经受损，引发神经水肿、局部炎症反应和微循环障碍是基本的病理状态，而防己黄芪汤具有显著的抗炎、改善组织微循环的作用，继而加入猪茯苓、福泽泻、车前草等利水渗湿之品，减轻神经水肿，再适当加用蜈蚣、全蝎增强通络止痛之功。二诊时患者症状即得到明显缓解，但麻木牵掣仍在，是为血瘀日久，化痰生火，造成痰瘀互结之象，遂在原方基础上加用胆南星和僵蚕祛痰通络。诸药合用共奏益气化瘀、祛痰除湿、通络止痛之功，连服1个月，达到瘀血尽祛、气血已和、经脉条畅、症状基本消失的效果。故三诊再加用"施氏十二字养生功"调节颈部筋骨动静平衡，续而用益气养血、补益肝肾的调身通痹方调补整体，仍保留防己、炙僵蚕、大蜈蚣、明天麻、制南星等消除余邪，进一步巩固疗效。

三、肩周炎

医案 朱某，女，49岁。

[初诊] 2018年10月8日。

主诉：左肩疼痛活动受限1个月余。

左肩着凉后酸楚疼痛，抬举受限，外展60°，旋前旋后受限，结节间沟压痛（＋＋＋），夜间痛甚，外院MRI示冈上肌肌腱轻度损伤，关节内及肩峰下滑囊少量积液。脘腹作胀，腑行多黏，汗出时作，夜寐安宁，经行疼痛已有多年，唇色紫，苔薄质暗，脉细滑。

西医诊断：肩周炎。

中医诊断：漏肩风。

证候分析：气血失和，经脉失养。

治法：益气养血，滋补肝肾。

方药：调身通痹方加减。生黄芪15 g，潞党参12 g，川桂枝9 g，炒白术10 g，炒白芍12 g，制赤芍12 g，大熟地12 g，软柴胡12 g，独活12 g，左秦艽12 g，防风12 g，云茯苓12 g，盐杜仲12 g，川牛膝12 g，制狗脊12 g，青风藤15 g，鸡血藤15 g，首乌藤15 g，生蒲黄12 g，延胡索12 g，炒枳壳12 g，糯稻根30 g，粉萆薢12 g，制香附12 g，大枣9 g，28剂。

[二诊] 2018年11月2日。左肩牵掣疼痛已少，夜间仍甚，胃纳尚可，二便正常，夜寐亦可，苔薄白，脉细滑。证属气血失和，经脉失养。治以益气养血，滋补肝肾。

初诊方去炒枳壳、糯稻根、粉萆薢，加炙僵蚕9 g，汉防己12 g，香谷芽12 g，大枣9 g，28剂。

[三诊] 2018年11月30日。左肩疼痛已缓，关节稍有牵掣不利，二便正常，胃纳、夜寐亦可，舌质红，苔薄，脉弦滑。证属气血失和，经脉失养。治以益气养血，补益肝肾。

二诊方去青风藤、首乌藤、生蒲黄、延胡索、炙僵蚕、汉防己，加淫羊藿12 g，28剂。

[四诊] 2018年12月28日。左肩疼痛牵掣等症已瘥，再于前法调治，以防反复。

按语：此案为肩周炎患者，肩周炎属中医学"痹证"范畴，又称"漏肩风""肩凝症""冻结肩",俗称"五十肩",表现为肩关节周围疼痛,肩关节各个方向主动和被动活动度降低为主要症状的常见病证。风、寒、湿等邪气是本病的重要诱因。风、寒、湿之邪侵袭人体,或劳损、外伤等因素,痹阻肩部经络,气血运行不畅,脉络不通,不通则痛,故而出现肩关节肿痛、活动不利等症状。《素问·痹论》说:"风、寒、湿三气杂至,合而为痹也。"痹证的发生,主要由风、寒、湿等邪乘虚侵袭人体,闭阻经络,引起气血运行不畅,或日久痰浊瘀血,阻于经隧,深入关节筋脉。施杞认为痹证属于本虚标实之证,故首诊以调身通痹方加减以益气血,补肝肾,祛风湿,止痹痛。调身通痹方由独活寄生汤合圣愈汤加减化裁而成,主治痹证日久,肝肾两虚,气血不足所见腰膝疼痛,痿软,肢节屈伸不利,或麻木不仁。首诊在此方基础上加青风藤、鸡血藤加强祛风湿、止痹痛效果。待到二诊,患者关节肿痛大缓,仍以此方为主,加用僵蚕以祛风通络调摄。三诊时加入淫羊藿加强温补肾阳之效。四诊时,患者左肩疼痛牵掣等症已瘥,症状基本消失,继续用此方进行调理。调身通痹方中独活寄生汤为治痹第一方,用调身通痹方治疗此患者,甚为恰当。

四、腰椎间盘突出症

腰椎间盘突出症是西医诊断病名,在中医学中并无此病名,根据其症状可归为"腰痹""腰痛""腰背痛"等,中医学认为气血失调、经络不通、肝肾不足是本病的发生关键。本病多为虚实夹杂,其发病机制,风、寒、湿、热及闪挫劳损为外因,肝肾不足为内因,内外合邪,致腰部经脉、气血阻滞,筋脉失养而致病。认识和治疗腰椎间盘突出症时应注意"三期变化规律"和"三点结合"理论。

其辨证施治,早期以疼痛为主,血瘀型和湿热型多见。血瘀型以腰腿疼痛如针刺,疼痛有明确的定位,白天较轻,夜晚加重,腰部板硬,活动受限为主要临床表现。若疼痛明显者,以舒筋通痹方合三藤饮(青风藤、络石藤、鸡血藤)加减;若麻木为主者,以舒筋通痹方合三虫饮(全蝎、大蜈蚣、地鳖虫)加减。湿热型以腰部疼痛、作胀,下肢无力,疼痛之处伴有热感,遇热或雨天加重,口渴,小便色黄,量少而频,舌苔黄腻等为特点,予以清利通痹方合牛膝、生薏苡仁加减。中期疼痛、麻木缓解未尽,多为气虚血瘀型。以腰膝疼痛,痿软,肢节屈伸不利,或麻木不仁为主要临床表现,疼痛为主以调身通痹方合三藤饮加减;麻木为主以调身通痹方合三虫饮加减。后期疼痛缓解,仍感局部酸胀不适,病情多虚实夹杂,可分为肝肾亏虚、寒湿痹阻、气血不足等证。肝肾亏虚型以腰部酸痛,腿膝乏力,劳累后明显,平躺休息后缓解。偏阳虚者,面色苍白,手足不温,精神疲惫,腰腿发凉,或有阳痿、早泄,妇女带下清稀,或年老体弱,致肾气虚损,舌质淡,脉细,可用温肾通痹方加减;偏阴虚者,咽干口渴,面色潮红,倦怠乏力,心烦失眠,多梦或有遗精,妇女带下色黄味臭,舌红,少苔,脉弦细数,可用滋肾通痹方加减。气血不足型以腰腿酸软无力,劳累后加重,休息后减轻,面色萎黄,头晕目眩,神疲乏力,食欲不振,睡眠不佳,舌质淡,苔薄白,脉沉细无力为主要临床表现,方药以人参养荣汤合黄芪、肉桂加减。寒湿痹阻型以腰腿冷痛,寒凝酸楚,下肢发凉,腰部沉重,转侧不利,受寒及阴雨天加重,舌质淡,苔薄白或腻,脉沉紧或濡缓为主要辨证要点,予以温肾通痹方合牛蒡子汤加减或温经通痹方加减。

医案1 宋某,女,35岁。

[初诊] 2020年9月1日。

主诉：腰骶疼痛1年余。

腰骶疼痛已有1年余，始于运动扭伤，前俯、久坐均有腰脊疼痛酸楚，两下肢牵掣，步履艰难。胃脘作胀，经行、夜寐、二便尚可，舌质暗，苔薄，脉细滑。

西医诊断：腰椎间盘突出症。

中医诊断：腰痹。

证候分析：气滞血瘀，经脉失畅。

治法：活血祛瘀，通络止痛。

方药：舒筋通痹方加减。生黄芪30 g，全当归9 g，炒白芍15 g，大川芎12 g，大生地12 g，软柴胡9 g，单桃仁9 g，制乳香9 g，炒羌活9 g，制香附12 g，川牛膝12 g，广地龙9 g，淡干姜9 g，炙甘草6 g，青风藤15 g，络石藤15 g，海风藤15 g，炙僵蚕9 g，蓬莪术15 g，延胡索15 g，白芥子12 g，炙甘草9 g，大枣9 g，厚杜仲12 g，菟丝子12 g，28剂。

[二诊] 2020年12月15日。腰脊酸楚、下肢牵掣及步履艰难经前治疗已有明显改善，右下肢尚觉疼痛，四肢少温，小便频数，舌质淡紫，舌苔薄，脉细缓，再拟调摄。证属肾精不足，血络失和。治以补肾益精，活络止痛。

温肾通痹方加减。炙黄芪12 g，党参12 g，当归9 g，白芍12 g，川芎12 g，熟地黄12 g，柴胡9 g，山茱萸12 g，淮山药18 g，甘杞子12 g，鹿角片9 g，菟丝子12 g，熟附片9 g，肉桂6 g，杜仲12 g，蓬莪术12 g，威灵仙12 g，羌、独活各12 g，川独活12 g，老鹳草15 g，益智仁12 g，台乌药12 g，香谷芽15 g，夜交藤15 g，大枣10 g，熟附片9 g，28剂。

按语：本案患者发病因运动损伤，且痛有定处，因此局部有气滞血瘀。患者为青年女性，腰痛1年有余，迁延日久，兼有肝肾亏虚。故首诊治疗以活血祛瘀，通络止痛为主，兼以补益肝肾，方用舒筋通痹方加减。方中黄芪、全当归、白芍、大川芎、大生地五药，既气血双补，又固元摄血，柴胡疏解瘀滞，化瘀散结；羌活祛风散寒除湿；乳香通滞血，散结气，化瘀止痛；地龙通经活络，利水渗湿消水肿；香附行气开郁，牛膝补肝肾，散瘀血，引药下行；青风藤、海风藤、络石藤祛风除湿，通络止痛；僵蚕化痰散结；莪术、延胡索活血祛瘀，行气消积止痛；杜仲、菟丝子补肝肾，强筋骨；甘草调和诸药。本方以活血祛瘀通络为主，滋补肝肾为辅。

二诊患者主症减轻明显，仍有肾精、肾阳不足的表现，治疗上以益精填髓，温补肾阳为主，兼以祛湿通络。方用温肾通痹方加减。温肾通痹方中熟地黄滋肾填精，山茱萸补益肝肾，涩精敛汗；淮山药、枸杞子补脾益阴，滋肾固精，养肝明目；龟板胶补阴、鹿角胶补养，两者为血肉有情之品，皆峻补精髓；菟丝子、牛膝益肝肾，强腰膝；威灵仙、老鹳草通经络，除痹痛，活血；益智仁暖身，固精缩尿；台乌药、熟附片散寒止痛，益火助阳；夜交藤养心安神，祛风通络；谷芽、大枣和中止痛。以上诸药补阴之中配以温阳，取"阴中求阳"之意。二诊方以补肾益精为主，兼以活血通络，本方对证，故疗效显著。

医案2 孙某，男，65岁。

[初诊] 2019年3月22日。

主诉：腰脊、下肢疼痛伴麻木2个月余。

腰脊疼痛、两膝酸楚屈伸不利已有2月余，双下肢麻木，腰前俯90°，生理弧度略减，外院

MRI 示 L_4~L_5 椎间盘突出,神经根受压。舌质紫,苔薄,脉细。

西医诊断: 腰椎间盘突出症。

中医诊断: 腰痛。

证候分析: 瘀阻经络,气血不和。

治法: 活血祛瘀,祛风除湿,补益肝肾。

方药: 舒筋通痹方加减。生黄芪15 g,全当归9 g,生白芍15 g,大川芎12 g,大生地9 g,软柴胡9 g,乳香9 g,羌活12 g,秦艽12 g,制香附12 g,川牛膝12 g,广地龙9 g,威灵仙12 g,青风藤15 g,鸡血藤15 g,厚杜仲12 g,菟丝子12 g,汉防己12 g,炙甘草9 g,大枣9 g,28剂。

[二诊] 2019年4月19日。腰痛已少,下肢麻木时轻时重,腑行正常,治疗期间发生风疹,舌质紫,苔薄,脉细滑。证属瘀阻经络,气血不和。治以活血祛瘀,调和气血,兼以祛风止痒。

舒筋通痹方加减。生黄芪15 g,全当归9 g,生白芍15 g,大川芎12 g,大生地9 g,软柴胡9 g,制乳香9 g,炒羌活12 g,左秦艽12 g,制香附12 g,川牛膝12 g,广地龙9 g,炙甘草9 g,青风藤15 g,白芥子9 g,大蜈蚣3 g,地肤子15,白鲜皮12 g,生薏苡仁12 g,香谷芽12 g,大枣9 g,28剂。

按语: 本病发病机制为肾虚为本,血瘀为标,本虚标实。肾气不足,外邪侵袭肌肉关节,气血运行不畅,经脉阻滞于腰脊而发病。外邪、瘀血阻滞,筋脉失养,故有痹痛,舌质紫亦为有瘀之证,故以舒筋通痹方为基础方加减。方中黄芪、当归、白芍、川芎、生地黄气血双补,固元摄血;软柴胡性味苦平,为肝经要药,司升降,通达上、中、下三部,疏解郁滞,化瘀散结,契合"少阳主骨"的思想;秦艽祛风利湿;羌活散风寒,祛风湿;制香附开郁行气,散结气,消肿止痛;川牛膝补肝肾,强筋骨,散瘀血,引药下行;广地龙通经活络,利水渗湿,消水肿;乳香通瘀血,散结气,消肿止痛;青风藤、鸡血藤活血补血,舒筋止痛;威灵仙祛风湿,止痹痛;杜仲甘温,入肝、肾经,补肝肾,强筋骨;菟丝子平补肝脾肾,具有温而不燥,补而不滞的特点;防己归膀胱、肺经,祛风止痛,利水消肿。《素问•脉要精微论》云:"腰者,肾之府,转摇不能,肾将惫矣。"又:"骨者髓之府,不能久立,行则振掉,骨将惫矣。得强则生,失强则死。"肾为先天之本,肾居于腰,肾藏精,主骨,生髓,肾实则骨壮,肾虚则生髓无缘,肾有恙则腰无常,证见肾虚而致之腰痛。因此,肾精充实,骨髓生化有源,则骨骼得到骨髓的滋养而坚固有力。该患者肾虚则骨髓失于濡养,增加了腰椎的退变速度;肝藏血主筋,肝肾亏虚则气血运化功能减弱,经筋得不到濡养,而产生一系列的临床症状。因此在首诊中加入补益肝肾之品,标本同治,获得良效。

"百病多由痰作祟",痰瘀阻络,缠绵难愈。故二诊时见下肢麻木时轻时重,加入白芥子、大蜈蚣分别增强祛痰及逐瘀之功效。同时二诊时发生风疹,故增加地肤子、白鲜皮以祛风止痒,清热解毒,治疗风疹。化痰逐瘀药物的应用,恐有碍胃之虞,故加入薏苡仁、大枣、香谷芽以健脾和中,顾护胃气。

病案3 赵某,男,57岁。

[初诊] 2016年3月8日。

主诉：腰背疼痛，伴右下肢放射痛3年，加重半年。

腰脊疼痛已有3年余，右下肢放射痛，初期以小腿外侧为主，近半年至腰及大腿外侧，并有麻木，面少华色，偏暗，多瘀斑。夜尿2次，腑行燥结，二三日一行，胃纳尚可，夜寐艰难，每易惊醒。腰前俯90°，腰骶部生理弧度减弱，腰椎叩击痛（＋），伴右侧坐骨神经放射痛，苔黄腻，脉弦滑。

西医诊断：腰椎间盘突出症。

中医诊断：腰痛。

证候分析：气血瘀滞，痰湿内蕴。

治法：活血化瘀，祛风除湿，通络止痛。

方药：舒筋通痹方加减。生黄芪30g，全当归9g，炒白芍15g，大川芎12g，大生地12g，软柴胡9g，单桃仁9g，炙乳香9g，五灵脂12g，炒羌活9g，左秦艽9g，制香附12g，川牛膝12g，广地龙9g，淡干姜9g，炙甘草6g，制苍术15g，大腹皮15，炒枳实12g，生大黄9g，酒制大黄10g，天花粉15g，香谷芽15g，大蜈蚣3g，28剂。

按语：患者中老年男性，腰痛3年，患病已久，久病体虚致气虚，气虚则运血无力，不能行血。血行缓慢，终致瘀阻络脉，故面色晦滞，多瘀斑；血行瘀阻，不通则痛，故腰部疼痛；日久耗津，故可见腑行燥结，苔黄腻。方用舒筋通痹方加减治疗，以活血祛瘀。

方中黄芪补益元气，意在气旺血行，瘀去络通；川芎、当归行气活血以祛瘀，单桃仁破血行滞而润燥，故作君药。牛膝以益气活血，祛瘀止痛，引血下行；秦艽、羌活祛风除湿，化痰通络；五灵脂、地龙以加强活血化瘀，通络止痛，共为臣药，以助君药活血、化痰、通络之功。软柴胡能升能降，具升清阳，降浊阴之功；香附辛香走窜，微苦能降、微甘能和，两者相伍以开郁散滞而通达上下；淡干姜温阳，大生地清热凉血，养阴生津辅为佐药；白芍、甘草养血和营，缓急止痛，配作使药。加酒制大黄荡涤凝瘀败血，导瘀下行，推陈致新；天花粉既能入血分助诸药消瘀散结，又可清热润燥；大蜈蚣以加强活血化瘀，通络止痛；大腹皮利水消肿；枳实加强化痰之效；苍术燥湿健脾；香谷芽调和脾胃以顾护胃气。诸药合用，以达到行气活血，化瘀祛湿、调和阴阳、缓解疼痛之功效。

医案4 张某，女，68岁。

[初诊] 2016年6月14日。

主诉：腰脊疼痛、左髋牵制2年。

腰脊疼痛，左髋牵制。半年前曾行右侧输卵管癌切除术，口干、口苦，腑行欠畅，小溲尚可，苔薄黄，脉细滑。

西医诊断：腰椎间盘突出症。

中医诊断：腰痛。

证候分析：气血不足，肝肾亏虚，经脉失畅。

治法：益气血，补肝肾，祛风湿，止痹痛。

方药：调身通痹方加减。炙黄芪15g，潞党参12g，全当归9g，炒香谷芽15g，炒子芩9g，肥知母10g，淫羊藿15g，半枝莲15g，天葵子10g，汉防己10g，青风藤15g，炙甘草6g，川牛膝18g，厚杜仲9g，白茯苓12g，肉桂9g，炒防风10g，左秦艽10g，桑寄生9g，炒羌活、独活各 12 g,软柴胡 9 g,熟地黄 15 g,大川芎 9 g,炒白芍 9 g,14 剂。

[二诊] 2016 年 6 月 28 日。经治后,腰脊疼痛、左髋牵掣已缓,口干少津已少,夜寐不宁,皮肤瘙痒,两小腿散见湿疹,苔薄,脉弦滑。证属气血亏虚,肝肾不足,湿热痹阻。治以益气血,补肝肾,清热利湿。

初诊方去羌活、炒子芩、肥知母、淫羊藿、汉防己、青风藤,加女贞子 15 g,车前子、车前草各 18 g,夜交藤 15 g,炒酸枣仁 12 g,地肤子 15 g,白鲜皮 15 g,14 剂。

[三诊] 2016 年 7 月 26 日。经治后,腰痛已少,下肢牵掣,口干、口苦进一步减少,小溲偏少,自感灼热,苔薄腻偏白,脉细滑。证属湿热内侵,肝郁气滞,少阳受阻。治以和解少阳,舒利气机,清热利湿。

小柴胡汤加减。炙黄芪 15 g,党、丹参各 12 g,炒子芩 12 g,姜半夏 9 g,软柴胡 9 g,炒防风 12 g,炒白术 12 g,玉桔梗 12 g,制川朴 12 g,川牛膝 12 g,羌、独活各 12 g,左秦艽 9 g,厚杜仲 12 g,藿香、佩兰各 15 g,车前草 12 g,海金沙 9 g,六一散 30 g,14 剂。

[四诊] 2016 年 8 月 9 日。经治后,腰膝疼痛已缓,头痛时作,二便正常,夜寐亦安,口干口苦,苔薄,脉细滑。证属气滞血瘀,风湿束表,经脉失畅。治以活血祛瘀,行气止痛,祛风解表。

羌活胜湿汤合血府逐瘀汤加减。生黄芪 15 g,党参、丹参各 12 g,全当归 12 g,甘杞子 12 g,大川芎 12 g,赤芍、白芍各 12 g,单桃仁 6 g,黄精 15 g,软柴胡 9 g,炒枳壳 9 g,川牛膝 12 g,蔓荆子 9 g,炒防风 12 g,藁本 12 g,姜半夏 9 g,羌活、川独活各 12 g,左秦艽 12 g,香谷芽 15 g,半枝莲 15 g,14 剂。

[五诊] 2016 年 9 月 6 日。经治后,周身疼痛均已缓解,胃脘作胀,夜寐欠宁,小溲量少,化验提示红细胞沉降率正常,血尿(+++),蛋白(-),舌质红,舌苔薄。证属气血失和,痰湿内蕴,膀胱湿热。治以理气化痰,利湿清胆和胃。

温胆通痹方加减。炙黄芪 12 g,党、丹参各 12 g,苍、白术各 9 g,姜半夏 9 g,云茯苓 9 g,淡竹茹 9 g,炒枳壳 9 g,广木香 9 g,山茱萸 12 g,肥知母 12 g,苦参片 9 g,大、小蓟各 12 g,香谷芽 12 g,杜红花 9 g,辛夷花 9 g,炒子芩 9 g,14 剂。

按语: 患者老年女性,年近古稀,初诊腰脊疼痛,左髋牵制,右侧输卵管癌切除术后半年,症见口干、口苦,腑行欠畅,苔薄黄,脉细滑。乃气血失和,经脉失畅。予调身通痹方以补气血,益肝肾,祛风湿,止痹痛。方中加入知母、淫羊藿以增强补益肝肾之功效,加入防己、青风藤以增强祛风湿之效。口苦咽干,苔薄黄,热象明显,故加入黄芩、半枝莲、天葵子以清热解毒;炒香谷芽以健脾和胃,顾护胃气。

二诊时腰脊疼痛、左髋牵掣已缓,口干少津已少,但出现夜寐不宁,皮肤瘙痒,两小腿散见湿疹之象。在调身通痹方的基础上继续应用天葵子、半枝莲以清热解毒,抑制肿瘤细胞;加女贞子以增强滋补肾阴之效。因伴发瘙痒,故加入地肤子、白鲜皮以发挥祛风止痒之效;伴发湿疹,故加入车前子、车前草以起到利水渗湿之功;伴发夜寐不宁,故加入夜交藤、炒酸枣仁以养心安神。

三诊时,腰痛已少,下肢牵掣,小溲偏少,自感灼热,苔薄腻偏白,脉细滑。暑湿当令,湿热内侵,加之二诊用祛风利湿之药祛湿外出,内外两湿相搏,困于半表半里之少阳,导致邪犯少阳。故方用小柴胡汤加减以和解少阳,清利湿热。小柴胡汤中软柴胡清透少阳半表之邪,配合藿香、佩兰,使暑湿之邪从外而解;黄芩清泄少阳半里之热,配合车前草、海金沙、六一散,使暑湿之邪通过小便从里而去;潞党参、甘草益气扶正,半夏降逆和中。

《杂病源流犀烛》认为,伤后不论轻重,但被扭按,又兼恚怒,气血被伤,血瘀归肝,多致胸胁肋胀痛,皆宜小柴胡汤。该患者有右侧输卵管癌切除病史,气血瘀滞,加之暑湿犯少阳,应用小柴胡汤甚为适宜。同时小柴胡汤的应用,也体现了"少阳主骨"的临床价值。肾主骨,重在补肾填髓;少阳主骨,重在调气血阴阳。两者相辅相成。三诊以小柴胡汤和祛暑利湿药物为主,同时也用了川牛膝、羌独活、左秦艽、厚杜仲等补益肝肾药物,是"少阳主骨"和"肾主骨"理论相结合应用的体现。

少阳以枢为用,病在半表半里之间,但见一证,便可用本方。三诊时,有口苦、苔薄(腻偏)白之少阳证,故用小柴胡汤。同时患者合并肝肾亏虚之证,故合用初诊、二诊中所用的独活寄生汤加减,内调气血及去除内湿,外去暑湿之邪,内外同治,甚为恰当。

四诊时腰膝疼痛已缓,伴发头痛时作,口干口苦,二便正常,夜寐亦安,苔薄,脉细滑。气血失和,经脉失畅。外湿去之未尽,困阻上焦头部,上扰精明;曾有输卵管癌手术史,瘀血阻滞中焦。故方用羌活胜湿汤合血府逐瘀汤加减。羌活胜湿汤主治风湿在表之痹证,为风湿之邪侵袭肌表所致。风湿在表,宜从汗解,故以祛风胜湿为法。方中羌活、川独活共为君药,以祛风除湿,通利关节。其中羌活善祛上部风湿,独活可引湿下行,两药合用,能散一身上下之风湿,通利关节而止痹痛,为君药。炒防风、藁本祛风胜湿,止头痛,为臣药。大川芎活血行气,祛风止痛为佐药。蔓荆子祛风止痛。血府逐瘀汤为王清任《医林改错》中逐瘀系列方的代表方,具有活血祛瘀、行气止痛的功效,主治胸中血瘀证,症见胸痛、头痛,痛如针刺而有定处等。本方由桃红四物汤(单桃仁、西红花、全当归、大川芎、大生地、白芍)合四逆散(软柴胡、枳壳、甘草、赤芍)加桔梗、牛膝而成,具体应用时可以随症加减。方中以桃红四物汤化瘀而养血,防纯化瘀之伤正;四逆散疏肝理气,使气行则血行;加牛膝引瘀血下行而通利血脉。诸药合用,构成理气活血之剂。其以活血化瘀而不伤正、疏肝理气而不耗气为特点,达到运气活血、祛瘀止痛的功效。羌活胜湿汤合血府逐瘀汤,上去上焦之湿,中去中焦之瘀血,祛邪而不伤正。

五诊时周身疼痛均已缓解,红细胞沉降率正常,胃脘作胀,夜寐欠宁,小溲量少,化验提示血尿(+++),蛋白(-),舌质红,舌苔薄,脉细滑。此时外湿尽去,但由于湿邪久困少阳,内传脏腑,导致胆气不足,胆胃不和,湿困脾胃,故见胃脘作胀;胃不和则卧不安,故同时见夜寐欠宁;同时由于胆失疏泄,湿困脾胃,日久生痰,痰瘀日久生热,致湿热下注,滞留膀胱,故见小溲量少;膀胱热久生火,故见尿血。方用温胆通痹方加减,方中半夏降逆和胃化痰;竹茹、枳实清肝胆之热,降其逆;茯苓健脾渗湿。加入知母清热泻火,苍、白术健脾燥湿,苦参片、黄芩清热燥湿。胃脘作胀,加木香以行气止痛,健脾消食,香谷芽健脾和胃;膀胱湿热困阻,尿血,加丹参清热凉血,大蓟、小蓟凉血止血;痰湿瘀久,导致血瘀,加西红花以活血散瘀止痛;血瘀日久,必致气虚,加黄芪、潞党参,与丹参、西红花配伍,起到益气化瘀之功效;膀胱湿热,日久及肾,加上方中应用大量清热祛湿化瘀药物,在祛除湿热瘀滞同时,有耗伤肾气及泻之太过之虞,故加山茱萸,在补益肝肾的同时,又可收缩固脱,以防泻下太过,体现了施杞

"以平为期,法宗调衡"的学术思想。

膀胱湿热,小溲量少,乃膀胱主司水液代谢功能失司,施杞巧妙加入辛夷花这一辛散温通、芳香走窜之药,以宣通肺气,体现了"提壶揭盖"的治疗原则。"提壶揭盖"是朱丹溪创制之法,是"以升为降"之意,指用宣肺或升提的方法通利小便的一种借喻。因肺与脾、肾、三焦、膀胱等脏器分司水液代谢,维持水道的通调。肺主气,为水道的上源。在肺气闭阻,肃降失职,导致其他脏器气化失司的情况下,可以出现小便不利等症,治疗应先宣发肺气,肺气得宣,小便得利,故喻为提壶揭盖。

医案5 庄某,男,29岁。

[初诊] 2016年3月22日。

主诉:腰脊疼痛4年余。

腰脊疼痛4年余,时有发作。1周前再次发作,伴双下肢麻木。腰前俯90°,生理曲度略减,外院CT示$L_4 \sim L_5$椎间盘突出。胃纳正常,苔薄腻,脉弦滑。

西医诊断:腰椎间盘突出症。

中医诊断:腰痛。

证候分析:气血瘀滞,筋脉失养。

治法:补气血,益肝肾,祛风湿,止痹痛。

方药:调身通痹方加减。炙黄芪15g,潞党参12g,全当归10g,炒白芍9g,大川芎9g,大熟地15g,软柴胡9g,独活12g,桑寄生9g,左秦艽10g,炒防风10g,肉桂9g,云茯苓12g,厚杜仲9g,川牛膝18g,炙甘草6g,土鳖虫6g,大蜈蚣3g,延胡索15g,14剂。

[二诊] 2016年4月6日。经治后,腰痛已缓,下肢麻木已瘥,腑行偏多,日两三次,舌苔薄,脉细滑。证属气血渐和,筋脉未畅。治以补气血,益肝肾,祛风湿,止痹痛。

初诊方加制川乌12g,熟附片6g,14剂。

按语:患者男性,而立之年,腰脊疼痛4年余,时有反复。1周前发作,伴双下肢麻木,查体腰椎生理曲度略减,苔薄腻,脉弦滑。乃气血瘀滞,筋脉失养,方以调身通痹方加减治疗。调身通痹方由独活寄生汤合圣愈汤加减而成,具有补气血、益肝肾、祛风湿、止痹痛之功效。急性发作,气滞血瘀明显,方中加入土鳖虫、大蜈蚣、延胡索,以增强化瘀通络、行气止痛之效。

二诊经治后,腰痛已缓,下肢麻木已瘥,舌苔薄,脉细滑,气血渐和,筋脉未畅。症见腑行偏多,日两三次。在一诊方中加入制川乌以祛风除湿,温经散寒;熟附片以温阳止泻,以收全功。

医案6 周某,女,65岁。

[初诊] 2016年3月8日。

主诉:腰脊酸楚,右下肢牵掣、酸楚,臀部作凉2个月余,加重2周。

刻下步履失利,神疲乏力,面少华色,夜寐艰难,俯行尚可,胸闷心悸,夜尿2~3次,胃纳尚可。2016年1月4日腰椎CT示$L_3 \sim L_4$、$L_4 \sim L_5$、$L_5 \sim S_1$椎间盘突出。既往慢性肾炎已有50余年,乙肝表面抗原(HBsAg)、乙肝e抗体(抗-HBe)、乙肝核心抗体(抗-HBc)阳性,乙肝e抗原(HBeAg)阴性(小三阳)。类风湿关节炎24年,目前红细胞沉降率38 mm/h,C

反应蛋白正常。骨密度 T 值-2.5。舌苔薄,脉弦滑。

西医诊断: 腰椎间盘突出症。

中医诊断: 腰痛。

证候分析: 气血失养,肝肾不足。

治法: 益气化瘀,温补肾阳。

方药: 温肾通痹方加减。炙黄芪12 g,党参12 g,当归9 g,白芍12 g,川芎12 g,熟地黄12 g,柴胡9 g,山茱萸12 g,淮山药18 g,甘杞子12 g,鹿角片9 g,菟丝子12 g,熟附片9 g,肉桂6 g,杜仲12 g,老鹳草12 g,豨莶草15 g,垂盆草15 g,香谷芽15 g,金蝉花12 g,14剂。

[二诊] 2016年3月22日。腰脊疼痛及右下肢酸楚、臀部作凉缓而未已,活动后略减,二便正常,舌苔薄,脉细滑。证属气滞血瘀。治以活血祛瘀,祛风除湿,通络止痛。

舒筋通痹方加减。生黄芪30 g,全当归10 g,炒白芍18 g,大川芎12 g,大生地15 g,软柴胡9 g,单桃仁12 g,制乳香10 g,炒羌活12 g,制香附12 g,川牛膝9 g,淡干姜9 g,炙甘草6 g,薏苡仁15 g,青风藤15 g,垂盆草15 g,五味子12 g,首乌藤15 g,香谷芽15 g,28剂。

[三诊] 2016年4月20日。腰脊、右下肢疼痛稍缓,左手背部、左踝及两膝肿胀,穿刺呈黏稠状液体,胃纳欠佳,舌质红,舌苔薄,脉弦滑。证属气血不足,肝肾亏虚。治以益气血,补肝肾,祛风湿,止痹痛。

调身通痹方加减。炙黄芪15 g,潞党参12 g,全当归9 g,炒白芍12 g,大川芎12 g,熟地黄12 g,软柴胡9 g,川独活12 g,桑寄生9 g,左秦艽10 g,炒防风10 g,肉桂9 g,云茯苓12 g,厚杜仲9 g,川牛膝18 g,炙甘草6 g,豨莶草15 g,青风藤15 g,炒芥子12 g,制川乌6 g,制草乌6 g,神曲15 g,大枣10 g,28剂。

按语: 患者老年女性,久患肾炎及类风湿关节炎,素体羸弱。初诊证见腰脊酸楚,右下肢牵掣、酸楚,臀部作凉,步履失利,神疲乏力,面少华色,夜寐艰难,胃纳、脐行尚可,胸闷心悸。夜尿2~3次,乃气血失养、肝肾不足所致。方用温肾通痹方加减。温肾通痹方由右归丸合圣愈汤加减而成,具有补益气血、温补肾阳、填精益髓之功效。患者伴有类风湿关节炎,故方中加入老鹳草、豨莶草以增加祛风除湿之效;红细胞沉降率偏高,类风湿关节炎处于活动期,故加入垂盆草以增强清热解毒、利水渗湿之功;患者罹患慢性肾炎50余年,施杞加入金蝉花以阻止肾功能进一步损害,恢复肾功能。同时加入香谷芽,以健脾和胃,保受纳功能。

二诊经过温补肾阳治疗,患者腰肌疼痛及右下肢酸楚、臀部作凉已缓解,舌苔薄,脉细滑。此时肝肾亏虚症状已不明显,而以酸楚疼痛等气滞血瘀症状为主,故方用舒筋通痹方加减。舒筋通痹方由圣愈汤合身痛逐瘀汤加减化裁而成,具有活血祛瘀、祛风除湿、通络止痛之效。同时方中加入薏苡仁、垂盆草以增强利水渗湿之效;青风藤以增强祛风除湿、通络止痛之功效;加入香谷芽以健脾和胃,五味子补肾宁心,首乌藤养血安神,使患者服药后"胃和""夜安",保证药物发挥作用。

三诊时,患者腰脊、右下肢疼痛进一步缓解,但类风湿关节炎发作,左手背部、左踝及两膝肿胀,穿刺呈黏稠状液体,胃纳欠佳,舌质红,舌苔薄,脉弦滑。表明肝肾亏虚日久,正不胜邪,不耐舒筋通痹方中身痛逐瘀药之攻伐。因此,三诊投以补气血、益肝肾、祛风湿、止痹痛攻补兼施,扶正祛邪之调身通痹方。调身通痹方由独活寄生汤合圣愈汤加减而成。方中黄芪味甘性温,温分肉而实腠理,益元气而补三焦;软柴胡味苦平,性微寒,在脏调经内主血,在肌主气上行经,具宣畅血气、引胃气上升、推陈出新的功效;川独活、桑寄生祛风除湿,养血和营,活络通痹为主药;牛膝、杜仲、熟地黄补益肝肾,强壮筋骨为辅药;潞党参、茯苓、炙甘草益气健脾,熟地黄、白芍、全当归、大川芎为四物,养血活血,合为八珍调补气血,使气血旺盛,有助于去除风湿邪气;桂枝温经通络,使以左秦艽、炒防风祛周身风寒湿邪。诸药合用,是标本兼顾、扶正祛邪、攻补兼施之剂。为增强祛风除湿之效,方中加入豨莶草、青风藤、制川乌、制草乌之祛风湿药物。结合膝关节肿胀,抽出物为黏稠液体的情况,加入能祛除皮里膜外之痰、治疗痰湿流注之白芥子。加入大枣、神曲以健脾和胃,顾护脾胃之后天之本。

纵观治疗过程,初诊以温肾通痹方温补肾阳,以补为主;二诊以舒筋通痹方活血祛瘀,以攻为主;三诊发现经二诊治疗后,体虚不耐攻伐,类风湿关节炎发作,故改投调身通痹方,补气血、益肝肾、祛风湿、止痹痛标本兼顾,攻补兼施,扶正祛邪,长期服用,以获长效。

医案7 秦某,女,70岁。

[初诊] 2016年7月11日。

主诉:腰脊疼痛15年。

曾有背部撞伤史,日前腰痛不已,两膝关节疼痛,驼背,腰椎前凸弧度增加,夜尿2次,胃纳尚可,苔薄腻,脉细滑。

西医诊断:腰椎间盘突出症。

中医诊断:腰痛。

证候分析:气滞血瘀,肝肾亏虚。

治法:活血化瘀,补益肝肾。

方药:舒筋通痹方加减。生黄芪15 g,当归9 g,白芍15 g,川芎12 g,生地黄9 g,柴胡9 g,乳香9 g,羌活12 g,秦艽12 g,制香附12 g,川牛膝12 g,广地龙9 g,炙甘草6 g,淫羊藿12 g,肥知母12 g,骨碎补12 g,巴戟天12 g,甘杞子12 g,香谷芽12 g,14剂。

[二诊] 2016年7月26日。诸恙如前,药后已明显好转,胃纳、二便正常,夜寐欠安,舌苔薄,脉细滑。证属气滞血瘀,肝肾亏虚。

初诊方去肥知母、香谷芽,加藿香、苏梗各15 g,生薏苡仁15 g,威灵仙15 g,14剂。

[三诊] 2016年8月9日。腰脊疼痛经治后已有明显缓解,无下肢麻木,两膝关节牵制乏力,夜寐欠宁,胃纳、二便正常,舌苔薄,脉弦细。证属气血失和,肝肾阴虚,心肾不交。治以滋阴补肾,填精益髓,养心安神。

滋肾通痹方加减。炙黄芪12 g,党参12 g,当归9 g,白芍12 g,川芎12 g,熟地黄12 g,柴胡9 g,山茱萸12 g,淮山药18 g,甘杞子12 g,川牛膝12 g,炙龟板胶9 g,鹿角片12 g,菟丝子12 g,羌活、独活各12 g,左秦艽12 g,鸡血藤15 g,夜交藤15 g,炒酸枣仁12 g,六神曲12 g,14剂。

按语:患者老年女性,年逾古稀。腰脊疼痛15年,曾有背部撞伤史。初诊见腰痛不已,两膝关节疼痛,驼背,腰椎前凸弧度增加,夜尿2次,苔薄腻,脉细滑,乃气滞血瘀,肝肾不足。"急则治其标",故方用舒筋通痹方活血祛瘀、祛风除湿、通络止痛为主,同时加入淫羊藿、肥知母、骨碎补、巴戟天、甘杞子以补益肝肾,香谷芽以顾护胃气,炙甘草以调和诸药。

二诊腰痛及膝关节疼痛已明显好转,胃纳、二便已正常,但见夜寐不安,舌苔薄,脉细滑。结合7月下旬长夏之季暑湿盛行,故在一诊方药基础上去除滋阴润燥之肥知母、顾护胃气之香谷芽,加入生薏苡仁以清利湿热,利水渗湿,藿香、苏梗以化湿健脾,威灵仙以祛风湿,止痹痛。

三诊时腰脊疼痛已有明显缓解,无下肢麻木,两膝关节牵制乏力,夜寐欠宁,胃纳、二便正常,舌苔薄,脉弦细,乃气血失和,肝肾不足。经过一诊、二诊活血祛瘀,祛风除湿等"急则治其标"的攻伐之后,症状已缓解,以肝肾亏虚为主,故此时"缓则治其本",方用滋肾通痹方滋阴补肾,填精益髓为主,加入羌独活、左秦艽补益肝肾,祛风除湿;鸡血藤活血补血,舒筋活络,祛风止痛;夜交藤、酸枣仁养心安神;六神曲以健脾和胃,消食化积。

夜交藤、酸枣仁这一药对的应用,在改善夜寐的同时,更是体现了施杞心身同治的学术思想。夜交藤味甘平,入心、肝经,具有养血安神,祛风通络的功效,既能养血而安神,又能祛风通络而止痛。酸枣仁甘酸平,入心、肝、胆经,具有养心益肝,安神敛汗的功效,具有内补外敛之特点,既能内补营血而安神志,又能外敛营阴以止虚汗,故为养心安神敛汗之要药。夜交藤与酸枣仁二药均为甘平之品,皆入心、肝二经,肝为储血之脏,心为行血之脏,血脉通则精神可,二药合用可增强养血宁神之功效。

纵观三诊所用之方药,肝、肾、心、脾共补,心身同治,从而对年逾古稀,气血失和,肝肾不足之女性患者起到综合调治之功。

医案8 王某,女,46岁。

[初诊] 2020年3月31日。

主诉:腰背酸楚,伴下肢麻木多年。

腰背部酸楚疼痛,伴双下肢麻木、酸困,疼痛时好时坏,二便正常,睡眠可,经行量少,素有鼻炎,苔薄,脉细。

西医诊断:腰椎间盘突出症。

中医诊断:腰痛。

证候分析:气血亏虚,肝肾不足,经脉失养。

治法:补气血,养肝肾,止痹痛。

方药:调身通痹方加减。炙黄芪15 g,潞党参12 g,全当归9 g,炒白芍12 g,大川芎12 g,大熟地12 g,软柴胡9 g,桑寄生9 g,川独活9 g,左秦艽9 g,炒防风12 g,肉桂9 g,云茯苓15 g,厚杜仲12 g,川牛膝12 g,炙甘草6 g,炒子芩9 g,辛夷花12 g,制女贞12 g,墨旱莲12 g,淫羊藿12 g,夜交藤12 g,香谷芽12 g,菟丝子12 g,大枣9 g,西红花0.5 g,28剂。

[二诊] 2020年4月30日。腰脊疼痛药后渐缓,酸楚未已,腰前俯90°,生理弧度存在,舌苔薄,脉细缓。证属肾精不足,气血亏虚。治以滋补肾阴,益精填髓。

滋肾通痹方加减。炙黄芪12 g,潞党参12 g,全当归9 g,炒白芍12 g,大熟地12 g,软柴胡9 g,山茱萸12 g,淮山药18 g,枸杞子12 g,川牛膝12 g,炙龟板9 g,鹿角片12 g,菟丝子12 g,厚杜仲12 g,桑寄生12 g,羌、独活各12 g,左秦艽12 g,鸡血藤15 g,淫羊藿12 g,香谷芽12 g,大枣9 g,28剂。

[三诊] 2020年9月1日。腰痛已瘥,两侧臀上稍有酸楚,胃纳、二便、夜寐均可,经事

正常,苔薄稍腻,脉细滑。证属肾精不足,气血亏虚。治以滋肾益精,舒筋活血。

二诊方去杜仲、桑寄生、羌活、独活、秦艽、大枣、淫羊藿,加络石藤15 g,海风藤15 g,28剂。

按语: 施杞在治疗中遵循"抓主症,定阴阳"的治疗原则,根据疾病不同的阶段和病机特点,辨明证型的主次关系。本案患者发病多年,久病气血不足是本病的主要原因。脉细是由于气血化生功能降低;腰为肾之府,腰痛之虚证十之八九,肾精肾气不足,致腰部酸困;久病肝肾两虚,气血不足,下肢筋脉失养,出现肢体麻木、酸困。施杞认为邪之所凑,其气必虚,正气的盛衰是决定疾病预后的关键因素。因此首诊以"补气血,强肝肾,止痹痛"为治则,方用调身通痹方加减。方中潞党参、黄芪益气,全当归、白芍、熟地黄、大川芎养血补血,加强气血双补的能力。软柴胡引药上行,宣畅血气;川独活、桑寄生补益肝肾,强筋健骨;左秦艽活血舒筋;炒防风祛风解表,胜湿止痛;肉桂温补肾阳,通血脉,利关节,发挥使药功用。茯苓健脾,炒子芩清上焦虚热,女贞子、墨旱莲、淫羊藿、菟丝子补肝肾,固精,夜交藤补中气,通血脉;西红花活血散血。因患者素有鼻炎,故加入辛夷花宣通鼻窍。施杞在临证用药上环环相扣,在加减应用上,相互配合以达到增效的作用。

二诊腰脊酸楚,脉细缓,仍是气血亏虚,肝肾不足之证,治疗上仍以补益气血,补肾益精为法,方用滋肾通痹方加减。方中炙黄芪、潞党参益气健脾,全当归、白芍、熟地黄补血,软柴胡为引经药,山茱萸滋养肝肾,淮山药、枸杞子补脾益阴,滋肾固精,龟、鹿二胶峻补精髓,补阴益阳,菟丝子、川牛膝、杜仲强腰膝、健筋骨;川独活、桑寄生、羌活配伍补肝肾,强膝骨,止痹痛;左秦艽、鸡血藤活血舒筋,谷芽、大枣缓急和中。

三诊气血不足之证好转,治疗上在滋补肾阴、益精填髓的基础上,增加鸡血藤、络石藤和海风藤,组成"三藤饮",以增强舒筋活络、通痹止痛的功效。

医案9 倪某,女,51岁。

[初诊] 2020年6月9日。

主诉: 反复腰部板滞,伴臀腿冷痛1年半。

患者1年半之前劳累后出现腰部板滞疼痛,休息后症状可缓解,后逐渐出现双侧臀腿冷痛,得热痛减。遂至外院就诊,口服中药(具体药物不详)治疗,未见明显改善。时有腰部板滞不适,伴双臀及下肢冷痛,夏季需垫厚垫方能坐下。腰部活动可,无间歇性跛行。劳累久坐后症状加重,经休息及外用膏药后缓解不明显,痛处固定。查体:神志清楚,步态正常,无跛行。脊柱无侧弯畸形,腰椎生理曲度平直,腰椎活动度正常。竖脊肌、腰大肌略紧张。$L_3 \sim S_1$棘突间压痛(+),叩痛(+),放射痛(−)。双侧腰椎棘突旁压痛(+),双侧臀中肌压痛(+),双侧直腿抬高试验(−),加强试验(−)。双侧下肢肌力及肌张力正常。双"4"字征(−),下肢生理反射存在,病理反射未引出。2020年4月23日腰椎MRI示$L_3 \sim L_5$椎间盘向后正中突出,轻度腰椎退变。2020年5月5日肌电图提示右侧腓浅感觉神经动作电位波幅较左侧明显降低;2020年5月4日下肢血管超声提示双下肢动、静脉未见明显异常;骨密度:正常骨量。刻下见患者腰部酸楚,疼痛板滞,双侧臀部冷痛,痛处固定,夜间痛甚,腰部活动可,腑行偏燥,夜寐多梦,舌苔薄,脉细缓。

西医诊断: 腰椎间盘突出症。

中医诊断: 腰痛。

证候分析: 肾阳亏虚,气滞血瘀。

治法: 温肾通络,益气化瘀,舒筋止痛。

方药: 温肾通痹方加减。炙黄芪12 g,潞党参12 g,全当归9 g,炒白芍12 g,大川芎12 g,大熟地12 g,软柴胡9 g,山茱萸12 g,淮山药18 g,枸杞子12 g,菟丝子12 g,鹿角片9 g,厚杜仲12 g,肉桂6 g,熟附片9 g,炒羌活12 g,炙僵蚕9 g,制南星12 g,海风藤15 g,京三棱12 g,蓬莪术12 g,石菖蒲12 g,川牛膝12 g,香谷芽12 g,大枣9 g,大蜈蚣3 g,28剂。

[二诊] 2020年7月15日。双侧臀腿冷痛缓解,仍觉腰部疼痛板滞,痛处固定,夜寐一般,大便干结,小便调,舌暗,苔薄白,脉涩。证属肾阳亏虚,气滞血瘀。治以温肾通络,益气化瘀,舒筋止痛。

初诊方28剂,同前法继续服用。

[三诊] 2020年9月1日。诸恙均缓,稍有腰背酸楚,经行已少,缠绵未断,腑行偏燥,夜寐尚可,夜间流涎,苔薄,脉细。证属肾阴亏虚。治以益肾填精。

滋肾通痹方加减。炙黄芪12 g,潞党参12 g,全当归9 g,白芍12 g,大川芎12,大熟地12 g,软柴胡9 g,山茱萸12 g,淮山药18 g,甘杞子12 g,川牛膝12 g,炙龟板9 g,鹿角片12 g,菟丝子12 g,台乌药12 g,益智仁12 g,肉苁蓉12 g,鸡血藤15 g,羌、独活各12 g,厚杜仲12 g,香谷芽12 g,大枣9 g,28剂。

[四诊] 2020年12月15日。诸症状已明显缓解,见腑行略燥,腰背酸楚,两下肢畏冷,足跟疼痛,苔薄,脉细滑。证属肾阳亏虚,气滞血瘀。治以膏方调理。

益元温肾煎(圣愈汤合右归丸)加运脾煎(陈皮、佛手片、八月札、春砂仁、六神曲、制苍术、制川朴、制香附、白花蛇舌草、炒谷芽)、安神煎(姜半夏、北秫米、酸枣仁、合欢皮、夜交藤、抱茯神)、淫羊藿120 g,巴戟天120 g,羌、独活各120 g,左秦艽120 g,老鹳草120 g,炒防风120 g,鸡血藤150 g,桑寄生200 g,桑白皮120 g,桑葚子120 g,灵芝草120 g,灵磁石200 g,绞股蓝120 g,龙眼肉200 g,大枣200 g,广木香100 g,制香附120 g,山楂、曲各120 g,川牛膝120 g,小川连60 g,炒黄柏100 g,生晒参100 g,西洋参100 g,红参50 g,枫斗50 g,紫河车80 g,蛤蚧1对,驴皮胶100 g,鹿角胶100 g,龟板胶100 g,饴糖250 g,白冰糖200 g,陈酒500 mL,1料。

按语: 患者女性,五秩之年,任脉虚,太冲脉衰少,天癸竭,地道不通,肾精亏虚,以肾阳亏虚为主。肾阳虚极则寒,故见腰背酸楚,两侧臀部及大腿后缘作凉,夏季虽天气炎热,坐凳仍需垫厚毯方能耐受。施氏采用温肾通痹方加减治疗。

温肾通痹方是由右归丸合圣愈汤加减而成。右归丸出自《景岳全书》,是由金匮肾气丸减去"三泻"(茯苓、泽泻、牡丹皮),加鹿角胶、菟丝子、杜仲、枸杞子、全当归而成。增加了温补的作用,使药效更能专于温补,是一首十分著名的温补方剂。张景岳根据"阴阳互根""阴阳互济"的理论,提出了"善补阳者必于阴中求阳,则得阴生而生化无穷"。方中附子、肉桂温阳散寒以益命门之火;鹿角胶温肾壮督而补精血,共为君药。熟地黄、山茱萸、枸杞子滋肾阴,养肝血,合淮山药补肾,强腰膝,益精血,共为臣药。佐以菟丝子补阳益阴,固精缩尿;杜仲补益肝肾,强壮筋骨;全当归养血和血,助鹿角胶以补养精血。全方温补肾阳,壮命门之火,兼顾肝脾胃之阴,使阳得阴敛藏而归位,阴得阳生化而长养。圣愈汤中黄芪、潞党参补脾益阳,方中四物汤(全当归、白芍、大川芎、熟地黄)养血活血,软柴胡疏肝理气,为肝经引经药。两方合用,气旺则阳旺,并于"阴中求阳",使阳气化生有源,共奏温补肾阳、填精益髓之功。主要用于治疗肾阳不足、命门火衰、畏寒肢冷、腰膝酸软等症。采用温肾通痹方甚为精当。

阳虚则寒,寒主收引,痹阻血脉,久病痰瘀相兼,故病见缠绵难愈。故在方中加入活血祛瘀之京三棱、蓬莪术、牛膝,涤痰之炙僵蚕、制南星、石菖蒲,通络之大蜈蚣。夏月当令,处于公共场所以及乘坐地铁等交通设施易受空调冷风及寒湿侵袭,为提高疗效,方中加入羌活、海风藤以祛风除湿。为顾护胃气,又在方中加入益气养胃之香谷芽、大枣。全方针对主证,配伍精当,故疗效显著。

二诊时,患者怕冷症状已明显缓解,但仍有腰部疼痛板滞,为巩固疗效,原方继续服用28剂。

三诊时诸恙均缓,肾阳虚之证已不明显,不需垫毯即可久坐。肾阳虽补,由于"阴阳互根",肾阴仍有不足,故仍稍有腰背酸楚之症。调整治疗方向,改温补肾阳为主的温肾通痹方为滋补肾阴为主的滋肾通痹方加减治疗。

滋肾通痹方由左归丸合圣愈汤加减而成。施杞推崇景岳温补思想,灵活应用景岳之右归丸、左归丸,疗效颇佳。左归丸出自《景岳全书》,由大怀熟地、山茱萸、枸杞子、川牛膝、鹿角胶、龟板胶、菟丝子组成。具有滋阴补肾,填精益髓之效,主治真阴不足,经髓亏损所致之腰膝腿软等症。方中重用熟地黄滋肾填精,大补真阴,为君药;山茱萸养肝滋肾,涩精敛汗;淮山药补脾益阴,滋肾固精;枸杞子补肾固精,养肝明目;龟、鹿二胶,为血肉有情之品,峻补精髓,龟板胶偏于补阴,鹿角胶偏于补阳,在补阴之中配伍补阳药,取"阳中求阴"之义,均为臣药;菟丝子、川牛膝益肝肾,强腰膝,健筋骨,俱为佐药。诸药合用,共奏滋阴补肾,填精益髓之效。

左归丸实为右归丸去温补肾阳的附子、肉桂、杜仲,加入峻补肾阴之血肉有情之品龟板胶而成。全方以补肾阴为主,仍保留了温补肾阳之鹿角胶,体现了"阴阳互根""阴阳互用""阳中求阴"之意。在应用滋肾通痹方之时,为了增加"阳中求阴"之效,又加入了杜仲、台乌药之温肾阳之品。

在应用滋肾通痹方时,加入炒谷芽、大枣以健脾和胃,顾护胃气;鸡血藤、羌独活以化瘀通络,散寒止痛。因患者仍腑行偏燥,故加入润肠通便之肉苁蓉;夜间流涎,故加入暖肾固精,温脾摄涎之益智仁。

施杞治疗本例患者,巧妙地应用了张景岳的补肾填精益髓之右归丸及左归丸,于"阳中求阴""阴中求阳",并继承石氏伤科"以气为主,以血为先"的思想,在补肾填精同时,补益气血,故疗效显著。

四诊时,诸症状已明显缓解。患者女性,初度五秩,天癸将绝,时有缠绵,腑行略燥,腰背酸楚,两下肢畏冷,足跟疼痛,舌苔薄,脉细滑,乃气血失和,肾阳不足,经脉不遂,治拟调摄,用膏方调理。方用温补肾阳、益气化瘀的益元温肾煎为主,同时配合运脾煎以益气健脾,保证膏方服得下。患者罹患病痛2年,久病入心。故方中同时加入安神煎以调心安神。肾阳久亏,方中加入淫羊藿、巴戟天以增强温补肾阳之功。

医案10 李某,女,46岁。

[初诊] 2016年7月5日。

主诉:腰脊疼痛18年。

腰脊疼痛,左下肢麻木牵掣,遇阴雨腰脊、下肢疼痛加甚,畏冷,胃纳、二便正常。体格检查:腰前俯90°,生理弧度存在,过伸试验(一)。45岁行子宫切除术,既往有宫颈炎、盆腔炎。苔薄腻,脉弦滑。

西医诊断:腰椎间盘突出症。

中医诊断:腰痛。

证候分析:气血失和,经脉失养。

治法:益气化瘀,祛湿通痹,补益肝肾。

方药:调身通痹方加减。炙黄芪15 g,党参12 g,当归9 g,白芍12 g,川芎12 g,熟地黄12 g,柴胡9 g,独活12 g,桑寄生12 g,秦艽12 g,防风12 g,桂枝12 g,茯苓12 g,杜仲12 g,川牛膝12 g,炙甘草6 g,青风藤15 g,炙地鳖9 g,大蜈蚣3 g,制川乌9 g,淫羊藿15 g,川桂枝9 g,香谷芽15 g,28剂。

[二诊] 2016年8月30日。腰脊疼痛,两膝关节酸楚,左下肢牵掣,不耐久立,受寒加重,胃纳、二便尚可,苔薄腻,脉细沉。证属气血瘀滞,经脉痹阻。治以益气活血,疏通经络。

舒筋通痹方加减。生黄芪30 g,全当归9 g,炒白芍15 g,大川芎12 g,大生地12 g,软柴胡9 g,单桃仁9 g,炙乳香9 g,五灵脂12 g,炒羌活9 g,左秦艽9 g,制香附12 g,川牛膝12 g,广地龙9 g,淡干姜9 g,炙甘草6 g,制川乌9 g,熟附片9 g,大蜈蚣3 g,炒枳壳12 g,广木香9 g,香谷芽12 g,28剂。

[三诊] 2016年9月27日。腰痛、下肢麻木缓而未已,苔薄,脉细。证属气血瘀滞,经脉痹阻。治以益气活血,疏通经络。

舒筋通痹方加减。生黄芪30 g,全当归9 g,炒白芍15 g,大川芎12 g,大生地12 g,软柴胡9 g,单桃仁9 g,炙乳香9 g,炒羌活9 g,左秦艽9 g,制香附12 g,川牛膝12 g,广地龙9 g,淡干姜9 g,炙甘草6 g,青风藤15 g,炙地鳖9 g,大蜈蚣3 g,淫羊藿12 g,菟丝子12 g,厚杜仲12 g,28剂。

按语:患者女性,感受风、寒、湿等外邪成痹日久不愈,损伤肝肾,耗伤气血。风、寒、湿邪客于经络关节,气血运行不畅,致气血亏虚,筋骨失养。加之患者1年前行子宫切除术,更加重肝、肾症状,故腰膝疼痛,左下肢麻木牵掣;寒湿伤阳,则畏寒喜温;苔薄腻,脉弦滑为气虚血瘀征象。肝肾渐衰,肾气不足,气血虚弱,血不荣筋,故予调身通痹方加减补气血,益肝肾,祛风湿,止痹痛。方中重用川独活,辛苦微温,善治伏风,长于祛下焦风寒湿邪而除痹痛;细辛发散阴经风寒,搜剔筋骨风湿;炒防风、左秦艽祛风胜湿,活络舒筋;桂心温里祛寒,通行血脉。四药助川独活祛风胜湿,宣痹止痛。桑寄生、牛膝、杜仲补肝肾,祛风湿,壮筋骨;全当归、芍药、地黄、大川芎养血活血,寓"治风先治血,血行风自灭"之意;人参、茯苓、甘草补气健脾,甘草调和诸药;患者下肢麻木、疼痛较重,故在此基础之上加青风藤增强祛风通络之力;

炙地鳖、大蜈蚣加强搜风通络作用；又有畏冷，加制川乌驱逐寒湿，温经止痛。诸药合用，风、寒、湿邪俱除，肝肾强健，气血充盛，诸症自缓。

二诊患者腰脊疼痛，两膝关节酸楚，左下肢牵掣，不耐久立，受寒加重，苔薄腻，脉细沉，症状未曾缓解，急则治标。故予以舒筋通痹方加制川乌、熟附片加强祛风除湿，温经散寒，通痹止痛之功；枳壳加强理气化痰功效；木香增强行气止痛之功。全方共奏攻补兼施、益气化瘀、舒经通络之功效。

至三诊，腰痛、下肢麻木缓而未已，用舒筋通痹方去五灵脂，加青风藤、炙地鳖、大蜈蚣，藤类和虫类药增强祛风通络止痛之功，并逐渐加入淫羊藿、菟丝子、厚杜仲补益肝肾的药物，以滋补肝肾。

在本病治疗过程中，初诊投以攻补兼施之调身通痹方，未能奏效，二诊时调整治疗策略，改投以攻为主的舒筋通痹方以活血祛瘀，祛风除湿，通络止痛而起效。三诊时，症状已缓解，但"肾为腰之府"，肾虚不固，外邪易袭，在继续用舒筋通痹方治标的同时，加入补益肝肾之品以治本，标本兼顾，以收长功。

病案 11 李某，男，35岁。

[初诊] 2020年10月20日。

主诉：间断腰部疼痛6个月余。

腰痛6个月余，时轻时重，劳累后显著，向右侧臀部牵掣，无下肢麻木，胃纳尚可，二便正常。体格检查：腰前俯90°，腰椎生理曲度稍变直。腰椎多处棘突、棘突间、棘旁压痛。舌质胖，有齿痕，舌苔薄，脉细缓。

西医诊断：腰椎间盘突出症。

中医诊断：腰痛。

证候分析：气血不足，肝肾亏虚。

治法：益气血，补肝肾，祛风湿，止痹痛。

方药：调身通痹方加味。炙黄芪15 g，党参12 g，当归9 g，白芍12 g，川芎12 g，熟地黄12 g，柴胡9 g，独活12 g，桑寄生12 g，秦艽12 g，防风12 g，桂枝12 g，茯苓12 g，杜仲12 g，川牛膝12 g，炙甘草6 g，青风藤15 g，老鹳草12 g，制地鳖9 g，炙僵蚕12 g，炒枳壳12 g，香谷芽12 g，大枣12 g，28剂。

[二诊] 2021年11月17日。腰痛及右侧臀部牵掣疼痛已瘥，胃脘作胀，时有嗳气泛酸，二便尚可，苔薄，脉细。证属气血不足，肝肾亏虚。治以益气血，补肝肾，止痹痛。

调身通痹方加味。炙黄芪15 g，党参12 g，当归9 g，白芍12 g，川芎12 g，熟地黄12 g，柴胡9 g，独活12 g，桑寄生12 g，秦艽12 g，防风12 g，桂枝12 g，茯苓12 g，杜仲12 g，川牛膝12 g，炙甘草6 g，姜半夏12 g，广陈皮12 g，广木香12 g，春砂仁6 g，旋覆花12 g，蒲公英18 g，煅瓦楞子30 g，大枣9 g，14剂。

按语：患者发病半年有余，腰痛症状时轻时重，属慢性筋骨病范畴，病已至缓解期。结合症状、体征，可知气血肝肾亏虚为主要病理变化，舌胖苔薄，边有齿痕，脉细缓，均与之相符。正虚而邪不盛，为"不荣则痛"，故疼痛间断发作，劳累后加重。治疗上，以益气活血，补益肝肾治法，方选调身通痹方加减。调身通痹方由圣愈汤合独活寄生汤加减而来，圣愈汤正是"以气为主,以血为先"思想的体现;独活寄生汤多治疗痹证日久,证属气血不和,肝肾亏虚;故调身通痹方可达到益气养血、补益肝肾、通络止痛之功。初诊时在调身通痹方基础上,加青风藤、老鹳草、制土鳖、炙僵蚕,以增强祛风通络,活血除痹之功;再加炒枳壳、香谷芽、大枣,以行气消食补中。经治后,疼痛症状已愈,胃脘作胀,时有嗳气泛酸,再拟调摄,仍以调身通痹方为基础,加姜半夏、旋覆花降逆止呃,木香、砂仁、陈皮理气健脾,煅瓦楞子、蒲公英抑酸制酸;大枣补气和中。经治疗,腰腑得养,荣则不痛,疾病向愈。其中蒲公英为施杞治疗胃病之经验药,临床应用超过40年,疗效显著。

医案12 李某,女,62岁。

[初诊] 2022年2月23日。

主诉:腰脊疼痛2年余。

腰脊疼痛,右小腿作胀,步行尚可,晨起受限,活动后缓解,胃纳、二便、夜寐均可,苔薄腻,脉细滑。

西医诊断:腰椎间盘突出症。

中医诊断:腰痹。

证候分析:气血不足,肝肾亏虚。

治法:补气血,益肝肾,祛风湿,止痹痛。

方药:调身通痹方加减。炙黄芪15 g,潞党参12 g,全当归9 g,炒白芍12 g,大川芎12 g,大熟地12 g,软柴胡9 g,桑寄生9 g,川独活9 g,左秦艽9 g,炒防风12 g,肉桂9 g,云茯苓15 g,厚杜仲12 g,川牛膝12 g,炙甘草6 g,蓬莪术15 g,参三七9 g,单桃仁9 g,鸡血藤15 g,老鹳草15 g,威灵仙15 g,淫羊藿15 g,肥知母12 g,人参9 g,大枣9 g,夜交藤15 g,制香附12 g,14剂。

[二诊] 2022年3月9日。诸恙渐缓,腑行稍多,再拟调摄。证属气血不足,肝肾亏虚。治以补气血,益肝肾,祛风湿,止痹痛。

初诊方加煨木香12 g,石榴皮15 g,14剂。

按语:患者老年女性,花甲之年,气滞血瘀,肝肾亏虚,初诊见腰脊疼痛,右小腿作胀,步行尚可,晨起受限,活动后缓解。给予调身通痹方加减治疗。方中加入蓬莪术、参三七、单桃仁、鸡血藤以增加活血化瘀之功;老鹳草、威灵仙以增加祛风湿之效;淫羊藿、肥知母药对,以增强补益肝肾之效;人参、大枣以增强补气血之功效;加入制香附、夜交藤以增强行气、祛风、通络之效。二诊诸恙渐缓,原方加入煨木香、石榴皮实肠止泻,改善腑行增多的症状。

中医认为"腰为肾之府",肾精亏虚,腰府失养,经脉瘀滞,不通则痛,因此应从补肾入手,同时注意祛风湿,止痹痛。调身通痹方为基础方,加入补益气血肝肾以及祛风湿、活血化瘀之品,标本兼顾,从而取效。

医案13 范某,男,48岁。

[初诊] 2019年11月12日。

主诉:腰脊疼痛,伴下肢麻木3个月余。

腰脊疼痛已有3个月,下肢麻木,平卧尤甚,不耐硬座,立位稍缓,腑行尚可,夜尿2次,舌质紫,苔薄腻,脉弦滑。

西医诊断：腰椎间盘突出症。
中医诊断：腰痛。
证候分析：气虚血瘀，痰湿内蕴。
治法：益气化瘀，舒经通络。
方药：舒筋通痹方加减。生黄芪30 g，全当归9 g，炒白芍15 g，大川芎12 g，软柴胡9 g，单桃仁9 g，炙乳香9 g，炒羌活9 g，左秦艽9 g，制香附12 g，川牛膝12 g，广地龙9 g，淡干姜9 g，炙甘草6 g，苍白术15 g，制川朴12 g，淮山药15 g，青风藤15 g，络石藤15 g，海风藤15 g，大蜈蚣3 g，光杏仁12 g，夜交藤15 g，淫羊藿15 g，山茱萸15 g，大枣9 g，山楂、曲各12 g，14剂。

[二诊] 2019年12月10日。诸恙均缓，腰痛、下肢麻木已少，胃纳、二便正常，苔薄腻，脉弦滑。证属气虚血瘀，经脉痹阻。治以益气化瘀，舒经通络。

初诊方去山茱萸，加威灵仙15 g，川独活12 g，嫩钩藤15 g，14剂。

[三诊] 2019年12月24日。家属代诊，诉患者症情同上。证属气虚血瘀，经脉痹阻。治以益气化瘀、舒经通络。

二诊方继续服用14剂。

[四诊] 2020年1月7日。腰脊疼痛经治后已缓，坐位不适，可引起左足外缘牵掣麻木，自汗较多，二便正常，舌质紫，苔薄腻，脉细缓。证属气血不足，肝肾亏虚。治以益气血，补肝肾。

调身通痹方加减。炙黄芪15 g，党参12 g，当归9 g，白芍12 g，川芎12 g，熟地黄12 g，柴胡9 g，独活12 g，桑寄生12 g，秦艽12 g，防风12 g，桂枝12 g，茯苓12 g，杜仲12 g，川牛膝12 g，炙甘草6 g，浮小麦30 g，瘪桃干12 g，淫羊藿12 g，肥知母12 g，大蜈蚣3条，鸡血藤15 g，老鹳草15 g，制苍术12 g，甘杞子12 g，14剂。

按语：患者男性，六八之年，腰脊疼痛已有3个月。初诊见下肢麻木，平卧尤甚，不耐硬座，立位稍缓，乃气滞血瘀，痰湿内蕴，方用舒筋通痹方加减治疗，达到正气复、瘀血去、经脉通、外邪除之目的。考虑到痰湿内蕴，予苍术、白术祛湿健脾，制川朴燥湿消痰，淮山药健脾利湿，青风藤、络石藤、海风藤通络止痛，大蜈蚣、光杏仁活血祛瘀，夜交藤祛风通络，淫羊藿燥湿除痹，山茱萸收涩固脱，大枣、山楂曲固护中焦。

二诊时，诸恙均缓，腰痛、下肢麻木已少，原方去山茱萸，加威灵仙祛风湿止痛，川独活祛风除湿，通痹止痛，嫩钩藤清热平肝。三诊症状同前，继续服用上方。四诊腰脊疼痛已少，坐位不适，可引起左足外缘牵掣麻木，自汗较多，以调身通痹方加减，以补气血，益肝肾，祛风湿，止痹痛。方中加入浮小麦、瘪桃干敛汗，淫羊藿燥湿除痹，肥知母清热，大蜈蚣、鸡血藤、老鹳草活血祛瘀，制苍术燥湿健脾，甘杞子补益肝肾。

本例患者肝肾气血亏虚为本，经络痹阻疼痛为标。初诊以疼痛为主，按照"急则治其标"的原则，给予舒筋通痹方加减治疗，以去除痹痛；二诊、三诊继续以该方去除疼痛，仍以治标为主。四诊时疼痛已少，"缓则治其本"，用调身通痹方，以益气血，补肝肾治本为主，同时具有祛风湿，止痹痛的功效，"标本兼治"，故取得较好疗效。

医案14 丁某，女，53岁。

[初诊] 2019年11月12日。

主诉：腰脊疼痛1个月余。

腰脊疼痛1个月余，腑行略溏，小溲正常，舌苔薄，脉细滑。

西医诊断：腰椎间盘突出症。

中医诊断：腰痛。

证候分析：气虚血瘀，经脉痹阻。

治法：益气化瘀，舒经通络。

方药：舒筋通痹方加减。生黄芪15 g，当归9 g，白芍15 g，川芎12 g，柴胡9 g，乳香9 g，羌活12 g，秦艽12 g，制香附12 g，川牛膝12 g，广地龙9 g，炙甘草6 g，川楝子12 g，延胡索15 g，大蜈蚣3 g，露蜂房12 g，京三棱15 g，蓬莪术15 g，汉防己15 g，淫羊藿15 g，骨碎补15 g，香谷芽12 g，大枣9 g，葶苈子18 g，14剂。

[二诊] 2019年12月10日。腰背疼痛药后已缓，酸楚乏力为主，前俯90°生理弧度较前增加，小腿作胀麻木，腑行偏多，舌质紫，舌苔薄，脉弦细。证属气血亏虚，肝阳上亢。治以益气活血，平肝熄风，舒筋通脉。

调脉通痹方加减。炙黄芪12 g，川芎12 g，柴胡9 g，天麻12 g，钩藤12 g（后下），生石决明30 g，山栀子9 g，黄芩9 g，益母草15 g，夜交藤18 g，川牛膝12 g，秦艽9 g，羌活12 g，淫羊藿12 g，骨碎补12 g，制女贞子12 g，菟丝子12 g，羌活、独活各12 g，左秦艽12 g，大蜈蚣3条，淡干姜9 g，香谷芽12 g，淮山药30 g，扁豆花30 g，大枣9 g，14剂。

[三诊] 2019年12月24日。家属代诊，诉患者症情同上。证属气血亏虚，肝阳上亢。治以益气活血，平肝熄风，舒筋通脉。

二诊方继续服用，14剂。

[四诊] 2020年1月7日。腰痛渐缓，腰骶部时有牵掣，二便正常，苔薄，脉细。证属气血亏虚，肝阳上亢。治以益气活血，平肝熄风，舒筋通脉。

三诊方去制女贞子、菟丝子，加蓬莪术12 g，夜交藤15 g，合欢皮12 g，14剂。

按语：患者女性，知天命之年，腰脊疼痛1个月余，乃气血瘀滞，经脉痹阻。初诊方用舒筋通痹方加减治疗，考虑到腑行略溏，故去大生地，加川楝子行气止痛，延胡索、大蜈蚣活血散瘀，露蜂房祛风止痛，三棱、莪术行气止痛，汉防己、葶苈子行水利湿，淫羊藿燥湿除痹，骨碎补补肾活血，香谷芽、大枣固护脾胃。

二诊时，腰背疼痛缓解，自觉酸楚乏力为主，小腿作胀麻木，腑行偏多，予调脉通痹方以平肝潜阳，祛风通络，并在此基础上随症加减，淫羊藿燥湿除痹，骨碎补补肾活血，制女贞子、菟丝子补益肝肾，羌独活、左秦艽祛风除湿，大蜈蚣活血祛瘀，淡干姜温补脾阳，香谷芽、大枣固护中焦，淮山药健脾利湿，扁豆花健脾和胃。三诊症状同上，原方继续服用。四诊腰痛渐缓，腰骶部时有牵掣，在原方基础上去制女贞子、菟丝子，加蓬莪术破血行气，夜交藤通络祛风，合欢皮解郁宁心。

五、颈腰综合征

颈腰综合征，系指颈椎及腰椎椎管同时狭窄，并同时或先后出现椎管内神经受压并有临床症状表现者,其颈椎间盘突出与腰椎间盘突出可合并存在。不良睡姿或是长期伏案工作会导致颈腰椎曲度发生改变,加速颈腰椎的退变,是导致该病的常见诱因。西医学认为,颈腰综合征在急性期主要由于局部炎症、水肿压迫神经而出现疼痛及麻木等症状。中医认为其发病机制是由于跌扑挫闪、长期慢性劳损、风寒湿邪痹阻等原因导致肾虚、气滞、血瘀,使足太阳经脉、督脉、络脉闭塞不通,气血运行不畅,日久筋脉失养,而出现的一系列症状。颈腰综合征为正虚邪实,虚实夹杂的一类疾病,针对本病患病率和复发率双高的特点,运用中医学的整体观来剖析病变整体的病因、病机和病位,从而有的放矢地对颈腰综合征进行对因对位对证治疗,达到治病又治人、治病必求本的目的。

病案 1 姜某,男,68 岁。

[初诊] 2016 年 7 月 26 日。

主诉:颈腰不适 30 余年。

腰脊疼痛,颈项不舒已有 30 余年,活动牵制,胃纳、二便正常。外院 MRI 提示 L_4~L_5 椎间盘突出,L_5~S_1 椎间盘突出,髓核变性;颈椎 X 线提示颈椎生理弧度消失,C_5~C_6 椎间隙狭窄,前后缘骨质增生。自觉左小腿内前侧感觉迟钝,上方较甚。头部油脂较多,咽喉炎多年,近 1 年加重,有异物感,霍夫曼征(-),咽喉(+++),苔薄腻,脉弦滑。

西医诊断:颈腰综合征。

中医诊断:痹证。

证候分析:气滞血瘀,湿热内蕴。

治法:活血祛瘀,祛风除湿,通络止痛。

方药:舒筋通痹方加减。生黄芪 15 g,当归 9 g,白芍 15 g,川芎 12 g,柴胡 9 g,乳香 9 g,羌活 12 g,秦艽 12 g,制香附 12 g,川牛膝 12 g,广地龙 9 g,炙甘草 6 g,生地黄 9 g,板蓝根 15 g,大元参 15 g,金银花 15 g,大蜈蚣 3 条,香谷芽 12 g,28 剂。

[二诊] 2016 年 9 月 20 日。用药后头部油脂减少,左下肢麻木明显缓解,咽喉仍有不适,诉夜寐欠安,左膝不适。查 CT 示左膝关节轻度骨质增生,左髌骨后缘及股骨髁间前缘稍外关节少量积液,左侧大隐静脉曲张。苔薄腻,脉弦滑。补充诊断"膝骨关节炎"。证属气血失畅,湿热内蕴。治以活血祛瘀,祛风除湿,通络止痛。

初诊方去广地龙、生地黄,加淡干姜 9 g,磁石 15 g,嫩钩藤 10 g,炒枣仁 9 g,制半夏 10 g,金桔梗 6 g,全蝎 3 g,大青叶 15 g,14 剂。嘱行下肢血管彩色多普勒超声检查。

按语:患者男性,年近古稀。腰脊疼痛,颈项不舒已有 30 余年,颈腰椎影像学表现退变严重。初诊自觉左小腿内前侧感觉迟钝,上方较甚。头部油脂较多,咽喉炎多年,近 1 年加重,有异物感,霍夫曼征(-),咽喉(+++),苔薄腻,脉弦滑,乃气血失常,湿热内蕴。治宜活血化瘀,祛风除湿,清热利咽,故方用舒筋通痹方加减。舒筋通痹方活血化瘀,祛风除湿,加板蓝根、玄参、金银花清热利咽。因左小腿内前侧感觉迟钝,加大蜈蚣以增强通络之功效。为顾护胃气,加入香谷芽以消食和中,健脾和胃。

二诊头部油脂减少,左下肢麻木明显缓解,咽喉仍有不适。左膝不适,结合影像学补充诊断膝骨关节炎,但苔薄腻,脉弦滑,仍然为气血失畅,湿热内蕴,证型未变,故在原方基础上加减。因咽喉仍有不适,故加入桔梗、大青叶以增强清热解毒之功效;伴见夜寐欠安,故加入磁石、嫩钩藤、炒酸枣仁以安神,促进睡眠。

医案 2　陈某,男,68 岁。

[初诊]　2016 年 3 月 22 日。

主诉:颈腰疼痛 2 年余。

颈腰疼痛、酸楚,上背及手、下肢麻木,两手作僵,头晕头痛。小溲频数,夜间尤甚,腑行欠畅,下肢畏冷。返酸,晨起口苦,已有 2 年余。外院 MRI 提示 C_3~C_4 椎间盘突出,余无异常,腰椎未见异常。舌质紫,舌下静脉曲张(+++),苔薄黄腻,中剥,脉弦滑。

西医诊断:颈腰综合征。

中医诊断:痹证。

证候分析:肝阳偏亢,筋脉失养。

治法:益气活血,平肝熄风,舒筋通脉。

方药:调脉通痹方加减。黄芪 15 g,潞党参 12 g,全当归 10 g,炒白芍 9 g,大川芎 9 g,熟地黄 15 g,软柴胡 9 g,明天麻 15 g,嫩钩藤 10 g(后下),石决明 30 g(先煎),炒子芩 9 g,川牛膝 9 g,益母草 15 g,厚杜仲 9 g,桑寄生 9 g,茯神 18 g,炒羌活 10 g,左秦艽 10 g,小川连 3 g,吴茱萸 12 g,预知子 15 g,香谷芽 15 g,土鳖虫 6 g,28 剂。

[二诊]　2016 年 4 月 20 日。头晕已少,时有耳鸣,腰膝、两足酸楚,稍有疼痛,腑行略多,小溲正常,少腹作胀。2016 年 3 月 23 日化验报告 IgA 75.65。舌苔薄,脉弦滑。证属肝经未畅,痰湿未清。治以益气活血,平肝熄风,舒筋通脉。

调脉通痹方加减。黄芪 15 g,潞党参 12 g,全当归 10 g,大川芎 12 g,软柴胡 9 g,明天麻 12 g,嫩勾藤 12 g(后下),茯神 15 g,石决明 30 g(先煎),山栀子 12 g,黄芩 9 g,益母草 15 g,桑寄生 12 g,夜交藤 18 g,川牛膝 12 g,杜仲 12 g,石菖蒲 15 g,青风藤 15 g,络石藤 15 g,香附 12 g,八月札 15 g,神曲 15 g,枸杞子 12 g,28 剂。

[三诊]　2016 年 6 月 14 日。颈项不适、手麻经治已少,下肢畏冷,麻木,间歇性跛行,时有头痛、头胀、耳鸣,脘腹作胀,胃纳不佳,腑行不畅,口干口苦,苔薄腻,脉弦滑。证属湿热内蕴,经脉失畅。治以解肌清热,利湿行水。

柴葛解肌汤合茵陈五苓散加减。地黄 10 g,天花粉 15 g,六神曲炭 15 g,旋覆花 15 g,广木香 12 g,预知子 15 g,蓬莪术 15 g,汉防己 12 g,豨莶草 15 g,猪苓 9 g,绵茵陈 10 g,肥知母 10 g,苦参 10 g,炒子芩 9 g,炙甘草 6 g,粉葛根 15 g,炒羌活 10 g,软柴胡 9 g,炒白芍 9 g,川桂枝 12 g,14 剂。

按语:患者老年男性,年近古稀。初诊见颈腰疼痛、酸楚,上背及手、下肢麻木,头晕头痛,小溲频数,夜间尤甚,腑行欠畅,下肢畏冷,返酸,晨起口苦,两手作僵,已有 2 年余,舌质紫,舌下静脉曲张(+++),苔薄黄腻,中剥,脉弦滑,乃肝阳偏亢,筋脉失养。方用调脉通痹方合黄连吴茱萸汤加减。调脉通痹方由天麻钩藤饮合圣愈汤加减而成,具有益气活血,平肝熄风,舒筋通脉之功效。伴见返酸,晨起口苦,小溲频数,腑行欠畅,下肢畏冷,故加入黄连吴茱萸汤(左金丸)。黄连吴茱萸汤主治肝火犯胃,嘈杂吞酸。本方证乃肝郁化火犯胃所致。肝火犯胃,胃失和降,嘈杂吞酸;肝火上炎,故口苦。方中黄连一则泻心火以泻肝火,即所谓"实则泻其子",肝火得清,自不横逆犯胃;二则清胃热,胃火降则其自降,如此标本兼顾,对肝火犯胃之返酸尤为适宜。吴茱萸辛苦而温，入肝、脾、胃、肾经，辛能入肝散肝郁，苦能助黄连降逆止呕之功，温则佐制黄连之寒，使黄连无凉遏之弊，且能引领黄连入肝经。两者辛开苦降，寒热并用，泻火而不凉遏，温通而不助热，使肝火得清，胃气得降，则诸症自愈。方中加入土鳖虫以增强活血化瘀之功，预知子以增强疏肝理气之功效，香谷芽以健脾和胃，顾护胃气。

二诊时头晕已少，时有耳鸣，腰膝、两足酸楚，稍有疼痛，腑行略多，小溲正常，少腹作胀，舌苔薄，脉弦滑，肝经未畅，痰湿未清，继续以调脉通痹方应用。加入石菖蒲以化痰，青风藤、络石藤以祛风通络止痛；香附、八月札、神曲以行气和胃，减少少腹作胀之症；枸杞子以补益肝肾，改善耳鸣，腰膝、两足酸楚。

三诊时颈项不适、手麻经治已少，下肢畏冷，麻木，间歇性跛行，时有头痛、头胀、耳鸣，脘腹作胀，胃纳不佳，腑行不畅，口干口苦，苔薄腻，脉弦滑，乃湿热内蕴，经脉失畅。治宜上焦解肌清热，中焦调和脾胃，下焦利水渗湿，方用柴葛解肌汤合茵陈五苓散加减。柴葛解肌汤具有解肌清热之功，方中葛根、软柴胡为君药。葛根味辛，性凉，辛能外透肌热，凉能内清郁热；软柴胡味辛性寒，既为"解肌要药"，且有舒畅气机之功，又可助葛根外散郁热；羌活助君药辛散发表，并止诸痛；黄芩清泻里热，共为臣药。软柴胡配黄芩，透解少阳之邪热；羌活发散太阳之风寒；白芍敛阴养血，防止疏散太过而伤阴，甘草调和诸药为使药。为增强解肌清热之功效，加入桂枝以发汗解表，从而解除头痛头胀耳鸣、口苦口干之上焦症状。同时患者见胃纳不佳、脘腹作胀之中焦脾胃为湿邪所困之症。方中加入莪术以破血行气消积，旋覆花、木香、预知子行气和胃，六神曲炭以健脾和胃，从而解除中焦之困；湿热痹阻，滞留下焦，故见腑行不畅、下肢畏冷、麻木、间歇性跛行。方用茵陈五苓散加减以利水渗湿。方中茵陈、猪苓利水渗湿，桂枝温阳利水，使湿热之邪从下焦而解。

纵观整个治疗过程，一诊、二诊，患者肝阳上亢为主，以调脉通痹方加减以益气活血，平肝熄风，舒筋通脉。三诊时，原症状明显缓解，但仍见下肢畏冷，麻木，间歇性跛行，时有头痛头胀耳鸣，脘腹作胀，胃纳不佳，腑行不畅，口干口苦。故三诊治疗上焦解肌清热，中焦行气和胃，下焦利水渗湿，上、中、下三焦同治，以达三焦通畅而求全功。

医案3 程某，男，50岁。

[初诊] 2020年4月14日。

主诉：颈项腰背疼痛30余年。

颈项腰背痛30余年，曾有锻炼受损史。现症见左肩胛疼痛，左侧下肢牵掣，左手、左足指（趾）稍有麻木，遇阴雨天寒疼痛加重。腑行正常，夜尿一次，舌质略紫，舌苔薄，脉细滑。

西医诊断：颈腰综合征。

中医诊断：痹证。

证候分析：痰瘀内结，肾阳亏虚，筋脉失常。

治法：祛痰瘀，舒筋脉，温肾阳，散寒湿。

方药：舒筋通痹方合温经通痹方加减。生黄芪15 g，全当归9 g，生白芍15 g，大川芎12 g，软柴胡9 g，制乳香9 g，炒羌活12 g，左秦艽12 g，制香附12 g，川牛膝12 g，广地龙9 g，炙甘草6 g，熟地黄18 g，生麻黄9 g，白芥子12 g，熟附片12 g，肉桂9 g，淫羊藿12 g，巴戟天12 g，香谷芽12 g，大枣9 g，京三棱15 g，蓬莪术15 g，28剂。

[二诊] 2020年5月16日。经治疗后,疼痛缓解,左侧下肢牵掣及左手、左足指(趾)麻木消失。证属痰瘀内结,肾阳亏虚,筋脉失常。治以祛痰瘀,舒筋脉,温肾阳,散寒湿。

初诊方继续服用,28剂。

[三诊] 2020年6月10日。腰脊疼痛渐缓,左肩胛疼痛未已,腑行2日一次,苔薄腻,脉弦滑。证属气滞血瘀,经络痹阻。治以活血祛瘀,祛风除湿,通络止痛。

舒筋通痹方加减。生黄芪15 g,当归9 g,白芍15 g,川芎12 g,柴胡9 g,乳香9 g,羌活12 g,秦艽12 g,制香附12 g,川牛膝12 g,广地龙9 g,炙甘草6 g,生地黄9 g,蓬莪术15 g,生三七9 g,青风藤15 g,制南星9 g,炙地鳖9 g,大蜈蚣3 g,广木香6 g,炒枳壳12 g,白芥子9 g,炙甘草9 g,大枣9 g,28剂。

[四诊] 2020年7月14日。疼痛麻木已基本缓解,纳食欠佳,大便仍时有稀溏,夜寐已安,小便正常,仍有遇冷及阴雨加重。证属肾阳亏虚,筋脉失常。治以益气化瘀,温补肾阳。

温肾通痹方加减。炙黄芪15 g,潞党参12 g,全当归12 g,炒白芍12 g,大川芎12 g,熟地黄12 g,软柴胡12 g,山茱萸12 g,淮山药18 g,甘杞子12,鹿角片12 g,菟丝子12 g,熟附片9 g,川桂枝9 g,厚杜仲12 g,香谷芽12 g,羌、独活各12 g,左秦艽12 g,人参9 g,生三七9 g,鸡血藤15 g,大枣9 g,炙甘草9 g,14剂。

[五诊] 2020年8月5日。纳食及大便均已基本恢复正常,怕冷恶风症状明显缓解。证属肾阳亏虚,筋脉失常。治以益气化瘀,温补肾阳。

四诊方继续应用28剂。嘱适当调整工作强度,坚持做"施氏十二字养生功"锻炼。

按语: 患者男性,知天命之年,气血肾精渐亏。受颈项腰背痛困扰30余年,初诊见病久入络,伴见手指、足趾麻木,乃筋脉痹阻之象。"寒主收引",阴雨天寒痹阻加重,故症见疼痛加重。用舒筋通痹方合温经通痹方加减治疗,辨证精当,故效如桴鼓。舒筋通痹方与温经通痹方均为施杞经验方。舒筋通痹方由圣愈汤合身痛逐瘀汤加减化裁而成,温经通痹方则由阳和汤合圣愈汤加减而成。

圣愈汤出自清代吴谦的《医宗金鉴》,由黄芪、潞党参、全当归、白芍、大川芎、大生地和软柴胡组成。前六味药实为四物汤加人参、黄芪,"皆醇厚和平而滋润,服之则气血疏通,内外调和,合于圣度矣",既能气血双补,又能固元摄精。软柴胡性味苦平,气质轻清,为肝经要药。"败血凝滞,从其所属,必归于肝",软柴胡是石氏伤科常用之药,其能司升降,通达上、中、下三焦,疏解瘀滞,化瘀散结,甚合施杞"少阳为枢""少阳主骨"之意。"少阳主骨"学说最早见于《素问·热论》中,《灵枢·经脉》所载"胆足少阳之脉……是主骨所生病者,头痛……胸、胁、肋、髀、膝外至胫、绝骨、外踝前及诸节皆痛",首次记载足少阳胆经与各种骨痛有关;隋代医家杨上善《黄帝内经太素》载"足少阳脉主骨,络于诸节,故病诸节痛也",因为足少阳胆经循行于全身诸节,故主诸节骨痛。

身痛逐瘀汤为清代王清任的活血系列方之一,《医林改错》云:"凡肩痛、臂痛、腰疼,或周身疼痛……如古方治之不效,用身痛逐瘀汤。"施杞宗其旨意,舒筋通痹方中羌活、左秦艽、全当归、大川芎、乳香、制香附、川牛膝、广地龙由身痛逐瘀汤化裁,左秦艽祛风利湿,羌活散风寒,祛风湿,二药合奏祛除外邪、缓解痉挛之功;全当归补血活血,濡养温通经脉,使血归其所;大川芎、没药皆活血化瘀之品,大川芎为血中气药,行气活血,燥湿搜风,既行血滞,又祛血中湿气；乳香通滞血，散结气，消肿止痛；地龙通经活络，兼利水湿而消水肿；香附开郁行气，其性宣畅，通行十二经八脉之气分；牛膝入肝、肾二经，补肝肾，强筋骨，散瘀血，引药下行；甘草缓急止痛，调和诸药。施杞常用舒筋通痹方治疗瘀血挟风湿、经络痹阻所致慢性筋骨病，诸如颈肩臂疼痛、腰腿痛，或周身疼痛，以痛为主，经久不愈者。本患者受颈项腰背痛折磨30余年，用舒筋通痹方甚为合适。

同时该患者阴雨天寒疼痛加重，又属于"寒痹"范畴。故在应用舒筋通痹方同时，又合以温经通痹方。温经通痹方由阳和汤合圣愈汤加减而成。阳和汤出自《外科证治全生集》，主治阴疽，漫肿无头，皮色不变，酸痛无热，口总不渴，舌淡苔白，脉沉细或迟细，或脱骨疽、脱疽、流注、痰核、鹤膝风等属于阴寒证者。施杞根据辨证结果，采用异病同治的理念，用温经通痹方治疗血虚寒凝痹阻于肌肉、筋骨、血脉之痹证。方中重用熟地黄滋补阴血，填精益髓；少佐麻黄，宣通经络，与诸温和药配合，可以开腠理，散寒结，引阳气由里达表，通行周身。寒邪痹阻，遇寒加重，方中加入熟附片、肉桂、淫羊藿、巴戟天等温阳散寒之品。久病入络，久病必瘀，造成痰瘀互结于半表半里之少阳经脉。方中白芥子能祛皮里膜外之痰，再次体现了施杞"少阳为枢"的学术思想。痰瘀兼祛，故方中又加入三棱、莪术破血逐瘀之品。为了更好地发挥药效，方中又加入谷芽健脾和胃，以防熟地黄及温药碍胃之虞。纵观全方，圣愈汤、身痛逐瘀汤、阳和汤合用加减化裁，祛痰瘀，舒筋脉，温肾阳，散寒湿，标本兼治，直达病所，配伍精当，故效如桴鼓。

三诊时症状进一步缓解，治以益气活血，祛风除湿，通络止痛为主，在舒筋通痹方基础上加用胆南星增强化痰功效，加用地鳖虫增强通络之功效。

四诊、五诊时痰瘀症状已基本得到缓解，考虑仍余有遇冷及阴雨加重的症状，继续以温肾通痹方加减化裁，以益气活血、祛风除湿、温阳散寒。

此患者为神经根型颈椎病与腰突症混合为病，虽病情复杂，然病均在经络，属"肉痹""筋痹"范畴，多因风、寒、湿邪留而不去，痹阻血脉，血行不畅。若脾气不足，运化无力，则痰湿内生，血脉瘀阻，属痰瘀痹阻证。跟随施杞抄方可知，不局限于颈椎病，对于慢性筋骨病，施杞善用祛风湿药，如川乌、附子、细辛、桂枝、炒防风、羌活、川独活、威灵仙、左秦艽等，还善用青风藤、络石藤、鸡血藤等藤类药。此患者初诊颈部及腰脊疼痛，颈椎病及腰椎病合病，虽症状较多，病程较长，总属痰瘀互结之实证，故以攻为主，采用益气活血、祛风除湿的舒筋通痹方为主方，患者又有怕冷，阴雨天加重，故寒湿之气存内，合用温经通痹方加减。方中熟地黄、白芥子、肉桂散寒祛湿，再加以通络止痛、加强神经根水肿消退之地龙，温肾之巴戟天、淫羊藿，诸药合用共奏益气化瘀、祛风除湿、通络止痛、健脾温肾之功。经治，诸恙均缓，故二诊基本续用前方巩固疗效，至三诊风、寒、湿诸痹基本消退，进而用益气化瘀、温补肾阳的温肾通痹方调补整体，进一步巩固疗效。回顾既往此类患者，发现此种方法多次运用，每多获效。

医案4 孙某，男，70岁。

[初诊] 2016年3月22日。

主诉：颈腰疼痛近4年。

颈项疼痛，稍有手指麻木，颈项活动早期尚可，后期活动受限日渐加重。腰脊疼痛已近4年。间歇性跛行200 m，小溲欠畅，四肢少温，脉细滑。外院MRI提示颈椎生理弧度消失，

C_3～C_4、C_4～C_5后纵韧带骨化,椎管狭窄,L_4～L_5、L_5～S_1椎间盘突出,T_{11}、L_3椎体增生明显。前纵韧带骨化,腰前俯90°,生理弧度轻度减弱。

西医诊断:颈腰综合征。

中医诊断:痹证。

证候分析:气血瘀滞,痰湿内蕴,肾阳不足。

治法:活血化瘀,祛风除湿,温补肾阳。

方药:舒筋通痹方加减。生黄芪30 g,全当归10 g,炒白芍18 g,大川芎12 g,大生地15 g,软柴胡9 g,单桃仁12 g,乳香10 g,五灵脂15 g(包煎),羌活12 g,制香附12 g,川牛膝9 g,淡干姜9 g,炙甘草6 g,淫羊藿15 g,熟附片12 g,青风藤15 g,土鳖虫6,大蜈蚣3 g,谷芽15 g,14剂。

[二诊] 2016年4月6日。诸恙如前,病情稳定,稍有改善。OPLL综合征(颈椎后纵韧带骨化症),症全缓解难度较大,苔薄黄腻,脉细弦滑。证属痰瘀内蕴,筋脉失畅。治以活血化瘀,渗水利湿。

初诊方加汉防己10 g,川楝子9 g,葶苈子9 g,大腹皮15 g,制苍术15 g,14剂。

按语:患者老年男性,年逾古稀,颈腰综合征伴发后纵韧带钙化、椎间盘突出、椎管狭窄。初诊见颈项疼痛,稍有手指麻木,颈项活动受限,腰脊疼痛,间歇性跛行,小溲欠畅,四肢少温,脉细滑,乃气血瘀滞,痰湿内蕴,肾阳不足。方以舒筋通痹方加减治疗。舒筋通痹方由圣愈汤合身痛逐瘀汤加减化裁而成,具有活血祛瘀、祛风除湿、通络止痛之功效。方中加入土鳖虫、大蜈蚣以增强活血祛瘀之功效,青风藤以增强祛风除湿之功效。患者伴发四肢少温之肾阳亏虚之证,故加入淫羊藿、熟附片以增强温补肾阳之效。

二诊病情稳定,稍有改善。由于OPLL综合征症状全缓解难度较大,苔薄黄腻,脉细弦滑,乃痰湿日久,形成痰瘀,导致气滞血瘀加重,造成筋脉失畅。湿邪重浊黏腻,难以祛除,故在一诊方中加入川楝子、大腹皮、汉防己、葶苈子、制苍术以加大行气利水祛湿之功效,使湿祛痰轻瘀减,从而改善症状。

医案5 白某,女,57岁。

[初诊] 2016年4月5日。

主诉:颈腰疼痛2个月余。

颈腰疼痛已有2个月余,左手作胀,晨起较甚,时有头晕,左侧面部小肌肉抽动,左下肢外侧胀痛、麻木,胃纳欠佳,夜尿2～3次,腑行正常,夜寐欠宁,外院颈椎MRI提示颈椎退行性变,骨质增生,髓核变性,C_3～C_7椎间盘突出,C_5～C_6椎管狭窄,甲状腺饱满,伴信号不均。腰前俯90°,生理弧度减弱,过伸(－),颈项活动正常,霍夫曼征(－),膝反射(＋),左侧面部小肌肉抽动,苔薄黄腻,脉细滑。

西医诊断:颈腰综合征。

中医诊断:痹证。

证候分析:气滞血瘀,肝肾亏虚。

治法:活血祛瘀,祛风除湿,通络止痛。

方药:舒筋通痹方加减。生黄芪30 g,全当归10 g,炒白芍18 g,大川芎12 g,大生地

15 g,软柴胡 9 g,单桃仁 12 g,乳香 10 g,五灵脂 15 g(包煎),羌活 12 g,制香附 12 g,川牛膝 9 g,淡干姜 9 g,炙甘草 6 g,明天麻 15 g,石决明 30 g,香谷芽 15 g,28 剂。

[二诊] 2016 年 5 月 3 日。颈项酸楚、头痛头胀已缓,左侧面部小肌肉抽动已瘥,左小腿胀痛未已,时有盗汗、口干,夜寐艰难,二便正常,背脊作凉,舌质紫,少津,舌苔薄。证属气滞血瘀,肝肾亏虚。治以活血祛瘀,祛风除湿,通络止痛。

初诊方去明天麻、石决明、香谷芽,加炒蔓荆子 12 g,藁本 10 g,炒酸枣仁 9 g,首乌藤 15 g,大蜈蚣 3 g,制川乌 12 g,枸杞子 12 g,天花粉 15 g,14 剂。

按语:患者女性,年近花甲,颈腰疼痛 2 个月余。初诊见颈腰疼痛,左手作胀,晨起较甚,时有头晕,左下肢外侧胀痛、麻木,胃纳欠佳,夜尿 2~3 次,腑行正常,夜寐欠宁,左侧面部小肌肉抽动,苔薄黄腻,脉细滑,乃气血失和,肝经失畅。方以舒筋通痹方活血祛瘀,祛风除湿,通络止痛。头晕、左侧面部小肌肉抽动,乃肝风内动,故加入石决明、明天麻以平抑肝阳、熄风止痉,祛风通络;同时加入谷芽以健脾和胃,固护脾胃后天之本。

二诊经治后颈项酸楚、头痛头胀已缓,左侧面部小肌肉抽动已瘥,左小腿胀痛未已,肝经已畅,但时有盗汗、口干,背脊作凉,夜寐艰难,舌质紫,少津,舌苔薄,乃肝肾亏虚。故原方易平抑肝阳之明天麻、石决明为清利头目之蔓荆子和祛风散寒、除湿止痛之藁本、川乌,以进一步改善头晕、头胀以及背脊作凉之症状;加入枸杞子、天花粉以滋补肾阴,改善盗汗、口干之症;加入炒酸枣仁、首乌藤以养心安神,改善睡眠;仍有左小腿胀痛,故加入血肉有情之品大蜈蚣以通络止痛。

六、腰背部软组织损伤

医案 丁某,男,46 岁。

[初诊] 2016 年 8 月 9 日。

主诉:腰背疼痛 3 年。

腰脊疼痛,背部牵掣不舒已有 3 年,部位以左侧肩胛菱形肌及膀胱经分布为主,每需重咳或牵动左肩过伸活动后缓解。3 年前曾于夜间酒后卧于石板地通宵,2 个月后遂有上述诸恙频作(数秒钟阵咳 1 次)。夏日略缓,寒冬加甚,腑行偏溏,苔薄黄,脉弦滑。

西医诊断:腰背部软组织损伤。

中医诊断:痹证。

证候分析:寒湿内蕴,肺络不宣。

治法:温经散寒,宣肺疏风。

方药:麻黄附子细辛汤合止嗽散加减。炙麻黄 12 g,细辛 9 g,熟附片 9 g,川桂枝 9 g,紫苏子、叶各 12 g,藿、佩梗各 12 g,蜜紫菀 12 g,款冬花 9 g,蜜百部 9 g,白芥子 12 g,三棱 15 g,莪术 15 g,丝瓜络 12 g,姜半夏 9 g,广陈皮 12 g,生甘草 10 g,28 剂。

[二诊] 2016 年 9 月 20 日。腰脊疼痛,经治缓而未已,每觉顿咳后舒畅,无痰,胃纳、二便正常,苔薄,脉细。证属气滞血瘀。治以活血祛瘀,祛风除湿,通络止痛。

舒筋通痹方加减。黄芪 30 g,当归 10 g,炒白芍 18 g,川芎 9 g,制川乌 6 g,蜜炙款冬花 15 g,蜜紫菀 15 g,炒土鳖虫 6 g,炒芥子 12 g,炙甘草 6 g,牛膝 9 g,香附 12 g,羌活 10 g,制乳香 10 g,光桃仁 12 g,柴胡 9 g,地黄 15 g,大枣 10 g,浙贝母 12 g,14 剂。

按语：患者壮年男性,3 年前夜间酒后卧于石板地通宵,致寒湿内侵,经脉受阻,故夏日略缓,寒冬加甚。又因迁延日久,故初诊见背部牵掣不舒,以左侧肩胛菱形肌及膀胱经分布为主,每需重咳或牵动左肩过伸活动后缓解。腑行偏溏,苔薄黄,脉弦滑,乃寒湿内蕴,肺络不宣。故方用麻黄附子细辛汤合止嗽散加减。麻黄附子细辛汤出自《注解伤寒论》卷六,具有助阳解表之功效。方中麻黄发汗解表,附子温经助阳,以鼓邪外出,两药相合,温散寒邪而恢复阳气,共为主药;辅佐细辛外解太阳之表,又助附子温经散寒。三药合用,补散兼施,可使外感寒邪从表散,又可固护其阳,使里寒为之散逐,共奏助阳解表之功。为增强助阳解表之功,又加入辛温之桂枝。患者阵咳频作,乃痰湿阻肺,肺络不宣所致,故合止嗽散加减。止嗽散亦为解表剂,具有辛温解表、宣肺疏风、止咳化痰之功效。方中紫菀辛温润肺,苦温下气,补弱调中;百部甘苦微温润肺,陈皮调中快膈,导滞消痰;同时加入款冬花以增强润肺止咳之功,半夏、丝瓜络以增强化痰之功。由于迁延日久,故加入白芥子以去除皮里膜外之痰。痰瘀日久,必致血瘀,故加入三棱、莪术以活血化瘀。长夏暑湿当令,故加入暑湿时令解暑醒脾之要药藿香、佩兰祛湿,紫苏子降气消痰,紫苏叶解表散寒,行气和胃。全方以辛温解表,宣肺止咳为主,兼顾活血化瘀,行气和胃。

二诊时,经 1 个月余治疗,腰脊疼痛已缓。但仍每觉顿咳后舒畅,无痰,胃纳、二便正常,苔薄,脉细,方以舒筋通痹方加减。舒筋通痹方由圣愈汤合身痛逐瘀汤加减化裁而成,具有活血化瘀、祛风除湿、通络止痛之功效。为增强活血化瘀之功,加入土鳖虫;为增强祛风除湿之功,加入制川乌。仍有顿咳,故加入白芥子继续去除皮里膜外之痰,蜜炙款冬花、蜜紫菀润肺止咳;贝母化痰止咳。同时加入大枣补脾和胃、益气生津、调和营卫、解诸药毒。

七、髋关节滑膜炎

医案 顾某,女,59 岁。

[初诊] 2021 年 11 月 23 日。

主诉：右髋疼痛 2 年余。

右髋疼痛已有 2 年余,活动牵掣,步履艰难,屈伸不利,MRI 提示右髋关节积液。素有尿路感染、高血压、间质性肺炎,时有头晕,舌质紫,苔薄腻,脉细弦。

西医诊断：右髋关节滑膜炎。

中医诊断：髋痹。

证候分析：痰瘀互结,络脉不通。

治法：补气血,益肝肾,祛风湿,止痹痛。

方药：调身通痹方加减。炙黄芪 15 g,党参 12 g,当归 9 g,白芍 12 g,川芎 12 g,熟地黄 12 g,柴胡 9 g,桑寄生 9 g,独活 9 g,秦艽 9 g,防风 12 g,肉桂 9 g,茯苓 15 g,杜仲 12 g,川牛膝 12 g,炙甘草 6 g,青风藤 15 g,威灵仙 15 g,老鹳草 15 g,忍冬藤 12 g,鹿衔草 15 g,海金沙 15 g,石见穿 15 g,穿心莲 15 g,熟附片 12 g,淫羊藿 15 g,骨碎补 15 g,露蜂房 12 g,大枣 9 g,14 剂。

[二诊] 2021 年 12 月 9 日。腰及下肢、髋部牵掣疼痛已少,近期血压偏高,胃纳、二便

均可,苔薄腻,脉细滑,再拟调摄。证属气血瘀滞,经脉失养。治以补气血,益肝肾,祛风湿,止痹痛。

初诊方去石见穿、穿心莲,加蓬莪术 12 g,延胡索 15 g,制川乌 9 g,14 剂。

按语：髋关节滑膜炎原因尚不明确,可能与病毒感染、创伤、细菌感染及变态反应(过敏反应)有关。病理检查可见非感染性炎症和滑膜增生。本病属中医"痹证"范畴,《素问·痹论》说："风、寒、湿三气杂至,合而为痹也。"痹证的发生,主要由风、寒、湿等邪乘虚侵袭人体,闭阻经络,引起气血运行不畅,或病久痰浊瘀血,阻于经络,深入关节筋脉。本病初起,以邪实为主,病位在肢体、皮肤、经络。久病多属正虚邪恋,或虚实夹杂,病位则深入筋骨或脏腑。施杞认为痹证属于本虚标实之证,创调身通痹方。该方由独活寄生汤合圣愈汤加减化裁而成。立方补气血,益肝肾,祛风湿,止痹痛,标本兼顾,扶正祛邪,主治痹证日久,肝肾两虚,气血不足所见腰膝疼痛,痿软,肢节屈伸不利,或麻木不仁。患者既往有尿路感染及间质性肺炎,故加海金沙、石见穿、穿心莲清热利湿解毒。二诊,下肢疼痛已少,二便无异,血压稍高,去石见穿、穿心莲,用蓬莪术、延胡索、制川乌行气活血,通络止痛。诸药合用,以达标本兼顾,扶正祛邪之效。

八、半月板损伤

半月板的本质也是软骨的一个部分,是人体发育过程当中,为缓冲膝关节的压力而产生,属于中医"筋"的范畴,所以中医学一般将半月板损伤列入"筋伤"范畴。半月板损伤应该区分对待,如果是年轻人的运动损伤,可以归于筋伤,而对于中老年人,特别是无明确外伤的患者来说,其发病和膝关节本身的软骨老化和软骨下骨的骨量改变均有着密切关系。膝骨关节炎中老年患者往往伴随有半月板的退行性变或损伤,这一部分患者不应归于筋伤的范畴,因为其有膝关节疼痛及活动不利的特点,将之归于"膝痹"范畴更为合适。其病机为筋骨失养,肝肾亏虚,脉络阻滞,气血运行不畅,进而引起肿胀、疼痛等,严重影响患者的生活质量,《素问·痿论》记载："宗筋主束骨而利关节也"。《素问·五脏生成》中有"诸筋者皆属于节"。"骨张筋",骨对筋具有支撑作用,"筋束骨",筋对骨起约束作用。中医对筋的概念涵盖比较广泛,包括肌肉、肌腱、韧带、筋膜、腱鞘、滑囊、关节囊,以及神经、血管,甚至包括关节软骨、椎间盘组织、关节盂唇、半月板等。民间古语"伤筋动骨一百天",筋伤需及时诊治。如果延误,会引起局部经络受阻,运化失常,造成局部水肿或功能障碍;后续严重者引起组织粘连、纤维化,甚至引发骨性关节炎。

医案 1 叶某,女,65 岁。

[初诊] 2022 年 1 月 26 日。

主诉：左膝关节肿胀、疼痛、屈伸不利 1 年,加重 2 个月。

1 年前无明显诱因出现左膝关节肿胀,稍有疼痛,上下楼梯受限,休息后缓解,活动后加重,如此反复发作。随后自行外用活血化瘀类膏药,效果一般,未行其余药物治疗。近 2 个月来自觉左膝关节疼痛及肿胀加重,胃纳、二便及夜寐正常,苔薄白,脉细缓。2022 年 1 月 26 日 MRI 示左膝关节积液,半月板轻度损伤。

西医诊断：左膝半月板损伤,左膝关节积液。

中医诊断：膝痹。

证候分析：湿瘀痹阻，肝肾不足。

治法：化瘀除湿通络，补益肝肾。

方药：滋肾通痹方加减。炙黄芪9 g，潞党参12 g，全当归9 g，白芍12 g，大川芎12 g，熟地黄12 g，软柴胡9 g，山茱萸12 g，淮山药18 g，甘杞子12 g，川牛膝12 g，炙龟板9 g，羌活12 g，青风藤12 g，老鹳草15 g，功劳叶12 g，忍冬藤12 g，汉防己12 g，淫羊藿15 g，鸡血藤15 g，威灵仙15 g，鹿角片12 g，菟丝子12 g，鸡血藤12 g，香谷芽12 g，大枣12 g，炙甘草6 g，28剂。

嘱避风寒，畅情志，避免劳作，练习"施氏十二字养生功"。

[二诊] 2022年3月2日。服药28剂后，诸恙均缓，左膝肿胀及疼痛明显减退，活动改善，主诉近期偶有胃脘作胀，夜寐一般，苔薄白，脉细滑。证属湿瘀痹阻，肝肾不足。治以化瘀除湿通络，补益肝肾。

初诊方去功劳叶、忍冬藤，加炒枳壳12 g，制香附12 g，夜交藤18 g，14剂。

按语：患者老年女性，年逾花甲，左膝关节肿胀、疼痛、屈伸不利1年，加重2个月，尽管MRI报半月板损伤，仍属于中医"膝痹"范畴，证属肝肾亏虚，故用滋肾通痹方加减治疗。方中羌活、青风藤、老鹳草、忍冬藤祛风止痛；汉防己、威灵仙祛湿通络消肿；炙黄芪、潞党参、全当归、白芍、大川芎、熟地黄、鸡血藤补气滋阴益脾，养血活血；山茱萸、淮山药、甘杞子、川牛膝补肾活络；鹿角片、菟丝子壮骨强筋固精；软柴胡疏肝理气。该方由左归丸合圣愈汤加减而成，共奏祛风湿、强筋骨、止痛通络、滋阴补肾、填精益髓之功。

二诊患者症状皆缓解，肿痛减退，主诉有胃脘作胀不适，夜寐欠佳，故原方去功劳叶、忍冬藤，降低寒凉药物使用，加炒枳壳、制香附、夜交藤意在行气通滞，助眠安神。施杞在运用滋肾通痹方过程中常常加用健脾之品，因《灵枢·本神》有"脾气虚则四肢不用"，《素问·痿论》"治痿独取阳明"，脾为后天之本，主四肢百骸，先天之精有赖于后天之脾胃运化水谷精微的不断充养，加陈皮、佛手片、八月札、春砂仁、六神曲、制香附、炒谷芽等健脾行胃，化食消积之品。患者夜寐不宁，加酸枣仁、合欢皮、夜交藤、抱茯神养血补肝，宁心安神。

医案2 顾某，男，50岁。

[初诊] 2019年9月6日。

主诉：两膝疼痛2个月余，右膝为重。

两膝疼痛，目前右膝为甚，屈伸不利，下蹲困难，否认外伤史，曾有肿胀，目前肿胀不明显，外院MRI提示右膝关节内侧半月板后角损伤（Ⅱ～Ⅲ度）。腑行略溏，口干、口苦，苔薄黄，脉弦细。

西医诊断：半月板损伤。

中医诊断：膝痹。

证候分析：气血瘀滞，湿热痹阻。

治法：活血祛瘀，清热祛湿。

方药：清利通痹方加减。生黄芪15 g，潞党参12 g，软柴胡12 g，全当归12 g，苦参12 g，制苍术12 g，炒防风12 g，羌活12 g，川独活12 g，肥知母12 g，嫩茵陈12 g，炒子芩

9g,黑山栀9g,左秦艽12g,蓬莪术15g,制乳香9g,大蜈蚣3条,青风藤15g,川桂枝9g,熟附片6g,香谷芽12g,大枣10g,14剂。

[二诊] 2019年10月14日。诸羔均缓,胃纳、二便正常,舌质紫,苔薄腻,脉细滑。证属湿热未清,气血瘀滞,经脉失养。治以活血祛瘀,清热利湿。

初诊方去山栀子,加蓬莪术12g,生蒲黄18g,乌梢蛇12g,14剂。

[三诊] 2019年11月12日。疼痛已减,停药2周后稍有复发,两膝自觉拘紧,腑行偏溏,舌苔薄,脉细滑。证属气血失和,痰瘀内蕴,经脉失养。治以益气养血,祛痰化瘀,补益肝肾。

调身通痹方加减。生黄芪15g,潞党参12g,川桂枝9g,炒白术10g,炒白芍12g,制赤芍12g,大熟地12g,软柴胡12g,川独活12g,左秦艽12g,炒防风12g,云茯苓12g,厚杜仲12g,川牛膝12g,制狗脊12g,人参9g,姜半夏12g,广木香9g,14剂。

[四诊] 2019年12月9日。双膝疼痛、拘紧等症大减。证属气血失和,痰瘀内蕴,经脉失养。治以益气养血,祛痰化瘀,补益肝肾。

三诊方继续服用14剂。

按语: 患者男性,知天命之年,两膝疼痛,右膝为甚,屈伸不利,下蹲困难,口干、口苦,苔薄黄,属于湿热闭阻之证,选用清利通痹方治疗。清利通痹方由当归拈痛汤合圣愈汤加减而成。当归拈痛汤源自《医学启源》,主治湿热为病,肢节烦痛,肩背沉重,遍身疼痛,下注于胫,肿痛不可忍。热痹,即热毒流注关节,或内有蕴热,复感风寒湿邪,与热相搏而致的痹证。《证治准绳·痹》:"热痹者,脏腑移热,复遇外邪,客搏经络,留而不行,阳遭其阴,故痹熻然而闷,肌肉热极,体上如鼠走之状,唇口反裂,皮肤色变。"热痹系素体阳气偏盛,内有蕴热,或阴虚阳亢之体,感受外邪侵袭,邪气入里化热,流注经络、关节;或风寒湿邪日久缠绵不愈,邪留经脉,气血瘀阻,以关节疼痛,局部灼热、红肿、痛不可触,不能屈伸,得冷则舒为特点的病证。热邪致痹可单一出现,或热与湿相结,湿热闭阻,表现为关节或肌肉红肿热痛,屈伸不利,步履艰难,可反复发作。在治疗关节炎症急性发作或慢性筋骨病湿热内蕴,经脉痹阻时,清利通痹方应用广泛。本案患者中年男性,没有明确外伤史,所以仍将之归于"膝痹"范畴,因患者病程已有2个月余,目前关节肿胀不甚明显,已经过了急性发作滑膜炎期,但其疼痛仍甚,活动欠利,口干、口苦,苔薄黄,脉弦细,仍属湿热痹阻之证,一诊遂用清利通痹方加减治之。二诊疼痛大减,口干、口苦也已大好,但患者仍有膝关节拘紧,屈伸不利,遂继续前法加用蒲黄活血凉血,莪术破血逐瘀加强祛瘀生新之力,去山栀子是为减少寒凉药物的应用,呵护肠胃。三诊,停药2周,病症反复,但此时湿热已清,是以气血失和,经脉失养之虚证为主,挟有痰瘀,予益气养血,祛痰化瘀,补益肝肾之调身通痹方进行治疗。四诊双膝疼痛、拘紧等症大减,继续三诊方治疗,诸症乃瘥。

九、踝关节扭伤

医案 潘某,女,43岁。

[初诊] 2019年5月3日。

主诉: 左踝关节扭伤近3个月。

左踝扭伤已近3个月,左踝关节外侧稍肿,足跗肿胀,负重行走后肿痛加重,MRI提示左踝关节少量积液,距骨及跟骨有少量骨髓水肿,无明显骨坏死。经事已绝,舌苔薄,脉细弦。素有系统性红斑狼疮病史,目前激素(泼尼松片)间日1片,神疲乏力,每易外感,二便正常,夜寐亦安。

西医诊断：踝关节扭伤,系统性红斑狼疮。

中医诊断：筋伤。

证候分析：气血失和,痰瘀互结。

治法：益气活血,祛痰除湿,通络止痛。

方药：舒筋通痹方加减。炙黄芪15 g,全当归12 g,炒白芍12 g,大川芎12 g,软柴胡12 g,制乳香9 g,羌活12 g,左秦艽12 g,制香附12 g,川牛膝12 g,广地龙10 g,鸡血藤15 g,青风藤15 g,络石藤12 g,汉防己12 g,生薏苡仁18 g,人参9 g,炒白术12 g,白茯苓12 g,香谷芽12 g,大枣10 g,14剂。

[二诊] 2019年5月17日。精神已振,左踝肿痛已少,足跗肿胀稍轻,胃纳、二便尚可,夜寐亦可,时有潮热,夜间汗出,每易外感,舌质紫,舌苔薄,脉弦滑。证属痰瘀未清,气血未和,经脉失养。治以活血祛瘀,祛痰通络,滋阴养血。

初诊方去乳香、汉防己,加糯稻根30 g,炒防风12 g,乌梅9 g,28剂。

[三诊] 2019年7月12日。左踝肿痛渐缓,足跗肿胀已消,盗汗已少,自觉潮热,胃纳、二便尚可,苔薄白,脉细滑。证属气血失和,肝肾失养。治以益气养血,滋补肝肾。

滋肾通痹方加减。炙黄芪15 g,潞党参12 g,全当归12 g,炒白芍12 g,大川芎12 g,大熟地12 g,软柴胡12 g,山茱萸12 g,淮山药18 g,甘杞子12 g,炙龟板9 g,鹿角片12 g,菟丝子12 g,川牛膝12 g,青风藤15 g,鸡血藤15 g,络石藤15 g,伸筋草15 g,淫羊藿12 g,肥知母9 g,香谷芽12 g,大枣10 g,藿、佩叶各12 g,28剂。

[四诊] 2019年8月9日。左踝肿痛等症大减。再予前法调治,诸恙渐瘥。

按语：踝关节扭伤好发于中青年患者,属中医学"筋伤"范畴。中医认为踝部扭捩跌扑,筋肉或损或断,络脉随之受伤,气血互阻,引起疼痛和功能障碍。早期失治易致风湿乘虚侵袭,湿浊瘀互阻,致酸痛缠绵,步履乏力而不能完全恢复。严重扭伤者常伴有骨折脱位,即伤筋动骨。《圣济总录·伤折恶血不散》云："若为伤折,内动经络,血行之道不得宣通,瘀结不散,则为肿为痛。"本案患者即为伤后近3个月,仍然存在有伤区的疼痛、足跗的肿胀等,其病机主要还是外伤导致的筋伤的病理特点,都是因为气血不通,而产生瘀血。气血对骨的滋养是筋骨能保持正常形态和正常功能的关键,而一旦瘀血阻滞,脉络不通,局部筋肉或损或断,经脉、气血受损,血行失度,不循常道而溢于脉外,局部瘀血留滞,筋骨失去滋养。"脉络不通,不通则痛",故出现伤区疼痛、足跗部位肿胀等症状。

此案为踝关节陈伤。踝部陈伤虽起于外伤,伤及肌筋,或骨有损伤,其伤后日久,筋骨理应得续,但仍有很多病例功能未见恢复。施杞认为此为气血之病,病在筋骨之内,有形之体虽有愈合,但无形之气血未畅,正如石氏伤科参《正体类要》之述"肢体损于外,气血伤于内",气血受损,经气不畅,筋骨失养。故首诊给予舒筋通痹方为主方,加用青风藤、络石藤加强通络止痛之效;加用防己、薏苡仁、茯苓、白术取防己黄芪汤意健脾利湿,消肿止痛。二诊虽疼痛已少,但肿胀仍在,并因阴血耗损,而出现潮热盗汗之证,遂加用糯稻根、乌梅等药滋阴敛汗。三诊时服药2个月患者症状明显减轻,左踝肿痛已大减,足跗肿胀亦解,瘀血基本肃清,脉络已通,盗汗已少。然自觉潮热,结合患者既往有系统性红斑狼疮病史,一直服用激素治疗,致体弱每易外感,骨质疏松,故不能一味用舒筋通痹方去攻。此时治疗从脏腑辨证上当责之于肾,肾阴亏虚,主骨之功能减弱,遂运用益气和血之圣愈汤合左归丸组成之滋肾通痹方,益气养血,滋阴补肾,进行整体调补。方中加用淫羊藿、肥知母补肾强筋,标本兼治,进一步巩固疗效。三诊7月暑湿当令,遂加用藿香、佩兰祛暑利湿。四诊时用药3个月,余症基本消失,继续前方,疗效得到巩固。

第二节 骨 病

一、类风湿关节炎

类风湿关节炎是一种以慢性、进行性、侵袭性关节炎为主要表现的全身性自身免疫疾病,病程特点是活动期明显的炎症过程与缓解期交替发生。中医有关类风湿关节炎的记载最早见于《黄帝内经》,称之为"痹",中医文献对"痹"的描述很多,其中以"顽痹""历节风"比较近似类风湿关节炎。"历节风"一名最早见于张仲景《金匮要略·中风历节病脉证并治》,其病以"历节痛,不可屈伸""其痛如掣""诸肢节疼痛"为主要表现,并认为其病或因禀赋不足,或因调摄不慎,嗜欲无节,遂致气血、肝肾亏损。肝主筋,肾主骨,肝肾既虚,则无以充养筋骨,至虚之处,即容邪之所,风、寒、湿邪乘虚而入,内外合邪,即成斯疾。外邪与内虚的结合,是类风湿关节炎的主要病因和发病机制,风、寒、湿等致病因子,在正气不足的情况下侵入机体。风性善行而数变,寒主收引,湿性黏滞。诸邪流注关节,则筋络痹阻,气血凝滞。气不化津,湿浊瘀结于关节,则为肿为痛,屈伸不利。久则筋骨失于濡养而枯萎,或因郁久化热,或因素体阴虚,邪从阳化热,腐筋蚀骨,最终导致骨骼破坏,关节畸形,功能障碍。现代医家则多将类风湿关节炎归为"尫痹"范畴。在其整个病理演变中,始终存在着正虚邪实,寒热夹杂,阴阳平衡失调。其病证特点可分为热毒痹阻、寒湿痹阻、痰瘀痹阻,以及气血、肝肾亏虚等型。类风湿关节炎虽有诸种类型之分,但也难以决然分割,且前后每有变化。临床类风湿关节炎分为急性发作(活动)期、缓解稽留期和康复养生期。据有斯证而用斯药之原则,辨证加减,除着力于风、寒、湿邪之治疗外,要十分重视扶正祛邪,调和气血,唯标本兼顾,不拘泥固守一方,才能获得较好疗效。

医案1 陈某,女,70岁。

[初诊] 2016年7月11日。

主诉: 多关节肿痛10余年。

周身多关节肿胀疼痛明显,以双手近节关节为主,近期胃纳尚可。双手稍有尺偏畸形,双手掌指关节、近节指间关节肿胀压痛,双腕背伸受限。双膝关节肿痛,活动尚可。双手握力Ⅴ级,对称,双手指感觉、血运正常。红细胞沉降率45 mm/h,C反应蛋白14.49 mg/L。苔薄腻,脉弦滑。素有支气管炎。

西医诊断：类风湿关节炎。

中医诊断：尪痹。

证候分析：气血瘀滞，痰湿内蕴。

治法：活血化瘀，疏经通络，清热解毒。

方药：舒筋通痹方加减。生黄芪15 g,当归9 g,生白芍15 g,川芎12 g,生地黄12 g,柴胡9 g,桃仁9 g,乳香9 g,秦艽12 g,羌活12 g,制香附12 g,川牛膝12 g,炙甘草6 g,广地龙9 g,苍术15 g,白术15 g,苦参片12 g,炒子芩12 g,金银花15 g,七叶一枝花15 g,炙甘草15 g,夜交藤18 g,14剂。

[二诊] 2016年7月26日。双手、颈腰、两膝疼痛渐缓，胃脘作胀，自觉有异味，夜尿已少，腑行略多，咳嗽，咳痰不爽，舌苔薄，脉弦滑，红细胞沉降率72 mm/h。证属气血未和，湿热内侵。治以清热解毒，活血通络。

清利通痹方加减。生黄芪15 g,柴胡9 g,当归9 g,党参12 g,苦参9 g,苍术9 g,防风12 g,羌活12 g,知母9 g,茵陈蒿12 g,黄芩9 g,秦艽9 g,露蜂房9 g,大枣12 g,炙甘草6 g,青风藤15 g,豨莶草15 g,延胡索15 g,制乳香9 g,制香附12 g,白花蛇舌草15 g,白芥子12 g,甘杞子15 g,藿、佩叶各15 g,苏子、梗各12 g,14剂。

[三诊] 2016年8月9日。周身关节疼痛，咳嗽，咳痰不爽，色略黄，腑行溏薄已瘥，小溲色黄，药后稍有稳定，苔薄黄腻，脉弦滑。红细胞沉降率49 mm/h。证属气血未和，湿热内侵。治以清热解毒，活血通络，表里兼顾。

党参15 g,丹参15 g,全当归12 g,炒白术9 g,大川芎12 g,藿、佩叶各12 g,苏子、梗各12 g,炒白芷9 g,姜半夏9 g,炙紫菀12 g,白芥子12 g,左秦艽12 g,羌、独活各12 g,青风藤15 g,淫羊藿12 g,龙胆草9 g,炙甘草10 g,制乳香9 g,朱茯苓18 g,夜交藤15 g,7剂。

按语：类风湿关节炎中医辨病属"痹病"之"尪痹"。本案患者初诊周身疼痛，关节屈伸不利，苔薄，脉弦，红细胞沉降率45 mm/h,C反应蛋白14.49 mg/L,急性发作期，偏实，属于痰瘀痹阻，热毒壅盛证。加之苔腻，脉弦中有滑，尚有痰湿内蕴之证，方选清利通痹方加减以活血化瘀，疏经通络，清热解毒。方中生地黄、桃仁、红花、当归、川芎活血祛瘀；黄芪、党参益气补血行血；柴胡气质轻清，能升能降，疏解郁滞，化瘀散结，可达上、中、下三部；乳香、香附行气血，止痹痛；秦艽、羌活祛风除湿；牛膝、地龙疏通经络以利关节；甘草缓急止痛；苍术、白术健脾祛湿；苦参、黄芩、金银花、七叶一枝花清热解毒，夜交藤祛风通络。诸药合用起到复正气、祛瘀血、通经脉、除外邪、清热解毒除湿的作用。虫类药擅搜剔，叶天士在《临证指南医案》中讲"风湿客于经络，且数十年之久，岂区区汤散可效"，用药主张"邪留经络，须以搜剔动药""借虫蚁搜剔以攻通邪结"。地龙有清热定惊通络之效，与桃仁合用，破血逐瘀，消积通络之效增强，适用于伴有关节屈伸不利及关节畸形的急性发作的类风湿关节炎。

至二诊，患者双手、颈腰、两膝疼痛渐缓，但胃脘作胀，自觉有异味，夜尿稍有好转，腑行略多，咳嗽，咳痰不爽，实验室检查见红细胞沉降率增快，表现为热毒证。施杞认为，外邪入侵与脏腑功能失调产生的病理产物相蕴结（兼毒），伏而后发是毒邪发病的另外一种重要形式，热毒是引起类风湿关节炎早期骨损伤的关键因素，后期骨损伤则以热毒与痰、瘀等病邪相蕴结，同时与肾虚主骨生髓功能下降相关联。气血未和，湿热内侵，清热解毒法应贯穿于类风湿关节炎治疗的全程,也是急性期治疗的关键所在,结合7月下旬长夏之季暑湿盛行,故在清利通痹方加减的基础上加入藿、佩叶以化湿解暑醒脾。

至三诊,患者周身仍有疼痛,咳嗽,咳痰不爽,色略黄,苔薄黄腻,脉弦滑,参照实验室检查结果,红细胞沉降率亦明显下降,故再以表里兼顾进行调摄。方中党参补气;当归、川芎补血滋阴;白术、茯苓健脾利湿;秦艽、羌独活、乳香活血祛湿,通利关节;藿佩叶、苏子梗、炒白芷、姜半夏、炙紫菀、白芥子祛风解表,祛痰止咳;辅以龙胆草燥湿清热,清利下焦湿热,青风藤祛风湿,通经络。《本草便读》:凡藤蔓之属,皆可通经入络,此物善治风疾,故一切厉节麻痹皆治之。淫羊藿补益肝肾;夜交藤味甘平,入心、肝经,具有养血安神,祛风通络的功效,既能养血而安神,又能祛风通络而止痛。施杞认为痹证不仅与风、寒、湿邪之轻重有关,还与人体气血、脏腑、经脉有关,在内、外因交织下,招致痰瘀热毒蕴结。在辨证用药时,六经、卫气营血、三焦等辨证纲领不失为指引,施杞尤重"少阳为枢"的理念,拒邪于半表半里之外。在处方用药时不忘顾护脾胃,究其原因主要有三:其一,清热解毒药物往往苦寒伤胃。虫类药多损伤脾胃,久服则见脘腹不适、纳呆、胃脘疼痛等,故方中加用白术、黄芪、党参、甘草等顾护脾胃。其二,脾胃功能强弱与痹病的发生、发展及预后有密切的关系。其三,胃气是药物发挥疗效的关键。因此,对于急性期热毒痹型类风湿关节炎,施杞初投清热解毒,祛风湿,通经络之品直折病势,继则顾护脾胃,补益气血养阴,稳中求进。

医案2 曾某,女,72岁。

[初诊] 2016年6月28日。

主诉:四肢关节疼痛,握摄屈伸不利3年。

类风湿关节炎多年,现四肢关节疼痛肿胀,握摄屈伸不利,腰脊疼痛,上肢、胸背疼痛不舒,活动乏力,2016年4月22日查红细胞沉降率59 mm/h,C反应蛋白16 mg/L。便溏,体型偏胖,胃纳尚可,苔薄腻,脉细滑。

西医诊断:类风湿关节炎。

中医诊断:尪痹。

证候分析:湿热痹阻。

治法:清利湿热,祛痹止痛。

方药:清利通痹方加减。生黄芪15 g,柴胡9 g,当归9 g,苦参9 g,党参12 g,苍术9 g,防风12 g,羌活12 g,知母9 g,茵陈蒿12 g,黄芩9 g,秦艽9 g,露蜂房9 g,大枣12 g,炙甘草6 g,青风藤15 g,乌梢蛇9 g,蕲蛇9 g,制川乌9 g,水牛角9 g,六神曲12 g,淮山药30 g,28剂。

[二诊] 2016年8月9日。腰脊疼痛,上肢、胸背疼痛不舒,活动乏力,腑行溏薄已缓,红细胞沉降率19 mm/h,C反应蛋白11.0 mg/L,两膝及踝部疼痛、肿胀已少,舌苔薄,脉弦滑。证属痰湿未净,气血失养,肝肾亏虚。治以补气血,益肝肾,祛风湿,止痹痛。

调身通痹方加减。炙黄芪15 g,党参12 g,当归9 g,白芍12 g,川芎12 g,熟地黄12 g,柴胡9 g,独活12 g,桑寄生12 g,秦艽12 g,防风12 g,桂枝12 g,茯苓12 g,杜仲12 g,川牛膝12 g,炙甘草6 g,青风藤15 g,络石藤15 g,淫羊藿12 g,夜交藤15 g,乌梢蛇12 g,香谷芽12 g,14剂。

按语：女性患者，年逾古稀，罹患类风湿关节炎多年。初诊四肢关节疼痛，握摄屈伸不利，便溏，红细胞沉降率 59 mm/h，疾病处于活动期，属于湿热痹阻证。给予清利通痹方加减。清利通痹方由益气化瘀之圣愈汤与清热利湿、疏风止痛之当归拈痛汤化裁而来。当归拈痛汤中重用羌活、茵陈蒿为君药。羌活辛散祛风，苦燥胜湿，且善通痹止痛；茵陈蒿善清热利湿，《本草拾遗》言其能"通关节，去滞热"。两药相合，共成祛湿疏风，清热止痛之功，为君药。臣以猪苓、泽泻利水渗湿，黄芩、苦参清热燥湿，防风、升麻、葛根解表疏风，分别从除湿、疏风、清热等方面助君药之力。佐以白术、苍术燥湿健脾，以运化水湿邪气。本证湿邪偏盛，所用除湿药性多苦燥，易伤及气血阴津，以党参、当归益气养血，知母清热养阴，能防诸苦燥药物伤阴，使祛邪不伤正。使以炙甘草调和诸药。由于久患类风湿关节炎，湿热之邪侵入机体较深入，故加入祛风湿、通经络之青风藤、乌梢蛇、蕲蛇、制川乌以增强祛风湿之效。同时加入六神曲、淮山药以顾护胃气。

二诊时腰脊疼痛，上肢、胸背疼痛不舒，活动乏力，腑行溏薄已缓，红细胞沉降率已明显下降，两膝及踝部疼痛，肿胀已少，舌苔薄，脉弦滑。此时邪气已少，但经 1 个月余攻伐，肝肾渐亏，故改用调身通痹方加减。由于类风湿乃尪痹顽疾，痰湿未净，故加入青风藤、络石藤、乌梢蛇以祛风湿，止痹痛。青风藤善治风疾，温达肝脾，以风气通于肝，风胜湿，湿气又通于脾，能燥湿厚脾；络石藤祛风通络，凉血消肿，对肿痛之证尤为适宜；同时加入夜交藤养心安神，香谷芽健脾和胃，达到肝、肾、心、脾共补之功。

医案 3 曾某，女，73 岁。

[初诊] 2017 年 5 月 3 日。

主诉：周身多关节疼痛 4 年余。

腰脊酸楚，四肢拘紧，牵掣，活动不利，二便正常，胃纳亦佳，夜梦较多，舌质紫，舌苔薄，脉细滑。素有类风湿多年。

西医诊断：类风湿关节炎。

中医诊断：尪痹。

证候分析：气血失和，痰湿内蕴。

治法：益气化瘀，祛湿通痹。

方药：调身通痹方加减。炙黄芪 15 g，党参 12 g，当归 9 g，白芍 12 g，川芎 12 g，熟地黄 12 g，柴胡 9 g，独活 12 g，桑寄生 12 g，秦艽 12 g，防风 12 g，桂枝 12 g，茯苓 12 g，杜仲 12 g，川牛膝 12 g，炙甘草 6 g，炒酸枣仁 12 g，合欢皮 15 g，淫羊藿 12 g，肥知母 9 g，青风藤 15 g，大枣 10 g，六神曲 12 g，28 剂。

[二诊] 2017 年 6 月 13 日。四肢关节疼痛已减，近期又见加重，夜间尤甚，阴雨亦重，胃纳、二便正常，舌苔薄，脉细滑。证属痰湿内蕴，湿热痹阻。治以益气化瘀，清热祛湿通痹。

清利通痹方加减。生黄芪 15 g，柴胡 9 g，当归 9 g，苦参 9 g，党参 12 g，苍术 9 g，防风 12 g，羌活 12 g，知母 9 g，茵陈蒿 12 g，黄芩 9 g，秦艽 9 g，大枣 12 g，炙甘草 6 g，制全蝎 3 g，大蜈蚣 3 g，露蜂房 9 g，乌梢蛇 9 g，青风藤 15 g，六神曲 10 g，大枣 10 g，28 剂。

[三诊] 2017 年 7 月 11 日。四肢关节疼痛，经治后有所缓解，近期加重，夜间尤甚，阴雨时亦重，胃纳、二便正常，舌苔薄，脉细弦。证属气滞血瘀，经脉不畅。治以活血化瘀，祛风

除湿,通络止痛。

舒筋通痹方加减。生黄芪30 g,全当归9 g,炒白芍15 g,大川芎12 g,大生地12 g,软柴胡9 g,单桃仁9 g,炙乳香9 g,炒羌活9 g,左秦艽9 g,制香附12 g,川牛膝12 g,广地龙9 g,淡干姜9 g,炙甘草6 g,黄连6 g,紫花地丁15 g,青风藤15 g,络石藤15 g,水牛角30 g,大蜈蚣3条,六神曲10 g,虎杖10 g,大枣10 g,28剂。

[四诊] 2017年8月11日。周身疼痛渐缓,胃纳、二便尚可,夜寐亦安,红细胞沉降率75 mm/h,C反应蛋白39.7 mg/L,舌质淡紫,苔薄,脉弦滑。证属湿热痹阻。治以清热利湿疏风,祛痹止痛。

清利通痹方加减。生黄芪15 g,柴胡9 g,当归9 g,苦参9 g,党参12 g,苍术9 g,防风12 g,羌活12 g,知母9 g,茵陈蒿12 g,黄芩9 g,秦艽9 g,露蜂房9 g,大枣12 g,炙甘草6 g,乌梢蛇12 g,制川乌12 g,鸡血藤15 g,生地黄9 g,紫花地丁15 g,白花蛇舌草15 g,水牛角18 g,炙甘草9 g,大枣9 g,14剂。

按语:本患者去年发作期曾来就诊,经治疗后进入缓解期。本次就诊初诊时腰脊酸楚,四肢拘紧、牵掣,活动不利,二便正常。辨证为气血失和,痰湿内蕴,故治疗应以补益气血,兼祛湿化痰为主,以调身通痹方加减。该方可以补气血,益肝肾,祛风湿,止痹痛,方中加入炒酸枣仁、合欢皮安神助眠,淫羊藿、肥知母、青风藤清湿热,大枣、六神曲固护中焦。

二诊时属类风湿关节炎发作期,故以清利通痹方加减,以求清热利湿疏风,祛痹止痛。患者于雨天加重,归因于外感风湿,导致湿热内蕴,筋脉痹阻,故发诸症。在清利通痹方基础上加用全蝎、大蜈蚣等祛风逐湿通络药及生地黄、黄连、肥知母等清热之药,诸药共用能清热祛湿,化瘀止痛。

三诊时,四肢关节疼痛有所缓解,但近期加重,夜间尤甚,阴雨亦重,以舒筋通痹方加减,以活血祛瘀,祛风除湿,通络止痛,同时该方有黄芪、当归二药可补益气血,予生地黄、黄连、紫花地丁等清利湿热,青风藤、络石藤、大蜈蚣等祛湿通络止痛,六神曲、炙甘草、大枣固护中焦。

四诊时,周身疼痛渐缓,胃纳、二便尚可,夜寐亦安,但红细胞沉降率、C反应蛋白仍高,体内余热未去,故以清利通痹方清热利湿疏风,祛痹止痛,同时加乌梢蛇、制川乌祛风湿,鸡血藤通络活血,生地黄、紫花地丁、白花蛇舌草等清热,炙甘草、大枣护胃,以求长效。

病案4 曾某,女,75岁。

[初诊] 2019年12月31日。

主诉:周身多关节疼痛近7年。

周身疼痛,病情稳定,入冬四肢少温,胃脘作胀,夜尿3次,腑行正常,红细胞沉降率7 mm/h,C反应蛋白44.2 mg/L,苔薄,脉细。

西医诊断:类风湿关节炎。

中医诊断:尪痹。

证候分析:寒湿内侵,气血失畅。

治法:补益肝肾,祛风除湿。

方药:温肾通痹方加减。炙黄芪12 g,党参12 g,当归9 g,白芍12 g,川芎12 g,熟地黄

12 g,柴胡 9 g,山茱萸 12 g,淮山药 18 g,甘杞子 12 g,鹿角片 9 g,菟丝子 12 g,熟附片 9 g,肉桂 6 g,杜仲 12 g,制女贞子 12 g,墨旱莲 12 g,淫羊藿 12 g,骨碎补 12 g,羌、独活各 12 g,左秦艽 12 g,青风藤 12 g,络石藤 15 g,海风藤 15 g,川牛膝 12 g,鸡血藤 15 g,伸筋草 15 g,大蜈蚣 3 g,人参 9 g,蓬莪术 15 g,大枣 9 g,28 剂。

[二诊] 2020 年 4 月 14 日。腰膝疼痛,下肢作凉,夜寐欠宁,胃纳、二便尚可,红细胞沉降率 73 mm/h,C 反应蛋白 40 mg/L,舌苔薄,脉细滑。证属肾阳亏虚,脉络痹阻。治以温阳益气,和营通络。

温肾通痹方加减。炙黄芪 12 g,党参 12 g,当归 9 g,白芍 12 g,川芎 12 g,熟地黄 12 g,柴胡 9 g,山茱萸 12 g,淮山药 18 g,甘杞子 12 g,鹿角片 9 g,菟丝子 12 g,熟附片 9 g,肉桂 6 g,杜仲 12 g,京三棱 15 g,蓬莪术 15 g,刘寄奴 12 g,青风藤 15 g,络石藤 15 g,海风藤 15 g,白芥子 12 g,炙麻黄 9 g,炙乳香 12 g,羌、独活各 12 g,炒枳壳 12 g,大枣 9 g,28 剂。

[三诊] 2020 年 6 月 9 日。腰膝疼痛渐缓,时有反复,二便正常,红细胞沉降率 84 mm/h,C 反应蛋白 47.3 mg/L,舌苔薄,脉细滑。证属肝肾亏虚,气血不足。治以益气血,补肝肾,祛风湿,止痹痛。

调身通痹方加减。炙黄芪 15 g,党参 12 g,当归 9 g,白芍 12 g,川芎 12 g,熟地黄 12 g,柴胡 9 g,独活 12 g,桑寄生 12 g,秦艽 12 g,防风 12 g,桂枝 12 g,茯苓 12 g,杜仲 12 g,川牛膝 12 g,炙甘草 6 g,人参 9 g,麦冬 12 g,五味子 12 g,炙僵蚕 9 g,制南星 12 g,青风藤 15 g,鸡血藤 15 g,金银花 18 g,板蓝根 15 g,淫羊藿 12 g,肉苁蓉 12 g,骨碎补 12 g,夜交藤 15 g,甘杞子 12 g,大枣 9 g,28 剂。

[四诊] 2020 年 9 月 1 日。四肢关节及腰背疼痛,两下肢较重,畏冷,无麻木,胃纳尚可,腑行偏溏,红细胞沉降率 64 mm/h,C 反应蛋白 28 mg/L,血尿酸 351 μmol/L,血糖 6.1 mmol/L,舌苔薄,脉细滑。证属肝肾亏虚,气血不足。治以益气血,补肝肾,祛风湿,止痹痛。

调身通痹方加减。炙黄芪 15 g,党参 12 g,当归 9 g,白芍 12 g,川芎 12 g,熟地黄 12 g,柴胡 9 g,独活 12 g,桑寄生 12 g,秦艽 12 g,防风 12 g,桂枝 12 g,茯苓 12 g,杜仲 12 g,川牛膝 12 g,炙甘草 6 g,淫羊藿 12 g,肥知母 12 g,骨碎补 9 g,青风藤 15 g,威灵仙 12 g,夜交藤 15 g,人参 9 g,大麦冬 12 g,大枣 9 g,大蜈蚣 3 g,28 剂。

[五诊] 2021 年 3 月 30 日。周身疼痛已缓,红细胞沉降率、C 反应蛋白均正常,尿酸略高,腑行略溏,夜尿 1 次,胃纳尚可,夜寐欠宁,舌苔薄,脉细缓。证属气血未畅,痰瘀痹阻。治以调和气血,补益肝肾,祛风除湿,通痹止痛。

调身通痹方加减。炙黄芪 15 g,党参 12 g,当归 9 g,白芍 12 g,川芎 12 g,熟地黄 12 g,柴胡 9 g,独活 12 g,桑寄生 12 g,秦艽 12 g,防风 12 g,桂枝 12 g,茯苓 12 g,杜仲 12 g,川牛膝 12 g,炙甘草 6 g,福泽泻 12 g,泽兰 15 g,泽漆 9 g,白芥子 12 g,人参 9 g,麦冬 12 g,延胡索 12 g,熟附片 15 g,大枣 12 g,淫羊藿 15 g,28 剂。

按语: 本例患者与医案 2、医案 3 为同一患者,自 2016 年 6 月开始就诊,历时近 5 年。就诊过程中炎性期与缓解期交替发生,整体情况逐渐向好,故患者坚定中药长期应用信心。本次就诊初诊患者周身疼痛,病情稳定,入冬四肢少温,胃脘作胀,夜尿 3 次,红细胞沉降率

7 mm/h，C反应蛋白44.2 mg/L，病机以寒、瘀为主，治疗以补益肝肾、祛风除湿为主，以温肾通痹方加减。温肾通痹方由圣愈汤合右归丸化裁而成，方中药效专注于温补肾阳，益精填髓，养肝健脾，补气补血。加入女贞子补益肝肾，墨旱莲养肾阴，淫羊藿补肾阳，骨碎补、羌独活、左秦艽补肝肾，强筋骨；青风藤、络石藤、海风藤、鸡血藤、伸筋草共奏祛风除湿、舒筋活络、通痹止痛之功效；川牛膝通利关节，人参大补元气，大蜈蚣熄风止痉，莪术行气止痛，大枣健脾和中。

二诊时患者腰膝疼痛，下肢作凉，夜寐欠宁，胃纳、二便尚可，尽管红细胞沉降率有所升高，仍辨为慢性筋骨病之肾阳不足，脉络瘀阻证。拟方时继续以温肾通痹方加减。患者肾阳亏虚症状明显，故以右归丸"阴中求阳"。其中右归丸是在熟地黄、山茱萸、山药温肾阴的基础上，加鹿角胶、杜仲、肉桂、附子、菟丝子温补肾阳的药物，再配以当归、枸杞子。全方合用，气充则阳旺，阴助则阳生，共奏温补肾阳，填精益髓之功。拟方时加三棱、莪术、刘寄奴，增活血祛瘀止痛之功；加青风藤、络石藤、海风藤、白芥子、炙麻黄、炙乳香、羌独活，增祛风通络，通达内外上下之功；枸杞子、大枣补中健脾。

三诊时，阳虚之象不著，疼痛渐缓，改用调身通痹方加减，方由圣愈汤合独活寄生汤化裁而来。独活寄生汤主治痹证日久，气血不足，肝肾亏虚，出现腰膝疼痛，肢体关节活动不利。拟方时人参、麦冬、五味子合用为生脉散，益气固阴；炙僵蚕、制南星、青风藤、鸡血藤合用，增化痰祛风通络之功；金银花、板蓝根改善炎性指标；淫羊藿、肉苁蓉、骨碎补、夜交藤、甘杞子、大枣温阳滋阴补中。

四诊时，继以调身通痹方加减，淫羊藿、肥知母调和阴阳；骨碎补、青风藤、威灵仙、夜交藤、大蜈蚣通络祛风止痛；人参、大麦冬、大枣益气补中。

五诊症状进一步缓解，红细胞沉降率、C反应蛋白均已正常，继续以调身通痹方为底方，以补气血养肝肾，除湿止痛，加入牛膝补养肝肾，泽泻清热利湿，泽兰活血，白芥子温化寒痰，人参补气血，麦冬养阴，延胡索行气，熟附片补火助阳，散寒止痛，淫羊藿补肾阳，强筋骨，大枣和中。

纵观整个治疗过程，施杞将辨证论治贯穿于始终。辨病侧重于对类风湿关节炎病程纵向变化过程的认识，强调了类风湿关节炎疾病内在的变化规律，辨证对类风湿关节炎的疾病状态进行了横向的整体认识。患者久患类风湿关节炎，早期前两次治疗以邪实为主，治疗时寓补于攻。本次治疗以正虚为主，肝肾、气血俱虚。本次就诊一诊、二诊以肾阳虚明显，故用温肾通痹方为底方进行治疗。三诊及之后，肾阳虚症状缓解，但仍然以虚为主，故以益气血，补肝肾之调身通痹方为底方长期应用。施杞将病证结合，分期论治，能够精准定位患者所处的状态、明确不同时期的治疗目标，提高了治疗效果，改善了患者的预后。

医案5 黄某，女，69岁。

[初诊] 2016年5月17日。

主诉： 全身多关节疼痛5年

双膝关节酸楚，腰脊、右膝、右髋疼痛多年，红细胞沉降率23 mm/h，RFIgG 11.6，外院腰椎MRI示L_3～L_4、L_4～L_5、L_5～S_1椎间盘膨出，椎管狭窄。胃纳欠佳，舌苔薄，脉细滑。素有类风湿关节炎。

西医诊断：类风湿关节炎,腰椎间盘突出症。
中医诊断：尪痹。
证候分析：气血瘀滞,经脉失畅。
治法：活血化瘀,祛风除湿,通络止痛。
方药：舒筋通痹方加减。生黄芪30 g,当归10 g,炒白芍18 g,川芎9 g,伸筋草15 g,豨莶草15 g,炙甘草6 g,干姜9 g,牛膝9 g,香附12 g,羌活10 g,炒五灵脂15 g,制乳香10 g,光桃仁12 g,柴胡9 g,地黄15 g,青风藤15 g,炒稻芽15 g,28剂。

[二诊] 2016年6月14日。右膝疼痛已少,右髋尚觉牵掣,胃纳、二便尚可,口苦少津,舌苔薄,脉细滑。证属气血瘀滞,经脉失畅。治以活血化瘀,祛风除湿,通络止痛。

初诊方去青风藤、豨莶草,加络石藤15 g,天花粉15 g,石斛15 g,枸杞子12 g,14剂。

[三诊] 2016年6月28日。药后右髋疼痛渐少,膝痛已瘥,腑行偏多,胃纳尚可,夜寐自安,苔薄,脉细。证属气血不足,肝肾亏虚。治以益气血,补肝肾,祛风湿,止痹痛。

调身通痹方加减。炙黄芪15 g,党参12 g,当归9 g,白芍12 g,川芎12 g,熟地黄12 g,柴胡9 g,独活12 g,桑寄生12 g,秦艽12 g,防风12 g,桂枝12 g,茯苓12 g,杜仲12 g,川牛膝12 g,炙甘草6 g,青风藤15 g,老鹳草15 g,甘杞子12 g,淫羊藿12 g,肥知母9 g,香谷芽12 g,藿香叶9 g,28剂。

[四诊] 2016年8月9日。腰脊疼痛,两膝酸楚缓解,腑行溏薄,夜寐不宁,舌苔薄,脉细滑。证属肝肾阴虚,筋脉失养。治以滋阴补肾,填精益髓。

滋肾通痹方加减。炙黄芪12 g,党参12 g,当归9 g,白芍12 g,川芎12 g,熟地黄12 g,柴胡9 g,山茱萸12 g,淮山药18 g,甘杞子12 g,川牛膝12 g,炙龟板胶9 g,鹿角片12 g,菟丝子12 g,青风藤15 g,络石藤15 g,羌、独活各12 g,香谷芽12 g,夜交藤15 g,淫羊藿12 g,28剂。

[五诊] 2016年9月6日。类风湿关节炎已趋稳定,红细胞沉降率31 mm/h。夜寐、胃纳、二便正常,右膝近期酸楚,步履牵掣,口干少津,舌苔薄,脉细滑。近期周身瘙痒,遍身湿疹。证属肝肾阴虚,湿热痹阻。治以滋阴补肾,清热利湿。

四诊方去络石藤、香谷芽、夜交藤、淫羊藿,加白鲜皮15 g,粉草薢12 g,炒防风12 g,地肤子12 g,香谷芽12 g,14剂。

按语：老年女性,年近古稀,罹患类风湿关节炎多年,腰椎间盘膨出伴椎管狭窄,初诊见右膝、右髋疼痛,红细胞沉降率偏快,胃纳欠佳,乃气血瘀滞,经脉失畅之气滞血瘀证,以舒筋通痹方为基础方活血祛瘀,通络止痛。加入青风藤、伸筋草、豨莶草祛风除湿,舒筋活络,增强通络止痛之效;炒稻芽消食和胃,健脾开胃,改善摄入功能。

二诊时,右膝疼痛已少,右髋尚觉牵掣,胃纳、二便尚可,但出现"口苦少津"之阴津不足之象,故易辛燥之青风藤、豨莶草为微寒之络石藤,加入枸杞子、石斛、天花粉以滋阴润燥,在祛风除湿、通络止痛的基础上改善口苦少津之症状。

三诊时,右髋疼痛渐少,膝痛已瘥,腑行偏多,胃纳尚可,夜寐自安,苔薄,脉细,症状明显缓解,改活血祛瘀、祛风除湿、通络止痛以攻为主的舒筋通痹方为补气血、益肝肾、祛风湿、止痹痛之攻补兼施的调身通痹方。同时方中加入淫羊藿、肥知母这一药对,以增强补益肝肾之功效。淫羊藿味辛甘,性温,入肝、肾经,具有补肾阳,强筋骨,祛风湿的功效;知母味苦甘寒,归肺、胃、肾经,具有清热泻火,生津润燥之功。王好古云:"(知母)泻肺火,滋肾水,治命门相火有余。"两药合用,功能补益肝肾,强筋壮骨,补而不燥。

三诊时逢夏至后,暑湿当令,故加入藿香叶以解暑祛湿。四诊时,腰脊疼痛,两膝酸楚缓解,腑行溏薄,夜寐不宁,舌苔薄,脉细滑,乃肝肾不足,筋脉失养,用滋阴补肾、填精益髓之滋肾通痹方以滋补肝肾。因患类风湿关节炎,故保留青风藤以增强祛风除湿之功效,加入夜交藤以养心安神,改善睡眠。五诊时,类风湿已稳定,夜寐、胃纳、二便正常,故于四诊方去养心安神之夜交藤。因伴发周身瘙痒,遍身湿疹,故加入白鲜皮、粉草薢、炒防风、地肤子等祛湿止痒之剂。

纵观整个治疗经过,一诊、二诊方用舒筋通痹方加减,活血祛瘀,通络止痛,以攻为主;三诊时,症状缓解,方用调身通痹方加减,补益肝肾,祛风除湿,攻补兼施;四诊、五诊邪气已去殆尽,以肝肾不足为主,故方用滋肾通痹方加减,以补为主,以求长效。

医案6 薛某,女,71岁。

[初诊] 2016年8月30日。

主诉:两膝关节酸楚不适40年。

腰脊疼痛反复发作已有40余年,两膝及双手关节酸楚疼痛,右侧尤甚,阴雨天加剧。自20岁起即有脊柱侧弯,腰前俯90°,生理弧度消失,手麻,外院MRI示双膝关节积液,$L_5 \sim S_1$椎间盘突出,髓核退化,左侧神经根受压,类风湿因子116.9 IU/mL。苔薄根腻,脉弦细。

西医诊断:类风湿关节炎,腰椎间盘突出症。

中医诊断:尪痹。

证候分析:气血凝滞,湿浊痹阻。

治法:活血化瘀,舒筋通络,兼以清热,祛风湿,止痹痛。

方药:舒筋通痹方加减。生黄芪15 g,当归9 g,生白芍15 g,川芎12 g,生地黄12 g,柴胡9 g,桃仁9 g,乳香9 g,秦艽12 g,羌活12 g,制香附12 g,川牛膝12 g,炙甘草6 g,广地龙9 g,青风藤15 g,重楼15 g,络石藤15 g,豨莶草18 g,香谷芽12 g,28剂。

嘱定期复查抗链球菌溶血素"O"、类风湿因子、红细胞沉降率、C反应蛋白。

[二诊] 2016年9月27日。两手关节及两膝疼痛渐缓,活动欠利,腑行溏薄,夜寐多汗,胃脘作胀,舌质紫,苔薄腻,脉细滑。证属痰湿未清,气血未畅。治以活血化瘀,祛湿通络,健脾除痹。

初诊方加八月札12 g,大枣9 g,生、熟薏苡仁各15 g,14剂。

按语:类风湿关节炎属于侵蚀性、自身免疫性疾病,致残率较高,严重影响患者的生活质量,其发病机制不明,涉及免疫反应、下游炎症细胞浸润、滑膜增生、血管翳形成和骨破坏等病理进程。中医学根据类风湿关节炎的临床症状与发病过程将其归属于"痹证""顽痹""尪痹"等范畴。《类证治裁·痹证》曰:"良由营卫先虚,腠理不密,风、寒、湿乘虚内袭,正气为邪所阻,不能宣行,因而留滞,气血凝涩,久而成痹。"《金匮要略·中风历节病脉证并治》曰:"少阴脉浮而弱,弱则血不足,浮则为风,风血相搏,即疼痛如掣。"类风湿关节炎患者经络痹阻,缠绵不愈,容易出现血行阻滞而为瘀,痰、瘀同属于阴邪,均为机体脏腑功能失调,津液代谢受阻的病理产物,故《类证治裁·痹证》言:"痹久必有湿痰败血,瘀滞经络。"痰瘀的生成主要与肺、脾、肾三脏相关。肺失肃降、脾失运化、肾失升清降浊,均可导致痰饮内生。脏腑功能失调,则津液蓄积,水行停滞而成痰浊,痰浊内生又会阻碍血液运行,造成脉道阻塞,气机受阻,气运不畅则血行受阻,导致瘀血阻滞,日久则痰瘀交结而显示痰瘀痹阻之证。患者苔薄根腻、脉弦,表现出痰瘀痹阻之征象。施杞认为该患者主要治则在于化痰祛瘀,通络除痹。首诊方用舒筋通痹方加减。方中桃仁、当归、川芎活血祛瘀,行气止痛;乳香辛散通泄,既入血分,又入气分,能行血中气滞,宣通脏腑气血,透达经络;黄芪益气补血行血;柴胡气质轻清,能升能降,疏解郁滞,化瘀散结;秦艽、羌活祛风除湿;牛膝、地龙疏通经络以利关节;白芍、甘草缓急止痛,起到祛瘀血,通经脉,除外邪的作用,辅以青风藤、络石藤藤类药祛风湿,利关节,止痹痛;豨莶草辛散苦燥,能祛筋骨间风湿,通经络,利关节;重楼清热解毒。诸药合用,以达痰瘀同治、行气通痹、祛风清热之效。整方立足于活血化瘀,舒筋通络的主要思路,取青风藤、络石藤、豨莶草之胜湿除痹,重楼之清热解毒,多药并举,对痰瘀痹阻型类风湿关节炎显示良好的疗效。

至二诊患者两手关节及两膝疼痛渐缓,但活动欠利,腑行溏薄,夜寐多汗,胃脘作胀,舌质紫,苔薄腻,脉细滑。此时邪气已少,由于类风湿乃尪痹顽疾,痰湿未净,气血未畅,但经半月余攻伐,脾胃失和,在这种情况下,施杞在运用舒筋通痹方的同时常常加用健脾之品,因《灵枢·本神》云"脾气虚则四肢不用",故加入八月札、生熟薏苡仁、大枣以健脾止泻,和胃除痹。八月札气香,甘寒,香能行散开结,寒能泄降郁热,甘能和中缓急,入肝经而行散郁滞,走胃经而清泄积聚,有疏肝理气、和胃消积之功;生熟薏苡仁渗除脾湿,健脾止泻;夜寐不宁,加入大枣补中益气,养血安神,达到肝胃脾共补之功。

医案7 钮某,女,72岁。

[初诊] 2016年5月17日。

主诉:全身多关节疼痛10余年。

素有类风湿关节炎,长期服用西药。目前病情渐趋稳定,C反应蛋白正常,红细胞沉降率80~110 mm/h,血红蛋白84 g/L,红细胞3.07×10^{12}/L。胃纳欠佳,二便正常,舌苔薄,脉细滑。

西医诊断:类风湿关节炎。

中医诊断:尪痹。

证候分析:气血不足,邪热外侵。

治法:清热利湿祛风。

方药:清利通痹方加减。生黄芪30 g,柴胡9 g,当归9 g,莪术15 g,苦参9 g,苍术9 g,升麻9 g,防风12 g,羌活12 g,葛根12 g,知母9 g,茵陈蒿12 g,黄芩9 g,猪苓9 g,豨莶草15 g,防己12 g,蜂房10 g,青风藤15 g,淫羊藿15 g,稻芽15 g,八月札15 g,28剂。

按语:患者老年女性,年过古稀,罹患类风湿关节炎多年,红细胞沉降率80~110 mm/h,胃纳欠佳,舌苔薄,脉细滑。长期服用西药,西药之毒伤人之正气,致气血不足,加之邪热外侵,而成热痹。方用清利通痹方加减。方中加入猪苓、豨莶草、防己、青风藤以增强利水渗湿之效。清利通痹方所用诸除湿药药性多苦燥,易伤及气血津液。方中以当归益气养血,知母清热养阴,淫羊藿温补肾阳,以取"阳中求阴"之功,同时以升麻、葛根升阳,能防诸药伤阴,使祛邪不伤正。同时由于胃纳欠佳,故加入八月札理气健脾,稻芽健脾益胃。

二、强直性脊柱炎

强直性脊柱炎是一种原因不明,以侵犯中轴关节为主的慢性炎症性自身免疫性疾病,属于血清阴性脊柱关节病的一种。病变主要累及骶髂关节、脊柱,引起强直和纤维化,并伴有不同程度的眼、肺、心血管、肾等多个器官的病变。常起病隐匿、病势缠绵、致残率高,严重影响患者的身心健康与生活质量,为临床难治性疾病。多见于青少年男性,少数也可见于中老年人,具有种族差异性和家族遗传性倾向。《黄帝内经》中有相关论述,如腰脊头项痛、背痛、背膂痛、腰背痛、腰尻痛、腰股痛、尻骨痛等,汉张仲景《金匮要略》有"脊背痛"曰:"腰痛背强不能行。"晋皇甫谧《针灸甲乙经》有脊强、髀痹等论述,唐孙思邈《备急千金要方》论有腰背痛,宋《太平圣惠方》论有腰胯疼痛,并和《圣济总录》都记载了大量治疗本病的方药,金李杲描述的表现有"脊痛项强,腰似折,项似拔",清傅山《傅青主男科》论有"颈项痛""背骨痛"等,现代称为"大偻"。多由先天禀赋不足,或房劳过度,肾督亏虚,筋骨失养;或感受外邪,或劳损外伤,致气血运行不畅,渐致痰浊瘀血相互胶结督脉,不通不荣,而为本病。

该病中医辨证为肾痹,其病在肾,其损为肾所主之骨骼,其病位深、病程长,一般需要长期治疗。其病因病机为肝肾亏损,督脉不充,筋骨不濡,加之外邪侵袭,经络痹阻。先天禀赋不足,肾督亏空,《素问·六节藏象论》云"肾者,主蛰,封藏之本,精之处也",因此先天禀赋不足与肾不藏精、肾精不充有直接关系。"肾主骨生髓""其充在骨",若肾精亏虚,则易出现腰骶、颈项等多处关节的疼痛,而发为本病。《素问·骨空论》云"督脉为病,脊强反折",《灵枢·经脉》云"足少阴之别,外贯腰脊……虚则腰痛",可见强直性脊柱炎的发病与督、肾二脉密切相关。强直性脊柱炎的发病人群以青壮年为主,故施杞认为治疗该证候需补肾强督扶正,以助驱邪。治病必求于本,"用药如用兵",临证重视培补肝、脾、肾,兼顾气血痰瘀。强直性脊柱炎的辨治,总以分期论治为纲,以痹证证候为目;依据疾病各期特点,主要从邪实、正虚、虚实夹杂施治,其中尤以"气血并病"为重;继承"以气为主,以血为先"的石氏伤科气血理念,立"益气养血,行气活血"之大法,以《医宗金鉴》圣愈汤为基本治疗方。祛风散寒、清热利湿、化瘀通络是治标之法,补肾固督、益气补血须贯穿治疗的始终。

医案1 何某,男,40岁。

[初诊] 2017年10月24日。

主诉:颈、腰、胸、背疼痛不适10余年。

颈、腰、胸、背疼痛伴活动不利已有10余年,曾在外院就诊,诊断为强直性脊柱炎,未接受任何正规治疗,近期加重。颈部、腰部活动明显受限。形体消瘦,面少华色,颈、腰、胸、背呈强直样改变,前倾活动受限,生理弧度消失,枕壁试验7 cm,指地试验阴性,双髋内外旋受限,余活动尚可,外院检查HLA-B27阳性,C反应蛋白及红细胞沉降率均正常,X线示脊柱呈竹节样改变,CT示两侧骶髂关节呈致密样改变,破坏不明显。舌苔薄,脉细滑。

西医诊断:强直性脊柱炎。

中医诊断:大偻。

证候分析：肾督亏虚，气血不足。

治法：补肾填精，强督壮骨，兼以补气血，祛风湿，止痹痛。

方药：调身通痹方加减。炙黄芪15g，潞党参12g，全当归9g，炒白芍12g，大川芎12g，熟地黄12g，软柴胡9g，川独活12g，桑寄生12g，左秦艽12g，炒防风12g，川桂枝12g，云茯苓12g，厚杜仲12g，川牛膝12g，炙甘草6g，青风藤15g，老鹳草12g，淫羊藿12g，肥知母12g，甘杞子12g，大枣12g，香谷芽12g，28剂。

药渣加热敷腰。练"施氏十二字养生功"，早、晚各1次。定期复查红细胞沉降率、C反应蛋白。

[二诊] 2017年11月21日。颈、腰、胸、背疼痛、活动不利等症状经治后均有缓解，胃纳亦佳。腰前俯60°，生理弧度消失，两髋活动尚可，苔薄，脉细。证属肾督亏虚，气血不足。治以补肾填精，强督壮骨，兼以补气血，祛风湿，止痹痛。

初诊方加炙僵蚕9g，伸筋草12g，28剂。

[三诊] 2017年12月19日。腰脊活动较前轻松，腑行偏多，苔薄，脉细。证属肾督亏虚，气血不足。治以补肾填精，强督壮骨，兼以补气血，祛风湿，止痹痛。

初诊方加制南星12g，巴戟天12g，熟附片9g，28剂。

按语：本案患者X线示脊柱呈竹节样改变，CT示两侧骶髂关节呈致密样改变，破坏不明显，病程已进入中晚期阶段。髋关节尚可，未出现强直畸形。此为先天禀赋不足，肾虚督空，外邪入侵，痹阻经络所致。施杞采用调身通痹方加减。方中加入淫羊藿补肾壮阳，益精气，祛风除湿，甘杞子润肺清肝，滋肾益阴，生精助阳，补虚劳，强筋骨，两药可加强补肾强骨之效；青风藤、老鹳草加强活血化瘀，通络止痛；知母养阴生津，固护津液，避免耗散过多；以香谷芽、大枣调和脾胃，顾护胃气。本病病程长，需要长期服药，在临证遣药时，一定要注意调护脾胃以固护后天之本。综合全方，祛邪扶正，标本兼治，可使气血足而风湿除，肝肾强而痹痛愈。药煎后，要求患者药渣外敷腰部进行局部治疗。腰为肾之府，正中病所所在。与此同时，"施氏十二字养生功"可促进全身气血畅通，也要求锻炼者放松心情，不急不躁，在缓慢、柔和、圆润的动作中，以意带气，以气带体，形神兼备。

二诊患者各症状均缓，说明扶正已见成效，故在此基础上，加炙僵蚕血肉有情之品，借其攻坚破积、推陈致新之力，搜风剔骨，开凝散瘀，使深藏之邪得除，则气行血和，经络通畅；伸筋草以加强祛风除湿、舒筋通络之效。三诊患者腰脊疼痛已缓，活动较前好转，但腑行偏溏，故加制南星继以行化痰散结之功；巴戟天、熟附片温阳散寒以益命门之火。

医案2 侯某，女，53岁。

[初诊] 2018年2月11日。

主诉：颈腰部僵硬不适多年，加重1个月。

颈腰作僵，近1个月加重，时有头晕，经事已绝，口干口苦，四肢尚温，二便尚可，夜寐欠宁，素有HLA-B27阳性。舌质紫，舌苔薄，脉细滑。

西医诊断：强直性脊柱炎。

中医诊断：大偻。

证候分析：湿热内蕴，气血失畅。

治法：清热利湿除风，祛痹止痉止痛。

方药：清利通痹方加减。生黄芪15g，软柴胡9g，全当归9g，苦参9g，潞党参12g，制苍术9g，炒防风12g，炒羌活12g，肥知母9g，炒子芩9g，左秦艽9g，露蜂房9g，炙甘草6g，京三棱15g，蓬莪术15g，青风藤15g，海风藤15g，香白芷12g，炙僵蚕9g，明天麻12g，红景天12g，甘杞子12g，大枣9g，28剂。

[二诊] 2018年3月10日。疼痛渐缓，酸胀较甚，胃纳、二便尚可，夜寐艰难，舌质紫，苔薄白腻，脉弦细。证属湿热内蕴。治以清热利湿除风，化瘀止痛。

初诊方去炙僵蚕、明天麻，加淫羊藿15g，骨碎补12g，合欢皮12g，28剂。

按语：患者女性，知天命之年，经事已绝，初诊见颈腰作僵，近1个月加重，时有头晕，口干口苦，四肢尚温，乃湿热内蕴，气血失畅，用清利通痹方加减治疗。清利通痹方以当归拈痛汤合圣愈汤加减化裁而成，主治湿热为病，肩背沉重，肢节沉痛，下注于胫，肿痛不可忍。本方以湿邪偏重为特点。首诊加入三棱、莪术破血行气，消积止痛，青风藤、海风藤补益肝肾，祛风除湿止痛，白芷祛风燥湿止痛，僵蚕、明天麻熄风止痉，红景天活血，枸杞子益肝肾。

二诊疼痛、头晕已缓，故去僵蚕、明天麻，加淫羊藿、骨碎补强筋骨，祛风湿，合欢皮解郁安神，活血消肿。本病治疗，应辨其"虚、邪、瘀"的内容和程度，针对虚、邪、瘀不同的病机制定治法。在整个治疗过程中，均要注意补肾固本，初期若治疗及时，用药合理，坚持锻炼，预后较佳；病变后期，痰瘀互结，邪入骨骱，骨质破坏，出现脊柱僵直畸形，往往难以逆转而容易致残。如果迁延不已，内舍脏腑，预后较差。因此，应当及时积极治疗，防止病邪深入。

医案3 王某，男，15岁。

[初诊] 2016年6月7日。

主诉：腰脊疼痛5年

5年前腰脊疼痛，同时发有双眼虹膜炎，时有发作。近期加甚，目糊，眼科检查，眼压偏高，眼底欠佳。周身乏力，盗汗，胃纳、二便正常。查体腰前俯大于90°，生理弧度存在，下蹲正常，两侧骶肌无明显痉挛。舌苔薄，脉细滑。外院HLA-B27(+)，C反应蛋白1.88μg/mL，红细胞沉降率25mm/h。

西医诊断：强直性脊柱炎。

中医诊断：大偻。

证候分析：湿热内蕴，痰湿内结。

治法：清热利湿，祛瘀通络。

方药：圣愈汤加减。生黄芪18g，炒白术12g，炒防风12g，全当归9g，大川芎12g，党、丹参各12g，甘杞子12g，密蒙花15g，益母草15g，炒羌活12g，左秦艽15g，粉萆薢12g，杭菊花12g，大熟地12g，香谷芽12g，大枣9g，糯稻根30g，14剂。

[二诊] 2016年6月21日。目赤已瘥，目糊已少，汗出较多，胃纳、二便正常，苔薄黄腻，脉弦滑。证属湿热内蕴，痰湿内结。治以清热利湿，祛瘀通络，辅以补益肝肾，益气止汗。

初诊方去左秦艽，加制女贞子15g，墨旱莲15g，浮小麦30g，14剂。

[三诊] 2016年7月5日。精神气色均可，腰脊疼痛已少，C反应蛋白、红细胞沉降率均正常，虹膜炎已消失，苔薄黄腻，脉弦滑，多汗已少，未尽。证属气血亏虚，肝肾不足。治以

补益气血,滋补肝肾,明目退翳。

调身通痹方加减。炙黄芪 15 g,制香附 12 g,潞党参 12 g,全当归 9 g,炒白芍 12 g,大川芎 12 g,熟地黄 12 g,软柴胡 9 g,炒白术 9 g,川独活 9 g,左秦艽 9 g,炒防风 12 g,川桂枝 12 g,云茯苓 15 g,厚杜仲 12 g,川牛膝 12 g,制狗脊 12 g,炙甘草 6 g,甘杞子 12 g,密蒙花 12 g,大玄参 12 g,香谷芽 12 g,大枣 9 g,糯稻根 30 g,14 剂。

按语: 此案为强直性脊柱炎病例,患者男性,青少年,主要表现为腰脊疼痛,目赤,目糊,舌苔薄,脉细滑,红细胞沉降率 25 mm/h,疾病处于急性期。施杞认为其病机为气血失和,湿热内蕴,痰湿内结。治当清热祛湿,化瘀止痛,清肝明目。因患者年少,气血未充,不耐攻伐,故初诊以益气养血之圣愈汤加减化裁。圣愈汤由四物汤加软柴胡、人参、黄芪组成,应用中人参多以党参代之。全当归味甘辛,性温,养血而守中;熟地黄味甘,性温,活血气,滋肾水,封填骨髓,补益真阴;大川芎味辛,性温,行气开郁,祛风燥湿,活血止痛,外彻皮毛,旁通四肢,为"血中气药";党参味甘,性平,补脾养胃,润肺生津,健运中气;黄芪味甘,性温,温分肉而实腠理,益元气而补三焦。现代研究也证明圣愈汤有促进造血的功能,可使红细胞增殖和脾脏造血功能恢复。施杞强调,气血是人体一切功能活动的物质基础,人体生命活动都离不开气血,人体只有气血充足,周流不息,才能外邪不侵。羌活透关节;炒防风散风湿;白术甘温和平,健脾燥湿;左秦艽清热燥湿;丹参归心、肝经,活血祛瘀,通经止痛;益母草活血调经,清热解毒;粉草薢能祛风除湿,通络止痛,善治腰痹痛、筋脉关节屈伸不利。患者素有虹膜炎,目赤,目糊,辅以杭菊花、密蒙花、枸杞子清肝明目。杭菊花归肺、肝经,疏散风热,平抑肝阳,清肝明目,清热解毒;密蒙花甘寒质润,入肝经,既能清肝明目,又兼能养肝明目,治肝虚有热所致目暗不明,视物昏花;枸杞子甘平,入肝、肾经,长于滋肾精,补肝血,为平补肾精肝血之品,《本草经疏》言其"为肝肾真阴不足,劳乏内热补益之要药"。三药合用,可以滋补肝肾,益精明目。患者盗汗,加入糯稻根益气止汗。糯稻根甘平质轻,能固表止汗,且有益胃生津之功。同时加入大枣、香谷芽补脾益气,顾护胃气。

至二诊,患者经治后目赤已瘥,目糊已少,胃纳、二便正常,但汗出较多,舌苔薄黄腻,脉弦滑。故在初诊方基础之上,去左秦艽,加二至丸(制女贞、墨旱莲)增强滋补肝肾,明目之效;汗出较多,而浮小麦甘凉入心经,能益心气,敛心液,轻浮走表,能实腠理,固皮毛,为养心敛液,固表止汗之佳品,故加入浮小麦增强固表止汗之功。

至三诊,精神气色均可,腰脊疼痛已止,C 反应蛋白、红细胞沉降率均正常,虹膜炎已消失,苔薄黄腻,脉弦滑,多汗已少未尽。患者先天禀赋不足,加之病久而虚,故改用调身通痹方补益气血,滋补肝肾。方中川独活理伏风,善祛筋骨间风寒湿邪;细辛发散阴经之风寒,搜剔筋骨风湿而止痛;炒防风祛风邪,并胜湿;左秦艽祛风湿而舒筋;桑寄生、杜仲、牛膝除风湿,兼补肝肾;全当归、大川芎、地黄、白芍药养血,又兼活血;人参、茯苓补气健脾;肉桂温通血脉;甘草调和诸药。患者在病程中可反复发作性虹膜炎等眼部表现,施杞对此类患者常用枸杞子、密蒙花等清热解毒、益肾明目之品防治并发症。方中继续加入糯稻根加强固表止汗之效。

三、骨质疏松症

骨质疏松症是以骨量减少和骨组织的微观结构退变为特征,使骨的脆性增加,以致容易发生骨折的一种全身性骨骼疾病。其主要特点为单位体积内骨组织量减少，骨皮质变薄，松质骨骨小梁数目及大小均减少，骨髓腔增宽，骨骼载荷能力减弱，从而产生腰背、四肢疼痛，脊柱畸形甚至骨折。骨质疏松症可分为原发性、继发性两大类，其中原发性占骨质疏松症的90%，它又主要可分为三种亚型，即绝经后骨质疏松症（又称Ⅰ型骨质疏松症，为高转换型骨质疏松症）、老年性骨质疏松症（又称Ⅱ型骨质疏松症，为低转换型骨质疏松症）和特发性骨质疏松症（包括特发性青少年骨质疏松症和特发性成人骨质疏松症）。继发性骨质疏松症可继发于其他疾病（如甲状腺功能亢进、糖尿病等）或由药物（肾上腺皮质激素、肝素等）引起。

中医学认为骨质疏松症发病根源在于肾精亏虚。肾为先天之本，肾主骨生髓。肾精亏虚则骨无所充，出现骨骼疼痛，甚则骨折之症。同时先天之精有赖于后天，脾为后天之本、水谷化生之源，若饮食不节，损伤脾胃，年老体弱，久卧少动，气血亏虚，日久而致四肢百骸失养，发为骨痿。肝藏血，肾藏精，中医有"精血同源""肝肾同源""已癸同源"之说，故两者关系密切。气血瘀滞也是导致骨质疏松症的重要因素。《灵枢·本脏》曰："经脉者，所以行血气而营阴阳，濡筋骨，利关节者也。"气滞不行，营运无力，而致诸脏筋骨失养，渐致虚损。中医治疗骨质疏松症，立足于辨证论治，病证结合，标本兼顾，多从肾、肝、脾、气血论治，临床用药多有所侧重，辅以调理。

医案 李某，女，76岁。

[初诊] 2016年5月17日。

主诉：腰背疼痛1年。

神疲乏力，步履气急，胸膺作闷，4个月前曾有外伤后椎体L_1压缩性骨折。目前驼背明显，畏冷，时有口苦，胃脘作胀，腑行燥结，夜尿2次。曾有左膝挫伤史。舌质瘀紫，苔薄黄腻，脉细沉。

西医诊断：骨质疏松症。

中医诊断：骨痿。

证候分析：脾失健运，痰湿内蕴，经脉失畅。

治法：健脾祛湿，化痰通脉。

方药：瓜蒌薤白半夏汤、瓜蒌枳实汤合三仁承气汤加减。全瓜蒌15 g，薤白10 g，枳实12 g，火麻仁18 g，陈皮12 g，茯苓12 g，茯神18 g，木香10 g，砂仁6 g，制半夏10 g，茶树根15 g，炙黄芪15 g，党参12 g，生丹参15 g，制女贞子15 g，山茱萸15 g，牛膝18 g，独活12 g，淫羊藿15 g，28剂。

[二诊] 2016年6月14日。腰脊酸楚，疼痛缓而未已，呼吸牵掣，腑行不畅，小溲偏黄，脘腹作胀，口干，苔薄黄，脉细弦。证属气血未和，肝经失畅。治以补气血，益肝肾。

三仁承气汤、养营承气汤合独活寄生汤加减。生大黄6 g，酒制大黄10 g，火麻仁9 g，制厚朴6 g，大腹皮15 g，知母10 g，黄芩6 g，生栀子6 g，淫羊藿15 g，制半夏10 g，柴胡9 g，炒稻芽15 g，炙甘草6 g，牛膝18 g，盐杜仲9 g，白茯苓12 g，肉桂9 g，防风10 g，秦艽10 g，桑寄生9 g，独活12 g，熟地黄15 g，川芎9 g，炒白芍9 g，当归10 g，28剂。

按语：本案是骨质疏松症案例。患者老年女性，年近耄耋，肝肾亏虚，骨痿筋缩，跌仆损伤致腰椎骨折。初诊见神疲乏力，步履气急，胸膺作闷，驼背明显，畏冷，腑行燥结，夜尿2

次,时有口苦,胃脘作胀,舌质瘀紫,苔薄黄腻,脉细沉。乃气滞血瘀,气郁胸胁,脾胃失约,液枯便秘。方用瓜蒌薤白半夏汤合瓜蒌枳实汤行气解郁,通阳散结,祛痰宽胸。患者胸膺作闷,故加入茶树根以强心活血;胃脘作胀,腑行燥结,故合用三仁承气汤润脾通便。脾与胃以膜相连,膜者,脂膜也,上济胃阴,下滋肠液,皆脾所司。若小便太过,则胆火炽盛,灼胃熏脾,胃中燥而烦实,实则大便难。其脾为约,约则脾之脂膜枯缩。三仁承气汤中君以火麻仁多脂而香之物,濡润脾约,以滋胃燥;然胃热不去,则胆火仍炽,故臣以枳实,以去胃热以清胆火,所谓釜底抽薪是也。佐以木香滑利脂膜。因患者气滞血瘀,故加入黄芪、党参、生丹参以益气化瘀;肝肾亏虚,故加入制女贞子、山茱萸、牛膝、独活、淫羊藿以补益肝肾。

二诊时,经过1个月余调治,神疲乏力,步履气急,胸膺作闷已缓解,仍有腰脊酸楚,疼痛。呼吸牵掣,腑行不畅,小溲偏黄,脘腹作胀,口干,苔薄黄,脉细弦,仍为脾胃失约,胃燥脾约,液枯便闭,肝肾亏虚,气血未和。在保留一诊中的三仁承气汤中的火麻仁的情况下,加入生大黄以增强清胃热去胆火之效;大腹皮行气,直达脾膜,行气通便,从而增强通便之功。由于阴液亏虚,热解便秘,故予养营承气汤以增强养血清热、泻积通便之功。养营承气汤由小承气汤合四物汤,生地黄易熟地黄,去川芎,加知母而成。为增强清热泻火之功,加入黄芩、生栀子。病久,肝肾亏虚,故加入独活寄生汤,合以上方药,有调身通痹方补气血、益肝肾、祛风湿、止痹痛之功效。加入淫羊藿,在补阴中配伍补阳药,以"阳中求阴";同时加入半夏,与厚朴配伍,可以发挥半夏厚朴汤行气散结之效;加入炒稻芽以健脾和胃,顾护胃气。二诊方药,养营承气汤合三仁承气汤、调身通痹汤,扶正祛邪。纵观整个治疗过程,以通为用,攻补兼施,从而取效。

四、银屑病性关节炎

银屑病性关节炎是一种与银屑病相关的炎性关节病,有银屑病皮疹并伴有关节和周围软组织疼痛、肿胀、压痛、僵硬和运动障碍。部分患者可有骶髂关节炎和(或)脊柱炎,病程迁延,易复发。中医认为银屑病性关节炎属于"尪痹"范畴,是由于感受风、寒、湿、热之邪,或过食辛辣,或心绪烦扰,惊恐焦虑,七情内郁,导致风、寒、湿、热等邪气客于关节,经络不畅,气血痹阻,气郁化火,而致血热、血燥、血瘀、火热瘀毒流注关节皮肤,气、血、津、液耗伤,脏腑阴阳失和而形成的关节痹阻不通、腠理失养。由于其病机复杂,表现多样,故需中西医结合,综合治疗。

医案 江某,男,57岁。

[初诊] 2019年4月17日。

主诉:两踝肿痛,腰脊僵痛2个月余。

两踝关节、双侧足跟底部疼痛,伴腰脊僵痛,左下肢牵掣2个月余,二便尚可,时有腹泻反复发作,素有银屑病,舌质紫,苔薄,脉细滑。

西医诊断:银屑病性关节炎。

中医诊断:痹证(白疕)。

证候分析:气血失和,经脉失养。

治法:益气养血,祛风除湿,补益肝肾。

方药： 调身通痹方加减。生黄芪 15 g，潞党参 12 g，川桂枝 9 g，炒白术 10 g，炒白芍 12 g，制赤芍 12 g，大熟地 12 g，软柴胡 12 g，独活 12 g，左秦艽 12 g，防风 12 g，云茯苓 12 g，盐杜仲 12 g，川牛膝 12 g，制狗脊 12 g，蓬莪术 15 g，乌梢蛇 9 g，大蜈蚣 3 条，延胡索 15 g，淫羊藿 15 g，巴戟天 15 g，露蜂房 9 g，香谷芽 12 g，炙甘草 9 g，28 剂。

[二诊] 2019年5月17日。诸恙渐缓，疼痛渐少，腑行溏薄，尿酸偏高已有半年余，苔薄白，脉细。证属气血失和，经脉失养。治以益气养血，祛风除湿，补益肝肾。

初诊方去延胡索、淫羊藿，加粉萆薢 15 g，威灵仙 15 g，制川乌 9 g，煨木香 9 g，28 剂。

[三诊] 2019年6月14日。腰脊及左下肢牵掣疼痛已瘥，遍身牛皮癣，两侧足踝仍肿，二便正常，舌质红，苔薄，脉弦滑。证属气血失和，经脉失养。治以益气养血，祛湿化瘀。

舒筋通痹方加减。炙黄芪 15 g，全当归 12 g，炒白芍 12 g，大川芎 12 g，软柴胡 12 g，制乳香 9 g，羌活 12 g，左秦艽 12 g，大生地 12 g，制香附 12 g，川牛膝 12 g，广地龙 10 g，青风藤 15 g，豨莶草 15 g，粉丹皮 12 g，福泽泻 12 g，乌梢蛇 9 g，白鲜皮 12 g，地肤子 12 g，水牛角 30 g，香谷芽 12 g，大枣 10 g，28 剂。规范应用西药抗银屑病治疗。

[四诊] 2019年7月12日。两侧足底疼痛缓而未已，两侧足踝肿痛仍甚，遍身牛皮癣，红细胞沉降率 29 mm/h，二便正常，苔薄略黄，脉滑数。证属气血瘀滞，湿热痹阻。治以活血祛瘀，清热祛湿。

清利通痹方加减。生黄芪 15 g，潞党参 12 g，软柴胡 12 g，全当归 12 g，苦参 12 g，制苍术 12 g，防风 12 g，羌活 12 g，独活 12 g，肥知母 12 g，嫩茵陈 12 g，炒子芩 9 g，黑山栀 9 g，鸡血藤 15 g，水牛角 30 g，蒲公英 18 g，粉萆薢 15 g，生薏苡仁 18 g，大枣 10 g，28 剂。规范应用西药抗银屑病治疗。

[五诊] 2019年8月9日。两侧足底及足踝疼痛已瘥，两侧足踝仍稍肿，牛皮癣已基本消退，二便正常，舌质红，苔薄，脉弦滑。证属气血失和，经脉失养。治以益气养血，补益肝肾。

调身通痹方加减。生黄芪 15 g，潞党参 12 g，川桂枝 9 g，炒白术 10 g，炒白芍 12 g，制赤芍 12 g，大熟地 12 g，软柴胡 12 g，独活 12 g，左秦艽 12 g，防风 12 g，云茯苓 12 g，盐杜仲 12 g，川牛膝 12 g，制狗脊 12 g，蒲公英 18 g，鸡血藤 15 g，炒子芩 9 g，淫羊藿 12 g，香谷芽 12 g，炙甘草 9 g，28 剂。继续抗银屑病西药治疗。

按语： 此患者为长期银屑病患者，病情基本稳定，目前主要是踝关节肿痛的发作，故诊断为银屑病性关节炎，虽病机复杂，然病仍属"痹证"范畴。银屑病，中医称之为白疕，中药治疗以血分辨证，主要分为血热、血瘀、血燥和血虚几种类型。此患者罹患此病数十年，初诊在银屑病静止期，身体皮疹症状已不甚明显，以关节肿痛、脊背部僵硬等症状为主，所以仍以痹论治。患者年近花甲，久患白疕，故气血耗损，经脉失养，初诊以调身通痹方为基本方进行调养。首诊加用蓬莪术加强活血化瘀作用，露蜂房、乌梢蛇、延胡索祛风湿，止痹痛，大蜈蚣通络止痛，淫羊藿、巴戟天补肾以固本。二诊时患者症状虽得到缓解，但关节肿痛仍在，自诉尿酸偏高，遂原方去延胡索、淫羊藿，加粉萆薢祛湿，威灵仙、制川乌加强祛风湿，止痹痛效果，煨木香理气，调节脾胃。待到三诊发现患者关节肿痛仍在，银屑病也有所反复，追问病史，患者因感觉良好，自行停用抗银屑病西药，遂嘱患者继续使用抗银屑病西药。因目前尤以踝关节肿痛为主,遂决定调整处方,采用由圣愈汤合身痛逐瘀方组成的舒筋通痹方为主方,加用豨莶草、乌梢蛇祛风除湿止痛,粉丹皮滋阴养血,白鲜皮、地肤子祛湿止痒,水牛角清热凉血,基础疾病和目前症状两者兼顾。待到四诊,症状仍在,关节肿痛有急性发作之嫌,遂嘱患者继续使用抗银屑病西药,改投清利通痹方。《证治准绳·痹》:"热痹者,脏腑移热,复遇外邪,客搏经络,留而不行,阳遭其阴,故痹熻然而闷,肌肉热极,体上如鼠走之状,唇口反裂,皮肤色变。"热痹系素体阳气偏盛,内有蕴热,或阴虚阳亢之体,感受外邪侵袭,邪气入里化热,流注经络关节;或风、寒、湿邪日久缠绵不愈,邪留经脉,气血痹阻,以关节疼痛,局部灼热、红肿,痛不可触,不能屈伸,得冷则舒为特点的病证。热邪致痹可单一出现,或热与湿相结,湿热闭阻,表现为关节或肌肉红肿热痛,屈伸不利,步履艰难,可反复发作。施杞在当归拈痛汤基础上合圣愈汤加减化裁而成清利通痹方,主治湿热为病,肢节烦痛,肩背沉重,遍身疼痛,下注于胫,肿痛不可忍,正应此证。再加用水牛角及蒲公英等加重清热解毒之效。经月治疗,待五诊时症状基本消失。最后又回到调身通痹方,补气血、益肝肾、祛风湿、止痹痛,进行调理,疗效得到巩固。

该案辨治过程较为曲折。一诊、二诊银屑病病情稳定,以关节症状为主。经以补为主之调身通痹方调治后,关节症状改善,然患者自行停用抗银屑病西药,造成三诊银屑病复发。三诊时除交代继续应用抗银屑病西药治疗外,及时调整治疗思路,改为攻为主的舒筋通痹方以活血祛瘀,祛风除湿,通络止痛。四诊时红细胞沉降率升高,遍身银屑及关节肿痛仍甚,病情处于急性发作状态。进一步改变治疗策略,选用以清热利湿为主的清利通痹方治疗,用方精准。故五诊时,银屑病及关节肿痛均得到缓解。然而,患者久患此病,整体以虚为主,故五诊继续以补益为主的调身通痹方进行调治。整个治疗过程体现了施杞"中西合参""急则治其标,缓则治其本"的思路。

五、腰椎滑脱伴腰椎管狭窄症

腰椎滑脱,也称退变性腰椎滑脱。本病多见于老年人,是由于椎间盘退行性变、关节突关节紊乱、周围韧带松弛、椎间隙不稳,导致椎关节上一椎体后移所致,可出现腰痛或腰腿痛等临床症状。本病属中医"腰痛""腰腿痛"范畴。临床上一般按 Meyerding 分级法分为 5 度:Ⅰ度,滑脱<25%;Ⅱ度,滑脱 25%～50%;Ⅲ度,滑脱 50%～75%;Ⅳ度,滑脱 75%～100%;Ⅴ度:滑脱>100%(腰椎脱离)。腰椎滑脱导致椎管结构改变,多继发腰椎管狭窄。

患者多有慢性腰痛史,可伴发酸胀、沉重及乏力感,时轻时重,同一姿势不能持久。伴有神经根刺激时,疼痛可放射至小腿,出现牵拉、灼痛、麻木、刺痛等感觉。开始症状多不严重,常不引起重视,病期可延续数月甚至数年。滑脱继发腰椎管狭窄者,可伴有间歇性跛行,行走时疼痛明显,坐位时疼痛缓解,表现出腰椎管狭窄症的症状。

本病需要和腰椎峡部崩裂所致的腰椎真性滑脱相鉴别。腰椎峡部崩裂所致的腰椎真性滑脱因先天性发育缺陷和应力性损伤引起,X 线片侧位片或 45°斜位片可见狭部崩裂影,当有滑脱时,裂隙增宽,腰椎峡部崩裂和脊柱滑脱椎体前突,而本病则后突,两者容易做出鉴别。本病发病于老年人,气血亏虚继发经脉痹阻不通时,多表现出症状。故治以补益气血、通络止痛为原则。

医案 丁某,女,72岁。

[初诊] 2019年11月12日。

主诉：腰脊疼痛反复发作10年余,加重1个月。

近期腰脊疼痛反复,间歇性跛行,腑行略溏,小溲正常,胃纳欠佳,夜寐正常,既往有腰椎滑脱病史,外院腰椎CT提示L_3椎体Ⅰ度滑脱,相应椎管狭窄。舌苔薄,脉细滑。

西医诊断：腰椎滑脱伴腰椎管狭窄症。

中医诊断：腰痛。

证候分析：痰瘀互结。

治法：益气活血,祛痰除湿,通络止痛。

方药：舒筋通痹方加减。炙黄芪15 g,全当归12 g,炒白芍12 g,大川芎12 g,软柴胡12 g,制乳香9 g,羌活12 g,左秦艽12 g,制香附12 g,川牛膝12 g,广地龙10 g,生蒲黄12 g,五灵脂12 g,青风藤15 g,白芥子12 g,川楝子12 g,延胡索15 g,露蜂房12 g,蓬莪术15 g,京三棱15 g,大蜈蚣3 g,淫羊藿12 g,骨碎补12 g,葶苈子18 g,香谷芽12 g,大枣10 g,28剂。嘱其每日早、晚坚持做"施氏十二字养生功"2次。

[二诊] 2019年12月10日。腰脊疼痛药后已少,酸胀乏力为主,腰前俯90°,生理弧度增加,小腿作胀麻木,腑行偏多,舌质紫,苔薄,脉弦细。证属痰瘀未净,气血失和,经脉失养。治以益气养血,祛痰除湿,通络止痛。

初诊方去五灵脂、白芥子、川楝子、延胡索、露蜂房、蓬莪术、京三棱、葶苈子、香谷芽,加生三七9 g,络石藤15 g,制南星9 g,炙地鳖9 g,广木香6 g,炒枳壳12 g,炙甘草9 g,28剂。

[三诊] 2020年1月7日。诉疼痛已缓,腰背僵硬板滞,小腿作胀麻木,纳食欠佳,时有呕恶,口干口苦,大便仍时有稀溏,夜尿正常,苔薄,脉弦。证属气血失和,肝经失养。治以益气活血,滋阴平肝,舒筋通脉。

调脉通痹方加减。炙黄芪15 g,大川芎12 g,软柴胡12 g,明天麻12 g,嫩钩藤12 g,石决明30 g,炒山栀9 g,炒黄芩9 g,益母草12 g,夜交藤15 g,淫羊藿12 g,骨碎补12 g,制女贞子12 g,菟丝子12 g,羌、独活各12 g,左秦艽12 g,大蜈蚣3 g,淡干姜9 g,淮山药18 g,扁豆花30 g,香谷芽12 g,大枣9 g,14剂。

[四诊] 2020年1月21日。药后诸恙均缓,纳食及大便均已基本恢复正常。证属气血失和,肝肾不足。治以益气活血,补益肝肾。

调身通痹方加减。生黄芪15 g,潞党参12 g,川桂枝9 g,炒白术10 g,炒白芍12 g,制赤芍12 g,大熟地12 g,软柴胡12 g,独活12 g,左秦艽12 g,防风12 g,云茯苓12 g,盐杜仲12 g,川牛膝12 g,制狗脊12 g,北细辛9 g,大川芎12 g,羌活12 g,淫羊藿12 g,骨碎补12 g,大蜈蚣3 g,香谷芽12 g,大枣12 g,14剂。坚持做"施氏十二字养生功"。

按语：此患者为腰椎滑脱继发腰椎管狭窄混合为病,虽病情复杂,然病均在经络筋骨,属于中医"痹证""腰腿痛"等范畴。本例为本虚标实之证,肾虚为本,风、寒、湿邪为标,正如《黄帝内经》指出"风、寒、湿之气杂至,合而为痹"。《杂病源流犀烛·腰脐病源流》指出："腰痛,精气虚而邪客痛也。"施杞认为,现代中医临床仅依赖单纯的辨证是不够的,往往不能全面把握疾病的发展变化。因此,辨证与辨病相结合就成为必然。辨病可以详细了解疾病的病因、病理,而辨证则可以针对疾病的本质进行相应的治疗,两者有机结合,方可提高疗效。治疗上当辨虚实,分清其主次,并倡导中西互补,各取其优的宽广临床思维,注重综合治疗以及康复与保健。本例病机为肝肾不足,寒湿侵袭,经络阻滞不通,筋脉失养不用等,治疗以祛风除湿,行气通滞,补益肝肾。针对腰椎病,施杞善用祛风湿药,如川乌、羌活、独活、威灵仙、秦艽、牛膝等,还善用青风藤、络石藤等藤类药。此患者初诊腰脊疼痛,病程较长,属痰瘀互结之实证,故应以攻为主,采用益气活血,祛风除湿的舒筋通痹方为主方。《医林改错》有曰:"凡肩痛、臂痛、腰痛、腿痛,或周身疼痛……如古方之不效,用身痛逐瘀汤。"施杞宗其旨意,常用于治疗瘀血夹杂风湿,经络痹阻所致筋骨病,以痛为主,甚至经久不愈者。初诊加用破血逐瘀之三棱、莪术,增强活血祛瘀之功效,川楝子、延胡索理气止痛,后又加用胆南星增强化痰功效,地鳖虫增强通络之功效,治本加用淫羊藿、骨碎补强筋壮骨,再加以通络止痛治疗麻木不仁之蜈蚣,消除神经根水肿之地龙。诸药合用共奏益气化瘀,祛风除湿,通络止痛之功。经治,诸恙均缓,故二诊基本续用前方巩固疗效。至三诊,风、寒、湿诸痹基本消退,疼痛已缓,仍有腰背僵硬板滞,小腿作胀麻木,纳食欠佳,时有呕恶,口干口苦。此为筋脉拘挛,经脉不畅,是为阴血亏虚,肝经失养,并且肝旺横克脾胃所致,进而采用益气活血,滋阴平肝的调脉通痹方,并予以淮山药、扁豆花健脾和胃,经治症状完全缓解。最后用益气血、益肝肾、祛风湿、止痹痛,标本兼顾的调身通痹方,气血、肝肾同补,进一步巩固疗效。

六、腰椎终板下骨坏死

腰椎终板下骨坏死是一种较为少见的疾病,主要表现为腰腿痛,少数患者可能伴有间歇性跛行和马尾压迫症状。该病通常与椎体终板的缺血性变性、坏死有关,导致椎体终板内形成骨软骨性坏死缺损区(Schmorl 结节)。这些缺损区影响腰椎的受力分布,可造成腰椎增生、硬化,并向后凸入椎管,压迫硬脊膜囊、马尾神经或腰神经根,从而引发症状。腰椎终板下骨坏死的具体发病机制尚未完全明确,但一般认为与以下因素有关:① 异常应力,长期承受异常应力可能导致椎体终板的损伤。② 过度活动,过度的腰部活动可能加重椎体终板的负担。③ 缺血性变性,椎体终板的缺血性变性可能是导致骨坏死的主要原因。中医根据辨证,多将其归于"痹证""腰痛"等范畴,治疗以活血化瘀和功能锻炼为主。

医案 高某,男,39 岁。

[初诊] 2019 年 10 月 14 日。

主诉:腰脊疼痛 6 年余。

颈腰脊僵硬疼痛已有 6 年余,日渐加重,腰背牵掣,偶有右下肢麻木,腰前俯 60°,生理曲度减弱,$L_4 \sim L_5$、$L_5 \sim S_1$ 两侧椎旁压痛,外院 MRI 提示 L_4、L_5 椎体前中部终板下骨坏死,腑行、胃纳正常,舌质略紫,苔薄,脉细滑。

西医诊断:腰椎终板下骨坏死。

中医诊断:腰痛。

证候分析:气血失和,痰瘀互结。

治法:益气活血,祛痰除湿,通络止痛。

方药:舒筋通痹方加减。炙黄芪 15 g,全当归 12 g,炒白芍 12 g,大川芎 12 g,软柴胡

12 g,制乳香 9 g,羌活 12 g,左秦艽 12 g,制香附 12 g,川牛膝 12 g,广地龙 10 g,生蒲黄 12 g,蓬莪术 12 g,炙全蝎 9 g,大蜈蚣 3 条,鸡血藤 15 g,青风藤 15 g,香谷芽 12 g,生薏苡仁 30 g,大枣 10 g,28 剂。每日早、晚坚持做"施氏十二字养生功"2 次。

[二诊] 2019 年 11 月 12 日。腰脊疼痛渐缓,周身时有瘙痒,腑行一日 2 次,舌苔薄,脉细滑。证属痰瘀未净,气血失和。治以益气养血,祛痰除湿。

初诊方去炙全蝎、蜈蚣,加地肤子 12 g,姜半夏 12 g,广陈皮 12 g,熟附片 9 g,28 剂。

[三诊] 2019 年 11 月 25 日。疼痛麻木已基本缓解,周身时有瘙痒已瘥,胃纳尚可,二便正常,舌苔薄,脉细滑。证属气血失和,经脉失养。治以益气养血,祛痰化瘀,补益肝肾。

调身通痹方加减。生黄芪 15 g,潞党参 12 g,川桂枝 9 g,炒白术 10 g,炒白芍 12 g,制赤芍 12 g,大熟地 12 g,软柴胡 12 g,独活 12 g,左秦艽 12 g,防风 12 g,云茯苓 12 g,盐杜仲 12 g,川牛膝 12 g,制狗脊 12 g,北细辛 9 g,大川芎 12 g,肉桂 9 g,菟丝子 12 g,巴戟天 12 g,淫羊藿 12 g,香谷芽 12 g,炙甘草 9 g,14 剂。

[四诊] 2019 年 12 月 9 日。腰脊疼痛均瘥。证属气血渐和,经脉已养。治以益气养血,祛痰化瘀,补益肝肾。

三诊方 14 剂继续应用。嘱其适当调整工作强度,坚持做"施氏十二字养生功"锻炼。

按语:此患者为腰椎终板下骨坏死,与腰椎间盘突出症症状较类似,多因风、寒、湿邪留而不去,痹阻血脉,血行不畅。若脾气不足,运化无力,则痰湿内生,血脉瘀阻,属痰瘀互结之实证,故应先以攻为主,首诊采用益气活血,祛痰除湿的舒筋通痹方为主方。《医林改错》有云:"凡肩痛、臂痛、腰痛、腿痛,或周身疼痛……如古方之不效,用身痛逐瘀汤。"施杞宗其旨意,以身痛逐瘀汤合圣愈汤创立了舒筋通痹方,常用于治疗瘀血夹杂风湿,经络痹阻所致筋骨病,以痛为主,甚至经久不愈者。该患者虽年近不惑之年,但病程有 6 年之久,加之长时间坐位工作,腰部皮肉筋骨久伤劳损,以痛为主,故初诊加用破血逐瘀之莪术、活血凉血之蒲黄,增强活血祛瘀之功效;加用蜈蚣、全蝎增强通络止痛之功效。诸药合用共奏益气化瘀、祛风除湿、通络止痛之功。患者长时间姿势不良,遂再加用施氏十二字养生功调节腰背部筋骨动静平衡。二诊经治诸恙均缓,故基本续用前方巩固疗效。然有全身瘙痒的副反应,大致是因为全蝎、蜈蚣等虫类药物引起,将之去掉后加用地肤子改善皮肤过敏情况,加用祛痰化湿之姜半夏、广陈皮祛除残余之痰湿之证。三诊痰、湿、瘀诸痹基本消退,进而用益气养血,补益肝肾的调身通痹方调补整体,进一步巩固疗效。四诊腰脊疼痛均瘥,以三诊方巩固疗效。既往对于此类年轻患者,施杞先攻消除症状,后补防止复发,每多应验。

七、脊髓空洞症

脊髓空洞症是指在多种原因的影响下,在脊髓中央管附近或后角底部有胶质增生或空洞形成的一种慢性进行性脊髓疾病,病变多位于颈髓,亦可累及延髓。脊髓空洞症与延髓空洞症可单独发生或并发,典型临床表现为双上肢和胸背部痛温觉减退或缺失等感觉障碍;肌肉无力、肌萎缩、肌束颤动、肌肉张力下降等运动障碍;皮肤增厚、皮肤和手指苍白等神经营养性障碍。脊髓空洞症的发病原因尚不明确,多数学者认为脊髓空洞症不是单独病因所引起的独立疾病,而是由先天性发育异常、脑脊液动力学异常、血液循环异常等多种致病因素共同导致的一种综合征。其主要表现为脊髓病变,由于多发于颈髓,其中医药治疗可参照脊髓型颈椎病进行辨证论治。

医案 王某,女,38岁。

[初诊] 2018年10月8日

主诉:四肢乏力,步履困难10余年。

素有脊髓空洞症病史10余年,目前神疲乏力,腑行燥结,时有皮肤湿疹发作,夜寐多梦。查体:步态不稳,肌张力略高,上肢肌力Ⅳ级,霍夫曼征(±);双下肢肌肉明显萎缩,肌力Ⅳ级;下肢膝腱反射,左(++),右(+++);跟腱反射,左(+++),右(+++),病理征(-),皮肤感觉减退。外院病历记录提示颈胸部脊髓空洞。舌苔薄,脉细弦。

西医诊断:脊髓空洞症。

中医诊断:痉证。

证候分析:气血失和,痰瘀闭阻,肝经失养。

治法:益气活血,祛痰通络,疏肝解痉。

方药:解痉通痹方加减。生黄芪15g,全当归12g,炒白芍12g,大川芎12g,大生地12g,软柴胡12g,制乳香9g,羌活12g,左秦艽12g,制香附12g,川牛膝12g,单桃仁12g,西红花9g,天花粉12g,炙地鳖9g,炙甘草9g,人参9g,蓬莪术15g,广地龙9g,大蜈蚣3g,粉草薢12g,白鲜皮12g,明天麻12g,嫩钩藤15g,香谷芽12g,大枣9g,制川军9g,28剂。服中药时每次加麝香保心丸2丸,吞服。

[二诊] 2018年11月2日。经治后,精神稍振,步履仍艰,腑行基本正常,胃纳尚可,夜寐亦宁,时有汗出,舌质紫,苔薄,脉弦滑。证属痰瘀未清,气血未和,肝经失养。治以益气养血,祛瘀通络,疏肝解痉。

初诊方去粉草薢、白鲜皮、川军,加汉防己12g,炙僵蚕9g,糯稻根30g,28剂。服中药时每次加麝香保心丸2丸,吞服。

[三诊] 2018年11月30日。经治后,精神已振,步履仍有不稳无力,腑行偏燥,胃纳尚可,夜寐亦宁,时有汗出,舌苔薄,脉弦滑。证属气血失和,肝肾失养。治以益气养血,滋补肝肾。

滋肾通痹方加减。生黄芪15g,潞党参12g,全当归12g,炒白芍12g,大川芎12g,大熟地12g,软柴胡12g,山茱萸12g,淮山药18g,甘杞子12g,炙龟板9g,鹿角胶12g,菟丝子12g,川牛膝12g,人参9g,青风藤15g,伸筋草15g,蓬莪术15g,大蜈蚣3g,明天麻12g,制川军9g,枳壳12g,锁阳12g,肥知母9g,香谷芽12g,大枣10g,28剂。

[四诊] 2018年12月28日。诸恙渐缓,精神已振,步履稍稳,胃纳、二便尚可,夜寐亦宁,汗出亦少,舌苔薄,脉细滑。证属气血失和,肝肾失养。治以益气养血,滋补肝肾。

三诊方去大蜈蚣、制川军、枳壳,加炙地鳖9g,制香附12g,28剂。

[五诊] 2019年1月25日。诸恙均缓,精神已振,步履仍有牵掣无力,较前好转,腑行偏燥,胃纳、夜寐尚可,苔薄,脉细。证属气血失和,经脉失养。治以益气养血,补益肝肾。

调身通痹方加减。生黄芪15g,潞党参12g,川桂枝9g,炒白术10g,炒白芍12g,制赤芍12g,大熟地12g,软柴胡12g,独活12g,左秦艽12g,防风12g,云茯苓12g,盐杜仲12g,川牛膝12g,制狗脊12g,人参9g,青风藤15g,制香附12g,明天麻12g,制川军9g,

锁阳 12 g,香谷芽 12 g,大枣 10 g,28 剂。

[六诊] 2019 年 2 月 22 日。诸恙已缓,精神已振,步履已有明显改善,腑行稍燥,胃纳、夜寐尚可,苔薄,脉细。再予前法调治,效果满意。

按语: 本案患者为脊髓空洞症病例。脊髓空洞症好发于中青年患者,是发生在脊髓的慢性进行性病变,临床表现多为痛温觉障碍、肌肉萎缩、神经失营养等,是临床难治性疾病之一。传统中医学并没有对本病的清晰认识。施杞基于其与脊髓型颈椎病相近的病变部位、相似的脊髓损伤的表现,按脊髓型颈椎病从"痉痿论治"。基于此病例的临床表现,比如肢体无力、颤抖、行走困难、肌张力增高、腱反射亢进等,中医辨证为痉证,病在筋脉,为肝所主,恶血留肝,气血失和,经脉不畅,治宜解痉通痹方破瘀通络,疏肝解痉。解痉通痹方由圣愈汤合复元活血汤加减化裁而来。复元活血汤出自《医学发明》,主治跌打损伤所致的瘀血停滞,气机受阻,肝气不舒,胸胁疼痛。施杞将解痉通痹方用于颈椎病痉证及慢性筋骨病肢体拘紧、胸胁裹束者。方中黄芪益气活血、利水消肿,当归、川芎行气血,此即益气化瘀法。既往实验研究也发现,益气化瘀法能促进施旺细胞的增生及提高其再生功能,加快神经肌肉接合部的重建,缩短神经再生修复进程。因此,此病例初诊即采用解痉通痹方加减化裁,特别方中以柴胡之专入肝胆者,宣其气道,行其郁结。而以酒浸大黄,荡涤败血,使其性不致直下,随柴胡之出表入里以成搜剔之功。张秉成云:"去者去,生者生,痛自舒而元自复矣。"故方以"复元"为名。加用莪术破血逐瘀,蜈蚣祛风通络,地龙消除神经水肿,天麻、钩藤平肝止痉等。

二诊时治疗 1 个月,患者症状即有好转,遂继续按前法,并配合麝香保心丸服用,取麝香开窍活血、消肿止痛之功。此方再用 1 个月,三诊诸恙均缓,不能一味攻伐。若攻伐太过,可能会损伤正气。三诊遂改变方案,采取以补为主,附以活血化瘀、通络解痉等治疗,遂运用益气和血之圣愈汤合左归丸之滋肾通痹方,益气养血,滋阴补肾整体调补,合用锁阳、肥知母等取虎潜丸补肾强筋之意,配合青风藤、伸筋草祛风除湿,蓬莪术、制川军活血逐瘀,荡涤瘀血,大蜈蚣通络活血,明天麻疏肝解痉,标本兼治。此方再用 2 个月,诸症又有缓解,考虑到脊髓空洞症也是难治性疾病,患者罹患此疾已有 10 余载,也曾四处求医问药,收效甚微,目前经过近半年的治疗,症状已少十之四五,患者已相当满意,后又以益气养血之圣愈汤辅以补益肝肾之独活寄生汤相合,是为调身通痹方,补气血、益肝肾、祛风湿、止痹痛,标本兼顾,扶正祛邪,进一步巩固疗效,效果满意。

八、髋骨关节炎

髋骨关节炎是发生于髋关节的骨关节炎,多发生于老年人,是指由于髋关节面长期负重不均衡所致的关节软骨变性或骨质结构改变的一类髋骨关节无菌性炎性疾病。由于人种髋关节结构的差异,我国髋骨关节炎的发生率远低于欧美国家,同时也显著低于我国膝骨关节炎的发生率。髋骨关节炎的症状多样,主要包括疼痛、关节活动受限、关节肿胀、关节僵硬、跛行等。髋骨关节炎的治疗主要是改善患者的症状、减轻疼痛、保留功能。治疗方法包括一般治疗、药物治疗和手术治疗等。中医将其归于"痹证"范畴,证以肝肾亏虚、经脉痹阻为主,治宜通经活络治标、补益肝肾治本。

医案 王某,女,62 岁。

[初诊] 2022年2月9日。

主诉：右髋疼痛1年余。

右髋疼痛已有1年余，活动牵掣、疼痛，屈伸不利，平素血糖偏高，胃纳、二便及夜寐尚可，苔薄腻，脉细滑。

西医诊断：右髋骨关节炎。

中医诊断：髋痹。

证候分析：痰瘀阻络，脾肾亏虚。

治法：益气化瘀，补脾益肾，通络止痛。

方药：调身通痹方加减。炙黄芪15g，香附12g，党参12g，当归9g，白芍12g，川芎12g，熟地黄12g，柴胡9g，桑寄生9g，独活9g，秦艽9g，防风12g，肉桂9g，茯苓15g，杜仲12g，川牛膝12g，制苍术9g，广木香9g，阳春砂仁12g，川泽泻12g，粉葛根12g，天花粉12g，鸡血藤15g，地肤子12g，白鲜皮12g，淫羊藿15g，大枣9g，炙甘草6g，28剂。

[二诊] 2022年3月9日。诸恙均缓，右髋关节稍有牵掣，近期干咳，无痰，胃纳、二便均可，苔薄白，脉细滑。证属气血瘀滞，经脉失养。治以行气化瘀，补脾益肾，通络止痛。

初诊方去地肤子、白鲜皮，加姜半夏12g，广陈皮12g，杏仁12g，制紫菀12g，14剂。

按语：髋骨关节炎指由于髋关节面长期负重不均衡所致的关节软骨损伤、变性或退化的一类骨关节病，与骨的生长退化有关。其主要表现为髋部臀外侧、腹股沟等部位的疼痛、肿胀，关节积液。由于软骨磨损，骨质增生，关节变形，导致髋关节的内旋和伸直活动受限，不能行走甚至卧床不起等。《素问·宣明五气》曰："五劳所伤，久视伤血，久卧伤气，久坐伤肉，久立伤骨，久行伤筋。"长期劳损或外伤直接损伤筋骨，血瘀气滞不通，经脉痹阻，不通则痛，形成本病。另外，气为血之帅，气行则血行。老年人年老体弱，筋骨懈惰，气血不足，无力推动血液于脉管内正常运行，气滞则血瘀，瘀血内生，痹阻经脉，亦可形成此病。该患者以关节疼痛不适、屈伸不利为主诉，为局部经脉失养，气滞血瘀所致。退行性疾病多因年老，筋骨气血失养。方用调身通痹方加减。该方由独活寄生汤合圣愈汤加减化裁而成，立方补气血，益肝肾，祛风湿，止痹痛，以黄芪、当归补气血；熟地黄、川芎补阴调经；配以牛膝、杜仲、桑寄生补肝肾，强筋骨；党参、茯苓、炙甘草益气健脾；熟地黄、白芍、当归、川芎为四物，养血活血，合为八珍汤气血双补；独活、秦艽、防风、白鲜皮、地肤子祛风除湿；粉葛根、天花粉养阴清热生津；砂仁、木香行气补脾，健脾行胃，补而不滞。二诊患者症状均有缓解，舌象细滑，为湿困脾为主，原方去地肤子、白鲜皮，加姜半夏、广陈皮行气健脾，杏仁、炙紫菀止咳润肺，则气血、阴阳相调，脾、肝、肾同治。

九、股骨头坏死

股骨头坏死是由于不同原因导致股骨头血液供应受损，引起骨细胞及骨髓成分死亡及随后出现的修复过程，继而导致股骨头结构改变，股骨头塌陷，引起髋关节疼痛、功能障碍的一种疾病。股骨头坏死的病因复杂，发病机制尚不十分清楚。导致股骨头坏死的原因可分为创伤性和非创伤性两大类。创伤性主要是由于髋部外伤后股骨颈骨折、髋关节脱位等引起，非创伤性股骨头坏死在我国的主要原因为皮质类固醇的应用及酗酒。近年来人们又发现吸烟、高血脂等因素可能在股骨头坏死的发病中也起着极为重要的作用。各种诱发因素导致股骨头坏死,其发病机制尚未明确,主要有脂肪栓塞学说、骨细胞脂肪变性坏死学说、骨内高压及静脉淤滞学说、微血管损伤学说、骨质疏松学说以及细胞毒作用学说等。

中医学将股骨头坏死归属于"骨蚀""痹证"或"历节风"范畴,也有的学者称之为"骨痿""骨枯",即四肢枯萎不能运动的意思。《灵枢·刺节真邪》云:"虚邪之中人也,洒淅动形,起毫毛而发腠理,其入深,内搏于骨,则为骨蚀。"《诸病源候论》更是明确指出过量饮酒是导致"历节风"的重要原因:"历节风之状,短气,白汗出,历节疼痛不可忍,屈伸不得也。由饮酒腠理开,汗出当风所致。亦有血气虚,受风邪而得之者。风历关节,与血气相搏交攻,故疼痛。血气虚,则汗也。风冷搏于筋,则不可屈伸。"其病因包括跌扑损伤、六淫邪毒、七情过度和先天不足等。病机主要有气滞血瘀、痰湿蕴结、肝肾亏虚。各种原因导致的骨坏死的病理特点都是因为气血不通,而产生瘀血。瘀血阻滞,脉络不通,气血失去滋养,则骨必然会枯朽、塌陷、坏死。"脉络不通,不通则痛",故出现髋关节疼痛、关节功能障碍等症状。损伤之后,气血不和,痰湿凝滞经络,筋损失用,患处疼痛肿胀,关节拘挛屈伸不利,或皮肤麻木不仁,肌肉痿软,筋结成块,缠绵难已。可见该病为本虚标实之证,气虚、血瘀、痰凝为该病的基本病理特征。

(一)系统性红斑狼疮合并股骨头坏死

医案1 谢某,女,42岁。

[初诊] 2019年6月14日。

主诉:双髋疼痛1个月余,左侧为重。

患者有系统性红斑狼疮病史2年余,有使用激素史(泼尼松从每日12片降至每日1片,即每日5～60 mg),近1个月来双髋关节疼痛,左侧较甚,胃纳、二便正常,外院MRI提示双股骨头坏死,左侧Ⅱ级,右侧Ⅰ级。苔白腻,脉细缓。

西医诊断:系统性红斑狼疮合并双侧股骨头坏死。

中医诊断:阴阳毒合并骨蚀。

证候分析:气血失和,痰瘀互结。

治法:益气活血,祛痰除湿,通络止痛。

方药:舒筋通痹方加减。炙黄芪15 g,全当归12 g,炒白芍12 g,大川芎12 g,软柴胡12 g,制乳香9 g,羌活12 g,左秦艽12 g,制香附12 g,川牛膝12 g,广地龙10 g,生鸡血藤15 g,青风藤15 g,络石藤15 g,炙僵蚕9 g,胆南星9 g,淫羊藿12 g,骨碎补12 g,伸筋草15 g,香谷芽12 g,大枣10 g,28剂。

[二诊] 2019年7月12日。疼痛已少,右膝时有刺痛,疼痛游走,胃纳、二便正常,苔薄腻,脉细滑。证属痰瘀未清,气血未和,经脉失养。治以活血祛瘀,祛痰通络。

初诊方去僵蚕、胆南星,加川楝子15 g,延胡索15 g,菟丝子12 g,28剂。

[三诊] 2019年8月9日。两髋疼痛渐缓,周身多处移动疼痛,经事不畅已有2个月,手及足趾少动即作僵,舌质紫,多瘀点,苔薄白腻,脉细滑。证属气血失和,痰瘀内蕴,肝肾失养。治以益气养血,祛痰化瘀,补益肝肾。

舒筋通痹方加减。炙黄芪15 g,全当归12 g,炒白芍12 g,大川芎12 g,软柴胡12 g,制乳香9g,羌活12g,左秦艽12g,制香附12g,川牛膝12g,广地龙10g,制苍术15g,姜半夏12g,白芥子9g,春砂仁6g,大熟地15g,生薏苡仁18g,青风藤15g,麻黄根12g,地骨皮12g,大枣10g,14剂。

[四诊] 2019年9月6日。疼痛已少,时有汗出,肢冷,夜寐艰难,苔薄白腻,脉细沉。证属气血失和,肝肾失养。治以益气养血,调补肝肾。

调心通痹方加减。炙黄芪15g,潞党参12g,全当归9g,大川芎12g,软柴胡12g,茯神15g,淡远志9g,酸枣仁12g,广木香9g,制苍术9g,制香附12g,焦山栀9g,六神曲12g,夜交藤15g,肉桂9g,小川连6g,熟附片9g,青风藤15g,羌、独活各12g,左秦艽12g,补骨脂12g,香谷芽12g,大枣10g,炙甘草9g,14剂。

[五诊] 2019年11月7日。两髋疼痛明显缓解,步履改善,四肢畏冷,疼痛已少,停药2周后稍有复发,两膝自觉拘紧,腑行偏溏,苔薄白腻,脉细沉。证属痰湿内蕴,肾阳亏损。治以祛痰化瘀,温肾化湿。

温肾通痹方加减。炙黄芪15g,潞党参12g,全当归12g,炒白芍12g,大川芎12g,大熟地12g,软柴胡12g,山茱萸12g,淮山药18g,甘杞子12g,鹿角片12g,菟丝子12g,熟附片9g,川桂枝9g,盐杜仲12g,制川乌12g,制南星12g,制苍术12g,厚川朴12g,羌、独活各12g,青风藤15g,络石藤15g,海风藤15g,淫羊藿12g,巴戟天12g,骨碎补12g,炙僵蚕9g,嫩钩藤15g,六神曲12g,大枣10g,14剂。

[六诊] 2019年12月6日。双膝、髋疼痛拘紧等症大减,再予前法调治,诸恙渐瘥。

按语: 本案为系统性红斑狼疮合并股骨头坏死。系统性红斑狼疮是一种累及全身多脏器的自身免疫性结缔组织病,属中医的"阴阳毒""红蝴蝶疮""马缨丹""心悸""内伤发热""痹证""水肿""虚劳"等范畴。系统性红斑狼疮的病因有内因和外因两方面,内因为先天禀赋不足,外因为起居不慎、日光暴晒、感受邪毒、七情内伤、劳欲过度等,致脏腑、气血、阴阳失调,毒热和瘀血内生而发病。系统性红斑狼疮通常于育龄期女性多见,病程中可出现各种皮疹,包括溃疡、黏膜溃烂以及红斑等,关节也可受累,甚至出现骨坏死。再加上其治疗早期往往会使用大剂量激素进行冲击治疗,股骨头坏死的发生率进而大大增加。施杞认为股骨头坏死发病机制关键在于"血瘀",血瘀必然导致股骨头局部脉络瘀滞,终致股骨头局部缺血、坏死,血瘀存在于股骨头坏死各发病阶段的始终。从脏腑辨证上当责之于肾,肾阳亏虚,主骨之功能减弱,肝肾不足,髓海空虚,不能滋养骨髓,又加上感受六淫邪毒侵袭,或劳伤过度、暴力打击,或七情失调、饮食失调等诱因,致使瘀血凝滞,经脉受阻,气血不通,不通则痛,从而产生骨痛、跛行、肌肉萎缩症状,并有患肢功能障碍。患者初诊证见双髋关节疼痛,左侧较甚,以关节疼痛为主,病机为血脉痹阻,痰湿内生,属痰瘀互结之实证,故应先以攻为主,初诊采用益气活血的舒筋通痹方为主方,加用胆南星、僵蚕祛痰通络,此病毕竟病位在骨,故加用淫羊藿、骨碎补补肾强骨,标本兼治。

二诊虽疼痛已少,但仍在,故加用延胡索、川楝子加强止痛之效。三诊双髋疼痛已大减,患者有系统性红斑狼疮之基础病,所以出现周身多处移动疼痛,手及足趾少动即作僵等相关症状的反复,故在基础方的基础上着重加用祛风化湿之青风藤、麻黄根、地骨皮等药物控制病情。因患者病情复杂难治,服药3个月患者诸症状明显减轻,但焦虑情绪加重,遂运用圣愈汤合越鞠丸、归脾汤之调心通痹方,身心共治。治疗后期患者两髋疼痛明显改善,四肢畏冷,腑行偏溏,从脏腑辨证上当责之于肾,肾阳亏虚,主骨之功能减弱,遂运用圣愈汤合右归丸之温肾通痹方,益气化瘀、温补肾阳的调补整体,进一步巩固疗效。

医案2 谈某,女,53岁。

[初诊] 2017年5月3日。

主诉:右膝及右髋疼痛5年余。

右膝及右髋疼痛5年余。2017年3月24日右髋MRI示右股骨头坏死,关节积液。四肢少温,汗出较少,夜间盗汗,舌质胖,有齿纹,舌下静脉(++),苔薄黄腻,脉细缓。系统性红斑狼疮病史多年。

西医诊断:系统性红斑狼疮合右侧股骨头坏死。

中医诊断:阴阳毒合并骨蚀。

证候分析:气阴两亏,痰湿内蕴。

治法:益气养阴祛风,健脾利水。

方药:防己黄芪汤加减。生黄芪30 g,苍、白术各12 g,炒防风12 g,汉防己12 g,大川芎10 g,杜红花9 g,单桃仁9 g,制乳香9 g(后下),川牛膝12 g,益母草18 g,粉丹皮12 g,紫丹参15 g,潞党参12 g,青风藤15 g,左秦艽12 g,炒羌活12 g,熟附片12 g,川桂枝12 g,淫羊藿12 g,骨碎补15 g,糯稻根18 g,福泽泻12 g,六神曲12 g,广木香12 g,大枣10 g,炙甘草9 g,28剂。

[二诊] 2017年6月2日。诸恙平稳,晨起手僵,右腹股沟稍有疼痛,活动后缓解,汗出偏多,腑行每日2次,舌质紫,苔薄,脉细滑。证属气血渐和,痰瘀未清。治以益气养阴祛风,健脾利水。

初诊方去杜红花、单桃仁、福泽泻,加莪术15 g,三棱15 g,大蜈蚣3 g,28剂。

[三诊] 2017年7月11日。诸恙渐缓,红细胞沉降率正常,疼痛已少,口苦,胃纳欠佳,神疲乏力,苔薄白腻,脉细滑。证属瘀血阻滞,痰湿内蕴。治以活血祛瘀,祛痰除湿。

舒筋通痹方加减。生黄芪15 g,当归9 g,白芍15 g,川芎12 g,生地黄9 g,柴胡9 g,乳香9 g,羌活12 g,秦艽12 g,制香附12 g,川牛膝12 g,广地龙9 g,炙甘草6 g,青风藤15 g,生麻黄6 g,北细辛9 g,光杏仁9 g,僵蚕6 g,白芥子9 g,制黄精15 g,灵芝草12 g,夜交藤18 g,酸枣仁12 g,麦冬12 g,甘杞子12 g,六神曲10 g,炒枳壳12 g,14剂。

[四诊] 2017年10月31日。右髋疼痛已少,红细胞沉降率略有升高,胃纳、二便尚可,苔薄腻,脉细滑。证属气血不足,肝肾亏虚。治以补气血,益肝肾,祛风湿,止痹痛。

调身通痹方加减。炙黄芪15 g,党参12 g,当归9 g,白芍12 g,川芎12 g,熟地黄12 g,柴胡9 g,独活12 g,桑寄生12 g,秦艽12 g,防风12 g,桂枝12 g,茯苓12 g,杜仲12 g,川牛膝12 g,炙甘草6 g,炒升麻9 g,陈皮9 g,山茱萸12 g,淮山药15 g,福泽泻12 g,粉丹皮9 g,青风藤15 g,蓬莪术12 g,14剂。

按语:患者初诊时右膝、右髋疼痛,右髋MRI提示关节积液,四肢少温,汗出较少,夜间盗汗,舌质胖,有齿纹,舌下静脉(++),苔薄黄腻,脉细缓,乃气阴两亏,痰湿内蕴,以防己黄芪汤加减。该方具有益气祛风,健脾利水之功效,因此可以治疗水肿、关节疼痛。又在此方基础上加大川芎、杜红花、单桃仁等活血之品,可以增强通络止痛的功效;青风藤、炒羌活等可以祛风除湿;熟附片、淫羊藿、骨碎补等可补益肝肾。二诊时患者自觉晨起手僵、汗出偏多,原方去杜红花、单桃仁、泽泻,加莪术、三棱、大蜈蚣等活血祛风之品,以增强祛风通络止痛的功效。三诊时主要以舒筋通痹方加减,该方活血祛瘀,祛风除湿,通络止痛。方中黄芪、当归二药可补益气血;予青风藤、生麻黄、北细辛可以增强祛风除湿的功效;制黄精、灵芝草、夜交藤可以补益气血,培元固本;六神曲、炒枳壳可以固护中焦。四诊时患者诸症缓解,以调身通痹方补气血,益肝肾,祛风湿,止痹痛,加升麻、泽泻、青风藤、蓬莪术清利湿热,通络止痛;山茱萸、淮山药补虚损,以取长效。

(二) 股骨颈骨折术后股骨头坏死

医案 丁某,男,26岁。

[初诊] 2016年7月26日。

主诉:左髋关节疼痛15个月。

左髋摔跌致股骨颈骨折,急诊行三棱钉内固定,术后已有1年又3个月,胃纳正常,二便、夜寐均可。查体:两髋屈曲,内外旋限制(++),腰骶中点两侧压痛(++),内收肌痉挛,压痛(+),舌质紫,苔薄,脉细滑。

西医诊断:左股骨颈骨折内固定术后。

中医诊断:骨折。

证候分析:气血瘀滞,经脉失畅,肝肾不足。

治法:活血祛瘀,补益肝肾,通络止痛。

方药:舒筋通痹方加减。生黄芪15 g,当归9 g,白芍15 g,川芎12 g,生地黄9 g,柴胡9 g,乳香9 g,羌活12 g,秦艽12 g,制香附12 g,川牛膝12 g,广地龙9 g,炙甘草6 g,淫羊藿15 g,肥知母12 g,骨碎补12 g,络石藤15 g,鸡血藤15 g,藿、苏叶各12 g,生薏苡仁15 g,六神曲12 g,14剂。

[二诊] 2016年8月9日。左髋疼痛已缓解十之五六,步履尚有牵制,腑行偏溏,胃纳尚可,夜寐正常,舌苔薄,脉细滑。证属气血瘀滞,经脉失畅,肝肾不足。治以活血祛瘀,补益肝肾,通络止痛。

初诊方去络石藤、鸡血藤,加青风藤15 g,鹿角片12 g,14剂。

[三诊] 2016年9月6日。左髋疼痛已渐缓解,时有反复,X片提示左股骨颈骨折已愈合,骨折线消失,左股骨头外上方区域性骨坏死,影像明显,胃纳、二便正常,苔薄,脉细。补充诊断:左股骨头坏死。证属气血失和,肝肾亏虚,筋骨失养。治以滋阴补肾,填精益髓。

滋肾通痹方加减。炙黄芪12 g,党参12 g,当归9 g,白芍9 g,川芎12 g,熟地黄12 g,柴胡9 g,山茱萸12 g,淮山药18 g,甘杞子12 g,川牛膝12 g,炙龟板胶9 g,鹿角片12 g,菟丝子12 g,左秦艽12 g,炒羌活12 g,络石藤15 g,淫羊藿12 g,肥知母9 g,香谷芽12 g,28剂。

按语:青年男性,外伤左股骨颈骨折术后。初诊术后1年又3个月,症见内外旋限制(++),腰骶中点两侧压痛(++),内收肌痉挛,压痛(+),舌质紫,苔薄,脉细滑,乃气血瘀滞,经脉失畅,肝肾不足。治宜益气化瘀,通络止痛,佐以补益肝肾。方用舒筋通痹方益气化瘀,加络石藤、鸡血藤舒筋活络,淫羊藿、肥知母、骨碎补补益肝肾,强筋壮骨,活血止痛。结合7月暑湿当令,加入藿苏叶、生薏苡仁以祛湿,六神曲健脾和胃,消食调中,顾护胃气,以保证患者汤药吃得进。

二诊左髋疼痛已缓解十之五六,步履尚有牵掣,腑行偏溏,胃纳尚可,夜寐正常,舌苔薄,脉细滑。此时经脉渐通,故去舒筋活络之络石藤与鸡血藤,加入祛风湿、止痹痛之青风藤,温补肾阳之血肉有情之品鹿角片,以增强温补肾阳止痛之功效。

三诊左髋疼痛已渐缓解,时有反复,摄片提示左股骨颈骨折已愈合,骨折线消失,但左股骨头外上方区域性骨坏死,影像明显,胃纳、二便正常,苔薄,脉细。此时主症发生改变,以股骨颈骨折之并发症骨坏死为主,治宜补益肝肾为功,方用滋肾通痹方为主。方中左归丸补益肝肾,圣愈汤益气化瘀,加入左秦艽、炒羌活、络石藤增强通络生骨之效;淫羊藿、肥知母药对补益肝肾,强筋壮骨;香谷芽健脾开胃,以求长远之功。

(三)复杂股骨头坏死

医案 张某,女,83岁。

[初诊] 2020年3月17日。

主诉: 反复两髋关节疼痛40年余。

青壮年时期长期从事核工业工作,40余年前因劳作后出现两髋疼痛,负重疼痛加重,曾于外院就诊,考虑股骨头坏死,当时患者拒绝手术,予保守治疗,具体不详,疗效不佳。此后患者两髋疼痛进行性加重,逐渐步履艰难。追问病史:患者2020年2月初在家不慎摔伤,右侧肩背着地,未予以重视,目前双肩疼痛,活动稍受限。患者既往高血压病史30余年,血压最高180/95 mmHg,目前口服奥美沙坦酯片、拜新同降血压。脑梗死病史3个月,2020年1月7日至2020年1月13日住院治疗,目前规律服用氯吡格雷片,病情稳定。咳嗽、咳痰2个月,查胸部CT示双肺下叶及左肺舌段少许慢性炎症索条,自行服用药物后症状稍缓解,目前仍偶有咳嗽、咳痰。30余年前患肺结核,目前已痊愈。30年前行胆囊切除术,无输血史,否认其他重大手术外伤史,否认药物食物过敏史。体格检查:双膝关节肿胀,压痛(+)。右髋关节活动受限。辅助检查:2019年3月7日X线示右股骨头变形,右髋骨性关节炎;双膝关节骨性关节炎。2019年7月17日右髋关节MRI示右股骨头坏死,右髋关节骨性关节炎,关节积液,滑膜增生;左髋及双侧骶髂关节退变。刻下:患者坐轮椅就诊,双髋部疼痛,痛处固定,活动不利,腰背部疼痛不适,双肩疼痛,双膝关节肿胀疼痛,左膝尤甚,行走不利,偶有咳嗽、咳痰。血压偏高,入夜后上身烘热,下身作凉,夜尿五六次,腑行偏燥,舌质紫,舌苔薄。

西医诊断: 股骨头坏死,膝骨关节炎,高血压3级(很高危),脑梗死。

中医诊断: 痹证。

证候分析: 气阴双亏,肝肾不足,肝阳上亢。

治法: 益气养阴,平肝熄风,舒筋活血。

方药: 调脉通痹方加减。炙黄芪12 g,川芎12 g,柴胡9 g,天麻12 g,钩藤12 g(后下),石决明30 g,山栀子9 g,黄芩9 g,益母草15 g,夜交藤18 g,川牛膝12 g,秦艽12 g,羌活12 g,益智仁9 g,台乌药9 g,淫羊藿12 g,熟附片6 g,大麦冬9 g,五味子12 g,糯稻根9 g,

香谷芽 15 g,酸枣仁 12 g,大枣 9 g,14 剂。

[二诊] 2020 年 3 月 20 日家人代诊。诉服药后夜间上身洪热、下身作凉症状加重,入寐困难。证属气阴双亏,肝肾不足,肝阳上亢。治以益气养阴,平肝熄风,舒筋活血。

初诊方去石决明、台乌药、淫羊藿、熟附片,余药继续服用。

[三诊] 2020 年 3 月 23 日。药物调整服用后,夜间上身洪热、下身作凉症状明显缓解。但关节疼痛明显,活动仍旧困难。劝说患者住院治疗。查体:神清,精神欠佳。推入病房。双肩关节、双手诸关节、双膝关节、双踝关节肿胀,压痛(+)。双髋部无明显肿胀、畸形,双侧腹股沟中点下方压痛(+),右髋关节屈曲、内收及内旋、外旋活动受限,左髋关节屈曲、内收及内旋、外旋无明显受限。"4"字试验,右侧(+),左侧(±)。脊柱无明显侧弯,腰椎生理弧度存在,腰椎活动困难,腰背肌略紧张。$L_2 \sim S_1$ 棘旁压痛(±),$L_2 \sim S_1$ 棘突间痛(±),叩痛(±)。臀中肌压痛,左侧(+)右侧(+)。双膝关节内外膝眼压痛,左(+)右(+),内外侧间隙压痛,左(+)右(+)。双下肢肌力Ⅳ级,双侧膝腱、跟腱反射对称存在,病理征(−)。靠助行器可以艰难挪行。辅助检查:拍摄全身多关节 X 线示双手退行性变,右手第 3 掌指关节间隙狭窄,伴掌骨头小囊变;骶 5 椎体走行欠佳,骨损伤不除外;双踝关节退变,关节周围软组织肿胀;双膝关节退行性变,左膝关节面毛糙及小囊变;左髌股关节、髌上囊区略肿胀;双肩关节退变;右侧骶骨、耻骨联合及右侧耻骨上下支骨折,右髋关节破坏、半脱位,右侧股骨头缺血性改变。补充诊断:多发骨折。证属气阴双亏,肝肾不足,肝阳上亢。治以益气养阴,平肝熄风,舒筋活血。

建议手术治疗,患者拒绝。告知患者卧床康复,减少活动,以利于骨折愈合。患者于 3 月 27 日出院,居家卧床康复。二诊方 14 剂,继续服用。

[四诊] 2020 年 4 月 14 日。周身疼痛,多发性骨折,骨质疏松,夜间盗汗,四肢少温,舌质紫,有裂纹,苔薄,脉细滑。西医诊断:多发骨折,股骨头坏死,膝骨关节炎,高血压 3 级(很高危),脑梗死。中医诊断:骨折病。证属气血失养,肝肾不足。治以益气血,祛风湿,补肝肾。

调身通痹方加减。炙黄芪 15 g,党参 12 g,当归 9 g,白芍 12 g,川芎 12 g,熟地黄 12 g,柴胡 9 g,独活 12 g,桑寄生 12 g,秦艽 12 g,防风 12 g,桂枝 12 g,茯苓 12 g,杜仲 12 g,川牛膝 12 g,炙甘草 6 g,人参 6 g,西红花 0.5 g,淫羊藿 12 g,肥知母 12 g,炒黄柏 9 g,煅龙、牡各 30 g,糯稻根 30 g,鸡血藤 15 g,生谷芽 12 g,炒枳壳 12 g,青陈皮 12 g,大枣 9 g,夜交藤 18 g,14 剂。

按语:患者老年女性,年过八旬,青壮年时期长期从事核工业工作,受到过量辐射,损伤气血,导致肝肾亏虚,气血不足,发为骨蚀。不愿手术,长期接受保守治疗。尽管症状缓解不明显,但 2019 年 3 月 X 线片髋部表现,坏死股骨头较前有较好塑形,更坚定继续保守信心。

患者 2020 年 3 月 17 日就诊,证见血压偏高,入夜后上身洪热,下身作凉,夜尿五六次,腑行偏燥,舌质紫,苔薄。乃气阴双亏,肝肾不足,肝阳上亢。结合冬春之交,万物生发之季,更易引发肝风内动,故用调脉通痹方加减治疗。

调脉通痹方为施杞验方之一,由天麻钩藤饮合圣愈汤加减而成。天麻钩藤饮由天麻、钩藤、石决明、山栀子、黄芩、川牛膝、杜仲、益母草、桑寄生、夜交藤、朱茯神组成,具有平肝熄风,清热活血,补益肝肾之功效,主治肝阳偏亢,肝风上扰证,可用于头痛、眩晕、失眠多梦,或口苦面红,舌红苔黄,脉弦或数之肝肾阴虚所致本虚(肝肾阴虚)标实(肝阳上亢),重在应用川牛膝、杜仲、益母草、桑寄生补肝肾之阴以治本,配合应用山栀子、黄芩以清虚热,天麻、钩藤、石决明平肝熄风,同时结合夜交藤、朱茯神养心安神,故而对肝肾阴虚导致的肝风内功、心肾不交之失眠多梦具有良好作用。虽然方药归为祛风剂,实乃补益为主,平肝熄风为次的具有补攻双重作用的佳方。大多医家多重视其祛风的作用,而对其补益作用有所忽视。圣愈汤由四物汤加炙黄芪、党参、柴胡组成,是施杞继承石氏伤科"以气为主,以血为先"学术思想,益气化瘀的底方,常见于施杞的验方中。

患者初诊,肝风内动,引发"肝火",故见入夜后上身烘热。就肝脏的生理而言,中医认为是以血为体,以气为用,血属阴,气属阳,因此称为"体阴用阳",表现为肝主疏泄。结合患者症状,应用调脉通痹方治疗。由于患者伴有下身作凉之状,为了加强泻肝火之效,加用了附子、台乌药、淫羊藿等大补肾阳之药,以期起到"引火归元"之功,用药遣方考虑缜密。然用药3剂后,却出现了症状加重的现象。考虑原因可能为患者体虚不耐攻伐,肝阳上亢主要由肝肾阴虚引起;虽然有下身作凉,表现出阴阳俱虚的症状。虚不耐攻,更不受补。因此原方去性寒重镇之矿物药石决明以及峻补肾阳之台乌药、淫羊藿、熟附片之后,症状明显缓解。

一诊门诊坐轮椅就诊,加之既往影像学资料明确,就诊历史众多,影响查体。二诊代诊,无法查体。三诊时疼痛明显,活动依旧困难,劝说患者住院治疗,详细查体及全身辅助检查,确诊多发骨折,以卧床康复为主,患者心神更加不宁。"久卧伤气",加之久虚,仍以补益肝肾之阴,清虚热以及养心安神药物取效,体现出施杞"心身同治"之理念。

四诊证见周身疼痛,夜间盗汗,四肢少温,舌质紫,有裂纹,苔薄,脉细滑,乃气血阴阳俱虚之象。选用调身通痹方加味治疗。调身通痹方为独活寄生汤合圣愈汤而成。独活寄生汤由独活、桑寄生、秦艽、防风、细辛、当归、川芎、熟地黄、白芍、桂枝、茯苓、杜仲、牛膝、人参组成。虽归于补益肝肾,祛风湿,止痹痛方剂中,但采用桑寄生、杜仲、牛膝补益肝肾,独活、秦艽、防风、细辛祛周身风、寒、湿邪,更包含了气血阴阳俱补的"十全大补汤",因而被誉为"治痹第一方"。

因人参为贵重药材,在调身通痹方中,将人参改为了党参。针对患者阴阳俱虚的情况,周身疼痛为"因虚致痛""不荣则痛",故在方中又加入人参,以增强益气之功;鸡血藤、西红花以增强活血补血,凉血解毒,解郁安神之功;淫羊藿以增强温补肾阳之功;肥知母、黄柏以加强清虚热之功;煅龙牡、糯稻根以达到止盗汗之功用。

施杞崇尚易水学派之"以胃气为本"的学术思想。由于患者长期口服中药,必然损伤胃气,在用药中,注重保护"胃气",方中加入炒枳壳、青陈皮、生谷芽、大枣理气健脾之药。方中加入夜交藤以养心安神,心身同治。

四诊方药中也体现了黄芪桂枝五物汤(黄芪、桂枝、芍药、生姜、大枣)的作用。四诊症见周身疼痛、四肢少温,故用黄芪桂枝五物汤可以起到益气温经,和血通痹之功效。

施杞在本例的治疗中用的两个主方天麻钩藤饮和独活寄生汤,虽然方剂学中归于不同章节中,但两方有很多共性,均为攻补兼施的方子,均有补益肝肾之功,都有杜仲、牛膝、桑寄生三味药。天麻钩藤饮在补益肝肾的基础上,同时具有平肝潜阳、清虚热、安心神的作用;而独活寄生汤除了具有补益肝肾作用之外,更具有补气血、祛风湿、止痹痛的作用。本患者四诊虽然以独活寄生汤为主方,但仍然加入了夜交藤,将心身同治的思想贯穿始终。

该案例的诊疗经过告诫我们,面对疑难疾病,临床查体及检查一定要仔细全面,不放过任何蛛丝马迹,方可有的放矢,施方用药,取得疗效。

十、膝骨关节炎

膝骨关节炎是发生在膝关节的骨关节病,指膝关节的退化失稳,进而导致关节面软骨发生原发性或继发性退变及结构紊乱,伴随软骨下骨质增生、软骨剥脱、滑膜炎症,从而使膝关节逐渐破坏、畸形,最终发生膝关节功能障碍的一种慢性关节疾病。该病不仅仅是存在关节软骨损害,还累及整个关节,包括软骨下骨、韧带、关节囊、滑膜和关节周围肌肉,最终发生关节软骨退变、纤维化、断裂、溃疡及整个关节面的损伤。由于其临床表现与关节内的退化性炎性反应有关,故也被称为退行性膝骨关节病等。

中医古籍中没有明确提出膝骨关节炎这个病名,但从骨性关节炎的临床表现看,中医经典著作及历代文献中均有类似本病的论述。多数医家认为膝骨关节炎当属中医的"痹证""骨痹""鹤膝风""痿证""痿痹"等范畴。分析该病的病因病机,应本着中医学整体观念和辨证论治的原则,客观辨证分析。素体亏虚,风、寒、湿邪乘虚而入,痰瘀痹阻经络是本病发病和加重的诱因,膝骨关节炎属本虚标实之证,以肝脾肾亏虚为本,外邪、痰瘀为标。

医案1 江某,女,79岁。

[初诊] 2019年7月12日。

主诉:两膝疼痛10年余。

两膝关节疼痛酸楚,平地行走稍有牵掣,上下楼困难,起步困难,活动后稍缓解,腑行偏燥,夜尿1次,胃纳尚可,舌苔薄,脉细沉。

西医诊断:膝骨关节炎。

中医诊断:膝痹。

证候分析:气血失和,肝肾失养。

治法:益气养血,滋补肝肾。

方药:滋肾通痹方加减。炙黄芪15 g,潞党参12 g,全当归12 g,炒白芍12,大川芎12 g,大熟地12 g,软柴胡12 g,山萸肉12 g,淮山药18 g,甘杞子12 g,炙龟板9 g,鹿角片12 g,菟丝子12 g,川牛膝12 g,羌、独活各12 g,左秦艽12 g,青风藤15 g,鸡血藤15 g,威灵仙12 g,伸筋草15 g,老鹳草15 g,肉苁蓉15 g,香谷芽12 g,大枣10 g,28剂。

[二诊] 2019年8月9日。双膝牵掣疼痛已少,胃纳尚可,二便正常,夜寐亦可,苔薄白,脉细滑。证属气血失和,经脉失养。治以益气养血,祛风除湿,补益肝肾。

调身通痹方加减。生黄芪15 g,潞党参12 g,川桂枝9 g,炒白术10 g,炒白芍12 g,制赤芍12 g,大熟地12 g,软柴胡12 g,独活12 g,左秦艽12 g,防风12 g,云茯苓12 g,盐杜仲12 g,川牛膝12 g,制狗脊12 g,青风藤15 g,鸡血藤15 g,老鹳草15 g,淫羊藿15 g,菟丝子12 g,香谷芽12 g,大枣10 g,藿、佩叶各12 g,28剂。

[三诊] 2019年9月6日。诸恙渐缓,疼痛见少,腑行溏薄,胃纳、夜寐尚可,苔薄白,脉细。证属气血失和,经脉失养。治以益气养血,补益肝肾。

二诊方去淫羊藿、左秦艽、藿佩叶,加巴戟天 12 g,威灵仙 15 g,煨木香 9 g,14 剂。

[四诊] 2019 年 9 月 20 日。两膝疼痛已瘥,关节稍有牵掣不利,二便正常,胃纳、夜寐亦可,舌质红,舌苔薄,脉弦滑。证属气血失和,经脉失养。治以益气养血,补益肝肾。

调身通痹方加减。生黄芪 15 g,潞党参 12 g,川桂枝 9 g,炒白术 10 g,炒白芍 12 g,制赤芍 12 g,大熟地 12 g,软柴胡 12 g,独活 12 g,左秦艽 12 g,防风 12 g,云茯苓 12 g,盐杜仲 12 g,川牛膝 12 g,制狗脊 12 g,鸡血藤 15 g,制香附 12 g,淫羊藿 12 g,香谷芽 12 g,大枣 10 g,28 剂。

[五诊] 2019 年 10 月 16 日。双膝肿痛等症已瘥。再予前法调治,以防反复。

按语: 此案为膝骨关节炎患者,病程较长。膝骨关节炎是一种退行性骨关节疾病,是老年人最常见的骨关节疾病,多数患者进展缓慢,迁延不愈,严重影响患者的日常生活能力。膝骨关节炎的中医辨证,病机为经络闭阻,气血失和、气血瘀结、痰瘀互结、正气亏虚是发病的内在条件。营卫失和、气血亏虚、肝肾不足、脾胃虚损均可导致正虚邪恋,由风、寒、湿之邪侵袭人体,或者劳损、外伤等因素,痹阻膝部经络,气血运行不畅,脉络不通,不通则痛,故而出现膝关节的肿痛、重着、屈伸不利、肿大、僵硬等症状。膝骨关节炎属"痹证"范畴。痹证是因风、寒、湿、热等外邪侵袭人体,闭阻经络而导致气血运行不畅的病证。主要表现为肌肉、筋骨、关节等部位酸痛或麻木、重着、屈伸不利,甚或关节肿大、灼热等。《素问·痹论》说:"风、寒、湿三气杂至,合而为痹也。"本病初起,以邪实为主,病位在肢体、皮肤、经络。久病多属正虚邪恋,或虚实夹杂,病位则深入筋骨或脏腑。本案患者年老体弱,病久,故气血耗损,经脉失养,肾精亏虚,而又以肾精亏乏为"正虚"的关键,因此首诊采用滋肾通痹方为基本方,扶正不忘祛邪,加用羌独活、左秦艽、青风藤、鸡血藤、威灵仙、伸筋草、老鹳草祛风湿,止痹痛,肉苁蓉补肾阳,并润肠通便。

二诊时患者症状虽得到缓解,但关节肿痛仍在,当属痹证日久,肝肾两虚,气血不足证。施杞认为痹证属于本虚标实之证,方用调身通痹方加减。调身通痹方由独活寄生汤合圣愈汤加减化裁而成。立方补气血,益肝肾,祛风湿,止痹痛,标本兼顾,扶正祛邪,主治痹证日久,肝肾两虚,气血不足所见腰膝疼痛,痿软,肢节屈伸不利,或麻木不仁。在此方基础上加青风藤、鸡血藤、老鹳草加强祛风湿,止痹痛效果,淫羊藿、菟丝子滋补肝肾。待到三诊发现患者关节肿痛大缓,遂仍以此方为主加以调摄。患者年逾耄耋,病程日久,气血耗损,经脉失养,肾气渐衰,肾精缺乏,此为"正虚"的关键。故以后均以调身通痹方补气血,益肝肾,祛风湿,止痹痛,标本兼顾,扶正祛邪,患者治病 3 个月,病情正合此方进行调理,再用药 1 个月余,症状基本消失,疗效得到巩固。

医案 2 钱某,女,60 岁。

[初诊] 2021 年 3 月 2 日。

主诉: 双膝疼痛 2 年余,加重 1 个月。

两膝疼痛,步履牵掣,稍有屈伸不利,夜寐不宁。查体:双膝关节轻微红肿,活动度 0~100°,极度屈曲,疼痛稍加重,磨髌试验(±),麦氏征(-),研磨试验(-)。外院 X 线示双膝关节退行性改变,关节周围骨赘增生,关节间隙略狭窄。胃纳、二便可,舌苔薄,脉细滑。

西医诊断: 膝骨关节炎。

中医诊断：膝痹。

证候分析：痰湿内蕴，瘀阻脉络。

治法：活血祛瘀，健脾祛湿，通络止痛。

方药：舒筋通痹方加减。生黄芪15 g，当归9 g，白芍15 g，川芎12 g，生地黄9 g，柴胡9 g，乳香9 g，羌活12 g，秦艽12 g，制香附12 g，川牛膝12 g，广地龙9 g，炙甘草6 g，炒白术12 g，汉防己12 g，威灵仙12 g，淫羊藿12 g，骨碎补12 g，夜交藤18 g，炒酸枣仁18 g，香谷芽12 g，大枣9 g，鸡血藤15 g，28剂。

[二诊] 2021年3月30日。两膝疼痛缓而未已，两肩酸楚，夜寐艰难，耳鸣，胃纳、二便正常，苔薄，脉细。证属肾阴不足，气血失调。治以滋补肾阴，祛风止痛，再拟调摄。

滋肾通痹方加减。炙黄芪12 g，党参12 g，当归9 g，白芍12 g，川芎12 g，熟地黄12 g，柴胡9 g，山茱萸12 g，淮山药18 g，甘杞子12 g，川牛膝12 g，炙龟板胶9 g，鹿角片12 g，菟丝子12 g，石菖蒲12 g，炒防风12 g，香白芷12 g，明天麻12 g，羌活、独活各12 g，左秦艽12 g，鸡血藤15 g，络石藤15 g，酸枣仁12 g，夜交藤15 g，大枣9 g，28剂。

[三诊] 2021年4月27日。两膝疼痛已瘥，小腿肿胀，夜寐欠安，胃纳、二便正常，耳鸣，苔薄，脉细。证属肾阴不足，气血失调。治以滋补肾阴，祛风止痛。

二诊方去石菖蒲、香白芷，加汉防己12 g，淫羊藿12 g，28剂。

按语：膝骨关节炎，中医辨病为"膝痹"，风、寒、湿三气杂至而为痹。《黄帝内经》云：膝者筋之府，屈伸不能，行则偻俯，筋将惫矣。治宜祛风除湿，活血壮筋。首诊见痰湿之象，"湿气胜者为着痹，浮肿重坠也"，吴鞠通认为："治着痹者，燥湿为主，而以祛风散寒佐之，大抵参以补脾之剂。盖土旺则能胜湿，而气足自无顽麻也。通用蠲痹汤加减主之，痛甚者，佐以松枝酒。"此例患者痹证日久，痰湿痹阻血脉，即风寒挟痰湿入血脉，滥用攻伐则收效甚微，水遇风寒而结，犹如凝冰，已凝之血，只须活血祛瘀，非逐风寒、祛湿热之法可愈。故以舒筋通痹方合通络祛湿之品。舒筋通痹方为身痛逐瘀汤合圣愈汤化裁而来，取其活血祛风止痛之功，气行则血动。如喻嘉言所言："风、寒、湿之痹于膝者也，如膝骨日大，上下肌肉日枯，且未可治其膝，先养血气使肌肉渐荣，后治其膝可也。"

二诊膝痛已缓，夜寐艰难，收敛攻逐之力，投以补益之剂，遂以滋肾通痹方，佐养血安神、化痰行气之药。滋肾通痹方为左归丸合圣愈汤加减，气行使肾阴得补，滋而不腻。三诊见膝痛已瘥，症又见小腿肿胀，夜寐欠安，耳鸣，是为肾阴不足，效不更方，但去前方石菖蒲、白芷温燥之品，加汉防己、淫羊藿滋阴补肾。

《景岳全书》论曰："观《痹论》曰，风、寒、湿三气杂至，合而为痹。而《寿夭刚柔论》又曰，在阳者命曰风，在阴者命曰痹。""然则诸痹者，皆在阴分，亦总由真阴衰弱，精血亏损……是以治痹之法。最宜峻补真阴，使血气流行，则寒邪随去。"

医案3 练某，男，53岁。

[初诊] 2016年6月28日。

主诉：两膝关节疼痛多年。

现症见腰膝酸楚，步履平地尚可，上下楼困难，伴双手握摄拘紧。既往曾有四肢关节疼痛，泛酸，胃纳欠佳，二便正常，溲赤。查体：两膝关节无明显肿胀，屈伸活动好，研磨试验

(±），化验结果均（－），舌质紫，苔薄黄腻。

西医诊断：膝骨关节炎。

中医诊断：膝痹。

证候分析：气血瘀滞，经脉失畅。

方药：舒筋通痹方加减。生黄芪15 g，当归9 g，白芍15 g，川芎12 g，生地黄9 g，柴胡9 g，乳香9 g，羌活12 g，秦艽12 g，制香附12 g，川牛膝12 g，广地龙9 g，炙甘草6 g，八月札12 g，青礞石15 g，煅瓦楞30 g，六神曲12 g，伸筋草12 g，28剂。

[二诊] 2016年9月6日。两膝疼痛已缓十之三四，两手握摄尚觉拘紧，胃纳改善，泛酸已无，小溲黄赤，腑行偏溏，苔薄白腻，脉沉细。证属气血瘀滞，经脉失畅。

初诊方去八月札、青礞石、煅瓦楞、六神曲，加制苍术9 g，制川乌9 g，白芥子9 g，香谷芽12 g，伸筋草15 g，车前草15 g，14剂。

按语：患者男性，知天命之年，长期操劳，气血瘀滞，经脉失畅。首诊症见两膝关节疼痛、腰膝酸楚、上下楼困难，伴双手握摄拘紧。治宜益气化瘀，舒筋通络，方用舒筋通痹方加味。因患者伴双手握摄拘紧，故加入伸筋草以增强舒筋通络之效。同时患者伴见胃纳欠佳、泛酸，故加入八月札、煅瓦楞、六神曲之制酸和胃之品。久病生痰，痰瘀互结，加重病情。为提高疗效，在方中加入治疗顽痰胶结之青礞石，以增坠痰化瘀之功。

二诊时，经过2个月余治疗，胃纳改善，故易八月札、煅瓦楞、六神曲为香谷芽，以加强摄入功能，增加后天水谷精微；症状明显改善，故易坠痰之青礞石为去除皮里膜外之痰之白芥子，以求长效。经治疗后仍见小便黄赤，故加入清热利尿之车前草。

经治疗，两膝疼痛已缓十之三四，两手握摄尚觉拘紧，方中加入制苍术、制川乌，发挥近似《普济方》中乌术丸（五灵脂、川乌、苍术、自然铜）之功效，以增强去除双膝疼痛、改善双手握摄拘紧之功。

二诊以舒筋通痹方为主，实际包含了益气化瘀之圣愈汤，活血通经止痛、祛风除湿之身痛逐瘀汤和主治风寒湿痹、四肢痉挛、不能步行和握物之乌术丸。"痛者痹也"，"风、寒、湿三气杂合而至，合而为痹"，三方合用，组方精当，标本兼治，而取长效。

医案4 余某，女，82岁。

[初诊] 2020年5月12日。

主诉：双膝及颈腰疼痛7年。

两膝、颈腰疼痛，活动牵掣，已有7年余。下肢畏冷，两膝及足尤甚；右髋酸楚明显，足底麻木，48岁绝经。下肢素有血管炎，长期服用激素（已有6年），X线片示两侧股骨头尚可。夜寐不宁，夜尿2次，腑行偏燥，间日一行，时有咳痰不爽，舌质紫，舌苔薄，脉弦细。

西医诊断：膝骨关节炎。

中医诊断：痹证。

证候分析：气血瘀滞，经脉失和。

治法：活血祛瘀，通络止痛。

方药：舒筋通痹方加减。生黄芪15 g，当归9 g，生白芍15 g，川芎12 g，生地黄9 g，柴胡9 g，乳香9 g，羌活12 g，秦艽12 g，制香附12 g，川牛膝12 g，地龙9 g，炙甘草6 g，威灵仙

12 g,炙全蝎 3 g,大蜈蚣 3 g,淫羊藿 12 g,骨碎补 12 g,香谷芽 12 g,夜交藤 18 g,酸枣仁 15 g,大枣 9 g,甘杞子 12 g,枇杷叶 12 g,炙紫菀 12 g,28 剂。

[二诊] 2020 年 6 月 9 日。颈腰疼痛减轻,口苦,胃脘不适,腑行略溏,舌质紫,苔薄腻,脉细滑。证属气血瘀滞,经脉失畅。治以活血祛瘀,通经止痛。

初诊方去枇杷叶、紫菀,加炒枳壳 12 g,煨木香 12 g,熟附片 6 g,大麦冬 12 g,28 剂。

[三诊] 2020 年 9 月 1 日。诸恙均缓,右髋及足趾时有刺痛,作凉,腑行偏多,胃脘作胀,舌质紫,苔薄腻,脉细滑。证属气血未和,痰湿内蕴,经脉失畅。治以调和气血,祛痰除湿,通经止痛。

调身通痹方加减。炙黄芪 15 g,党参 12 g,当归 9 g,白芍 12 g,川芎 12 g,熟地黄 12 g,柴胡 9 g,桑寄生 9 g,独活 9 g,秦艽 9 g,防风 12 g,肉桂 9 g,茯苓 15 g,杜仲 12 g,川牛膝 12 g,炙甘草 6 g,威灵仙 12 g,骨碎补 12 g,炙僵蚕 6 g,煨木香 9 g,大蜈蚣 3 g,夜交藤 15 g,制苍术 12 g,川楝子 3 g,大枣 9 g,14 剂。

按语:患者年逾八旬,发病已 7 年余,肾精不足,气血虚少,致腰部疼痛迁延日久不愈;肾阳不足,致双膝畏寒;肾水不能上济心火,使心火偏亢,故出现夜寐不宁;心火下移小肠,伤津耗液,大肠津亏,加之气血虚弱而使腑行偏燥;舌质紫,苔薄,脉弦细为有瘀阻之证。治以活血祛瘀,通络止痛为法,方用舒筋通痹方加减。方中生黄芪、当归、生白芍、川芎、生地黄补益气血;柴胡引药上行,疏解瘀滞,化痰散结;乳香、制香附活血行气,疏肝理气止痛;地龙、全蝎、蜈蚣配伍,增加通络止痛的作用;川牛膝补益肝肾,强腰膝;淫羊藿、骨碎补补肾阳,养肝肾,强筋骨;秦艽、威灵仙通经络,舒筋活血,止痹痛;夜交藤、酸枣仁宁心安神;枸杞子滋肾润肺;枇杷叶、炙紫菀温肺下气,止咳化痰。

二诊,患者下肢牵掣、咳痰不爽已缓,故原方去枇杷叶、炙紫菀;口苦、胃脘不适,为胆腑湿热上扰胃气,枳壳配木香以清湿热,理气和胃;熟附片配麦冬以祛风散寒,止痹痛。三诊以气血不足,肝肾方虚为主证,炙黄芪、党参、当归、白芍、川芎、熟地黄补益气血;防风胜湿止痛止痉;骨碎补、独活、桑寄生、杜仲、牛膝相配,增加补肝肾、强筋骨的功效;炙僵蚕、大蜈蚣止痉止痛;威灵仙祛风止痛,通经活络;肉桂暖脾胃,除冷积,通血脉;夜交藤补中气,通血脉;木香、川楝子行气止痛,消除胃脘积胀;茯苓健脾宁心,苍术健脾燥湿;大枣和中。

患者发病因肾气不足,外邪侵袭肌肉关节,气血运行不畅,经脉失养,不通则痛,故首诊和二诊以活血化瘀为主,兼以补益肝肾,强腰膝。三诊以肝肾不足为主证,故以补益肝肾为主,兼以调和气血,熄风止痉止痛,同时给予健脾消积。

医案 5 戚某,女,71 岁。

[初诊] 2017 年 6 月 3 日。

主诉:双膝关节疼痛 5 年。

双膝关节疼痛 5 年,下肢步履乏力,四肢畏冷,头晕,咳嗽,咳痰色黄,多睡头晕,腑行溏薄,每日 3~4 次。素有哮喘史 50 余年,舌质胖,色紫,苔白腻,脉细滑。

西医诊断:膝骨关节炎。

中医诊断:痹证。

证候分析:气血失和,肾精亏损。

治法： 温补肾阳，助益命门。

方药： 温肾通痹方加减。炙黄芪 12 g，党参 12 g，当归 9 g，白芍 12 g，川芎 12 g，熟地黄 12 g，柴胡 9 g，山茱萸 12 g，淮山药 18 g，甘杞子 12 g，鹿角片 9 g，菟丝子 12 g，熟附片 9 g，肉桂 6 g，杜仲 12 g，制紫菀 12 g，款冬花 9 g，青蛤壳 30 g（先煎），柯子肉 10 g，煨肉果 12 g，煨木香 12 g，六神曲 12 g，炒枣仁 12 g，炒羌活 12 g，老鹳草 15 g，大枣 10 g，炙麻黄 9 g，14 剂。

[二诊] 2017 年 7 月 11 日。头晕渐缓，近期停药尚可，口干口苦，胃脘作胀，夜寐不宁，时有小腿抽筋，苔薄，脉弦滑。证属气血失和，肝经失畅。治以益气活血，平肝熄风，舒筋通脉。

调脉通痹方加减。炙黄芪 12 g，川芎 12 g，柴胡 9 g，天麻 12 g，钩藤 12 g（后下），生石决明 30 g，山栀子 9 g，黄芩 9 g，益母草 15 g，夜交藤 18 g，川牛膝 12 g，秦艽 9 g，羌活 12 g，甘杞子 12 g，藿香、佩兰各 12 g，石菖蒲 15 g，炒羌活 12 g，左秦艽 12 g，夜交藤 15 g，炒酸枣仁 12 g，白花蛇舌草 15 g，炒枳壳 10 g，姜半夏 9 g，北秫米 30 g（包煎），炙甘草 6 g，14 剂。

[三诊] 2017 年 8 月 22 日。头晕已少，腰膝疼痛已有明显改善，汗出偏多，腑行尚可，舌苔薄，脉弦滑。证属正气亏乏，肾精不足。治以补气血，益肝肾，祛风湿，止痹痛。

调身通痹方加减。炙黄芪 15 g，党参 12 g，当归 9 g，白芍 12 g，川芎 12 g，熟地黄 12 g，柴胡 9 g，独活 12 g，桑寄生 12 g，秦艽 12 g，防风 12 g，桂枝 12 g，茯苓 12 g，杜仲 12 g，川牛膝 12 g，炙甘草 6 g，明天麻 12 g，石菖蒲 12 g，熟附片 9 g，青风藤 15 g，浮小麦 30 g，六神曲 10 g，甘杞子 12 g，14 剂。

[四诊] 2017 年 9 月 5 日。头晕已少，腑行溏薄已瘥，胃脘作胀已缓，夜寐多梦，皮肤瘙痒，苔薄、黄腻。证属正气亏乏，肾精不足。治以补气血，益肝肾，祛风湿，止痹痛。

三诊方去青风藤、浮小麦、六神曲、枸杞子，加柏子仁 12 g，益智仁 9 g，熟附片 12 g，炒子芩 9 g，龙胆草 9 g，大枣 9 g，14 剂。

按语： 膝骨关节炎作为骨科常见的慢性关节疾病，以关节软骨的退行性改变、继发性骨质增生为主，会引起膝关节疼痛、僵硬、功能障碍等。患者老年女性，年逾古稀，初诊下肢步履乏力，四肢畏冷，头晕，咳嗽，咳痰色黄，多睡头晕，腑行溏薄，每日 3~4 次，乃肾阳不足，精血亏虚，气血失和，故先采用温肾通痹方调和气血，温补肾阳，助益命门。二诊乏力、四肢畏冷、腑行溏薄等显著改善，但见口干口苦，胃脘作胀，时有小腿抽筋，夜寐不宁，可知病位在肝，肝气过胜，导致口中干苦，营血耗伤，故心神失养，夜寐不宁；木旺则胃土克伐太过，故胃脘作胀，气血失和。故辨证为气血失和，肝经失畅。选用调脉通痹方加减以奏益气活血、平肝熄风、舒筋通脉之功。三诊、四诊时，患者头晕已少，肝气过胜已得到抑制，但仍以肝肾气血亏虚为主，主要以调身通痹方进行加减。调身通痹方主要可补气血，益肝肾，祛风湿，止痹痛。在此方基础上予明天麻、石菖蒲祛风化痰，熟附片温补肝肾。三诊时，因汗出偏多，故加入浮小麦以固表止汗。四诊时，夜寐多梦，故加入柏子仁养心安神；苔黄腻，乃湿热证，故加入炒子芩、龙胆草以清利湿热；方中寒热药物并用，故加入大枣固护中焦，调和诸药。

医案 6 高某，女，65 岁。

[初诊] 2019 年 5 月 21 日。

主诉：两膝关节疼痛5年余。

两膝关节疼痛，腰膝酸楚，屈伸不利，平步尚可，上下楼受限，胃纳、二便尚可，落发较多。外院X线片示两膝关节退变。苔薄腻，脉细滑。

西医诊断：膝骨关节炎。

中医诊断：膝痹。

证候分析：气血不足，肝肾亏虚。

治法：益气活血，补益肝肾，祛风除湿。

方药：调身通痹方加减。炙黄芪15 g，党参12 g，当归9 g，白芍12 g，川芎12 g，熟地黄12 g，柴胡9 g，独活12 g，桑寄生12 g，秦艽12 g，防风12 g，桂枝12 g，茯苓12 g，杜仲12 g，川牛膝12 g，炙甘草6 g，威灵仙15 g，老鹳草15 g，淫羊藿15 g，骨碎补12 g，肥知母12 g，香谷芽12 g，大枣9 g，伸筋草12 g，28剂。

[二诊] 2019年6月18日。两膝疼痛已少，尚觉屈伸不利，胃纳欠佳，舌苔薄，脉细沉。证属气血不足，肝肾亏虚。治以益气活血，补益肝肾，祛风除湿。

初诊方去肥知母，加熟附片9 g，红景天15 g，夜交藤18 g，制首乌12 g，鸡内金12 g，28剂。

[三诊] 2019年7月12日。上下楼步履牵掣明显缓解，落发已少，胃纳、二便可。证属气血渐充，肝肾仍亏。治以滋补补肾，填精益髓。

滋肾通痹方加减。炙黄芪12 g，党参12 g，当归9 g，白芍12 g，川芎12 g，熟地黄12 g，柴胡9 g，山茱萸12 g，淮山药18 g，甘杞子12 g，川牛膝12 g，炙龟板胶9 g，鹿角片12 g，菟丝子12 g，鸡血藤15 g，络石藤15 g，羌活、独活各12 g，淫羊藿12 g，香谷芽12 g，大枣9 g，28剂。

按语：患者老年女性，双膝疼痛，以"膝痹"论治。该病多见于中老年人群，风、寒、湿邪乘人体气血虚弱侵入膝部，阻塞经络、肌肉、关节，使气血不能正常运行，形成"膝痹"，如《济生方·痹》记载："皆因体虚，腠理空疏，受风、寒、湿气而成痹也。"结合患者以双膝疼痛、活动不利为主，以及腰膝酸楚、苔薄腻、脉细滑，可知患者内在肝肾亏虚，同时兼有外邪侵袭，故以益气活血，补益肝肾，祛风除湿之法，方选调身通痹方加减，加威灵仙、老鹳草、伸筋草祛风逐湿，淫羊藿、骨碎补补益肝肾，肥知母清热兼养阴，香谷芽、大枣固护中焦。二诊时，患者症状已有明显缓解，抓住苔薄、脉细沉症状，去肥知母，以熟附片温补肾阳，红景天补气清肺，夜交藤祛风通络，制首乌补益肝肾，鸡内金消积化滞。三诊时，症状已有较大缓解，以滋补肝肾、填精益髓的滋肾通痹方，加鸡血藤以增强活血之功，络石藤、羌活、独活祛风除湿，淫羊藿温补肾阳，香谷芽、大枣固护中焦。

医案7 翁某，女，78岁。

[初诊] 2019年10月8日。

主诉：两膝疼痛半年余。

双膝疼痛半年，伴屈伸不利，酸楚乏力，四肢、腰背畏冷，腑行溏薄，咽喉疼痛，夜间咳频，咳痰不爽，苔薄，根黄腻，脉细沉。

西医诊断：膝骨关节炎。

中医诊断：膝痹。

证候分析：虚火上扰，火不归元，气血失和。

治法：益气活血，补益肝肾，引火归元。

方药：调身通痹方加减。炙黄芪 15 g，党参 12 g，当归 9 g，白芍 12 g，川芎 12 g，熟地黄 12 g，柴胡 9 g，独活 12 g，桑寄生 12 g，秦艽 12 g，防风 12 g，桂枝 12 g，茯苓 12 g，杜仲 12 g，川牛膝 12 g，炙甘草 6 g，威灵仙 12 g，汉防己 12 g，青风藤 15 g，淫羊藿 12 g，淡附片 9 g，紫菀 12 g，制南星 12 g，香谷芽 12 g，28 剂。

[二诊] 2019 年 12 月 3 日。疼痛已缓，畏冷已少，时有牵掣，胃脘作胀，腑行略多，舌质紫，苔薄，脉细沉。证属肝肾亏虚，气滞血瘀。治以补益肝肾，行气活血。

滋肾通痹方加减。炙黄芪 12 g，党参 12 g，当归 9 g，白芍 12 g，川芎 12 g，熟地黄 12 g，柴胡 9 g，山茱萸 12 g，淮山药 18 g，甘杞子 12 g，川牛膝 12 g，炙龟板胶 9 g，鹿角片 12 g，菟丝子 12 g，羌活、独活各 12 g，左秦艽 12 g，老鹳草 12 g，制香附 12 g，广木香 12 g，山楂、神曲各 12 g，淫羊藿 12 g，鸡血藤 15 g，骨碎补 12 g，台乌药 12 g，刘寄奴 12 g，炙甘草 9 g，人参 6 g，14 剂。

[三诊] 2019 年 12 月 24 日。两膝疼痛药后已缓，步履较前滑利，腑行偏多，四肢少温已缓，苔薄腻，脉细沉。证属肝肾亏虚。治以补益肝肾，填精益髓。

二诊方去羌活、独活、秦艽、制香附、广木香、骨碎补、台乌药、刘寄奴、人参，加威灵仙 12 g，络石藤 15 g，夜交藤 15 g，川桂枝 9 g，板蓝根 15 g，大玄参 12 g，大枣 9 g，14 剂。

按语：该案为膝骨关节炎。患者老年女性，年近耄耋，以双膝疼痛为主诉。结合膝关节屈伸不利，酸楚乏力，四肢腰背畏冷，腑行溏薄，咽喉疼痛，夜间咳频，咳痰不爽，苔薄，根黄腻，脉细沉等症状，可知患者虚火上扰，火不归元，气血失和，同时又有风、寒、湿邪侵袭，故以益气活血，补益肝肾，引火归元为治法。首诊方用调身通痹方加威灵仙、汉防己、青风藤祛风除湿，淫羊藿补益肝肾，紫菀润肺下气，消痰止咳，淡附片引火归元，制南星燥湿化痰，祛风止痉，香谷芽固护中焦。

二诊时患者双膝疼痛明显缓解，以滋肾通痹方加减，该方具有滋阴补肾，填精益髓之功，加入羌活、独活、左秦艽，又增加了祛风除湿的功效，制香附、广木香疏肝理气，山楂、神曲消食化积，淫羊藿补益肝肾，鸡血藤通络止痛，骨碎补散瘀止痛，台乌药行气止痛、温肾散寒，刘寄奴破血通络，炙甘草、人参固护中焦。

三诊时，患者症状显著缓解，继续以滋肾通痹方加减。方中威灵仙祛风除湿，鸡血藤、络石藤、夜交藤通络止痛，川桂枝活血化瘀，板蓝根、大玄参清热，淫羊藿补益肝肾，山楂、神曲消食化积，炙甘草、大枣固护中焦。

第三节 术 后

一、脊柱术后

目前临床上对颈椎病、腰椎间盘突出症等脊柱病的治疗一般有非手术治疗和手术治疗两大类。施杞认为中西医学互相补充,这是我国医疗卫生事业的优点。手术治疗重点是解除突出的椎间盘或椎体增生骨赘或钙化韧带对脊髓、神经根、血管的压迫和继发炎症反应,以解除颈椎病、腰椎间盘突出症等重症期的主要矛盾。但手术不可能全部解决脊柱病的病理基础,如病变椎间盘的炎症和免疫反应,也不可能解决脊髓、神经根、血管等受累已形成的变性问题。同时,由于手术在摘除椎间盘的同时多需进行椎体的融合,从而在一定程度上减少了脊柱的正常生理功能,增加了相邻椎间盘的应力负荷,易产生新的椎间盘退变或突出等。和辩证看待任何事物一样,手术也要一分为二,不应寄希望于,也不可能"一刀了事"。因此,积极开展脊柱病围手术期中医药治疗,有利于巩固手术疗效,弥补手术之不足,以及缓解手术所带来的局部和全身创伤,从而达到恢复患者心身健康的目的。

根据脊柱病现代病理研究和长期从事中西医防治脊柱病基础和临床研究的经验,施杞认为"本虚标实"是脊柱病术后的基本特点。所谓本虚即是肾精亏乏,气血失养;标实则是痹阻经络,痰瘀内蕴。引起痹阻的原因,一是感受外邪,一是劳伤气血。清《类证治裁》亦指出:"诸痹……良由营卫先虚,腠理不密,风、寒、湿乘虚内袭,正气为邪气所阻,不能宣行,因而滞留,气血凝涩,久而成痹。"因此,施杞提出了"从痹立论,外伤、内损并重,以气为主,以血为先,痰瘀兼祛,肝、脾、肾同治"的指导思想,并形成了以益气化瘀,通络补肾法为基础的理法方药。由于手术治疗的对象是脊柱病患者,因此围手术期治疗的基本方略离不开有关脊柱病辨证施治原则,又不能忽视一些新的病理因素,如手术给患者带来的忧虑恐慌等精神负担,手术的创伤以及术后体质虚弱、气血失养所致新邪内袭。这些因素的存在,显然影响手术的疗效,而中医药通过辨证论治,可以达到"平阴阳,和气血,祛外邪,通经脉,调脏腑"的目的,从而发挥其独特的优势,与手术互为补充。

(一)颈椎病术后

医案1 李某,女,68岁。

[初诊] 2016年5月3日。

主诉:颈腰疼痛10年余。

颈腰疼痛已有10年余,2年前曾行颈椎手术,术后无明显异常,目前颈腰酸楚,左手麻木,右膝关节肿胀、疼痛,腑行偏溏,夜尿3次,夜寐不宁,苔薄腻,脉细滑。

西医诊断:颈椎病术后。

中医诊断:痹证。

证候分析:气血瘀滞,经脉失养。

治法:益气化瘀,补益肝肾,通络止痛。

方药:调身通痹方加减。炙黄芪15 g,党参12 g,当归9 g,白芍12 g,川芎12 g,熟地黄12 g,柴胡9 g,桑寄生9 g,独活9 g,秦艽9 g,防风12 g,肉桂9 g,茯苓15 g,杜仲12 g,川牛膝12 g,炙甘草6 g,青风藤15 g,防己12 g,威灵仙15 g,山楂15 g,神曲15 g,28剂。

[二诊] 2016年6月28日。右膝关节肿胀、疼痛已少,腰痛未已,腑行溏薄,苔薄腻,脉细滑。证属气血瘀滞,经脉失养。治以益气化瘀,补益肝肾,通络止痛。

初诊方去防己、威灵仙、肉桂、神曲,加乳香9 g,淫羊藿18 g,老鹳草15 g,大蜈蚣3条,伸筋草15 g,熟附片6 g,淮山药30 g,14剂。

[三诊] 2016年7月11日。手麻已瘥,腰痛已少,两膝肿胀已有明显缓解,夜寐不宁,腑行2~3次,舌苔薄,脉细滑。证属气血瘀滞,经脉失养。治以益气化瘀,补益肝肾,通络止痛。

二诊方去乳香、大蜈蚣、伸筋草、熟附片、淮山药,加制川乌12 g,香谷芽12 g,夜交藤15 g,14剂。

按语: 患者女性,年近古稀,肝肾亏虚,2年前又行颈椎手术,致气血瘀滞,故初诊症见颈腰酸楚,左手麻木,右膝关节肿胀、疼痛,腑行偏溏,夜尿3次,夜寐不宁,苔薄腻,脉细滑。治宜补益肝肾,益气化瘀。方选调身通痹方加减。调身通痹方中独活寄生汤补益肝肾,圣愈汤益气化瘀。右膝肿胀,乃水湿停留,故加入防己,与黄芪、茯苓、甘草等共取《金匮要略》防己茯苓汤益气通阳、利水消肿之效。左手麻木,乃经络闭阻之症,故加入威灵仙、青风藤以祛风湿、通经络。益气化瘀及祛风湿药物应用,有碍胃之虞,故加入山楂、神曲以健脾消食,固护胃气,体现出"未病先防"的治未病思想。

二诊时右膝关节肿胀、疼痛已少,腰痛未已,腑行仍旧溏薄,苔薄腻,脉细滑,此时肿胀已少,胃气已护,故在一诊方基础上,去利水消肿之防己,通经活络之威灵仙,健脾消食之山楂、神曲;腰痛未已,左手麻木仍显,气滞血瘀仍在,故加入活血行气之乳香,祛风通络活血之老鹳草,舒筋活络之伸筋草,通络止痛之蜈蚣,以增强活血化瘀,疏通经络之功。初诊以补为主,二诊攻补兼施。为增强机体耐受攻伐之力,故加入温补肾阳之熟附片及补益脾肾之淮山药。

三诊腰痛已少,两膝肿胀已有明显缓解,但仍夜寐不宁,腑行2~3次,舌苔薄,脉细滑。此时气血渐通,故去活血行气之乳香,舒筋活络之伸筋草,通络止痛之蜈蚣,改温补肾阳之熟附片为温经止痛之川乌。患者初诊即有夜寐不宁,经治疗2个月余,其他症状均明显缓解,唯有夜寐不宁缓解不明显,故加入夜交藤可养心安神,又可祛风通络;香谷芽消食和中,健脾开胃,达到"胃和则卧安"的作用。夜交藤与香谷芽合用,心脾同治,共同改善夜寐不宁的症状。

纵观整个治疗过程,调身通痹方贯穿始终。初诊以补为主,顾护脾胃;二诊攻补兼施,阴阳兼顾;三诊在补益肝肾的同时,心脾兼顾,达到肝、肾、心、脾共补之功,从而解除年近古稀之人术后之肿痛、麻木、便溏、夜寐不宁等骨伤内科之症状。

医案2 陆某,女,71岁。

[初诊] 2019年12月31日。

主诉: 颈背部疼痛2年余,伴左上肢疼痛、麻木1个月。

2019年2月14日夜10点,突发颈项及上背剧痛,遂到医院就诊,查血压203/100 mmHg,旋即出现四肢瘫痪,对症治疗6日后血压170/80 mmHg,行颈部背侧椎板减压术,术后即刻除右上肢难以抬举外,其余症状已恢复,后右上肢瘫痪也逐渐恢复。目前仍有颈项疼痛,麻木,仰头乏力,四肢少温,偶有头晕,胸胁束带感,时有心悸、胸闷,口干口苦,二便正常,夜寐欠宁。目前降压治疗,血压控制正常。苔薄黄,脉弦细。

西医诊断: 颈椎病术后。

中医诊断: 项痹。

证候分析：气血失和，经脉失养。

治法：益气养血，补益肝肾。

方药：调身通痹方加减。生黄芪 15 g，潞党参 12 g，川桂枝 9 g，炒白术 10 g，炒白芍 12 g，炙赤芍 12 g，大熟地 12 g，软柴胡 12 g，独活 12 g，左秦艽 12 g，防风 12 g，云茯苓 12 g，盐杜仲 12 g，川牛膝 12 g，制狗脊 12 g，北细辛 9 g，大川芎 12 g，羌活 12 g，明天麻 12 g，嫩钩藤 15 g，鸡血藤 15 g，大蜈蚣 3 g，炙全蝎 9 g，粉葛根 12 g，香谷芽 12 g，夜交藤 15 g，炙甘草 9 g，28 剂。

[二诊] 2020 年 3 月 17 日。颈肩周身疼痛已少，胃纳、二便正常，夜寐欠宁，舌苔薄，脉细缓。证属气血瘀滞，经脉失养，肝肾不足。治以益气和血，补益肝肾。

初诊方加大麦冬 12 g，五味子 12 g，28 剂。

[三诊] 2020 年 5 月 12 日。停药 1 个月余，诸疾复发，头晕，颈项作僵，腰背酸楚，胸闷心悸，腑行失畅，胃纳欠佳，舌质胖，苔薄腻，脉细滑。证属气血失和，痰瘀内蕴，经脉失养。治以益气养血，祛痰化瘀，补益肝肾。

初诊方加人参 9 g，姜半夏 12 g，广木香 9 g，28 剂。

[四诊] 2020 年 6 月 9 日。颈腰酸楚疼痛、头晕、心悸等症大减，纳食及大便均已基本恢复正常。再予前法调治，诸恙渐瘥。

按语：此患者原发疾病为脊髓型颈椎病。以施杞临证多年经验，脊髓型颈椎病首选非手术治疗。而此患者的特殊之处在于，发病突然，已出现四肢瘫痪的神经重症，手术减压为首选治疗手段。但术后脊髓受压未能彻底解除或受压受损的脊髓组织未能完全复原，虽然功能有所恢复，但仍残留有颈项疼痛、麻木、仰头乏力、四肢少温、胸胁束带感、时有心悸胸闷等脊髓型颈椎病的相关症状，非手术之能奏效。患者年过古稀，病久，又经手术创伤，故气血耗损，经脉失养，故以益气养血之圣愈汤以补养气血；患者年老肾气渐衰，肝精缺乏，此为正虚的关键，遂辅以补益肝肾之独活寄生汤进行调养，遂收到疗效。两方相合是为调身通痹方，施杞认为痹证日久，本虚标实，病位深入筋骨及脏腑，致气血不足，肝肾两虚，立此方是为补气血，益肝肾，祛风湿，止痹痛，标本兼顾，扶正祛邪，患者病情正合此方。二诊时，颈肩周身疼痛已少，胃纳、二便正常，夜寐欠宁，苔薄，脉细缓，初诊方加味后继续用药 1 个月余症状明显好转，但患者因疫情，治疗间有中断，导致三诊时诸症复发，但病机未变，仍为气血未和，元气未复，不离气血、肝肾之虚证，故仍予前法，加用人参大补元气，助推气行血旺，佐以半夏化痰利湿，广木香理气进行调理。本案系老年患者，颈椎病脊髓长期受压（经手术，受压虽解，脊髓受损仍在）后，肝肾精血亏虚而致。调身通痹方中加入半夏、人参，有半夏泻心汤之意，可以达到气血、肝肾同补，心身同治的目的，故见显效。四诊继续应用三诊方药，至诸恙渐瘥。

医案 3 许某，女，60 岁。

[初诊] 2016 年 5 月 3 日。

主诉：颈项疼痛，伴双上肢重着 9 个月余。

颈项疼痛，两上肢重着，如有铅重，麻木 9 个月余。MRI 示颈椎生理弧度消失，C_3～C_4、C_4～C_5、C_5～C_6、C_6～C_7 椎间盘突出，椎管狭窄，脊髓受压，大于Ⅱ度。于 2015 年 8 月 5 日行颈椎前路手术,术后疼痛缓解,左手麻木未已,两胸胁箍束,头晕头痛,夜寐欠宁,腑行偏少,口干,苔薄,脉弦细。

西医诊断：颈椎病术后。

中医诊断：项痹。

证候分析：气血瘀滞,经脉失畅。

治法：破瘀通络,行气活血。

方药：解痹通痹方加减。炙黄芪18g,党参12g,当归9g,白芍9g,川芎9g,熟地黄15g,柴胡9g,制川军9g,生大黄3g,桃仁9g,红花6g,甘草6g,炒土鳖虫6g,蜈蚣3g,乌梢蛇9g,天麻15g,钩藤10g,防己12g,大枣10g,熟附片12g,28剂。

[二诊] 2016年6月14日。药后自觉左手拘紧,二便正常,夜寐不宁,背部局限性作胀,作僵,颈项畏冷,苔薄,脉细滑。证属肾阳不足,筋脉失养。治以温补肾阳。

右归丸合牛蒡子汤加减。制半夏10g,炒稻芽15g,预知子15g,蜈蚣3条,秦艽10g,炒芥子9g,蜜麸炒僵蚕6g,独活12g,炒牛蒡子10g,熟附片12g,桂枝9g,盐杜仲9g,鹿角胶霜9g,菟丝子15g,枸杞子12g,山茱萸12g,生山药15g,柴胡9g,熟地黄15g,川芎9g,14剂。代温灸膏2盒。

按语：患者老年女性,花甲之年,罹患颈椎手术之苦近1年,初诊见颈项疼痛,两上肢重着,如有铅重,麻木,两胸胁箍束,头晕,头痛,腑行偏少,口干,夜寐欠宁,苔薄,脉弦细,乃气血瘀滞,经脉失畅,方以解痉通痹方加减。解痉通痹方由圣愈汤合复元活血汤加减化裁而成。复元活血汤出自《医学发明》,主治因跌打损伤,致瘀血停滞,使得气机受阻,肝气不舒,胸胁疼痛。施杞将解痉通痹方用于颈椎病痉证及慢性筋骨病肢体拘紧、胸胁裹束者。方中黄芪益气活血,利水消肿,当归、川芎行气血。白芍养血柔肝,解痉挛;以柴胡之专入肝胆者,宣其气道,行其郁结;而以酒浸大黄,荡涤败血,使其性不致直下,随柴胡之出入表入里以成搜剔之功;当归能行血中之气,使血各归其经;地鳖虫可逐络中之瘀,使血各从其散;桃仁破瘀,红花活血。因患者伴有两上肢重着,如有铅重,麻木,故加蜈蚣、乌梢蛇、天麻以祛风通络,止痉;防己祛风止痛;夜寐欠宁,故加入钩藤、大枣以养心安神;同时加入熟附片以温补肾阳,散寒止痛;川芎活血行气,祛风止痛。

二诊左手麻木未已,自觉左手拘紧,二便正常,夜寐不宁,背部局限性作胀,作僵,颈项畏冷,苔薄,脉细滑,乃肾阳不足,筋脉失养。方用右归丸合石氏牛蒡子汤加减。右归丸主治肾阳不足,命门火衰。方中附子、桂枝加鹿角胶温补肾阳,填精补髓;熟地黄、山药、菟丝子、山茱萸、枸杞子、杜仲滋阴益肾,养肝补脾;当归养血补血。诸药合用,共奏益精养血、温补肾阳之效。石氏牛蒡子汤中牛蒡子与僵蚕,是一对重要的配伍,也是本方的主药。牛蒡子祛风化痰,消肿散结,清热解毒,能升能降,通十二经脉;僵蚕散风化痰,止痉解毒,软坚散结。两药均为散风化痰之品,但牛蒡子偏于祛外感之风痰;僵蚕重于散内生之风痰,相互配合,相得益彰。加入白芥子,去除皮里膜外之痰,与牛蒡子、白僵蚕合用,可以祛除内外一切之痰。独活、秦艽以祛风湿,解挛急;半夏燥湿化痰,消痞散结。麻木未已,故加入蜈蚣以熄风镇痉,通络止痛。加入预知子以疏肝理气,炒稻芽以健脾和胃,顾护胃气。结合代温灸膏外用,达到内外兼治,温补肾阳之效。

(二) 胸椎病术后

医案 李某,女,68 岁。

[初诊] 2019 年 9 月 10 日。

主诉:颈、胸、腰、背疼痛 40 余日。

颈、胸、腰、背疼痛有 40 余日,曾有外伤、胸椎手术史。外院 MRI 提示颈、胸、腰无明显椎间盘病变。现汗出较多,四肢少温,夜寐艰难,小便频数,腑行便秘、溏薄交替,舌质紫,苔薄,脉弦细。

西医诊断:胸椎术后疼痛。

中医诊断:痹证。

证候分析:气血失和,经脉失养。

治法:行气活血,祛瘀通络,通痹止痛。

方药:舒筋通痹方加减。生黄芪 15 g,当归 9 g,白芍 15 g,川芎 12 g,柴胡 9 g,乳香 9 g,羌活 12 g,秦艽 12 g,制香附 12 g,川牛膝 12 g,广地龙 9 g,炙甘草 6 g,青风藤 16 g,海风藤 15 g,鸡血藤 15 g,明天麻 12 g,女贞子 15 g,生石决明 30 g,益智仁 12 g,台乌药 12 g,糯稻根 30 g,酸枣仁 15 g,夜交藤 18 g,炒山栀 12 g,大枣 9 g,香谷芽 12 g,7 剂。

[二诊] 2019 年 9 月 19 日。颈项、腰背酸楚疼痛,活动牵扯,周身不舒,上药服后曾有皮疹瘙痒,停药 2 日缓解,腑行欠畅,夜寐不宁,舌质紫,边有齿痕,苔薄,脉细弦。证属气血失和,肝经失畅。治以益气活血,补养肝肾,和胃利胆,宁心安神。

调身通痹方合温胆通痹方加减。炙黄芪 15 g,党参 12 g,当归 9 g,白芍 12 g,川芎 12 g,熟地黄 12 g,柴胡 9 g,独活 12 g,桑寄生 12 g,秦艽 12 g,防风 12 g,桂枝 12 g,茯苓 12 g,杜仲 12 g,川牛膝 12 g,炙甘草 6 g,姜半夏 9 g,炒枳壳 12 g,嫩竹茹 15 g,嫩薄荷 6 g,炒山栀 9 g,酸枣仁 15 g,夜交藤 15 g,制黄精 12 g,生龙、牡各 30 g,大枣 9 g,白鲜皮 15 g,地肤子 15 g,14 剂。

按语:患者既往有外伤、胸椎手术病史,致气血失和,筋脉失养,不通则痛,病机复杂。汗出较多,为气虚;四肢少温,小便频数,为肾阳虚;阴阳失和,夜寐艰难;舌质紫,苔薄,脉弦细为瘀血之象。初诊以舒筋通痹方为底方行气活血,祛瘀通络。舒筋通痹方是由圣愈汤合身痛逐瘀汤加减化裁而成,气血双补,疏解瘀滞,活血通痹。方中加入青风藤、海风藤、鸡血藤组成"三藤饮"以舒筋、活血、止痛;明天麻、生石决明平肝熄风止痉;女贞子、益智仁、台乌药补益肝肾,强健腰膝,同时发挥缩泉丸之效,以治疗小便频数;酸枣仁敛阴止汗,配合夜交藤以改善夜寐艰难,山栀子泻三焦热,以防温补太过,大枣、香谷芽、糯稻根和中。

二诊药后疼痛较前缓解,仍有活动后牵扯,周身不舒,仍为气血失和;夜寐欠宁,乃胆郁痰扰,心神欠宁;舌质紫,脉细弦为血瘀。治疗以益气活血,补益肝肾,和胃利胆,宁心安神为主,以调身通痹方合温胆通痹方加减。调身通痹方由独活寄生汤合圣愈汤加减而来,具有补益肝肾,调补气血等功效。温胆通痹方由温胆汤合圣愈汤加减而成。温胆汤由半夏、竹茹、枳实(方中用枳壳)、茯苓、甘草等药物组成,具有理气化痰,和胃利胆之功效。方中加入薄荷、栀子解表,祛除虚热,清心除烦;酸枣仁、夜交藤、制黄精调和阴阳,宁心安神;龙骨、牡蛎重镇安神。以上药物共奏宁心安神,改善睡眠之功。初诊药后曾有皮疹瘙痒,故方中加入白鲜皮、地肤子燥湿止痒,透疹,以防皮疹再次发作,"未病先防",以求药物服得进而取效。

纵观该案,胸椎术后,气血亏虚,肝肾不足,胆胃受扰,心神不宁,病机复杂,五脏痹与六腑痹共存。初诊以舒筋通痹方为基础方,行气活血,祛瘀通络,以攻为主;二诊以调身通痹方合温胆通痹方为底方,攻补兼施,以调为主,以平(和)为期,辨证缜密,用方精当,以求其功。

(三)腰椎病术后

医案 董某,女,64岁。

[初诊] 2018年11月16日。

主诉:腰椎术后疼痛、不适半年。

腰椎术后疼痛,尾骶部胀痛,会阴麻木,感觉迟钝已有半年,偶有小便失约,腑行偏燥,胃纳尚可,苔厚腻,脉细沉。

西医诊断:腰椎术后。

中医诊断:腰痛。

证候分析:气虚血瘀,经脉痹阻。

治法:益气化瘀,舒经通络。

方药:舒筋通痹方加减。生黄芪15 g,当归9 g,白芍15 g,川芎12 g,生地黄9 g,柴胡9 g,乳香9 g,羌活12 g,秦艽12 g,制香附12 g,川牛膝12 g,广地龙9 g,炙甘草6 g,炙全蝎3条,大蜈蚣3条,制大黄12 g,蓬莪术15 g,淫羊藿12 g,六神曲12 g,大枣9 g,青皮、陈皮各12 g,金樱子12 g,覆盆子12 g,粉丹皮12 g,28剂。

[二诊] 2018年12月14日。药后诸恙均缓,胃纳、二便尚可,舌苔薄,脉细滑。证属气虚血瘀,经脉痹阻。治以益气化瘀,舒经通络。

初诊方去金樱子、覆盆子、粉丹皮,加青风藤15 g,老鹳草15 g,厚杜仲12 g,菟丝子12 g,炙甘草9 g,28剂。

[三诊] 2019年1月11日。诸恙均缓,下肢畏冷,胃纳、二便尚可,苔薄,脉细。证属气虚血瘀,经脉痹阻。治以益气化瘀,舒经通络。

二诊方加骨碎补12 g,14剂。

按语:患者老年女性,腰椎术后疼痛,同时伴有马尾神经分布区域不适感。施杞认为,本病的根本病机为气虚血瘀,经脉痹阻,故治疗时应坚持益气化瘀、舒经通络的原则,从腰痛论治,以舒筋通痹方加减治疗。方中生地黄、桃仁、红花、当归、川芎活血祛瘀;黄芪、党参益气补血行血;柴胡性味苦平,气质轻清,能升能降,疏解郁滞,化瘀散结,可达上、中、下三部;乳香、香附行气血,止痹痛;秦艽、羌活祛风除湿;牛膝、地龙疏通经络以利关节;白芍、甘草缓急止痛;甘草同时可调和诸药。诸药合用,则正气复,瘀血去,经脉通,外邪除。同时结合患者会阴麻木、感觉迟钝,加炙全蝎、大蜈蚣增强活血之功,苔厚腻予蓬莪术、青皮、陈皮行气消积,腑行偏燥予制大黄通便,兼有活血之功,脉细沉予淫羊藿温补脾肾之阳,小便失约予金樱子、覆盆子固精缩尿,粉丹皮活血兼以养阴。

二诊时,患者诸恙均缓,脉细滑,在初诊方基础上去金樱子、覆盆子、粉丹皮等兼有养阴之药,增加青风藤、老鹳草祛风湿、通经络,厚杜仲、菟丝子补益肝肾,炙甘草加量,以加强补中益气、调和诸药之功效。三诊时,下肢畏冷,结合苔薄、脉细之象,增加骨碎补以补肾强骨,祛风逐湿。

该案为腰椎术后医案，相对颈椎及胸椎术后复杂病机，病机相对简单。施杞把握术后"血瘀"这一主证，精准辨证，灵活应用舒筋通痹方加减，效如桴鼓。

二、骨折术后

骨折虽行手术治疗，但伴随气血失养，经脉失于濡养，局部疼痛可能反复发作。从中医角度来看，骨折属于"瘀去、新生、骨合"的一个过程，其受伤的主要原因为外力伤害，"肢体损于外，则气血伤于内"。因此，中医治疗强调整体出发、内外兼治原则。所以对于治疗骨折术后患者也可参照中医骨折三期治疗。施杞治伤宗旨遵循"以气为主，以血为先，肝、脾、肾同治"的中医辨证理论。骨折术后早期的患者，疼痛、肿胀症状较为明显，是为血离经脉，瘀积不散，气血凝滞，经络受阻，故以活血化瘀，消肿止痛为主，可选用新伤续断汤、复元活血汤等药。其可达活血通络效果，缓解患肢肿胀、疼痛现象，且降低并发症的发生率，同时可根据患者病情恢复情况进行加减治疗。中期患者处于筋骨恢复期，此期肿胀逐渐消退，疼痛明显减轻，但瘀肿虽消而未尽，骨尚未连接，故治以接骨续筋，和营生新为主，可选用新伤续断汤、续骨活血汤，或桃红四物汤、接骨丹、接骨紫金丹等，接骨药有自然铜、血竭、地鳖虫、骨碎补、续断等，主要达到活血祛瘀，止痛接骨功效，可促进筋骨的恢复。后期时患者处于筋骨愈合期，一般已有骨痂生长，治宜壮筋骨，养气血，补肝肾，固本培元为主，康复训练为辅，给予壮筋养血汤、生血补髓汤、补中益气汤、归脾丸、八珍汤、健步虎潜丸加减治疗，可促进肢体功能的恢复，提高患者的生活质量。

医案1 李某，男，51岁。

[初诊] 2021年11月24日。

主诉：腰背痛11个月余。

11个月前曾因车祸致右侧肋骨骨折，经手术治疗后骨折已愈合，腰背痛持续不已，无下肢麻木，稍有便溏，舌苔薄，脉细滑。素有肾结石。

西医诊断：肋骨骨折术后恢复期。

中医诊断：腰痹。

证候分析：气血瘀滞，经脉失养。

治法：益气化瘀，补益肝肾，通络止痛。

方药：调身通痹方加减。炙黄芪15 g，潞党参12 g，全当归9 g，炒白芍12 g，大川芎12 g，大熟地12 g，软柴胡9 g，桑寄生9 g，川独活9 g，左秦艽9 g，炒防风12 g，肉桂9 g，云茯苓15 g，厚杜仲12 g，川牛膝12 g，炙甘草6 g，大枣9 g，淮山药30 g，扁豆花15 g，吴茱萸9 g，姜半夏9 g，小川连6 g，蒲公英15 g，延胡索12 g，制香附12 g，车前草15 g，鸡内金12 g，28剂。

[二诊] 2022年1月12日。腰背疼痛经治后已有好转，左腰枢尚有牵掣，二便尚可，舌苔厚根腻，脉细。证属痰瘀内结，络脉不通，蕴而化热。治以清热化湿，祛瘀通络，补益肝肾。

清利通痹方加减。生黄芪15 g，软柴胡9 g，全当归9 g，苦参9 g，潞党参12 g，制苍术9 g，炒防风12 g，炒羌活12 g，肥知母9 g，绵茵陈12 g，炒子芩9 g，左秦艽9 g，露蜂房9 g，炙甘草 6 g,青风藤 15 g,老鹳草 5 g,伸筋草 15 g,生薏苡仁 18 g,淫羊藿 15 g,川牛膝 12 g,大枣 12 g,28 剂。

[三诊] 2022 年 3 月 2 日。诸恙减缓,腰痛已有明显好转,夜间汗出较多,胃纳、二便正常,脘腹略胀,苔薄,脉细。证属痰瘀内结,络脉不通,蕴而化热。治以清热化湿,祛瘀通络,补肝肾。

二诊方去伸筋草,加糯稻根 30 g,瘪桃干 15 g,制香附 12 g,炒枳壳 12 g,14 剂。

按语: 患者年过半百,肝肾渐衰,肋骨骨折术后 11 个月,加重肝肾之虚。初诊见腰背痛持续不已,主以调身通痹方加减,意在补益肝肾,益气化瘀,通络止痛。方中加入淮山药、吴茱萸以增强补益肝肾之效;延胡索、香附以行气止痛;稍有便溏,故加入大枣、扁豆花、蒲公英以健脾和胃,治疗便溏;素有肾结石,故加入车前草、鸡内金以清热通淋,促进结石排出。二诊患者疼痛症状明显有好转,但内有蕴热,舌苔厚根腻,故予清利通痹方调理。清利通痹方是在当归拈痛汤基础上合圣愈汤加减化裁而来,主治湿热为病,肢节烦痛,肩背沉重,遍身疼痛,下注于胫,肿痛不可忍。方中加入青风藤、老鹳草、伸筋草、生薏苡仁以增加祛风除湿之功,淫羊藿、川牛膝以增强补益肝肾之效。三诊患者症状皆缓,稍有胃脘气滞,予香附、枳壳行气化滞;汗出较多,故加入瘪桃干、糯稻根以敛汗。

医案 2 王某,女,83 岁。

[初诊] 2019 年 5 月 17 日。

主诉: 右股骨粗隆间骨折术后 1 年余。

右股骨粗隆间骨折术后 1 年余,仍时有右髋术区疼痛,拄拐行走,右下肢肿胀,胃脘作胀,腑行干燥,偶有脑鸣。外院 X 线示右股骨粗隆间骨折内固定术后表现。苔薄,脉细弦。

西医诊断: 右股骨粗隆骨折术后。

中医诊断: 骨折后。

证候分析: 气血失和,痰瘀互结。

治法: 益气活血,祛痰除湿,通络止痛。

方药: 舒筋通痹方加减。炙黄芪 15 g,全当归 12 g,炒白芍 12 g,大川芎 12 g,软柴胡 12 g,制乳香 9 g,炒羌活 12 g,左秦艽 12 g,制香附 12 g,川牛膝 12 g,广地龙 10 g,鸡血藤 15 g,青风藤 15 g,延胡索 15 g,炒枳实 9 g,制川朴 9 g,制川军 12 g,火麻仁 12 g,香谷芽 12 g,大枣 10 g,28 剂。

[二诊] 2019 年 6 月 14 日。精神已振,右髋术后疼痛已少,下肢瘀肿稍轻,脑鸣已少,夜寐亦可,盗汗较甚,胃纳、二便尚可,舌质紫,苔薄,脉弦滑。证属痰瘀未清,气血未和,经脉失养。治以活血祛瘀,祛痰通络,滋阴养血。

初诊方去川朴,加糯稻根 30 g,炒防风 12 g,煅龙、牡各 30 g,瘪桃干 15 g,乌梅 9 g,28 剂。

[三诊] 2019 年 7 月 12 日。右髋疼痛渐缓,下肢瘀肿已消,盗汗已少,自觉有热,胃纳、二便尚可,舌质略紫,苔薄白,脉细滑。证属气血失和,肝肾失养。治以益气养血,滋补肝肾。

滋肾通痹方加减。炙黄芪 15 g,潞党参 12 g,全当归 12 g,炒白芍 12,大川芎 12 g,大熟地 12 g,软柴胡 12 g,山茱萸 12 g,淮山药 18 g,甘杞子 12,炙龟板 9 g,鹿角片 12 g,菟丝子

12 g,川牛膝 12 g,青风藤 15 g,地骨皮 12 g,香谷芽 12 g,大枣 10 g,藿、佩叶各 12 g,28 剂。

[四诊] 2019年8月9日。疼痛已少,稍有汗出,胃纳、二便尚可,夜寐欠佳,苔薄白腻,脉细沉。证属气血失和,肝肾失养。治以益气养血,补益肝肾。

调身通痹方加减。生黄芪 15 g,潞党参 12 g,川桂枝 9 g,炒白术 10 g,炒白芍 12 g,炙赤芍 12 g,大熟地 12 g,软柴胡 12 g,川独活 12 g,左秦艽 12 g,炒防风 12 g,云茯苓 12 g,厚杜仲 12 g,川牛膝 12 g,制狗脊 12 g,首乌藤 15 g,酸枣仁 12 g,淫羊藿 12 g,骨碎补 12 g,香谷芽 12 g,甘杞子 12 g,28 剂。

[五诊] 2019年9月6日。右髋疼痛等症大减。再予前法调治,诸恙渐瘥。

按语：老年人股骨粗隆间骨折是骨科常见病之一,被称为人生最后一次骨折。因其特殊的发病部位及发病群体使它的治疗一直是骨科医生的挑战。由于老年人普遍存在骨质疏松症,极易造成老年人粗隆部骨折,因其并发症多、护理困难等原因,老年粗隆部骨折还是首选手术治疗,使患者能够早期离床活动,减少和避免并发症的发生,尽快地恢复患者的负重功能。而手术治疗也有一些不尽如人意的地方,比如手术的二次创伤打击,骨质疏松导致的固定不牢靠等问题。本案患者即为术后 1 年,仍然存在有术区疼痛、下肢肿胀等,其病机主要还是本虚标实,以气滞血瘀、痰湿蕴结为标,肝肾亏虚为本。外伤导致的骨折的病理特点都是因为气血不通,而产生瘀血。气血对骨的滋养是骨骼能保持正常形态和正常功能的关键,而一旦瘀血阻滞,脉络不通,气血失去滋养,则骨必然会枯朽,断端难愈。"脉络不通,不通则痛",故出现术区疼痛、下肢肿胀、大便不通等症状。患者骨折后又经手术创伤,故气血耗损,经脉失养,故以舒筋通痹方为主方益气化瘀,加用延胡索、青风藤加强通络止痛之效。因患者大便不通,故加枳实、川朴、大黄,取承气汤之意荡涤肠胃,通畅大便。

二诊虽疼痛已少,但仍在,并因阴血耗损,而出现潮热盗汗之证,遂加用糯稻根、煅龙牡、瘪桃干、乌梅等药滋阴敛汗。三诊右髋疼痛已大减,患者高龄,服药 2 个月,症状明显减轻,但年老体弱,骨质疏松,不能一味去攻,症状明显改善,痰瘀基本肃清。然时有盗汗,自觉有热,从脏腑辨证上当责之于肾,肾阴亏虚,主骨之功能减弱,遂运用滋肾通痹方益气养血,滋阴补肾调补整体,加用淫羊藿、骨碎补补肾强骨,标本兼治,进一步巩固疗效。

耄耋老人股骨粗隆间骨折,又经手术创伤,气血耗损,经脉失养,四诊见疼痛已少,稍有汗出,胃纳、二便尚可,夜寐欠佳,苔薄白腻,脉细沉。此乃骨折后期肝肾气血亏虚之证。施杞认为年老久病,正虚标实,病位深入筋骨及脏腑,致气血不足,肝肾两虚,故以调身通痹方益气血,补肝肾,再用药 1 个月余,症状基本消失,疗效得到巩固。

三、膝关节置换术后

医案 顾某,女,70 岁。

[初诊] 2016年7月11日。

主诉：左膝关节置换及右肩肌腱修补术半个月。

素有腰背疼痛、怕冷 3 年,确诊骨质疏松症、膝骨关节炎。半个月前行左膝关节置换及右肩肌腱修补术。目前自觉背脊阴寒,周身畏冷,时至初夏,尚穿棉衣。腑行每日 6~7 次,夜寐艰难,心烦。述说病情,易悲易哭,不易劝止。口苦,苔薄白腻,脉弦滑。

西医诊断：膝关节置换术后。
中医诊断：膝关节置换术后。
证候分析：肾阳不足，胆气亏损。
治法：温补肾阳，理气化痰，清胆和胃。
方药：温肾通痹方合温胆通痹方加减。炙黄芪12g，党参12g，当归9g，白芍12g，川芎12g，熟地黄12g，柴胡9g，山茱萸12g，淮山药18g，甘杞子12g，鹿角片9g，菟丝子12g，熟附片9g，肉桂6g，杜仲12g，姜半夏9g，云茯苓12g，广陈皮9g，炒枳壳12g，炒竹茹12g，炒酸枣仁12g，五味子15g，夜交藤15g，香谷芽12g，淫羊藿15g，28剂。

嘱扶拐，左膝关节固定器固定下活动。

[二诊] 2016年9月20日。膝部尚有肿胀，皮温偏高，活动欠利，心情烦躁，夜寐不宁，胃纳欠佳，苔薄腻，脉细滑。证属气血失和，经脉失畅，心脾不足。治以健脾养心，解郁通痹。

调心通痹方加减。淫羊藿15g，生山药15g，伸筋草15g，羌活10g，首乌藤15g，牡丹皮10g，炙甘草6g，六神曲炭15g，茯神18g，党参12g，生栀子12g，蜜麸炒苍术6g，香附12g，木香10g，炒酸枣仁18g，制远志6g，柴胡9g，熟地黄15g，川芎9g，当归10g，14剂。

佐以针灸治疗。扶拐，左膝关节固定器固定下活动。

[三诊] 2016年10月7日。左膝、肩术后已有3个月。用药后症状缓解明显，右肩针灸后肩痛及活动均有明显改善，现偶见呃逆。左膝部肿胀明显减退，关节活动改善。皮温正常，活动改善，心情烦躁，夜寐不宁，胃纳欠佳。苔薄腻，脉细滑。证属气血失和，经脉失畅，心脾不足。治以健脾养心，解郁通痹。

二诊方去川芎、当归，加干姜6g，防风10g，柿蒂6g，玄参10g，生山楂15g，大枣10g，甘草10g，小麦15g，14剂。

建议减少拐杖使用时间，加强下肢锻炼，逐渐去除膝关节固定器。

按语：患者老年女性，素有骨质疏松症、骨关节炎，屡受手术之苦，初诊自觉背脊阴寒，周身畏冷，时至初夏，尚穿棉衣，腑行每日6～7次，夜寐艰难，心烦，口苦，苔薄白腻，脉弦滑；述说病情，易悲易哭，不易劝止。乃肾阳亏乏，胆气不足，加之情志不遂，胆失疏泄，气郁生痰，痰浊内扰，胆胃不和所致。方用温肾通痹方合温胆通痹方加减。

温肾通痹方由右归丸合圣愈汤加减而成。右归丸出自《景岳全书》，是由金匮肾气丸减去"三泻"（泽泻、茯苓、丹皮），加鹿角胶、菟丝子、杜仲、枸杞子、当归组成，增加了温补的作用，使药效更能专于温补，是一首十分著名的温补方剂。张景岳根据"阴阳互根""阴阳互济"的理论，提出了"善补阳者必于阴中求阳，则阳得阴助而生化无穷"。方中以附子、肉桂、鹿角胶为君药，温补肾阳，填精补髓。臣以熟地黄、枸杞子、山茱萸、山药滋阴补肾，养肝补脾。佐以菟丝子补阳益阴，固精缩尿；杜仲补益肝肾，强筋壮骨；当归养血和血，助鹿角胶以补养精血。圣愈汤中黄芪、党参补脾益阳，四物汤（当归、白芍、川芎、熟地黄）养血活血，柴胡疏肝理气，为肝经引经药。两方合用，气旺则阳旺，并与"阴中求阳"，使阳气化生有源，共奏温补肾阳，填精益髓之功。

温胆通痹方由温胆汤合圣愈汤加减而成。温胆汤中以半夏降逆和胃化痰，竹茹、枳实清胆胃之热，降其之逆；陈皮理气燥湿，茯苓健脾渗湿。与温肾通痹方合用，在温补肾阳，填精益髓的同时,达到理气化痰,清胆和胃之功。同时加入炒酸枣仁、五味子、夜交藤以起到养心安神,改善睡眠作用;加入淫羊藿以增强温补肾阳之功,香谷芽以顾护胃气。全方共用,达到阴阳脾肾共补,肝胆双调,心胃共养的作用。

二诊时,经过2个月温补,阳虚症状已明显缓解,症见膝部尚有肿胀,皮温偏高,活动欠利,心情烦躁,夜寐不宁,胃纳欠佳,苔薄腻,脉细滑。乃气血失和,经脉失畅,心脾不足,诸郁共存。方用调心通痹方加减。

调心通痹方由归脾汤、越鞠丸合圣愈汤加减化裁而成。归脾汤源自《正体类要》,是在严氏《济生方》归脾汤的基础上加当归、远志而成。脾为营卫气血生化之源,《灵枢·决气》曰:"中焦受气取汁,变化而赤是为血。"故方中以参、芪、苓、草甘温之品补脾益气以生血,使气旺而血生;当归甘温补血养心;柴胡化瘀散结,川芎活血行气。茯苓(多用茯神)、酸枣仁、远志宁心安神;木香辛香而散,理气醒脾,与大量益气健脾药配伍,复中焦运化之功,又能防大量益气补血药滋腻碍胃,使补而不腻,滋而不腻,主治心脾气血两虚之证。越鞠丸源自《丹溪心法》,方中香附行气开郁,川芎活血祛瘀,栀子清热泻火,神曲消食导滞,苍术燥湿健脾。主治气、血、火、湿、食等郁,胸膈痞闷,脘腹胀痛,吞酸呕吐,饮食不化。同时方中加入熟地黄、淫羊藿、生山药阴阳双补,牡丹皮清热泻火,伸筋草、羌活祛风除湿,通络止痛,首乌藤养血安神。全方攻补兼施。

三诊时,症状缓解明显,右肩针灸后肩痛及活动均有明显改善,偶见呃逆,膝部肿胀明显减退,皮温正常,活动改善,但仍见心情烦躁,夜寐不宁,胃纳欠佳,苔薄腻,脉细滑,乃气血失和,经脉失畅。原方去辛温之当归、川芎,加入玄参以滋阴润燥;以甘草、小麦、大枣之甘麦大枣汤,增强补益心脾,宁心安神之效;干姜温中散寒,温阳通脉;生山楂消食健脾,行气散瘀;柿蒂降逆止呃;防风祛风解表,胜湿之痛。

纵观该案治疗经过,患者腰背疼痛、怕冷3年,加之左膝关节置换及右肩肩袖修补术后应激,正气受损,胆腑受扰,决断异常,故初诊除表现出一派肾阳亏虚症状之外,表现出易悲易哭、不易劝止之胆腑受扰之证。给予温肾通痹方合温胆通痹方温补肾阳,助益命门,清胆和胃,攻补兼施,以补为主,重点从肾脏与胆腑进行治疗。到二诊时,经过调补2个月余,肾阳亏虚症状已明显缓解,但仍有心情烦躁、夜寐不宁,乃气血失和,经脉失畅,诸郁共存,用调心通痹方进行治疗以益气补血,健脾养心,解郁通痹,仍然为补中有攻,以补为主,但以补益心脾两脏为主。及三诊时,经过药物及针灸治疗,疼痛明显缓解,心情烦躁、夜寐不宁仍存,故在二诊方微调基础上,加入治疗脏燥之甘麦大枣汤,仍然从心脾进行调治。整个治疗过程涉及五脏之肾、脾、心以及六腑之胆、胃,体现了施杞"以脏腑为本"的学术思想。

第四节 内科杂症

一、脑梗后遗症

医案 陶某,男,75岁。

[初诊] 2020年4月17日。

主诉：脑梗后周身活动受限，两手麻木，下肢步履艰难，四肢肌肉拘紧5年。

2015年2月脑梗，其间曾在附近医院接受活血化瘀、营养神经等治疗，后经针灸、推拿康复治疗后症状有所好转。目前周身活动受限，两手麻木，下肢步履艰难，四肢肌肉仍有拘紧。大便干结，小溲正常，胃纳尚可，夜寐欠安。步态不稳，肌张力不高，上、下肢肌力Ⅳ级，病理征（一），霍夫曼征（±）。苔黄腻，脉弦滑。外院2016年头颅CT提示多发性腔隙性梗死灶，轻度脑萎缩。既往有高血压病史。

西医诊断：脑梗后遗症。

中医诊断：瘀血证。

证候分析：气血失和，痰瘀阻络。

治法：益气化瘀，化痰通络，疏风清热。

方药：调脉通痹方加减。炙黄芪15g，大川芎12g，软柴胡12g，明天麻12g，嫩钩藤12g，石决明30g，炒山栀9g，黄芩9g，益母草12g，夜交藤15g，川牛膝12g，左秦艽12g，羌活12g，生大黄9g，炒枳实12g，天花粉12g，京三棱15g，蓬莪术15g，大蜈蚣3g，广地龙12g，大枣9g，21剂。嘱其每日早、晚坚持做"施氏十二字养生功"。

[二诊] 2020年5月6日。诸恙均缓，腑行燥结，两胁作胀，苔薄根腻，脉弦滑。证属气血失和，痰瘀阻络。治以益气化瘀，化痰通络，疏风清热，滋阴软坚。

初诊方加元明粉9g，大麦冬12g，14剂。

[三诊] 2020年5月20日。诸恙如前，腑行仍有燥结，双下肢时有抽动，苔腻。证属气血失和，痰瘀阻络。治以益气化瘀，化痰通络，疏风清热。

初诊方去三棱、大黄，加元明粉9g，制白附子9g，炙僵蚕9g，大蜈蚣3g，28剂。

[四诊] 2020年6月17日。双下肢仍时有抽搐，腑行仍有燥结，苔黄腻，脉弦数。证属痰瘀阻络，肝风抽动。治以破瘀通络，舒肝解痉。

解痉通痹方加减。生黄芪15g，全当归12g，炒白芍12g，大川芎12g，大生地12g，制川军12g，软柴胡12g，西红花9g，单桃仁9g，天花粉12g，炙地鳖9g，生川军9g，炒枳实12g，川厚朴12g，元明粉15g，生石膏15g，瓜蒌皮12g，石菖蒲15g，生石决30g，熟附片9g，人参9g，明天麻12g，嫩钩藤15g，大麦冬12g，枸杞子12g，炙甘草9g，21剂。

[五诊] 2020年7月8日。言语较前流畅，双下肢抽搐已缓，腑行较前稍畅，舌苔薄，脉弦滑。证属痰瘀阻络，肝风抽动。治以破瘀通络，舒肝解痉。

四诊方去麦冬，加红景天12g，制苍术12g，28剂。

[六诊] 2020年8月5日。双下肢抽搐已缓，腑行基本正常，仍偶有便秘，言语较前流畅，苔薄黄，脉弦滑。证属气血亏虚，肝肾不足。

调身通痹方加减。炙黄芪12g，潞党参12g，全当归9g，炒白芍12g，熟地黄12g，大川芎12g，软柴胡9g，炒白术9g，独活9g，桑寄生12g，左秦艽9g，防风12g，川桂枝9g，云茯苓15g，盐杜仲12g，川牛膝12g，炙甘草6g，制狗脊12g，制香附12g，炒枳壳9g，鸡血藤15g，火麻仁18g，肉苁蓉15g，大枣9g，28剂。

按语：此患者为脑梗后遗症，属瘀血证"血痹"范畴。瘀血证病机是一个比较复杂的病理变化，与气、血、痰、风等均有一定的关系。血痹一词最早见于《灵枢·九针》："邪入于阴则为血痹。"作为完整的病名则出自张仲景之《金匮要略》。后世以感受风邪引起肢体麻木不仁为其主要特点,如《医宗金鉴》云:"血痹属伤血也,血伤肿,故麻木也。"血痹由气血不足,感受风邪,内外因相互作用而发病,所以行气活血是其主要治则。因患者素体年老体弱,风寒湿邪外侵留而不去,痹阻血脉,血行不畅。若脾气不足,运化无力,则痰湿内生。血脉痹阻,经脉不畅,步履拘谨,四肢抽搐,属阴血亏虚,肝风内扰。初诊见周身活动受限,两手麻木,下肢步履艰难,四肢肌肉拘紧;大便干结,小溲正常,胃纳尚可,夜寐欠安;步态不稳,肌张力不高,乃气血失和,痰瘀阻络所致,方用调脉通痹方加减治疗。虽证方相应,奈何患者发病已久,内邪炽盛,虽加用调味承气汤加强进攻力量,经过前三诊治疗仍难奏效。下肢步履艰难,四肢肌肉仍有拘紧,时有抽动,又与"痉证"相类,施杞遂改变策略,四诊起从痉证进行治疗。痉证是以项背强急、四肢抽搐为主要表现的病证。历代医家对痉证的发病原因,从外感致痉逐步认识到内伤亦可致痉。《景岳全书·痉证》说:"凡属阴虚血少之辈,不能养营筋脉,以致搐挛僵仆者,皆此证。如中风之有此者,必以年力衰残,阴之败也;产妇之有此者,必以去血过多,冲任竭也;疮家之有此者,必以血随脓出,营气涸也……凡此之类,总属阴虚之证。"温病学说的发展和成熟,进一步丰富和扩充了痉证病因病机的认识,提出了热盛伤津,肝风内动,引发本证的论述,使痉证病因学说渐臻完备,如《温热经纬·薛生白湿热病》说:"木旺由于水亏,故得引火生风,反焚其本,以致痉厥。"

基于此,施杞使用圣愈汤合复元活血汤组成之经验方解痉通痹方加减化裁,取脑梗后期为恶血留于肝经,气机受阻,肝气不适所累。正如王清任所解:"夫跌打损伤一证,其痛在腰胁间,尤为明证。故此方以柴胡之与入肝胆者,宣其气道,行其郁结;而以酒浸大黄,使其性不致直下,随柴胡之出表入里,以成搜剔之功;当归能行血中之气,使血各归其经;甲片可逐络中之瘀,使血各从其散;血瘀之处,必有伏阳,故以花粉清之;痛盛之时,气脉必急,故以甘草缓之;桃仁之破瘀;红花之活血;去者去,生者生,痛自舒而元自复矣。"遂以此方应之,收获显效。应用50日左右,患者双下肢抽搐已缓,腑行基本正常,仍偶有便秘,言语较前流畅,最后以益气血,补肝肾,祛风湿,止痹痛之调身通痹方调理,以巩固疗效。

二、睡眠障碍

医案 李某,女,43岁。

[**初诊**] 2016年5月17日。

主诉:入睡困难3年。

神疲乏力,偶有泛酸,心烦失畅,汗出偏多,夜寐偏晚,经行量少,胃纳、二便正常,苔薄黄,脉弦细。

西医诊断:睡眠障碍。

中医诊断:不寐。

证候分析:气血不足,经脉失养。

治法:调和气血,健脾养心。

方药:调心通痹方加减。炙黄芪15 g,党参12 g,当归9 g,川芎12 g,熟地黄12 g,柴胡9 g,茯神15 g,远志9 g,酸枣仁9 g,木香9 g,苍术9 g,制香附12 g,山栀子9 g,神曲12 g,

炙甘草 6 g,煅瓦楞子 30 g,糯稻根 15 g,大枣 10 g,28 剂。

[二诊] 2016 年 6 月 14 日。精神渐佳,汗出较多,尚觉疲劳,夜寐较少,二便正常,经期超前,偶有胸部作胀,苔薄,脉弦滑。证属气血不足,经脉失养。治以调和气血,健脾养心。

初诊方去党参、茯神、煅瓦楞、糯稻根、大枣、神曲,加炒稻芽 15 g,灵芝 9 g,升麻 12 g,天麻 15 g,防风 10 g,白茯苓 12 g,炒白芍 9 g,14 剂。

按语:患者女性,年过不惑,神疲乏力,夜寐偏晚,经行量少,偶有泛酸,心烦失畅,汗出偏多,舌苔薄黄,脉弦细。乃气血不足,经脉失养,心脾两虚,气郁痹阻。方用调心通痹方加减,以健脾养心,解郁通痹。调心通痹方由圣愈汤合归脾汤、越鞠丸加减化裁而成。因患者偶有泛酸,故加入煅瓦楞子以制酸;汗出偏多,加入糯稻根以敛汗;神疲乏力,夜寐偏晚,加入大枣以补中益气,养血安神。

二诊经治后精神渐佳,但仍汗出较多,尚觉疲劳,夜寐较少,经期超前,偶有胸部作胀,苔薄,脉弦滑。乃气血未充,经脉失养,心脾两虚,气郁痹阻。继续以调心通痹方健脾养心,解郁通痹。因患者尚觉疲乏,夜寐较少,故加入灵芝以补气安神;加入升麻,与方中其他药物配伍,发挥补中益气丸补中益气,治疗虚劳之功;因汗出较多,故加入天麻、防风以祛风通络解表,炒白芍以敛阴止汗;以炒稻芽健脾和胃,顾护胃气。

三、神经纤维瘤

医案 许某,男,31 岁。

[初诊] 2016 年 6 月 28 日。

主诉:腰骶、右侧臀部疼痛酸楚 2 年。

腰骶、右侧臀部疼痛酸楚,夜间尤觉牵掣,夜寐不宁,胃纳、二便正常。外院 MRI 提示腰椎管背侧散在性密度偏高阴影(神经纤维瘤可能),肌电图阳性。舌苔薄,脉细滑。

西医诊断:神经纤维瘤。

中医诊断:腰痛。

证候分析:气血失和,经脉失畅。

治法:补气血,益肝肾,祛风湿,止痹痛。

方药:调身通痹方加减。炙黄芪 15 g,党参 12 g,当归 9 g,白芍 12 g,川芎 12 g,熟地黄 12 g,柴胡 9 g,独活 12 g,桑寄生 12 g,秦艽 12 g,防风 12 g,桂枝 12 g,茯苓 12 g,杜仲 12 g,川牛膝 12 g,炙甘草 6 g,炙地鳖虫 9 g,大蜈蚣 3 g,夜交藤 15 g,炒酸枣仁 12 g,生薏苡仁 30 g,大枣 9 g,14 剂。

[二诊] 2016 年 7 月 11 日。腰痛已减,近日用力负重遂有腰脊牵掣,夜寐不宁,胃纳、二便正常,苔薄白,脉细滑。证属气血渐和,肝经失畅。治以补气血,益肝肾,祛风湿,止痹痛。

初诊方去炙地鳖虫、大蜈蚣、生薏苡仁、大枣,加川楝子 12 g,延胡索 12 g,香谷芽 12 g,14 剂。

[三诊] 2016 年 7 月 26 日。腰痛已减,腰骶左侧臀部尚有牵掣,脐行 2 次,小溲略少,苔薄腻,脉细滑。证属气血渐和,肝经失畅。治以补气血,益肝肾,祛风湿,止痹痛。

二诊方去川楝子、延胡索、香谷芽,加青风藤 15 g,炙地鳖虫 9 g,老鹳草 12 g,淫羊藿 18 g,车前草 12 g,六一散 18 g,藿香、苏叶各 15 g,14 剂。

[**四诊**] 2016 年 8 月 9 日。腰肌右侧臀部疼痛已减,腰前俯 90°,生理弧度略减,无明显椎旁压痛,臀上皮神经压痛(一),梨状肌压痛(一),坐骨结节压痛(+),夜寐不宁,胃纳、二便正常,舌苔薄,脉弦细。证属气血渐和,肝经失畅。治以补气血,益肝肾,祛风湿,止痹痛。

三诊方去老鹳草、淫羊藿、车前草、六一散,加制地龙 6 g,香谷芽 12 g,14 剂。

按语: 患者而立之年男性,腰骶、右侧臀部疼痛酸楚 2 年,夜间尤觉牵掣,夜寐不宁,乃气血失和,经脉失畅。首诊给予调身通痹汤加炙地鳖虫、蜈蚣等通络活血之品以及夜交藤、炒酸枣仁等安神之品,以改善夜寐不宁症状。调身通痹汤由圣愈汤加独活寄生汤而成。圣愈汤益气化瘀,独活寄生汤补肝肾,祛风湿,止痹痛,主治一切痹痛。

二诊腰痛已减,用力负重遂有腰脊牵掣,仍感夜寐不宁。乃气血渐和,肝经失畅,继以调摄。原方去通络活血之炙地鳖、大蜈蚣,加入舒肝止痛之川楝子、延胡索。

三诊腰痛已减,腰骶左侧臀部尚有牵掣,腑行 2 次,小溲略少,苔薄腻,脉细滑。正值暑湿之际,湿气较重。原方去舒肝止痛之川楝子、延胡索,加入清暑利湿之六一散、藿香、苏叶等以及通利小便之车前草等,以利水渗湿。

第四章
医 话

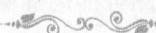

一、膏方在慢性筋骨病防治中的应用

（一）膏方概述

膏方是在中医学整体观、辨证论治理论指导下，形成的一种具有特殊剂型、独特作用和固定制作方法的特色鲜明的治疗养生方法，有2000多年的历史，充分体现了辨证施治及因人、因时制宜的个体化治疗。膏方又称"膏滋""煎膏"，是中医学五大剂型（丸、散、膏、丹、汤）之一。膏，《说文解字》解为"肥也"；元代黄公绍《古今韵会》有云"凝者曰脂，泽者曰膏""言味好，皆滑如膏"。煎，《说文解字》："煎，熬也。"

膏方质地稠厚、味美，能养生祛病，立意在平调、缓图、长效，注重整体调摄，可寓攻于补、攻补兼施，针对性强。膏方在未病先防、既病防变、病愈防复、摄生防衰等方面有着很好的疗效。

1. 膏方的分类

(1) 按加工方式分为成方膏方和临证膏方。① 成方膏方：按经典名方或名医验方批量生产，一般组方简单，适用人群较广。② 临证膏方：因人而异，量身定制，为个体化一人一方制膏。

(2) 按处方及辅料不同分为荤膏和素膏。① 荤膏：在处方及辅料中含有蛇类、虫类、阿胶、龟板胶、鳖甲胶和鹿角胶等。② 素膏：收膏时加入蜜、饴糖、冰糖或木糖醇，或地黄膏、黄精膏、茯苓膏、山楂膏、梨膏等。

(3) 按膏方药物组成分为单方膏和复方膏。① 单方膏：由单味药制成，如益母草膏、夏枯草膏。② 复方膏：一般由30～40味药配成，用于较为复杂的病症。

2. 膏方的构成 一般分成三部分：粗料、细料和辅料。

(1) 粗料：膏方主体部分，根据患者病情及体质情况选用30味左右的中药饮片入方。

(2) 细料：一般为名贵药材，如人参（野山参、生晒参、红参、西洋参）、鹿茸、燕窝、冬虫夏草、枫斗、西红花、紫河车、海马、海狗肾、阿胶、鹿角胶、龟板胶、鳖甲胶、桂圆肉等。

(3) 辅料：一般为调味品，如冰糖、红糖、饴糖、蜂蜜、蜂王浆、生梨汁、木糖醇、黄酒（陈年）等。

（二）慢性筋骨病概述

1. 慢性筋骨病的概念 主要包括脊柱、骨与关节退变性疾病及其继发性损伤，属于中医"骨痿""骨枯""骨痹""颈肩痛"或"腰背痛"等范畴。是由于人体自然退变或因创伤劳损、感受外邪而加速其退变,形成全身或局部(脊柱、四肢关节等)生理与病理变化相交杂的一种衰老性疾病。

2. 慢性筋骨病的临床表现　常表现为人体全身或局部疼痛、肿胀、麻木、活动受限、乏力等,引起脊柱与骨关节退变的形态学改变,并可刺激或压迫邻近的血管、神经、脊髓等,症状和体征甚者可波及头、颈、胸、腹及四肢,严重者四肢瘫痪。属本虚标实之证。

3. 慢性筋骨病的影响　慢性筋骨病发病率高、影响面广、危害性大,具有年轻化的趋势,严重影响人们的正常生活和工作,引起或加重其他系统的病变。按平均患病率为25%计算,我国有近3.25亿人患慢性筋骨病。如颈椎病患病率为25%,是WHO公布的全球十大顽疾之一,被列为第二大顽疾;腰椎间盘突出症患病率为28%,是导致劳动力下降的主要因素;膝骨关节炎在我国成年人中的患病率为3%~8.3%,而60岁以上老年人中,此病的患病率高达50%以上;骨质疏松症,男性(>50岁)的患病率为20%~30%,女性(>50岁)为30%~40%,是导致骨折的重要因素。

4. 慢性筋骨病防治的偏向　偏于局部,忽视整体;偏于治病,忽视生病的人;偏于单一方剂,忽视综合调治。

5. 膏方治疗慢性筋骨病的优势　膏方携带方便,口感易于被接受,对有慢性疾病的患者具有滋补、治病、调理等作用,深受患者的欢迎;在冬令进补之时,膏方治疗该病具有扶正祛邪、寓防于治、持久有效的作用。

(三) 临证验方

1. 益元煎　益元煎中主方为圣愈汤。金代李东垣《兰室秘藏》中载圣愈汤由黄芪、人参、当归、川芎、生地黄、熟地黄组成。元代朱丹溪《脉因证治》中圣愈汤易熟地黄为白芍。清代吴谦《医宗金鉴》所载圣愈汤在朱丹溪圣愈汤中加入柴胡,清代沿用至今:黄芪、人参、当归、川芎、生地黄、白芍、柴胡。方中四物汤加人参、黄芪,"此六味皆醇厚和平而滋润,服之则气血疏通,内外调和,合于圣度矣",而柴胡苦平,气质轻清,为肝、胆经要药,能升能降,可达上、中、下三部,疏解郁滞,化瘀散结。

2. 益元舒筋煎　益元舒筋煎由圣愈汤合身痛通瘀汤加细料组成。身痛通瘀汤出自清代王清任《医林改错》,由当归、川芎、桃仁、红花、没药、五灵脂、羌活、秦艽、香附、川牛膝、广地龙、甘草组成。《医林改错》曰:"凡肩痛、臂疼、腰疼、腿疼,或周身疼痛,总名曰痹症……总逐风寒,去湿热,已凝之血,更不能活。如水遇风寒,凝结成冰,冰成风寒已散。明此义,治痹症何难? 古方颇多,如古方治之不效,用身痛逐瘀汤。"本方具有活血祛瘀,祛风除湿,通痹止痛之功效,主治瘀血挟风湿,经络痹阻所致颈肩臂疼痛、腰腿痛,或周身疼痛、麻木,以痛为主,经久不愈,疼痛难忍,夜间尤甚者。可用于慢性筋骨病急性发作期。

3. 益元养身煎　益元养身煎由圣愈汤合独活寄生汤加细料组成。独活寄生汤出自唐代孙思邈《备急千金要方》,由人参、茯苓、甘草、当归、川芎、干地黄、芍药、桑寄生、杜仲、独活、细辛、秦艽、防风、肉桂心、牛膝组成。如果加入白术,则包含了八珍汤。具有祛风湿,止痹痛,益肝肾,补气血之效,主治痹证日久,肝肾两虚,气血不足所致腰膝疼痛、痿软、肢节屈伸不利,或麻木不仁,可用于慢性筋骨病的缓解期。

4. 益元养心煎　益元养心煎由圣愈汤合归脾汤、越鞠丸加细料组成。归脾汤出自宋代严用和《济生方》，由白术、当归、白茯苓、黄芪、远志、龙眼肉、酸枣仁、人参、木香、甘草组成；越鞠丸出自元代朱丹溪《丹溪心法》，由大川芎、苍术、制香附、山栀子、神曲组成。益元养心煎具有益气补血，健脾养心，行气解郁之功效，主治思虑过度、劳伤心脾、气血亏虚所致心悸怔忡、健忘失眠者，可用于慢性筋骨病的康复养生期。

5. 益元通脉煎　益元通脉煎由圣愈汤合天麻钩藤饮加细料组成。天麻钩藤饮出自胡光慈《中医内科杂病证治新义》，由天麻、钩藤、生石决明、山栀子、黄芩、川牛膝、益母草、杜仲、桑寄生、夜交藤、朱茯神组成，具有益气养阴通络、平肝潜阳之功效，主治肝阳偏亢，肝风上扰所致颈项疼痛、头痛眩晕、血压增高、耳鸣目涩、多梦失寐、听力下降等，主要用于椎动脉型颈椎病肝阳偏亢型。

6. 益元解痉煎　益元解痉煎由圣愈汤合复元活血汤加细料组成。复元活血汤出自金代李杲《医学发明》，由柴胡、瓜蒌根、当归、红花、甘草、穿山甲、大黄、桃仁组成，具有活血祛瘀、疏肝通络之效，主治恶血留于肝经，气机受阻，肝气不舒所致胸胁裹束、下肢步履拘禁者，主要用于脊髓型颈椎病初期痉证型。

7. 益元养痿煎　益元养痿煎由圣愈汤合地黄饮子加细料组成。地黄饮子出自宋代《圣济总录》，由熟干地黄、巴戟天、山茱萸、石斛、肉苁蓉、附子、五味子、官桂、白茯苓、麦门冬、石菖蒲、远志、生姜、大枣组成，具有益肾祛痰、温阳通督之效，主治肾亏所致颈项腰膝酸软、四肢不举、筋脉弛缓、肌肉萎缩、下肢痿废、肌力下降、肌张力下降明显者，部分患者伴有阳痿遗精、言语含糊不利，主要用于脊髓型颈椎病及各种慢性筋骨病的痿证型。

8. 益元滋肾煎　益元滋肾煎由圣愈汤合左归丸加细料、辅料组成。左归丸出自明代张介宾《景岳全书》，由大怀熟地、山药、山茱萸、枸杞子、川牛膝、鹿角胶、龟板胶、菟丝子组成，具有滋阴补肾，填精益髓之功，主治真阴不足，精髓亏损所致头晕目眩、腰酸腿软，用于治疗骨质疏松症、颈腰椎病、骨关节炎等肾阴虚为主者。

9. 益元温肾煎　益元温肾煎由圣愈汤合右归丸加细料、辅料组成。右归丸出自明代张介宾《景岳全书》，由熟地黄、山药、山茱萸、枸杞子、菟丝子、鹿角胶、杜仲、肉桂、制附子、当归组成，具有温补肾阳，填精益髓之效，主治肾阳不足、命门火衰所致神疲气怯、畏寒肢冷、腰膝酸软，可用于治疗骨质疏松症、颈腰椎病、骨关节炎等肾阳虚为主者。

10. 延龄固本煎　延龄固本煎由延龄固本丹（三才汤合五子衍宗丸等）加细料、辅料组成。延龄固本丹出自明代龚廷贤《寿世保元》，由人参、熟地黄、天冬（三才汤）、麦冬，菟丝子、五味子、覆盆子、车前子、枸杞子（五子衍宗丸）、地骨皮、山茱萸、肉苁蓉、巴戟天、杜仲、淮山药、茯苓、广木香、石菖蒲、远志、柏子仁、灵磁石、川牛膝组成，具有固本培元、滋阴壮阳、补髓填精、强壮筋骨、开心益智、延年益寿之效，常用于虚劳损伤、腰痛体倦、阳痿遗精、心悸失眠、肌肤憔悴、须发早白、经血不调、食欲不振，可用于慢性筋骨病康养期。

11. 益元清热煎　益元清热煎由圣愈汤合当归拈痛汤加细料、辅料组成。当归拈痛汤出自金代张元素《医学启源》，由黄芪、党参、当归、苦参、苍术、柴胡、防风、羌活、知母、茵陈蒿、黄芩、秦艽、露蜂房、大枣、炙甘草组成，具有清利湿热、祛瘀止痛之效，主治肢体关节发红、肿胀、疼痛、屈伸不利，可伴有发热、炎症及风湿指标偏高。常用于慢性筋骨病急性发作偏于热证型，如骨关节炎、强直性脊柱炎、类风湿关节炎急性发作期。

12. **益元祛寒煎** 益元祛寒煎由圣愈汤合阳和汤加细料、辅料组成。阳和汤出自清代王洪绪《外科证治全生集》，由黄芪、党参、当归、白芍、川芎、柴胡、熟地黄、鹿角片、肉桂、炮姜、砂仁、生麻黄、白芥子、牛蒡子、白僵蚕、炙甘草组成，具有调和气血、温经散寒、祛痰止痛之效，主治关节肿痛、拘紧作僵、恶风畏寒，可用于慢性筋骨病慢性僵持期偏于寒证型，如骨关节炎、类风湿关节炎、强直性脊柱炎等疾病慢性期。

13. **验方加减**

(1) **运脾煎**：陈皮、佛手片、八月札、春砂仁、六神曲、制苍术、制川朴、制香附、白花蛇舌草、炒谷芽。

(2) **安神煎**：姜半夏、北秫米、酸枣仁、合欢皮、夜交藤、抱茯神。

(3) **通络煎**：粉葛根、青风藤、威灵仙、老鹳草、豨莶草、络石藤。

(4) **细料**：生晒参、西洋参、高丽参、阿胶、生三七粉、枫斗、紫河车、海马、西红花、珍珠粉、鹿角胶、龟板胶、饴糖、冰糖、黄酒等。

14. **具体应用**

(1) **神经根型颈椎病**：主要症状是痛和麻，急性发作时往往疼痛难忍、麻木不仁，"不通则痛""不荣则痛"，其病机为气血亏虚，痰瘀闭阻，经脉不通。病程较短偏标实者，治以活血祛瘀，祛风除湿，通痹止痛，方用益元舒筋煎；病程较长者往往偏虚，治以祛风湿，止痹痛，益肝肾，补气血，方用益元养身煎；疼痛麻木等症状较重者，可加用牵正散、通络煎以祛瘀通络。

(2) **椎动脉型颈椎病**：主要症状为眩晕，往往头项旋转时引起眩晕发作，治以平肝熄风，养阴清热，补益肝肾，方用益元通脉煎加减。伴有头痛、颈项肩部四肢麻木、刺痛等痰瘀互结证者，可合用血府逐瘀汤活血行气，逐瘀化痰；伴有头胀、头重如蒙、恶心欲呕、胸脘痞闷等痰湿中阻证者，可合用祛瘀通痹方健脾燥湿，熄风化痰；伴有口苦胁痛、虚烦不眠、眩晕心悸、痰多泛恶呃逆、颈项酸楚不舒等湿热内扰证者，可合用温胆通痹方清胆化痰，理气和胃；伴有头晕乏力、倦怠神疲等气血亏虚证者，可合用调气通痹方益气养血，提升清阳。

(3) **脊髓型颈椎病**：当从"痉""痿"论治，重点应观察患者肌张力的高低和肌力的强弱。肌张力增高、肌力降低，从"痉"论治，主要由于恶血留于肝经，气机受阻，肝气不舒所致，治以活血祛瘀，疏肝通络，方用益元解痉煎加减；肌张力降低、肌力降低，当从"痿"论治，主要病机为气阴两亏，经脉失养，治以益肾阴，补肾阳，化痰通络，方用益元养痿煎加减。

(4) **腰椎间盘突出症**：偏实者，腰背疼痛、下肢麻木较重，治疗重在祛瘀通络，益气活血，方用益元舒筋煎合止痉散、乌头汤加减；偏虚者，治以祛风湿，止痹痛，益肝肾，补气血，方用益元养身煎加减；偏肾阴虚者，宜滋阴补肾，柔肝益精，可合用左归丸或益元滋肾煎加减；偏肾阳虚者，宜温补肝肾，充养精髓，可合用右归丸或益元温肾煎加减。后期麻木迁延不愈者，可加用三藤饮（鸡血藤、青风藤、络石藤）、薏苡仁、三七粉、蟾蜍皮等；症状较重者，可加用珍珠粉、牛黄、人工麝香。

(5) **膝骨关节炎**：主要临床表现为疼痛、肿胀、酸楚，应注重三期辨证。早期以疼痛肿胀、关节僵硬为主，由滑膜炎病变所致；中期以关节酸痛为主，疼痛肿胀减轻，平地行走尚可，上下楼梯困难,此期主要是由关节软骨病变所致;后期以关节乏力、行走酸软为主,主要由骨质增生和骨质疏松病变所致。早期治疗宜活血利水通络,方用益元舒筋煎合防己黄芪汤、三妙丸加减;中后期应以气血辨证为基础,结合脏腑阴阳理论,在调和气血的基础上注重滋阴补阳,偏肾阴虚者宜滋阴补肾,可用益元滋肾煎加减,偏肾阳虚者宜温补肝肾,可用益元温肾煎加减。另外症状较重者可加用通络煎祛瘀通络,三妙丸、三泽(泽兰、泽泻、泽漆)等化湿利水。

(6) **骨质疏松症**:主要症状以腰背酸痛为主,常伴有身高缩短、驼背,严重者引起脊柱的应力降低,甚则发生骨折。治疗应以强筋健骨、健脾强肌为主。原发性骨质疏松症多与冲任失调有关,常伴有寒、湿、痰、瘀等外邪侵犯,致经络不畅、内外合邪。在补肾、健脾、疏肝的基础上注意化痰祛瘀、温阳化湿等药物的运用。肾精充盈,脾得健运,肝得疏泄,气血调和,如此才能达到正胜邪却。以益元养身煎加减,偏肾阴虚者宜滋阴补肾,可合用左归丸,或用益元滋肾煎加减,偏肾阳虚者宜温补肾阳,可合用右归丸,或用益元温肾煎加减。

(7) **颈腰综合征膏方案举隅**

沈某,女,58岁。

[初诊] 2008年12月8日。中年备受劳役之累,复感风寒,又失防护。近年体弱,精神少振,颈腰疼痛缠绵不已,每有头晕手麻,两膝酸楚略肿,口干便燥,脘腹作胀,入寐艰难,时有胸闷心烦,舌质紫,舌尖红,有齿纹,苔薄根腻,脉细弦,两尺沉弱。MRI示颈腰椎退变、骨质增生、骨质疏松,C_4~C_5、C_5~C_6及L_4~L_5、L_5~S_1椎间盘突出,黄韧带轻度增生。岁近花甲,天癸已竭,气阴两亏,坎离失济,心神易动,肾精先失,骨髓空虚,复加经脉痹阻,故有诸恙叠见,遂遵谨守病机,必先五胜,疏其血气而致和平之经旨,取千金独活寄生之意加味,相契运用,病证合参,扶正祛邪,以冀培元固本,而得冬令收藏之功。

益元养身煎合益元通脉煎加味立方:炙黄芪120 g,全当归90 g,大川芎100 g,干地黄120 g,炒白芍100 g,软柴胡90 g,炒白术90 g,云茯苓120 g,炙甘草90 g,炒防风120 g,北细辛90 g,羌、独活各90 g,左秦艽90 g,厚杜仲120 g,桑寄生100 g,肉桂心60 g,川牛膝120 g,明天麻100 g,嫩钩藤100 g,生石决200 g,炒子芩90 g,炒山栀90 g,益母草120 g,甘杞子100 g,夜交藤150 g,广木香90 g,广陈皮90 g,大腹皮100 g,大蜈蚣30 g,姜半夏90 g,全瓜蒌120 g,酸枣仁90 g,灵芝草100 g,吉林参150 g,花旗参90 g,铁皮枫斗90 g,紫河车90 g,鹿角胶150 g,龟板胶150 g,胡桃肉250 g,大枣250 g,净饴糖250 g,上白冰150 g,陈年黄酒500 g。

上诸味如法制,冬至日始服,每晨、晚各一浅匙,开水烊化送下。外感暂停数日,忌生冷辛辣。

[二诊] 2009年12月7日。去岁冬令膏滋调摄,诸恙均瘥,全年颈腰酸楚偶有再现,亦无外感,精神渐振,唯入秋后时有晨起咯痰不爽,唾为白沫,胸闷、心悸未见,舌质淡,苔薄,脉细。再宗前法缓缓图治,以冀巩固。

初诊方加炙苏子90 g,全蛤蚧1对,川贝粉50 g。

[三诊] 2010年12月10日。连续两年冬令进补、膏方调摄,全年颈腰疼痛少有再现,两膝肿胀已消,酸楚亦少,手麻已瘥,二便调和,夜寐已宁,胃脘尚有时胀,偶见泛酸,舌质略

紫,苔薄,脉细弦。气血虽和,肝气未疏,再予原方进益。

2009 年方加椴瓦楞 200 g。

按语: 本案为骨退行性病变之常见颈腰腿膝疼痛之病例,已历 10 余年,日渐加重。立法用药顾今虑昔,将其定位为本虚标实,以调和气血,补养肝肾为主,兼顾脾胃,宁心安神,祛风通络为辅,融通内伤外损,连续服用 3 年,诸恙去之八九。

15. 临证体会

(1) 处方医生要做到"一心静,二气平,三神专,四灵动,五文杰"。

(2) 应用膏方要做到"开好方,配好药,熬好膏,服用好,保存好"。

(3) 患者服用后要做到"吃得下,有效果,再回头"。

二、升阳益胃汤及其类方的临床应用

(一) 升阳益胃汤

升阳益胃汤出自金代李东垣《脾胃论》。

1. **方歌** 升阳益胃参术芪,黄连半夏草陈皮。苓泻防风羌独活,柴胡白芍姜枣随。

2. **方解** 方中运用六君子(参、术、苓、草、陈皮、半夏)助阳,补脾除痰。重用黄芪补气固胃,柴胡、羌活、独活除湿升阳,泽泻、茯苓泻热降浊,芍药和血敛阴,少佐黄连退阴火。

君药:重用黄芪二两。一可补脾益气升阳,二可固表实卫。臣药:人参、白术、甘草,助君药益气健脾。佐药:陈皮、半夏燥湿行气和胃;柴胡、防风、羌活、独活,借其升浮之性,可助清阳上升,借其疏散之力,可除肌肉经络之湿;泽泻、茯苓淡渗利尿,使湿从小便去,湿去则热亦随去;黄连(二钱),清热泻火,可清解化热湿邪,亦可防羌、独辛散太过;配白芍养阴补血,防止辛温药过燥,化热伤阴。使药:姜、枣调和脾胃,甘草调和药性。

本方在六君子汤健脾化湿的基础上,善用黄芪,增强补气升阳之力,配伍疏散、渗湿、清热之品,达到补中、升上、渗下,以补为主,补泻兼施,虚实并治,补中有散,发中有收,乃扶正祛邪良方。重用黄芪为君,配伍大补升散之品,补气升阳之力强,通过补气健脾,清热除湿,而使中焦脾胃之气渐充,故名"升阳益胃汤"。

3. **主治** 本方可健脾益气,升阳除湿。主治脾胃气虚,兼感湿邪证。症见饮食无味,食不消化,脘腹胀满,身体酸重,肢节疼痛,怠情嗜卧,口干舌燥,大便不调,小便频数,或见恶寒,舌淡,苔白腻,脉缓无力。

4. **病机** 脾主运化,喜燥而恶湿,其气以升为健。脾胃虚弱,运化失司,则饮食无味,食不消化。脾失健运,水谷不化,而成湿邪,湿阻中焦,阻碍气机,故脘腹作胀。脾主四肢,湿邪凝滞,浸淫肌肉,则身体肢节酸重,甚则疼痛。中气虚则倦怠嗜卧,湿邪蕴而化热,津液不能上输而口干舌干;湿热相搏,下注膀胱则小便频数。脾属土,肺属金,脾气虚则肺气亦虚,不能固表则恶寒。

(二) 升阳散火汤

升阳益胃汤类方——升阳散火汤,出自金代李东垣《内外伤辨惑论》。

1. **方歌** 升阳散火葛升紫,羌独防风参芍侪。生炙二草加姜枣,阳经火郁发之佳。

2. **方解** 柴胡散少阳之火;升麻、葛根散发阳明之火;羌活、防风散太阴之火;独活发散少阴之火;人参、甘草益气健脾,以防升散太过、伤耗正气;白芍敛阴和营;生姜、大枣调和脾胃。

方中主药味薄气轻,为上行升散之药,使三焦舒畅,阳气升腾,火郁得解。诸药配伍,发中有散,散中有补,可升达阳气,散除郁火,故名"升阳散火汤"。

3. 主治　本方具有升阳散火之效,主治阳经火郁证,症见四肢发热、肌热、骨髓中热,热如火燎,扪之烙手。主治血虚或胃虚过食冷物,阳气郁遏于脾,肌肤灼热,或骨蒸潮热,扪之烙手。

4. 病机　过食生冷,抑遏阳气于脾胃,阳气不得发越,郁而化热。

三、痹证的整体论治——以股骨头坏死为例

(一) 整体论治理论与渊源

《素问·至真要大论》云:"谨守病机,各司其属,有者求之,无者求之,盛者责之,虚者责之,必先五胜,疏其血气,令其调达,而致和平,此之谓也。"明代薛己《正体类要》:"肢体损于外,则气血伤于内,营卫有所不贯,脏腑由之不和,岂可纯任手法,而不求之脉理,审其虚实,以施补泻哉。"石氏伤科倡导薛己"十三科一理贯之"的学术思想。

1. 证病结合,主兼相参　四诊八纲为辨证依据,综合分析病因病机。辨析患者罹患的主病和兼病、主证和兼证,全面把握患者虚实状态,确立证型。

2. 气血为纲,标本兼顾　气血是维持人体正常生命活动的重要物质,气血失调是各种疾病发生的病理基础。本虚标实是慢性筋骨病的临床病理特点,防治以扶正祛邪为大法。既要调和气血以固本;又要祛风除湿,化痰通络以治标。

3. 整体调摄,重在五脏　肺为一身之表,肺朝百脉,居五脏之首,治在宣降;心主血藏神,外合周身之脉,为五脏六腑之大主,治在通调;肝藏血,主疏泄,在体合筋,治在枢柔;脾为五脏之本,后天之主,治在运藏;肾为五脏之根,主骨生髓通于脑,治在固培。

4. 心身同治,精、气、神共养　强调医其身,并治其心,达到身心同治。精、气、神者,人身之三宝,生命之根本也。论先天之生化,则精生气,气生神;论后天之运用,则神役气,气役精。故补精必安其神,安神必益其气。精、气、神共养,则体健神旺,病安从来?

(二) 痹证

"痹"首见于《山海经》。《素问·痹论》:"风、寒、湿三气杂至,合而为痹也。"东汉许慎《说文解字》:"痹,湿病也。"刘熙《释名·释疾病第二十六》:"疼,痹也。"痹证是指由风、寒、湿等侵袭肌体,导致全身或局部疼痛、麻木、屈伸不利的病证。

1. 后世医家对"痹"的论述　《诸病源候论·风痹候》:"痹者,风、寒、湿三气杂至,合而成痹,其状肌肉顽厚,或疼痛,由人体虚,腠理开,故受风邪也。"提出人体正气亏虚是致病的主要原因。《杂病源流犀烛·诸痹源流》:"痹者,闭也。三气乍至,壅蔽经络,气血不行,不能随时祛散,故久而为痹。"《医林改错》"痹症有瘀血说"对痹证有精辟的论述:"凡肩痛、臂痛、腰疼、腿疼,或周身疼痛,总名曰痹症……总滋阴,外受之邪,归于何处?总逐风寒,去湿热,已凝之血,更不能活。如水遇风寒,凝结成冰,冰成风寒已散。明此义,治痹症何难?古方颇多,如古方治之不效,用身痛逐瘀汤。"

2. **痹的分类** 根据侵及部位分为五体痹和五脏痹。六淫外邪,尤其风、寒、湿外侵,导致筋痹、脉痹、肌痹、皮痹、骨痹。五脏皆有合,病久而不去者,内舍于其合也。五体痹内舍于五脏,分别形成肝痹、心痹、脾痹、肺痹、肾痹,五脏痹。肝痹表现为夜卧则惊,多饮数小便,上为引如怀;心痹表现为脉不通,烦则心下鼓,暴上气而喘,嗌干善噫,厥气上则恐;脾痹表现为四肢懈惰,发咳呕汁,上为大塞;肺痹表现为烦满喘而呕;肾痹表现为善胀,尻以代踵,脊以代头。

3. **痹之成因** 外因:外邪(六淫)、外伤(跌扑、劳损);内因:七情内伤、六邪内生。其本为气血、脏腑、经络整体失调和;标为筋、骨、关节局部失平衡。

4. **痹之治疗**

(1) **法求一通**:关于疼痛,《素问·阴阳应象大论》谓:"北方生寒,寒生水,水生咸,咸生肾,肾生骨髓,髓生肝,肾主耳。其在天为寒,在地为水,在体为骨,在脏为肾。"《素问·举痛论》共论述14种疼痛的病例,其中13种是以寒邪侵犯脏腑经脉所引起的疼痛,另外1种由热邪引起。《说文解字》:"痛,病也。从疒,甬声。"甬,道路。通道失去功能,闭塞,不通则痛,不荣则痛。

1) **不通则痛**:经络不通,血脉不通,脏腑不通,三焦不通。上焦如雾,如太虚,宜升清;中焦如沤,如一瓢之水,贵在流动;下焦如渎,如浊地,宜疏通。不通则痛,通则不痛,法求一通。

2) **法求一通**:血脉不通者,宜活血通络;脏腑不通者,宜藏疏并运;三焦不通者,宜调畅气机。

(2) **重在双调**

1) **三点辨证,辨明病证**:①"三点",即靶点,病变核心的生理及基本病理变化,可以是靶点的病变;围靶点,靶点周围组织的病理变化,反映出来的疼痛、肿胀、关节功能障碍等,可以促进靶点病变的发生、发展;整体辨证特点,通过阴阳、表里、寒热、虚实的八纲辨证获得的证候。② 以股骨头坏死为例。股骨头坏死的"三点"。靶点,股骨头、关节软骨、软骨下骨;围靶点,关节囊、圆韧带、旋股内外侧动脉、髋部肌群等;整体证候特点,"血瘀"贯穿发病阶段始终,不同程度夹杂痰湿、肾虚。

2) **重在双调**:即"整体论治"指导下的"调和法""调衡法",双调法防治慢性病的理论体系和系列技术方法。

(三) 股骨头坏死辨治理论与方法

1. **调和法** 基于脏腑气血学说,"调和法"以求平和,内治调和气血,顾护脏腑,经验方补肾活血汤。

(1) **组成**:生黄芪30 g,制苍术12 g,汉防己15 g,川牛膝12 g,羌活12 g,秦艽12 g,络石藤15 g,制僵蚕10 g,伸筋草12 g,三棱15 g,莪术15 g,青皮12 g,陈皮12 g,谷芽12 g,麦芽12 g,淫羊藿15 g。

(2) **方解**:君药生黄芪、三棱、莪术,益气活血化瘀;臣药苍术、防己、谷芽、麦芽、青皮、陈皮,健脾益肾利水;佐药羌活、秦艽、僵蚕、络石藤、伸筋草,舒筋活络止痛;使药川牛膝,活血补肾,引药下行。

2. 调衡法　基于经络理论、筋骨学说，"调衡法"以求平衡，外治调衡筋骨，动静结合，采用坐/卧位施氏十二字养生功、整髋三步九法技术。具体采用坐位施氏十二字养生功还是卧位施氏十二字养生功，根据患者的情况选择。

整髋三步九法包括揉、点、捏、推、挤、旋转、摇晃、拨络、击打等。通过对相关部位和穴位刺激，扩张血管，促进侧支循环建立，以增加血流量，改善组织代谢，同时通过按摩，起到减轻局部疼痛、疏通经络、松解粘连、促进血液循环、改善髋关节功能、调整阴阳等作用，以改善肢体功能，增加肌力。

(1) **揉法**：患者仰卧位，术者以掌根揉。先外侧，后内侧，从髋上外侧揉至膝部，手法应轻柔舒缓，以放松肌肉。

(2) **点法**：术者以拇指点压环跳、风市、梁丘、膝眼、阳陵泉等穴，患者感酸沉憋胀为宜，以舒筋通络。

(3) **捏法**：术者以拇指与其余四指相对拿捏患者大腿前面，从大腿根部到髌骨上部，以刺激股四头肌。

(4) **推法**：术者一手置于患者健侧髌骨上部固定健侧，另一手置于患侧膝关节内侧，将患侧向外推，做被动分腿动作（若为双侧，双手分别置于双膝关节内侧，做被动分腿动作），以改善髋关节外展功能。

(5) **挤法**：术者双手分别置于患者患侧大腿内外侧，从上向下挤压，以刺激大腿内外侧肌群。

(6) **旋转**：屈髋、屈膝以虚掌由髋及膝，由内及外缓慢叩击患者，待肌肉放松后，一手扶膝，一手握踝，使患髋做屈曲、内收、外展、旋转等活动，角度以患者能忍受为度。

(7) **摇晃**：以上手法完成后。术者双手对扣，握住患者患侧踝关节，做摇晃、抖动动作，以放松患腿肌肉。

(8) **拨络**：患者取俯卧位，首先术者以掌根从髋外侧由上至下揉至膝关节外上部，再从臀后揉至腘窝部。然后术者以双手拇指与示指、中指相对，从臀部到膝部，沿足太阳膀胱经进行拨络。手法不宜过重，患者感到麻胀即改变部位或停止操作。

(9) **击打**：最后以虚掌从臀部到小腿进行拍击收功。从而达到增加髋关节间隙、松解肌痉挛、改善血液循环的目的。

四、蒲公英的应用

施杞在临床上应用蒲公英已有 40 多年的经验。早在 20 世纪 60 年代末施杞在农村的医疗队时，一位浙南山区的民间草医向其介绍运用蒲公英治疗胃病的经验。当时农民衣食艰难，又缺医少药，胃脘胀痛，泛酸嗳气，甚至胃溃疡出血便黑，以及肝胆炎症等时有发生。这位方圆数十里闻名的草医经常运用蒲公英治疗这类病痛，取得了很好的疗效。以后施杞也在临床上应用推广，并查证众多文献，如《新修本草》《本草备要》等。明代缪希雍《神农本草经疏》中载曰："蒲公英，味苦、甘，性寒，入肝、胃经，解热凉血之要药。妇人经行后肝经主事，故主妇人乳痈肿、乳毒，宜生啖之良。"在应用中发现蒲公英虽然有多方面良好功能与疗效，但其味毕竟苦寒，于是施杞便选用甘草、干姜与之配合应用。甘草干姜汤是《伤寒论》中一张名方，20世纪60年代初施杞跟随沪上内科名医蒋文芳临诊，他即善用该方，认为其具辛甘化阳、温中散寒之功效。蒲公英与甘草、干姜同用可兴利除弊，相得益彰。近年据旅欧同道称，既往因国内所需，每年从欧洲进口大量天然牛黄，近10余年货源日稀，究其原因乃知北欧养牛业发达，饲料需求日增，而蒲公英遍地皆是，且十分茂盛，于是大量采割蒲公英喂牛，久之牛胆结石日稀，牛黄亦少，然此正是蒲公英可治胃胆炎症之实证。近年经同道推荐的蒲公英甘草干姜膏，系药食同源之素膏，临床应用颇有效应，且使用方便，深受欢迎。

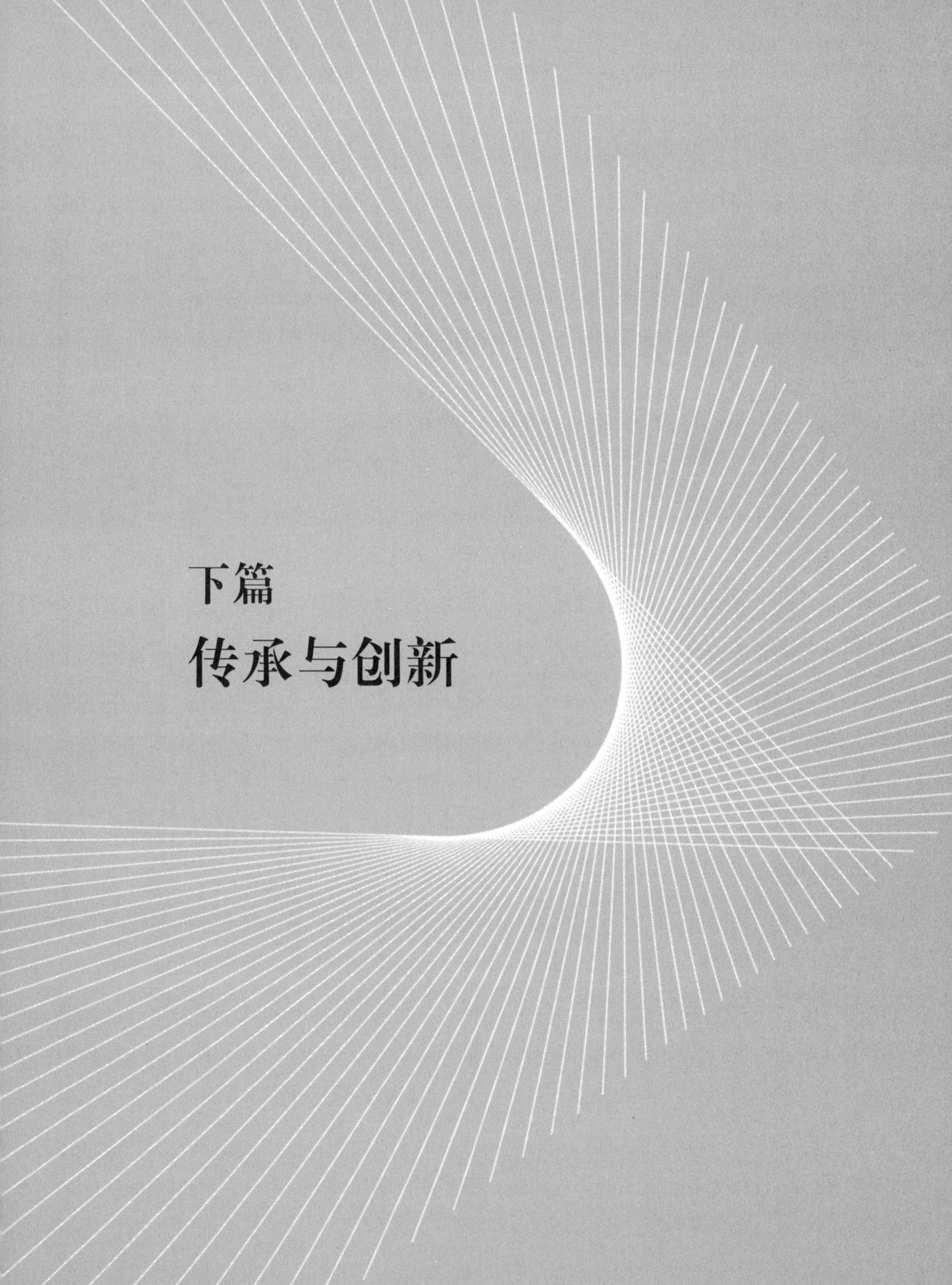

下篇
传承与创新

第五章
骨关节病光华医院特色诊疗方案

第一节 特色病种诊疗方案

一、股骨头坏死

股骨头坏死(osteonecrosis of the femoral head,ONFH)的发生是由于各种原因导致股骨头静脉回流不畅和动脉血供不足,引发股骨头内骨组织变性坏死,因此后期通常会造成髋关节的疼痛、结构改变和功能丧失。作为一种骨科疑难疾病,近年来 ONFH 的患病人数处于持续上升趋势。美国每年被新诊断的患者达 2 万~3 万人,患者主要为 30~50 岁的成年人。在我国,首次非创伤性股骨头坏死的大规模流调显示其病例已达 812 万人次。目前认为,ONFH 主要的诱因包括激素类药物的使用、长期过量的酒精摄入、凝血功能异常、高脂血症、自身免疫性疾病等。有研究显示 80% 以上的 ONFH 病例与使用糖皮质激素和过量饮酒有关,种种诱因导致的股骨头血运异常是目前广泛被认为的导致坏死的直接原因,但其具体病因和发病机制目前仍未被阐明。《黄帝内经》记载:"肾主身之骨髓,其充在骨。"肾主骨生髓,肾气不足则髓枯骨萎,肾气足则髓充骨坚。乙癸同源,肝不藏血,则肾精不足,髓减而骨枯。脾为气血生化之源、后天之本,脾失健运则气血无以生化,久则正气不存于内,体虚易感外邪,从而发病。因此,ONFH 的发病与肝、脾、肾三脏功能密切。

目前 ONFH 临床分期主要参照国际骨循环研究会(Association Research Circulation Osseous,ARCO)的分期标准。主要的评价标准是髋关节疼痛、功能(如 Harris 评分)和 X 线、MRI 等影像学分析。由陈卫衡等起草的《2019 中华中医药学会股骨头坏死中医辨证标准》将 ONFH 患者分为三期四证,其中早期(ARCO Ⅰ期、Ⅱ期)根据创伤性与非创伤性分为气滞血瘀证和痰瘀阻络证,中期(ARCO Ⅱ期、Ⅲ期)多见经脉痹阻证,晚期(ARCO Ⅲ期、Ⅳ期)多见肝肾亏虚证。在疾病早期改善股骨头血供是延缓 ONFH 患者股骨头塌陷和关节破坏的重要手段。目前治疗上分为非手术治疗和手术治疗两大类。手术治疗主要分为髓芯减压术、截骨术、带或不带血运的骨移植术等保髋手术和全髋关节置换术两大类。非手术治疗主要包括制动、牵引、保护性负重、物理治疗、中医药、西药等手段。物理治疗目前有体外冲击波、电磁场、高压氧疗法等,西药以抗凝、增加纤溶、扩张血管、降脂、抑制骨破坏等药物单独或联合应用为主,中医药各医家主要以补肾、活血、健脾为治则,治以活血化瘀通络,辅以祛痰化湿、补肾健骨。汤小康等研究发现活血化瘀中成药灯盏细辛注射液治疗后，ONFH患者 Harris 评分和 MRI 影像有明显改善，同时 DSA 造影下可见髋关节血运较前丰富。杨琛等发现通络生骨方可改善早期非创伤性 ONFH 患者髋关节功能、缓解髋关节疼痛以及提高生活质量。郭中华等发现大活络丸加减可下调早中期痰瘀阻络证 ONFH 患者的促炎性细胞因子与炎症反应物，并可减少消炎止痛药物不良反应发生。

上海中医药大学附属光华医院为中西医结合三级甲等关节病专科医院，长期致力于骨关节疾病的中西医结合诊治，通过多年来对 ONFH 的临床及科研工作，博采石氏伤科治病思想，国医大师临证验方、关节外科手术、康复功能锻炼等相结合，综合患者症状、影像学检查、疾病分期、中医证候等因素，总结形成了 ONFH 特色病种诊疗方案。

(一) 早期 ONFH(ARCO Ⅰ期、Ⅱ期)

1. 表现

(1) **主要症状**：① 无症状或髋部、臀部或腹股沟区疼痛。② 关节活动轻度受限，内旋外展时为主。③ 行走、负重疼痛加重。

(2) **影像学检查**：① X 线正常或可见骨硬化、局部骨质疏松或囊性变，无软骨下骨折、坏死部分骨折或股骨头关节面变平等改变。② MRI 可见坏死区域周围低信号带病变。

(3) **中医证候**：髋部疼痛，痛如针刺，刺痛不移，舌暗或有瘀斑，脉弦或沉涩。

2. 方案

(1) **基础宣教**：① 减轻关节负重：减肥（控制 BMI 在 18.5～24 之间），避免背提重物。② 运动选择：可选择游泳或无负重下股四头肌、臀中肌、核心肌群锻炼；避免跑、跳、深蹲等关节高负荷运动。③ 饮食选择：清淡饮食，避免高油脂饮食。

(2) **功能锻炼指导**（现场指导及视频录制方式）：① 坐位勾脚抬腿。② 卧位直腿抬高。③ 立位髋关节前屈外展。④ 卧位倒蹬"自行车"。锻炼强度为每日 3 组，每组 30～50 次。

(3) **药物治疗**：① 中药治疗：以施杞临床经验方补肾活血汤为主，随证加减，治以补肾强骨，益气活血，通络止痛，从而改善患者疼痛及关节功能，延缓骨坏死进程。方药组成为黄芪、淫羊藿、防己、牛膝、羌活、秦艽、络石藤等。补肾活血汤在临床应用中疗效肯定，经研究发现其可减轻 ONFH 患者关节疼痛，改善关节功能，延长患者股骨头生存时间，改善Ⅰ期、Ⅱ期、Ⅲ期股骨头坏死水肿区域面积，降低髋关节置换手术发生率。目前施杞据其多年临床经验，结合现代药理学研究，凝练药味，拟芪灵愈骨方应用于临床 ONFH 的治疗。② 对特定人群可使用非甾体抗炎药、双磷酸盐、降脂药等。

(二) 晚期 ONFH(ARCO Ⅲ期、Ⅳ期)

1. 表现

(1) **主要症状**：① 髋关节疼痛，呈进行性加重，常伴同侧膝关节疼痛。② 髋关节活动明显受限，以内外旋、屈曲受限多见。③ 腹股沟区深部压痛，有放射感。④ "4"字试验阳性。

(2) **影像学检查**：① X 线片或 CT 可见软骨下骨折、坏死部分骨折和（或）股骨头关节面变平、股骨头塌陷；X 线片可见髋关节骨关节炎伴关节间隙狭窄，髋臼改变及破坏。② MRI：

Ⅲ期可见股骨头变形、软骨下塌陷,新月征形成,但关节间隙正常,软骨的完整性在一定程度上受到影响。Ⅳ期关节软骨彻底破坏,关节间狭窄,合并退行性改变。

(3) 中医证候: 髋部疼痛,绵绵不休,喜按喜揉,经脉拘急,肌肉萎缩,伴乏力气短,舌淡,脉弱。

2. 方案

(1) 非手术治疗: ① 严格避免负重。② 可使用拐杖、助步器。③ 中药治疗。④ 对特定人群可使用非甾体抗炎药、双磷酸盐、降脂药等。

(2) 手术治疗: 以髋关节置换术为主。

二、类风湿关节炎

类风湿关节炎(rheumatoid arthritis,RA)是一种自身免疫性疾病,以广泛的、持续存在的关节滑膜炎及对称性、破坏性的关节病变为特征。RA 属于中医"痹证"范畴,中医病名为"尪痹"。如不及时有效治疗,80%患者将出现不同程度的关节畸形,40%患者将在发病后10年内无法继续工作,而且可引发肺部疾病、心血管疾病等并发症,从而导致死亡率增高。RA 可发生于任何年龄,全球 RA 的平均患病率为 0.2%~1.0%。中国的患病率大约为 0.42%(大陆地区),目前我国部分地区 RA 的发病率仍有上升趋势,女性高发年龄为绝经后,男性随年龄增加而发病率上升,男女患病比例约为 1∶3,RA 不断攀升的发病率和致残率给患者、医疗机构和社会带来了巨大的负担。

(一) 诊断

1. 西医诊断标准 对 RA 的诊断,主要以 1987 年美国风湿病学会分类标准或 2010 年美国风湿病学会/欧洲抗风湿病联盟 RA 分类标准为参考(表 5-1、表 5-2)。

表 5-1 ACR1987 年修订的 RA 分类标准

症　状	表　现
1) 关节晨僵	关节或周围晨僵持续至少 1 h,至少持续 6 周
2) 3 个或 3 个以上的关节区的关节炎	14 个关节(即双侧近端指间关节、掌指关节、腕、肘、膝、踝和跖趾关节)中,至少同时有 3 个关节区有软组织肿胀或积液,至少持续 6 周
3) 手关节炎	腕关节、掌指关节或近端指间关节至少有 1 个区域肿胀 6 周或以上
4) 对称性手关节炎	左、右两侧关节同时受累(注:双侧近端指间关节、掌指关节及跖趾关节受累时,不一定绝对对称),至少持续 6 周
5) 类风湿结节	位于骨突起部位、伸肌表面或关节旁的皮下结节
6) 血清类风湿因子(rheumatoid factor,RF)阳性	任何检测方法证明血清中 RF 含量升高
7) 影像学改变	在手和腕后前位像上有典型的 RF 影像学表现:必须包括骨侵蚀或至少有骨质疏松和关节间隙狭窄

注:以上 7 项,具备 4 项或 4 项以上即可确诊。

表 5-2　2010 年 ACR 和 EULAR 联合提出的 RA 分类标准和评分系统

指　　标	表　　现
受累关节(0～5分)	1个大关节(0分);2～10个大关节(1分);1～3个小关节(2分);4～10个小关节(3分);超过10个关节(5分)
血清学(至少1项结果)(0～3分)	RF 和抗环瓜氨酸肽抗体(anticyclic citrullinated peptide antibody, ACPA)阴性(0分);RF 和 ACPA,至少有1项是低滴度阳性(2分); RF 和 ACPA,至少有1项是高滴度阳性(3分)
急性反应物(至少1项结果)(0～1分)	C反应蛋白(C-reactive protein, CRP)和红细胞沉降率(erythrocyte sedimentation rate, ESR)均正常(0分);C反应蛋白或红细胞沉降率异常(1分)
症状持续时间(0～1分)	<6周(0分);≥6周(1分)

注：目标人群，至少 1 个关节有明确的滑膜炎症状，或其他原因无法解释的滑膜炎。患者如果按下列标准评分 6 分或以上，可确诊 RA。中大关节，肩关节、肘关节、髋关节、膝关节和踝关节；小关节，掌指关节、近端指间关节、第 2～5 跖趾关节、拇指指间关节和腕关节；阴性，低于或等于正常值上限；低滴度阳性，高于正常值上限，但低于正常值上限 3 倍；高滴度阳性，高于正常值上限 3 倍；如 RF 为定性检测，阳性结果应视为低滴度阳性。

(1) **RA 分类标准**：见表 5-1、表 5-2。

(2) **影像学检查**：① 关节超声检查：高频彩色多普勒超声能较为客观准确地检测 RA 患者膝关节增厚滑膜的形态结构、厚度、滑膜内部增生血管的血流和滑囊积液等病变情况。肌骨超声可以评估 RA 患者骨侵蚀程度，对疾病观察及进展情况的判断具有一定临床意义。② X 线检查：X 线检查可反映关节周围软组织肿胀及关节附近骨质疏松及关节面破坏、腔隙变窄或融合等情况。③ MRI 检查：骨髓水肿，骨侵蚀和滑膜炎是早期 RA 的重要征象，而骨髓水肿和骨侵蚀的 MRI 征象对早期 RA 具有重要诊断价值。

(3) **实验室检查**：① 血常规检查：三系均可出现降低的情况，以血红蛋白显著降低为主要表现，可有轻至中度贫血。白细胞一般正常，活动期可有血小板升高。② 炎症标志物检查：红细胞沉降率、C 反应蛋白，在疾病活动期两者均可增高，C 反应蛋白较红细胞沉降率与预后关系更密切。③ 自身抗体检查：如 RF、ACPA、抗聚丝蛋白抗体谱中抗角蛋白抗体、抗核周因子、抗环瓜氨酸肽抗体等，抗角蛋白抗体和抗核周因子有较高的特异性，但敏感性差。ACPA 持续阳性往往预示患者容易发生关节破坏。

(4) **鉴别诊断**：RA 应与骨关节炎、痛风性关节炎、血清阴性脊柱关节病、系统性红斑狼疮、干燥综合征及硬皮病等其他结缔组织所致的关节炎相鉴别。

2. **中医诊断标准**　辨证论治部分主要参考 2018 年中华中医药学会颁布的《类风湿关节炎病证结合诊疗指南》为主要标准，以循证医学临床随机对照试验研究、中医文献典籍记载及专家临证经验为主要依据。

中医辨证分型可分为风湿痹阻证、寒湿痹阻证、湿热痹阻证、痰瘀痹阻证、瘀血阻络证、气血两虚证、肝肾不足证及气阴两虚证。

对于判断 RA 患者膝关节滑膜的情况可采用关节超声检查或高频彩色多普勒超声检查，而对于骨侵蚀程度则推荐使用肌骨超声检查，MRI 则能够在早期对骨髓水肿和骨侵蚀的情况进行判断,临床中应根据具体情况选择单独或联合使用影像学检查方式对病情进行合理的判断。

(二) 中西医治疗

RA的治疗原则为早期、规范及达标治疗,定期监测与随访病情。治疗目标是临床缓解或降低疾病活动度。结合患者具体情况,在对症治疗的基础上,选用对应证型的中药汤剂/中成药,进行个性化治疗。

1. 基础干预

(1) 健康教育: 通过讲座、随访、网络等途径对患者进行健康教育,让RA患者了解疾病发病机制及预后转归,指导患者日常规律生活、合理饮食等,增加患者治疗信心,坚定治疗信念,保持健康情绪。

(2) 患者自身管理: 通过戒烟、控制体重、合理饮食、适当运动以改善患者关节功能、提高生活质量。同时密切关注患者的心理监测与治疗,关注焦虑、抑郁、睡眠等问题。

2. 分期定义 依据28个关节的疾病活动度评分(disease activity score 28,DAS28)-红细胞沉降率/C反应蛋白测定疾病分期,分为高活动度(评分>5.1)、中等活动($3.2 \leqslant$评分$\leqslant 5.1$)、低活动度($2.6 \leqslant$评分$\leqslant 3.2$)和疾病缓解(评分<2.6)。将高等和中等疾病活动度定义急性活动期,低等疾病活动期和疾病缓解定义为稳定期。

(1) 急性活动期: 主要症状包括关节肿胀、疼痛和晨僵。主要表现在小关节对称性关节炎,可出现梭形对称性肿胀,表现为近端指间关节的肿胀掌指关节、腕关节的肿胀,甚至多关节肿胀。

除指尖关节肿胀外,患者可有关节僵硬,如晨起握拳困难,持续半小时以上的晨僵,合并关节疼痛。部分RA患者急性期还可出现发热,但通常出现37.3~38℃的低热,急性发作期患者还可出现乏力、食欲下降、全身疲劳感。

1) **西医治疗:** 改善病情抗风湿药(disease-modifying anti-rheumatic drugs,DAMARDs)药物是核心治疗药物,可以改善疾病进程,有效控制骨破坏和残疾。该类药物较非甾体抗炎药(nonsteroidal anti-inflammatory drugs,NSAIDs)发挥作用慢,需要1~6个月,故又称慢作用抗风湿药。这些药物不具备明显的止痛和抗炎作用,但可延缓或控制病情的进展。此类药物包括抗风湿药及免疫抑制剂,临床用药分为传统合成DAMARDs(csDAMARDs)、生物类DAMARDs(bDAMARDs)和靶向合成DAMARDs(tsDAMARDs)。csDAMARDs的代表性药物有甲氨蝶呤、柳氮磺吡啶、来氟米特、羟氯喹等。bDAMARDs如肿瘤坏死因子-α抑制剂、白细胞介素-6拮抗剂、抗CD20单抗、T细胞共刺激信号抑制剂阿巴西普等。tsDAMARDs包括托法替布、巴瑞替尼、乌帕替尼等药物。临床上对于RA患者应强调早期应用DAMARDs。单一csDAMARDs治疗未达标时,建议联合另1种或2种csDAMARDs进行治疗。对于中度到重度慢性疼痛可根据个体情况选择芬太尼透皮贴剂等治疗。RA患者应尽早评估、诊断和治疗,基于使用DAMARDs的疗效和患者耐受情况,应在至少3个月后重新评估治疗策略。糖皮质激素(简称激素)能迅速改善关节肿痛和全身症状。在重症RA伴有心、肺或神经系统等受累的患者,可给予短效激素,其剂量依病情严重程度而定。针对关节病变,如需要使用,常为小剂量激素,如泼尼松。激素治疗仅适用于少数RA患者,一般可用于以下几种情况：① 伴有血管炎等关节外表现的重症 RA。② 不能耐受 NSAIDs 的 RA 患者作为"桥梁"治疗。③ 其他治疗方法效果不佳的 RA 患者。④ 伴局部激素治疗指征(如关节腔内注射)。激素治疗 RA 的原则是小剂量、短疗程。在激素治疗过程中，应补充钙剂和维生素 D。对于关节腔积液严重者，可用关节腔积液抽吸与注射糖皮质激素。

2) 中医辨证论治：急性活动期根据临床表现对应中医证型为风湿痹阻证、寒湿痹阻证、湿热痹阻证、痰瘀痹阻证及瘀血阻络证。可在抗风湿药的基础上根据病情表现服用以下方药和中成药。

风湿痹阻证治法：祛风除湿，通络止痛。方剂：羌活胜湿汤(《内外伤辨惑论》)加减、蠲痹汤(《医学心悟》)加减、大秦艽汤(《素问病机气宜保命集》)加减。中成药：金骨莲胶囊，功能祛风除湿，消肿止痛，用于风湿痹阻所致的关节肿痛、屈伸不利等。口服，每次 2 粒，每日 3 次。昆仙胶囊，功能补肾通络，祛风除湿，用于 RA 属风湿痹阻兼肾虚证，症见关节肿胀疼痛，屈伸不利，晨僵，关节压痛，关节喜暖畏寒，腰膝酸软，舌质淡，苔白，脉沉细。口服，每次 2 粒，每日 3 次，饭后服用，一般 12 周为 1 个疗程。

寒湿痹阻证治法：温经散寒，祛湿通络。方剂：乌头汤(《金匮要略》)加减、桂枝芍药知母汤(《金匮要略》)加减、黄芪桂枝五物汤(《金匮要略》)加减、麻黄附子细辛汤(《伤寒论》)加减。中成药：疏风活络丸，功能疏风活络，散寒祛湿，用于风寒湿痹，四肢麻木，关节、腰背酸痛。口服，每次半丸，每日 2 次，或于睡前服 1 丸。

湿热痹阻证治法：清热除湿，活血通络。方剂：宣痹汤(《温病条辨》)加减、当归拈痛汤(《兰室秘藏》)加减、二妙散(《丹溪心法》)加减等。中成药：金藤清痹颗粒，功效清热解毒，活血消肿，通痹止痛，用于类风湿关节炎活动期，属于毒热内蕴，湿瘀阻络，症见关节肿痛发热，痛处拒按，晨僵，口渴，便干溲黄。口服，每次 1 袋，每日 3 次。

痰瘀痹阻证治法：化痰通络，活血行瘀。方剂：双合汤(《万病回春》)加减、加味牛蒡子汤。中成药：小活络丸，功效祛风散寒，化痰除湿，活血止痛，用于风寒湿邪闭阻，痰瘀阻络所致的痹证，症见肢体关节疼痛，或冷痛，或刺痛，或疼痛夜甚，关节屈伸不利，麻木拘挛。黄酒或温开水送服，每次 1 丸，每日 2 次。

瘀血阻络证治法：活血化瘀，通络止痛。方剂：身痛逐瘀汤(《医林改错》)加减、当归四逆汤(《伤寒论》)加减、桃红饮(《类证治裁》)加减。中成药：瘀血痹胶囊，功效活血化瘀，通络定痛，用于瘀血阻络所致的痹证，症见肌肉关节剧痛，痛处拒按，固定不移，可有硬节或瘀斑。口服，每次 6 粒，每日 3 次，或遵医嘱。

(2) 稳定期：主要症状，患者病情稳定，没有明显的关节肿胀和疼痛，能够进行正常的工作和生活，实验室检查结果也趋于稳定。

1) **西医治疗**：病情稳定患者可根据病情酌情减停药物使用。

2) **中医辨证论治**：稳定期 RA 患者疼痛较轻，以虚证为主，根据临床表现对应中医证型为气血两虚证、肝肾不足证及气阴两虚证。

气血两虚证治法：益气养血，通经活络。方剂：黄芪桂枝五物汤(《金匮要略》)加减、归脾汤(《妇人良方》)加减。中成药：痹祺胶囊，功效益气养血，祛风除湿，活血止痛，用于气血不足，风湿瘀阻，肌肉关节酸痛，关节肿大、僵硬变形或肌肉萎缩，气短乏力；风湿、类风湿关节炎,腰肌劳损,软组织损伤属上述证候者。口服,每次4粒,每日2～3次。

肝肾不足证治法:补益肝肾,蠲痹通络。方剂:独活寄生汤(《备急千金要方》)加减、三痹汤(《校注妇人良方》)加减、二仙汤(《妇产科学》)加减、虎潜丸(《丹溪心法》)加减。中成药:通痹胶囊,功效祛风胜湿,活血通络,散寒止痛,调补气血,用于寒湿闭阻,瘀血阻络,气血两虚所致的痹证,症见关节冷痛,屈伸不利,风湿性关节炎,RA见上述证候者。饭后服,每次1粒,每日2～3次,饭后服用或遵医嘱。

气阴两虚证治法:养阴益气,通络止痛。方剂:四神煎(《验方新编》)加减。中成药:六味地黄丸,功效滋阴补肾,用于肾阴亏损,头晕耳鸣,腰膝酸软,骨蒸潮热,盗汗遗精。口服,水丸每次5g,水蜜丸每次6g,小蜜丸每次9g,大蜜丸每次1丸,每日2次。

3. 手术治疗 对于药物治疗未达标,临床症状明显且严重影响功能者,采取相应的手术术式,包括滑膜切除术、人工置换关节术以及关节融合术。手术选择:① 关节结构破坏轻微,临床主要表现为滑膜炎症状者,考虑采取滑膜切除术。② 关节结构严重破坏,关节功能严重受损,考虑采取置换手术。③ 除上述术式外,关节融合术多用于手腕和足踝部位,也可用于髋膝手术后失败病例的挽救。

4. 外治法 急性活动期和稳定期可选用中医外治法,包括中药外敷法、中药泡洗或熏蒸法、中药离子导入及针灸疗法等,可根据辨证分型选择性使用。

中西医结合疗法能有效地调节机体免疫功能,减少西药带来的不良反应,降低不良反应发生率,有效减轻患者疼痛的症状,改善疾病活动度,提高整体治疗效果,且安全性良好,值得临床推广运用。

(三)预后康复

1. 预后影响因素 RA患者的预后情况与关节症状、关节外表现、病程等方面有关,受累关节数多且早期出现关节破坏者预后较差;有明显全身症状者,如乏力、发热、贫血、消瘦者预后差;治疗前病程已有5年者预后差。

2. 并发症 RA易导致多种并发症发生。如因RA炎症和糖皮质激素的使用使患者发生严重骨质疏松症和骨质疏松性骨折,尤其是骨质疏松性椎体压缩骨折(osteoporotic vertebral compression fracture,OVCF),并且RA的严重程度与OVCF密切相关。间质性肺病(interstitial lung disease,ILD)是RA的一种严重肺部并发症,占死亡率的10%～20%,平均生存期为5～8年。RA-ILD需要根据具体情况进行个体化选择。此外,炎症在心血管疾病(cardio vascular disease,CVD)的发病中起着关键作用,RA病情活动、高炎症反应状态、关节外脏器受累等因素是RA合并CVD的危险因素,与普通人群相比,RA患者发生动脉粥样硬化性心血管疾病、中风、心力衰竭和心房颤动的风险大约是普通人群的2倍。同时,年龄也是影响RA预后的因素,老年发病与青壮年发病相比,男性占比更高,病情活动度更高,且更易合并间质性肺病、胸腔积液、心血管疾病、糖尿病及白内障。

综上所述,RA的预防与治疗应当同时考虑并发症的发展。建议及早对RA患者疾病发展过程中可能出现的并发症情况进行干预。

(四)预防调摄

RA患者应根据病情进行适当的功能锻炼,关注心理健康,清淡饮食及规律作息时间。

1. 功能锻炼 适当的功能锻炼可帮助 RA 患者维持和恢复关节功能,加强肌肉力量,防止关节变形,促进血液循环,有助于缓解病情。急性期患者以休息为主,可做一些非负重的关节功能锻炼,如关节的屈伸。稳定期患者可逐渐加强肢体功能锻炼,以恢复关节功能。

2. 心理指导 RA 病程长,伴随的关节功能障碍和长期疲倦导致患者生活质量降低,导致患者有不同程度的焦虑、抑郁等负面情绪,这些因素将影响患者对治疗的积极性,故应注意对患者进行心理疏导,如使用正念疗法可帮助患者缓解疼痛症状和排解抑郁情绪。

3. 饮食指导 RA 患者无严格饮食禁忌,可多食清淡、易消化食物,适当限制糖、盐的摄入,保持营养均衡,具体要根据患者的证型和体质情况进行个体化饮食指导。

4. 生活起居 RA 患者在日常生活中应起居有常,规律作息。居住环境干燥通风,温度适宜。适当进行户外活动,保持身心舒畅。

第二节 围手术期处理方案

一、疼痛管理方案

世界卫生组织和国际疼痛研究协会将疼痛定义为:组织损伤或潜在组织损伤引起的不愉快感觉和情感体验,并将疼痛列为"第五大生命体征"。疼痛是影响患者手术后康复的重要因素,可引起中枢神经系统发生病理重构,增加机体氧耗,影响患者饮食、睡眠和心肺功能的恢复,延长住院时间,增加医疗费用,甚至可能发展为难以控制的慢性疼痛,严重影响患者生活质量。

疼痛是骨科手术患者术前的心理恐惧和术后的重要主诉。加速康复围手术期疼痛管理的核心理念是应用已证实有效的方法,减少手术应激,减轻或消除围手术期疼痛,加速患者功能康复,提高患者满意度,减少疼痛相关并发症的发生率。

(一)骨科手术围手术期疼痛管理总则

1. 围手术期疼痛管理的目的 缓解手术或创伤所致的疼痛;减轻手术伤害性疼痛;抑制炎症性疼痛,加速术后康复,降低并发症;预防急性疼痛转为慢性疼痛。

2. 围手术期疼痛管理的原则

(1)**围手术期疼痛的分类**:根据疼痛的持续时间,可分为急性疼痛和慢性疼痛。急性疼痛指新产生且持续时间较短的疼痛(<1 个月),包括手术、创伤引起的疼痛等。慢性疼痛指一直存在的或反复发生的持续性疼痛(>3 个月),其特点是疼痛持续时间超过预期的组织愈合时间或伴发于骨关节炎、脊柱源性疼痛、纤维肌痛综合征、周围神经病理性损伤等慢性疼痛。根据疼痛的病理学机制,可分为伤害感受性疼痛、神经病理性疼痛和混合性疼痛。伤害感受性疼痛指非神经组织受到实质的或潜在损伤引起的疼痛。神经病理性疼痛指由躯体感觉系统的损害或疾病导致的疼痛。

(2)**定时疼痛评估,实时药物调整**:数字评价量表法(numerical rating scale,NRS)或视觉模拟评分(visual analogue scale,VAS)是临床常用的疼痛评估方法,骨科手术加速康复围手术期疼痛评估尤为重要。采用 NRS 与 VAS 评估患者疼痛程度,根据评估结果实时调整用药方案,预防性镇痛期间需定时定量给药,维持镇痛药物的有效血药浓度。VAS评分0~3分时可继续维持用药方案,4~6分时需调整镇痛药物或增加其他镇痛途径;疼痛评估时应排除感染、血肿、内植物移位等原因后,加用弱阿片类药物,避免急性疼痛转为慢性疼痛。

(3) **关注患者睡眠和情绪变化**:失眠和焦虑是骨科患者住院后因环境改变和对创伤、手术的恐惧产生的情绪和心理改变的结果,是围手术期镇痛效果的负面影响因素。可通过术前宣教和催眠或抗焦虑药物进行干预。

(4) **减少伤害性疼痛**:手术引发的伤害性刺激是术后疼痛的主要原因之一。术中应注意微创操作,减少对手术部位邻近组织的牵拉和干扰,提高操作精确性,减少手术伤害性刺激,降低术后疼痛。

(5) **抑制纤溶亢进和炎症反应**:围手术期应用氨甲环酸可有效抑制手术造成的纤溶亢进和炎症反应,减轻术后疼痛。糖皮质激素也可以通过抑制炎症反应,减轻术后疼痛,术后限时、限量使用可避免糖皮质激素引起的并发症。

(6) **预防性镇痛**:围手术期疼痛管理以预防性镇痛为指导思想,在疼痛发生之前采取有效的预防措施,预防和抑制中枢疼痛敏化,提高疼痛阈值,打断疼痛链,减轻疼痛,避免急性疼痛转为慢性疼痛。预防性镇痛是以口服NSAIDs为主,辅以多种药物的多模式措施,从术前开始,贯穿在术中、术后的不同阶段的镇痛管理。

(7) **多模式镇痛和个体化镇痛**:多模式镇痛将不同作用机制的药物和镇痛方法组合在一起,提高镇痛效果,降低单一用药的用药剂量,减少药物不良反应。多模式镇痛实施是以NSAIDs药物作为基础用药方案,根据患者具体情况加用阿片类药物(注射、口服、外用均可)、辅助镇静剂、抗焦虑药物或抗癫痫药物等,也可辅以周围神经阻滞、局部麻醉药物浸润镇痛、关节腔内镇痛、硬膜外镇痛等措施,在应用镇痛药物后按时评估疗效,调整用药方案,注意避免重复或叠加使用同类药物。电疗、冷疗等辅助方法也可作为多模式镇痛的组成部分。个体化镇痛是指患者对疼痛的感知和镇痛药物的反应存在个体差异,实施镇痛方案后应及时评估,因人而异进行镇痛管理。

(8) **控制运动疼痛**:骨科患者术后需要尽早进行功能锻炼,术后镇痛应重点关注运动疼痛,力争通过围手术期多模式预防性疼痛管理,将运动疼痛的VAS评分控制在3分左右,以不影响功能锻炼为评价标准。

(9) **注意镇痛禁忌和不良反应**:在开始镇痛治疗或启用更高等级镇痛方案时需注意排除镇痛禁忌,实时监控患者可能出现的药物不良反应:① 排除颅脑和内脏损伤。② 疼痛超出预期时,积极寻找可能引起疼痛加重的原因(如感染、血肿、内植物移位等),并及时处理。③ 怀疑骨筋膜室综合征时,暂缓镇痛。④ 警惕镇痛方案可能带来的药物不良反应(如消化道不良事件,阿片类药物可能引起的恶心、呕吐、呼吸抑制、低血压等),一旦出现,须及时停药,并对症处理。

(二) 围手术期术前疼痛管理

骨科患者术前疼痛管理的主要目的是控制原有疾病或创伤后疼痛,如骨关节炎造成的关节疼痛,脊柱疾病造成的颈肩痛、腰痛,癌性疼痛或创伤造成的中、重度疼痛等。术前疼痛管理要求在接触患者的第一时间即对患者使用VAS或NRS量表进行疼痛评估,在排除可能影响镇痛的因素或禁忌证(如颅脑损伤、脏器损伤、骨筋膜室综合征等)后,尽早开始镇痛。骨折患者需尽早实施牵引、手法复位、外固定等措施对骨折断端制动。通过宣教指导患者正确认识疼痛,并学会评估和向医护人员正确汇报疼痛,减轻患者对创伤或手术的焦虑;对术前疼痛的患者,可在术前应用COX-2抑制剂(表5-5);有神经病理性疼痛者,可联用加巴喷丁或普瑞巴林;如患者存在睡眠障碍、焦虑时,可联用催眠或抗焦虑药物。术前疼痛管理应采用以NSAIDs类药物为基础的多模式镇痛方案,减少阿片类药物用量,并注意预防和及时处理并发症。

表5-3 骨科围手术期常规镇痛药物及辅助用药

类别	用法	名称	类别	用法	名称
NSAIDs药物	口服	对乙酰氨基酚	镇痛辅助药物	抗癫痫药物	加巴喷丁
		双氯芬酸			普瑞巴林
		布洛芬		肌肉松弛剂	氯唑沙宗
		洛索洛芬钠			盐酸乙哌立松
		塞来昔布			盐酸替扎尼定
		艾瑞昔布		镇静催眠抗焦虑药物	氯硝西泮
		依托考昔			地西泮
		尼美舒利			阿普唑仑
		美洛昔康			艾司唑仑
	注射	氟比洛芬酯			唑吡坦
		帕瑞昔布			扎来普隆
	外用	洛索洛芬		抗抑郁药	度洛西汀
		对乙酰氨基酚			帕罗西汀
		氟比洛芬			舍曲林
		酮洛芬			西酞普兰
		辣椒碱	其他药物	N-甲基-D-天冬氨酸受体阻断剂	右美沙芬
阿片类药物	口服/注射	可待因	双膦酸盐类	静滴/口服/肌注	唑来膦酸
		曲马多			阿仑膦酸钠
		吗啡	糖皮质激素		地塞米松
		羟考酮			泼尼松
		芬太尼			甲强龙
		地佐辛	抗纤溶药物		氨甲环酸
		哌替啶			
	外用	丁丙诺啡贴剂			
		芬太尼透皮贴			

1. **患者教育** 2016年美国疼痛学会术后疼痛管理指南及相关综述推荐从多途径以多种方式进行患者教育,根据不同患者对信息的接受程度,安排不同的教育方式,如面对面沟通、电话、书面宣教材料、视频、录音或通过专门的教育网站进行患者教育。术前应详细了解患者需求,评估患者心理状态,消除患者对围手术期疼痛的误解与恐惧,教会患者何时、如何向医护人员诉说疼痛,能借助疼痛量表评估疼痛程度,并制定个性化的围手术期镇痛方案。术前患者教育可减少围手术期阿片类药物用量,减少患者对手术的焦虑,减少住院期间镇静药物需求,缩短住院时间,有利于患者术后康复。

2. **术前预防镇痛** 预防镇痛是在疼痛发生之前采取有效的干预措施,减轻围手术期有害刺激造成的外周和中枢神经敏化,打断疼痛链,提高疼痛阈值,降低术后疼痛强度,减少镇痛药物的需求和药物相关不良反应。在手术前可使用对乙酰氨基酚或选择性COX-2抑制剂,联合或不联合羟考酮、吗啡、曲马多等阿片类药物或镇静催眠抗焦虑药物(表5-5)可有效缓解骨科手术术后疼痛,减少阿片类药物用量和药物相关不良反应。目前大多数研究均肯定预防性镇痛在骨科围手术期多模式镇痛中的作用,仅个别报道在多模式镇痛方案中使用帕瑞昔布或加巴喷丁进行预防镇痛对缓解患者术后疼痛无明显优势。经评估有睡眠障碍或焦虑患者,应予催眠或抗焦虑药物(表5-5)。

3. **急性疼痛管理**

(1) **创伤后急性疼痛药物镇痛**:创伤骨科患者中75%伤后存在中重度疼痛,大部分患者的VAS疼痛评分超过7分,甚至达10分。伤后至手术前的疼痛管理易被忽略。医师在接诊患者的第一时间就应进行疼痛评估和镇痛安全评估,创伤骨科患者在伤后急性期进行镇痛处理时需排除可能潜在的颅脑、胸腹部内脏器官损伤和骨筋膜室综合征,避免镇痛后掩盖症状造成漏诊。经评估无镇痛禁忌后尽早开始疼痛干预,并对骨折进行复位、牵引、固定等处理。重度疼痛患者可根据需要给予高镇痛级别的药物,如吗啡、芬太尼、哌替啶等阿片类药物或利多卡因等麻醉药物。阿片类药物使用可能出现呼吸抑制、药物依赖、恶心、呕吐等副作用,需要对患者进行密切监控,反复评估用药效果,及时调整用药方案。对于高龄患者和儿童,给药方式和剂量应做适当调整。患者非急诊手术,轻中度疼痛,推荐口服对乙酰氨基酚等NSAIDs药物,在疼痛控制不佳情况下,联合使用阿片类药物(表5-5)。等待急诊手术患者可选择肌内注射、静脉注射镇痛药。镇痛药物的使用应遵循低剂量、短疗程原则,并注意避免药物副作用,特别是非选择性COX-2抑制剂对血小板功能的影响和阿片类药物的相关不良反应。

(2) **心理疏导及辅助用药**:患者受伤后精神、心理等均会受到较大刺激,造成患者焦虑、恐惧,同时受伤后骨折局部的刺激可能造成患者肌肉痉挛,进一步加重疼痛。因此,在镇痛药物及神经阻滞等镇痛方案实施的基础上,心理疏导有助于患者的疼痛控制。肌肉松弛剂和抗焦虑药物是常用的辅助用药。虽然目前没有确切证据支持肌肉松弛剂和抗焦虑药物对创伤骨科患者疼痛控制有协同作用,但在一些综述中仍推荐肌肉松弛剂和抗焦虑药物作为镇痛的辅助用药。

4. **骨科择期手术术前慢性疼痛管理** 骨科择期手术患者多数存在慢性疼痛,如骨关节炎造成的关节疼痛,脊柱疾病引起的颈肩痛、腰痛和神经疼痛,骨肿瘤患者存在的慢性中重度癌性疼痛等,均可表现为疼痛的持续存在和间断性急性发作。脊柱和关节的择期手术患者,术前可使用 NSAIDs 药控制疼痛,有神经病理性疼痛者可加用加巴喷丁或普瑞巴林;骨肿瘤患者的癌性疼痛应按癌痛控制的三阶梯原则进行,或直接给予高级别的阿片类镇痛药物。骨科择期手术前疼痛控制首选 COX-2 抑制剂。根据患者病情和疼痛程度,在 COX-2 抑制剂的基础上联用不同类型的药物,如阿片类药物,N-甲基-D-天冬氨酸受体阻断剂等。经评估合并焦虑、抑郁的患者,术前应加强对患者的关心和心理疏导,必要时加用镇静抗焦虑药物,双膦酸盐类药物也可以缓解部分肿瘤骨转移导致的疼痛。常用药物见表 5-5。

5. 骨科手术患者术中疼痛管理　术中疼痛管理的原则是微创操作减少手术伤害性刺激和纤溶亢进引起的炎症反应,药物阻断疼痛信号的产生和传导,达到控制术后早期疼痛的目的。手术操作干扰和需要缝合的组织都需要进行镇痛干预。微创手术的理念应贯穿整个手术过程,术中应注意尽量减少组织牵拉、电刀灼烧等操作对手术区域组织的损伤,提高操作精确性,减少或避免不必要操作,最终达到控制手术创伤应激反应和纤溶亢进,减轻炎症反应的目的。此外,还可以通过切口周围"鸡尾酒镇痛"、关节腔内镇痛、周围神经阻滞等方式阻断疼痛信号传导,减轻术后早期疼痛。

(1) 手术微创化操作技术:在手术过程中贯彻微创化操作理念,减少手术操作对手术部位邻近组织的牵拉和干扰,提高操作精确性,控制组织损伤,减轻炎症反应、损害性和炎性疼痛。虽然有部分研究认为在实施多模式镇痛的情况下,微创手术对减轻患者术后疼痛帮助有限,但更多的研究证实,微创化理念和操作,如不翻转髌骨进行全膝关节置换、非止血带下全膝关节置换、关节和脊柱疾病的内镜治疗、创伤骨科的微创经皮接骨板内固定技术,损伤控制等均有助于减轻患者术后疼痛。

(2) 手术切口周围浸润镇痛:手术切口周围浸润镇痛是在切口周围注射以一种局部麻醉药物为主或加多种药物的混合制剂,以达到减轻疼痛的目的,又被称为"鸡尾酒镇痛"。手术切口浸润镇痛在关节外科、脊柱外科、创伤骨科、运动医学等骨科手术均有广泛应用,临床研究结果认为手术切口周围浸润镇痛可有效减轻患者术后疼痛,减少患者术后对阿片类药物需求,同时不影响肢体肌力,有利于术后患者的加速康复。手术切口周围浸润镇痛的要点是对需要缝合的组织和手术操作干扰的组织周围进行多点、逐层浸润。"鸡尾酒"配方以罗哌卡因为主,浓度范围 $0.2\% \sim 0.5\%$,可加入酮咯酸、肾上腺素、糖皮质激素、吗啡等,酮咯酸和吗啡可能发生药物不良反应,应密切观察。糖皮质激素长时间、大剂量使用时可引起库欣综合征、糖代谢紊乱、应激性溃疡和增加感染风险等,小剂量局部应用,副作用可忽略不计。鸡尾酒配方中添加肾上腺素时,禁止对皮下组织进行浸润,肾上腺素可使皮肤真皮毛细血管收缩,致皮肤坏死。

(3) 关节腔内镇痛:关节腔内镇痛是向关节腔内注入镇痛药物进行疼痛控制的方法。关节腔内镇痛在关节镜手术中应用广泛,可在手术结束时或松止血带前 $5 \sim 10$ min 在关节腔内注射药物,减轻患者术后疼痛,减少术后阿片类药物用量,有利于患者术后康复。常用药物为硫酸镁($100 \sim 1\,000$ mg)、吗啡($1 \sim 10$ mg)、布比卡因($0.25\% \sim 0.5\%$)、罗哌卡因($0.5\% \sim 0.75\%$)等,多种药物联合使用可获得更好的镇痛效果,降低药物不良反应。

(4) 周围神经阻滞:周围神经阻滞通过向外周神经鞘膜注入麻醉药物,阻断疼痛信号的传导,达到镇痛效果。周围神经阻滞可有效降低骨科手术术后疼痛,减少阿片类药物用量。不同部位手术应选择相应部位的周围神经阻滞,如髋部手术,可选择腰大肌肌间沟阻滞或髂筋膜阻滞;膝关节手术,可选择股神经阻滞、隐神经阻滞或坐骨神经阻滞,现在多选择内收肌管阻滞;肩部手术,可选用肌间沟阻滞、腋神经阻滞、肩胛上神经阻滞;前足手术,可选用踝周神经阻滞等方法。若手术区域为多个神经共同支配时,不同支配区域的神经阻滞联合应用效果更好。单次神经阻滞和持续神经阻滞均可有效减轻术后疼痛。罗哌卡因和布比卡因为神经阻滞常用药物,周围神经阻滞会同时阻断支配关节活动的运动神经,影响术后康复训练,更推荐使用以感觉阻滞效果为主的罗哌卡因,麻醉药物浓度可配置为0.2%~0.75%,可联合或不联合肾上腺素、吗啡等药物。

6. 骨科手术患者术后疼痛管理 骨科手术患者术后需要尽早开始功能锻炼,术后的疼痛特别是运动锻炼时疼痛的管理尤为重要。患者术后疼痛管理的目的是通过多模式预防性镇痛,达到静息状态下基本无痛,不影响睡眠,活动时疼痛可耐受,不影响关节功能恢复,避免急性疼痛转为慢性疼痛。术后镇痛评估标准:静息痛 VAS 评分 0~1 分,活动痛 3 分以内。术后疼痛管理的具体措施包括冷疗、电疗等非药物手段;使用氨甲环酸、糖皮质激素减轻炎症反应;以口服传统 NSAIDs 类药物预防性镇痛为主,同时也可静脉或肌内注射镇痛药物。镇痛时对患者进行定时评估,当 VAS 疼痛评分超过 4 分时应加用不同作用机制的药物进行多模式镇痛,当疼痛超过 6 分时需联合阿片类药物个体化镇痛。患者有睡眠障碍和焦虑时,可加用催眠药或抗焦虑药。同时通过宣教减轻患者心理负担,指导患者加强手术肢体的肌力锻炼、早期下地活动。此外,减少尿管、引流管安放等措施也可减少患者的不适感。

(1) **术后口服或注射药物镇痛**:药物镇痛是骨科术后多模式镇痛的主要组成部分,术后早期应定时、定量给药以保证镇痛效果。术后使用 NSAIDs 可有效控制术后疼痛。术后患者饮水后无恶心、呕吐等不适感觉后,即可开始定时口服 NSAIDs,或定时静脉注射 NSAIDs 为主的镇痛药物。阿片类药物主要用于术后剧烈急性疼痛时的个体化用药。骨肿瘤患者术后疼痛程度重,首选阿片类药物镇痛,可联用 NSAIDs 药物。阿片类药物除口服、注射等用药方案外,还可以采用患者自控镇痛的方式给药,由于使用阿片类药物可能出现恶心、呕吐、便秘、嗜睡、呼吸抑制等不良反应,临床应用时应密切监测药物用量和不良反应(表 5-5)。镇静催眠抗焦虑药物(苯二氮类药物或非苯二氮类药物)虽然不具备直接的镇痛作用,但可发挥抗焦虑、帮助睡眠、缓解肌肉张力等作用,间接地提高镇痛效果(表 5-5)。外用药物包括各种局部作用的 NSAIDs 乳胶剂、贴剂和全身作用的阿片类贴剂及中成药制剂等,可作为术后用药的备选和补充方案(表 5-5)。术后镇痛药物的使用期限应根据患者自身情况进行个性化定制,术后康复期间逐步减少药物用量或延长给药间隔,直至不服用药物时疼痛不影响功能康复和日常生活时,即可停药。

(2) **患者自控镇痛**:患者自控镇痛(patient controlled analgesia,PCA)较常用的是静脉 PCA,给药模型包括初始负荷剂量、冲击(需求)剂量、锁定时间间隔和背景输注剂量。PCA 的主要优势在于镇痛药物的剂量由患者自控,患者可根据自身疼痛耐受情况调整药物剂量。PCA 使用方法简便,起效快,适用于各种手术的术后镇痛。PCA 的药物选择一般以阿片类药物为主,如吗啡、芬太尼、舒芬太尼,可联合地佐辛、氟比洛芬酯、右美托咪定等。PCA 的缺点在于阿片类药物所带来的副作用,如静脉 PCA 常见的恶心、呕吐、低血压、尿潴留,影响患者术后康复。

(3) **非药物镇痛辅助手段**:围手术期非药物镇痛方法多种多样,对围手术期疼痛控制有一定的辅助作用。常用非药物镇痛措施包括冷疗、电疗、针灸等。对有内植物的手术,需要慎重使用针灸疗法,以避免有创治疗引起的感染。随着加速康复理念的普及,骨科围手术期管理日趋精细,医护人员通过宣教减轻患者心理负担,指导患者加强手术肢体的肌力锻炼,减少尿管、引流管的安放等措施,实现患者术后早下地、早活动,提高患者术后康复的信心和积极性,消除患者对手术和术后康复的顾虑和恐惧,有利于提高患者对术后疼痛的耐受,有利于围手术期疼痛管理的顺利实施。

在石氏伤科"筋骨并重"理论的指导下,以补气活血、祛瘀止痛的选穴原则,明确了电针促进全膝关节置换术(TKA)加速康复的干预流程。通过严谨的试验设计,分别证实了经皮穴位电刺激(TEAS)、电针对 TKA 后急性疼痛的镇痛效应以及在围术期加速康复外科中的应用价值。考虑手术侧肢体取穴可能存在增加伤口感染的风险,故进一步应用巨刺法进行临床研究,并进行了推广应用。在扎实的临床研究的基础上,积极开展基础实验,以验证电针镇痛效应的中枢机制。基于临床和基础研究,提出"电针技术应用于 TKA 围术期加速康复"的新理念,形成了以电针参与多模式镇痛为特色的个体化 TKA 围术期中西医结合的诊疗方案,进一步推动了电针围术期的临床应用和发展,解决加速康复外科西药镇痛不全的问题,填补了电针术后镇痛机制不明的空白。基于电针和 TEAS 在 TKA 围术期镇痛的临床研究结果,光华医院最终形成了以 TEAS 及电针 TKA 围术期辅助镇痛个体化操作规范,并在本院和国内多家医院推广应用,取得了良好的临床疗效。

1) 参考《临床经皮穴位电刺激术后镇痛操作规范》:① 应用对象,初次单侧全膝关节置换术患者,年龄、性别不限。术后有活动关节疼痛但无关节僵硬、静息痛不明显患者及惧怕针刺治疗的患者。② 经皮穴位电刺激操作方法,术后第 2 日开始给予术侧肢体阴陵泉与阳陵泉、足三里、伏兔经皮穴位电刺激治疗,穴位定位严格参照中华人民共和国国家标准 GB 12346-90《经穴部位》,将电极片贴附于上述穴位,选择连续、平衡、非对称双向波形,200 μs 波宽,电流刺激强度设置为在患者舒适范围内的最大刺激强度,共治疗 5 日,每日 1 次,每次 30 min。

2) 参考《临床巨刺电针术后镇痛操作规范》:① 应用对象,初次单侧全膝关节置换术患者,年龄、性别不限。排除存在电针禁忌证(如装有心脏起搏器),无法进行针刺者。② 巨刺电针操作方法,术后第 2 日开始给予健侧肢体阴陵泉-阳陵泉、足三里-伏兔进行电针治疗,穴位定位严格参照中华人民共和国国家标准 GB 12346-90《经穴部位》,针刺深度在 12~25 mm,患者穴位处有"得气"感时,相应导线接电针仪,疏密波型,2~100 Hz,针刺 3 日,每日 1 次,每次 20~30 min(图 5-1)。

骨科手术加速康复围手术期疼痛管理可有效降低围手术期疼痛,减少镇痛相关并发症,促进患者术后康复,提高患者满意度。在实施过程中重视患者和家属的宣教与沟通,遵循个体化、预防性和多模式镇痛的原则,运用微创化操作技术减轻手术伤害性疼痛,使用药物抑制纤溶亢进和炎症反应,减轻疼痛产生,并采用以预防性镇痛为主的多模式镇痛方案,从不

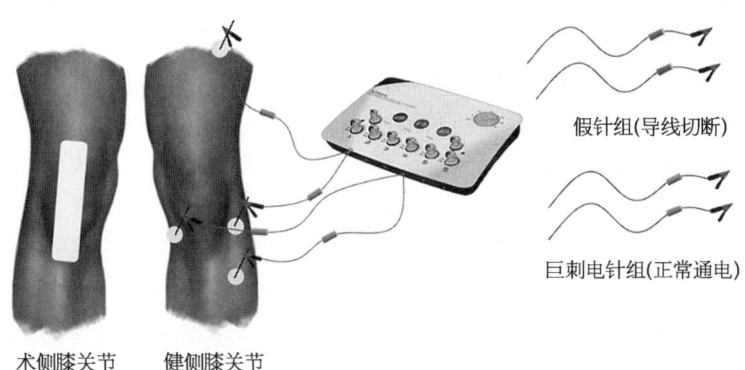

图 5-1 巨刺电针治疗 TKA 术后疼痛示意图

同位点阻断疼痛信号产生和传导,定时评估镇痛效果,调整镇痛方案,预防或缓解疼痛,减少疼痛对患者术后康复的干扰,达到促进患者加速康复的目的。骨科手术种类多,患者年龄跨度大,骨科医师在实施围手术期疼痛管理时应把握加速康复的大方向,同时注意各种手术的特殊性,使用预防性镇痛为主的多模式镇痛方案,对不同手术遵循个体化镇痛原则,以患者为中心制定个体化镇痛方案,各种方法灵活应用,减少手术创伤,缓解围手术期疼痛。关节外科、运动医学患者术后需尽早开始功能锻炼,应注重术后运动疼痛的控制,所选镇痛方案不能干扰肢体肌力;创伤骨科应重视患者伤后至术后的疼痛管理,运用各种方法减轻患者伤后急性疼痛,提高患者镇痛满意度;骨肿瘤患者癌性疼痛重,应选用更高级别的镇痛药物作为镇痛基础方案。若术后患者出现超出预期的疼痛,特别是脊柱手术,应积极寻找造成疼痛加重的原因,排除并发症,促进骨科围手术期加速康复,提高患者生活质量。

二、人工全膝关节置换术后肿胀诊疗方案

人工关节置换术是目前治疗晚期严重膝骨关节炎、类风湿关节炎、骨肿瘤等的技术成熟的治疗方法,且手术量逐年增加。然而人工关节置换术后易并发关节疼痛、下肢肿胀和DVT等不良反应。其中,下肢肿胀是术后最常见的早期并发症之一。术后前3日每日肿胀可增加10%,90.7%的患者在出院后2~3周出现下肢肿胀,26.9%的患者术后1年仍报告膝部肿胀,19.1%的患者报告小腿肿胀。肿胀导致关节源性肌肉抑制,股四头肌力量进一步下降,不利于术后早期康复锻炼,导致肢体功能缺陷,活动范围下降以及行走速度减慢等。人工关节置换术后肿胀对关节恢复影响显著,需要有效的围手术期干预措施。

上海中医药大学附属光华医院是上海市三级甲等关节病专科医院,具有60多年治疗骨关节病的历史,每年人工关节置换手术量近千台,在人工关节置换、围手术期管理、术后快速康复等方面积累了大量临床经验。

(一) 中医对肿胀的认识

下肢肿胀属中医学"肿胀""股肿""恶脉""脉痹"等范畴,多为虚肿。《诸病源候论》曰:"经脉闭塞,溢于皮肤而令水肿。"《景岳全书·肿胀》指出:"凡水肿等证,乃肺、脾、肾三脏相干之病,盖水为至阴,故其本在肾;水化于气,故其标在肺;水唯畏土,故其制在脾。今肺虚则

气不化精而化水,脾虚则土不制水而反克,肾虚则水无所主而妄行。"提示水液代谢失常与肺、脾、肾三脏有关。脾属土,其主运化;肺属金,其主气;肾属水,其主五液。凡五气所化之液,悉属于肾;五液所行之气,悉属于肺;转输于二脏之中,以制水生金者,悉属于脾。施杞认为肿胀之生,无不由此三者。肺失宣降,脾失健运,肾失开合,膀胱气化失常,体内水液潴留,泛滥肌肤。

1. 肺失通调,水道失司　外邪侵袭,肺失通调,腠理闭塞,气机不畅而致水湿泛滥。因"肺主一身之气",一旦气机失调,肺失清肃,宣散无力而致咳嗽喘逆。患者术中气管插管,辅助呼吸,损伤及肺,术后气机失调,肺的功能尚未恢复,加之关节置换患者多高龄,肺气虚弱,肺失宣降通调,上则津液不能宣发外达以营养肌肤,下则不能通调水道而将津液的代谢废物变化为尿液,以致风遏水阻,水液潴留体内。肺伤轻者,多有胸腹闷痛,胁肋胀痛,喘咳、吐痰、咯血等,重者气乱昏迷,闭目,呕吐血水,呃逆战栗。肺为水之上源,"通调水道,下输膀胱"。肺气郁闭,失于通调,而出现水肿、尿少等症。《金匮要略》"水气病"云:"腰以上肿者水在外,当发其汗乃愈……腰以下肿者水在下,当利小便乃愈。"《幼科发挥》云:"凡肿自上起者,皆因于风,治在肺,宜发散之,所谓开鬼门者是也。"肿在腰上者宜发汗,所谓开鬼门,肿在腰下者宜利小便,所谓洁净府,既是用发汗和利小便的方法治疗水肿。肺主皮毛,宣散卫气,控制毛孔开合,以开鬼门之法治疗水肿,实际就是宣发肺气,发挥肺通调水道功能。此外,肺气郁闭日久不愈,肺失于清肃,津液不布,聚而成痰。《症因脉治》提到"肺受外感六气所伤,内受湿热燥火煎熬,则肺经痰嗽亦多,急宜清肺",宜用清肃之法调畅水道。肺气宣中有降,降中有宣,当以宣肺降逆之法通调水道。

2. 久病脾虚,伤及脾胃　李东垣在《脾胃论》中首次提出脾胃虚弱,元气不足是导致肿胀形成的不可忽视的因素之一。脾可运化水谷,输布营养精微,脾胃功能正常,可以使皮肉、筋骨、脑髓均能得到温养灌注,四肢百骸皆赖其濡养。《景岳全书》曰:"肿胀之病……唯在水、气二字足以尽之。"而体内水气运化又与脾脏密不可分,如《素问·病机十九条》言"诸湿肿满,皆属于脾"。凡由湿邪引起的水湿停滞、水肿胀满之证,都与脾脏有关。患者久病,气血虚弱,脾胃功能已衰,气血亏虚,行血无力,血道壅塞,脉络受阻,不通则痛。脾虚则运化失司,不能运化水谷精微,难以补充一身之气。且患者多为高龄,手术创伤出血伤及正气,围手术期的禁食禁饮,抗生素、麻醉药、止痛药的应用均进一步打击脾胃运化能力。盖脾主中州,职司气化,为气机升降之枢纽,脾气受损,运化失司,水液代谢失常,引起水液潴留体内,泛滥肌肤,而成水肿。《丹溪心法》云"脾虚不能制水,水渍妄行",脾虚则中焦枢机不利,升降枢纽失衡,故水无法运行。水液停滞,轻则局部水肿不利,不通则痛,久而久之将会产生湿、痰、饮等病理产物,进一步使患者不适,绵长难愈。《素问·痿论》曰:"脾主身之肌肉。"《灵枢·本神》曰:"脾气虚则四肢不用。"脾为气血生化之源,统血,对筋骨损伤的恢复起着重要的作用。所以脾失健运,则化源不足,肌肉瘦削,四肢疲惫,活动无力,进而影响患者术后功能恢复。清代李用粹《证治汇补》亦认为"调中健脾,脾气实,自能升降运行,则水湿自除,此治其本也"。胃主受纳,脾主运化,统血,主肌肉四肢。胃气强,则五脏俱盛;胃气败,则百药难施。脾胃运化功能正常,则消化吸收功能旺盛,水谷精微得以化生气血,气血充足,输布全身,疾病容易恢复。若脾胃运化功能失常,气血生化不足,无以滋养脏腑、筋骨,伤损难以恢复。脾胃虚弱,中阳素虚,脾失健运,气化不利,下肢经络气机阻滞,水液代谢紊乱,水津外溢,湿气积滞下注,引起下肢肿胀。

3. 肾气虚衰,气化失常 "肾者水脏,主津液。"《素问·水热穴论》说:"肾者,胃之关也。关门不利,故聚水而从其类也……上下溢于皮肤,故为胕肿。"久病伤肾,以致肾气虚衰,不能化气行水,遂使膀胱气化失常,开合不利,引起水液潴留体内,泛滥肌肤,而成水肿。《素问·至真要大论》指出:"故其本在肾,其末在肺,皆积水也。"肾中精气的气化作用,对于体内津液的输布和排泄,维持体内津液代谢的平衡,起着极为重要的调节作用。肾为先天之本,藏真阴而寓元阳,肾主行水,机体气化功能的发挥及正常的水液代谢,全赖肾阳的气化作用。肾阳不足,命门火衰,肾主津液功能失调,不能化气行水,遂使膀胱气化失常,开阖不利,水液内停,形成肿胀。

4. 痰瘀互结,三焦气化不利 《金匮要略》"水气病"有"血不利则为水",津血同源,气血运行不畅,则影响正常水液代谢,水湿内停而引起水肿。《血证论·阴阳水火气血论》云:"瘀血化水亦发水肿,是血病而兼水也。"久病瘀阻水停,病情迁延难愈。又有:"若元气日衰,则水谷津液,无非痰耳,随去随生……故善治痰者,唯能使之不生,方是补天之手。"所以攻痰多配以补益元气,水谷得化,使痰不生。痰、瘀、水是多种内外损伤的病理产物,是骨伤科疾病发展过程中重要的病理基础。石氏伤科认为,伤科疾病,无论皮肉筋骨损伤,都离不开气血。治疗伤科疾患,不论内治外治、内伤外损,都必须注意疏通气血。石氏伤科提出,治疗骨伤科疾病,应当"以气为主,以血为先,痰瘀兼顾,肝、脾、肾同治",痰瘀兼顾是其重要的学术思想。张景岳《质疑录》中说"痰者,身之津液也。气滞、血凝,则津液化而为痰,是痰因病而生也",持"痰必因病而生,非病之因痰而致"之观点,强调治痰当寻根源,伏其所主,先其所因,断其生痰之源。临诊施杞亦遵循"痰瘀兼治"的原则,认为痰为百病之源,五脏皆可有痰病,痰瘀每易互结,痰之所生亦责之脾胃,故治痰瘀亦以调脾胃为大法,于方中常配合运用半夏、白芥子、胆南星、白附子、僵蚕、葶苈子等祛痰散结。伤损之后,气血不和,痰湿每能凝滞经络,伤后如用寒凉克伐之品,耗伤正气,致脾胃虚弱,则伤情更加严重。国医大师施杞在伤科临床实践中注重温补脾胃,临证擅用黄芪、党参,健脾胃以养气之源;亦常以附、桂、鹿角,温肾以壮气之本。在痰湿的论治中,结合损伤的特点,既重化瘀通络,又重调理气机,利水化痰。《素问·灵兰秘典论》云"三焦者,决渎之官,水道出焉"。三焦气化功能在水液代谢过程中起重要的协调作用。三焦在经络属少阳,内联三阴,外联二阳,具有沟通水道,运行水液的作用,是水液升降出入的经路。若瘀血阻肺,不能通调水道,水蓄三焦,泛滥为肿;血瘀在脾,脾之运化失健,水停中焦,发为肿胀;瘀血在肾,肾之温煦失司,膀胱气化失调,可致水停下焦。可见,水蓄可病血,血结亦病水。此若单纯采用发汗、利水、行气、温阳之法,往往水肿难除,如化瘀得当,则水肿自消。因此,对于瘀血之水肿,宜活血化瘀利水之法。

肿胀的发生错综复杂,须视性质、轻重、转变趋势而灵活应用,不可固执一法。例如越婢汤发汗同时兼有利水,防己黄芪汤在利小便同时兼有发汗,附子汤在温肾阳利水时兼健脾利水等。本病在发病过程中往往虚实互现,在治疗上宜攻补兼施,合方运用。

(二)西医对术后肿胀的认识

1. 术后肿胀的机制 术后肢体肿胀不仅因为局部渗出及微循环障碍,还包括局部及全身再灌注损伤、缺血、炎性反应。术后机体最初反应是炎症表现,通过释放组织缺氧及炎性诱导因子,激活机体炎性反应,释放炎性因子、生物活性物质及蛋白酶类,引起机体小动脉、毛细血管的前括约肌、微动脉以及微静脉、小静脉等出现持续痉挛,同时口径明显变小,组织间隙渗透性改变,对体内微循环产生最直接影响,最终导致肢体肿胀。研究认为,术后早期下肢肿胀很可能是手术创伤造成的微小静脉及淋巴回流障碍,导致局部静脉以及淋巴淤滞,循环明显缓慢,加之肢体肌肉泵功能降低,导致血液回流障碍以及淋巴淤滞,循环明显缓慢,回流障碍,患肢肿胀。同时,人工膝关节置换术初期由于血管损伤,基底膜整体暴露,使血小板被聚集、激活,从而引起凝血系统多因子间相互作用,直接加速血液凝固。血小板释放大量生物活性物质,如生长因子、脂类、血管活性物质、酶类、与黏附和凝血有关的物质;组胺、5-羟色胺、激素类、前列腺素类物质引起机体血管炎症反应、微循环障碍和通透性增加。此外,随手术创伤出现的蛋白质、碳水化合物、脂肪、微量元素及激素变化,对患肢肿胀也有一定的影响。

2. 术后肿胀的原因

(1) **淋巴水肿**:淋巴系统的基本功能是维持组织间体液平衡,免疫监视和胃肠道脂肪酸吸收,淋巴循环在各种炎性疾病、癌症转移、淋巴水肿中发挥了重要作用。骨关节炎、类风湿关节炎等慢性关节炎症的患者多有气血、痰湿瘀阻的病理变化;病理标本检测发现炎症局部淋巴组织增生,局部淋巴结增大;文献显示炎症性关节的局部有淋巴功能的改变。研究表明,在人工膝关节置换术后肢体肿胀患者中,淋巴性水肿约占24%。大量的蛋白质和炎症渗出物溢出了淋巴引流系统和间质空间,导致关节囊和软组织的疼痛和张力的增加。软组织内压力的增加逐渐阻碍静脉回流。淋巴液经淋巴系统循环,最后汇入小静脉,任何部位的阻塞均造成淋巴性水肿。淋巴系统和静脉引流系统都不堪重负,累及整个肢体。术后继发性淋巴水肿与下肢DVT不同,其下肢深静脉通畅,没有血液汇流障碍,但组织淋巴液回流困难,表现为下肢凹陷性水肿,尤其是在踝关节周围和小腿部位,皮肤角化伴色素沉着,一般无疼痛症状。早晨较轻或完全正常,下午尤其是活动后水肿加重,部分可缠绵数年之久。此类患者行下肢彩超可见下肢静脉通畅,但组织间隙模糊不清。

(2) **静脉功能不全**:静脉功能不全会影响患者术后下肢肿胀。研究表明,术前超声评估患者的大隐静脉直径>5.38 mm、大隐静脉回流持续时间>1.23 s,对于人工关节置换术后下肢肿胀的发生具有预测价值。且深静脉功能不全、下肢静脉曲张严重程度分级(CEAP)为C4-6、伴有甲状腺功能减退的患者在术后发生下肢肿胀的风险更大。术前若未能纠正静脉功能不全问题,缓解术后下肢肿胀的各类干预将无法解决患者存在的病理问题,难以达到理想的治疗效果。

(3) **DVT**:为下肢手术常见的并发症之一,不采取任何预防措施的情况下,人工膝关节置换术后下肢DVT的发生率为40%~80%,主要临床表现为患肢严重肿胀,轻度疼痛,甚至出现致命性肺栓塞。持续下肢肿胀可导致深静脉血栓形成。

(4) **全身及局部炎症反应**:人工膝关节置换术后半个月内,肢体有不同程度的水肿,是手术创伤后炎症反应所致。这种水肿是机体对手术创伤的正常修复反应,前3日常伴有38.5°以下的组织炎症吸收发热,术后3日水肿达到高峰,其后逐渐消退,可伴有皮肤瘀斑,肢体水肿往往以切口周围明显。

(5) **隐性失血**：人工膝关节置换术后失血量较大，临床评估围手术期失血量包括术中出血量、术后引流量、显性失血、隐性失血。造成人工膝关节置换失血的原因主要有几方面：大量的截骨、大面积的手术创面和软组织松解、髓腔内定位造成的髓内大量出血以及较多的滑膜清理。失血主要表现为血红蛋白水平下降，有研究认为血红蛋白水平下降与肢体肿胀程度有相关性。关节腔血肿会严重影响患者的术后恢复，使患者出现肢体肿胀疼痛、切口不良反应、关节感染等，严重时容易发生血栓栓塞，影响患者的生命安全。人工膝关节置换术后负压引流是现在临床较为常见的引流方式，通过有效的引流可以降低血肿的形成，从而缓解患者因血肿产生的术后疼痛、关节肿胀等情况。但是负压引流有明显的缺点，引流消除了创口的密闭填塞作用，导致术后出血量增加。大量研究显示，人工膝关节置换术后引流不是必须进行的，但是这个观点没有得到最终的定论，所以术后闭式引流仍然是关节外科医生使用的主要方式。隐性失血主要临床表现为下肢肿胀、较大面积瘀斑。隐性失血及下肢肿胀均造成行走功能恢复障碍，卧床时间延长，下肢 DVT 风险随之增加，对人工膝关节置换术后影响大。近年来的研究报道，人工膝关节置换术后不同的体位对减轻隐性失血与肢体肿胀有明显作用。全膝关节置换术后患肢屈髋 30°，45°~60°屈膝 24 小时可减少术后隐性失血，减轻肢体肿胀。

(6) **肥胖**：肥胖会诱发低度全身炎症状态，此外与肥胖相关的合并症——高血压、葡萄糖受损和脂质代谢异常则会改变关节组织的稳态。国内有研究发现，体质量指数（BMI）是患者术后肢体肿胀的影响因素，可能与肥胖患者皮下脂肪组织饱满、皮肤弹性下降及组织液渗透间隙充分有关。国外学者也提出病态肥胖（BMI≥40 kg/m²）与人工关节置换术后早期并发症增加密切相关，包括肢体肿胀。

(7) **止血带反应**：止血带由气囊袖带、连接管、压力装置组成，是一种固定在大腿周围，并阻止血液流向肢体远端的装置，有助于减少术中失血量、缩短手术时长、便于保持手术者视野清晰，但术中应用止血带会挤压皮肤、肌肉，可引起皮肤、肌肉挤压损伤，可导致局部缺血缺氧、局部炎症反应，增加远端深静脉淤血、组织缺氧、水肿等，是造成人工膝关节置换术后患者肢体肿胀、疼痛、深静脉血栓的重要机制。松开止血带时局部缺血再灌注造成股四头肌、腓肠肌损伤，进一步加重术后肢体肿胀和疼痛。人工膝关节置换术后失血多发生在术后 2~4 h 内，早期通过夹闭引流管能够产生临时填塞的效果，随后开放充分引发出血，可以避免形成血肿。

(8) **低蛋白水肿**：低蛋白或营养不良性水肿多见于老年患者，尤其是围手术期低蛋白或术后不能正常进食的患者，可在下肢下垂部位出现凹陷性水肿，一般多见于下肢外后侧或外踝部位。

(三) 检查方法

准确检查判断人工膝关节置换术后下肢肿胀是探索相关机制、开展精准干预的基础，目前仍需不断改进技术以满足研究和实践的需求。目前临床常用的方法主要有以下几种。

1. **卷尺测量腿围法**　下肢肿胀的传统测量方法为卷尺测量腿围。测量时，患者取仰卧位，臀部保持在中立位置，充分放松小腿肌肉，膝盖伸直，下肢稍外展外旋。测量者站在靠近测量肢体的位置,可在测量位置处标记测量点,使用非弹性卷尺放置并紧贴在测量点上进行周径测量。该方法是临床常用的下肢肿胀测量方法,但不同研究者在选择测量位置时标准不统一,多数研究选择了以下位置:髌骨上 10 cm、髌骨上 5 cm、髌骨中心(膝盖周径)、髌骨下 10 cm、胫骨结节下 10 cm、足踝等。

2. **生物电阻抗技术** 不同类型的组织、气体、血液和流体的电阻抗是不同的,通过置于体表的电极向待测部位注入微弱的安全电流,检测电极检测待测部位的电压信号,之后根据信号计算相应的阻抗值用于后续分析。下肢肿胀时,体内流体体积增加,对电流的阻抗减小。膝关节积液程度加重将导致人体表面电势和阻抗值下降,局部积液导致该区域电势低于其他区域。

3. **彩色多普勒超声** 彩色多普勒超声技术在肢体肿胀测量时的目的不同,测量原理也不同。

(1) **诊断肿胀原因**:对关节置换术后肢体肿胀部位的皮肤、皮下软组织、深筋膜及肌肉组织进行扫描,根据声像图所示的静脉管径粗细、管腔内回声情况、探头加压时管腔是否压瘪、血流信号等,对肿胀原因进行诊断分型。① 静脉血栓:静脉管径明显增宽,腔内见实性低回声充填,探头加压管腔部分压瘪或不能被压瘪;部分闭塞时可见血流充盈缺损,周边缝隙状血流信号,完全闭塞时脉冲和彩色多普勒显示无血流信号,部分血栓近端可随血流上下搏动而略微飘动。② 静脉血流淤滞:静脉管径明显增宽,管壁光滑,管腔内血液流动缓慢,呈云雾状似血栓样回声,探头加压管腔可完全压瘪,探头加压后管腔血流充盈良好。③ 淋巴性水肿:超声可见皮下软组织增厚,以脂肪层为主,其内可见走行迂曲的管样回声,严重者可分隔成网格状或蜂窝状,沿肢体长轴分层排列,彩色多普勒未见血流信号。

(2) **评价肿胀程度**:通过测量表皮与筋膜间的距离作为皮肤厚度,包括表皮、真皮和皮下组织层。

(3) **检测关节积液含量**:人工膝关节表面置换术后,超声检查显示关节液常积聚于髌上囊,髁间窝及胫股关节间隙也是关节液好积聚部位。

4. **膝关节磁共振扫描** 膝关节核磁共振成像是膝关节外伤及膝关节周围疾病常用的检查方法,可以用于关节内积液的定量测量,但对于人工关节术后的膝关节 MRI 扫描还需要进行去除金属伪影处理。

5. **3D 扫描** 该方法已应用于关节镜术后肿胀干预的效果评价。扫描时系统会生成 3D 数字模型和下肢各部位的周径、下肢体积,具有较好的可靠性和准确度。但上述装置需患者至设备所在的固定地点测量,便携性不佳。手持式 3D 扫描仪目前已经用于人体数据的测量,多用于 3D 打印设备的数据收集,更具便携性。

(四) 治疗方法

1. **内服中药**

(1) **外邪袭肺证**:面浮足肿,骨节疼痛,全身水肿,可伴发热、恶风、咽喉肿痛,气急,小便不利,苔白,脉沉。治以疏风清热,宣肺行水。

方药:越婢加术汤加减。麻黄、石膏、生姜、白术、大枣、甘草。若兼身热不解,先喘后肿,咳逆气急,有汗或无汗,甚或鼻煽,口渴,舌苔薄白或黄,脉浮滑而数者,予麻杏石甘汤加减,辛凉宣肺,清热平喘。若肿势严重,一身面目水肿,兼见气粗喘满,倚息不得平卧,咳逆上气,脉弦有力,系胸中有水,可用葶苈大枣泻肺汤合五苓散加杏仁、防己、木通,以泻肺行水,上下分消;若兼湿热久羁,化燥伤阴,症见口燥咽干、大便干结,可用猪苓汤以滋阴利水。

(2) **脾胃气虚证**:下肢肿胀,身重微肿,汗出恶风,肢节疼痛,或脘腹胀闷,神疲乏力,四肢倦怠,纳食不佳,便溏,小便不利,舌淡,苔白腻,脉浮。治以益气祛风,健脾利水。

方药:防己黄芪汤加减。防己、黄芪、炙甘草、白术、大枣。若症见身倦气短,气虚甚者,可加人参补脾益气;若肢节冷痛肿胀,加附子温阳;若腰膝肿胀较甚,兼见胸胁支满,目眩心悸、短气而咳,小便短少,为中焦虚寒,阳气虚弱不能运化水湿,治以苓桂术甘汤加减,加苍术、桂枝、猪苓、泽泻,以增化气利水之力;若兼面色不华,疲倦肢冷,舌质淡,舌苔白腻或白滑,脉沉缓或沉弱,为脾阳虚衰,治以温阳化饮,健脾利水,可予实脾饮加减;若咳嗽痰多者,加半夏、陈皮,以燥湿化痰,和胃降逆;若心下痞或腹中有水声者,或肠鸣声响,加枳实、生姜消痰散水。

(3) **肾阳衰微证**:下肢肿胀反复发作,面浮身肿,腰以下肿为主,按之凹陷不起,不容易恢复,伴腰膝冷痛,耳鸣眼花,或四肢厥冷,面色㿠白,怯寒神疲,舌淡胖,苔白,脉沉细或沉迟无力。治以温肾助阳,化气行水。

方药:济生肾气丸合真武汤加减。附子、肉桂、巴戟天、淫羊藿、茯苓、白术、车前子、牛膝、山药、芍药、生姜。若心悸,唇绀,脉虚或结或代,乃水邪上犯,心阳被遏,瘀血内阻,宜重用附子再加桂枝、炙甘草、丹参、泽兰,以温阳化瘀;若先见心悸,气短神疲,形寒肢冷,自汗,舌紫暗,脉虚数或结或代等心阳虚衰证候,后见水肿诸症,则应以真武汤为主,加人参、桂枝、丹参、泽兰等,以温补心肾之阳,化瘀利水;若见喘促,呼多吸少,汗出,脉虚浮而数,是水邪凌肺,肾不纳气,宜重用人参、蛤蚧、五味子、山茱萸、牡蛎、龙骨,以防喘脱之变;若病至后期,因肾阳久衰,阳损及阴,可导致肾阴亏虚,症见水肿反复发作,精神疲惫,腰酸遗精,口燥咽干,五心烦热,舌红少苔,脉细数,治宜滋补肾阴为主,兼利水湿,但滋阴不宜过于凉腻,以防匡助水邪,伤害阳气,可用左归丸加泽泻、茯苓等治疗。

(4) **瘀水互结证**:患肢疼痛肿胀,肿胀长期不消,肿势轻重不一,四肢或全身水肿,以下肢为主,皮肤瘀斑,腰部刺痛或伴血尿,舌紫暗,苔白,脉沉细涩。治以活血祛瘀,化气行水。

方药:桃红四物汤合五苓散加减。桃仁、红花、当归、川芎、熟地黄、白芍、白术、猪苓、茯苓、泽泻、桂枝、益母草、泽兰。若兼胀痛较甚,气滞为主者,加川楝子、延胡索活血行气止痛;若肢体刺痛,瘀血停滞为主,加失笑散活血祛瘀止痛;若上至头面目胞及上肢,中涉腹部,下及下肢与阴部,上、中、下一身悉肿,此为湿热邪毒内侵,弥漫三焦,三焦决渎失司,水液泛溢,治以清化湿热,利水消肿,宣通三焦气机,予三仁汤加减。若兼腹中满痛,大便硬结,可予承气汤加减;若失眠多梦,加酸枣仁宁心安神。

2. 外用中药

(1) **中药熏洗治疗**:对疼痛、肿胀、活动有改善,但未完全恢复,尤以疼痛仍相对明显者,选活血止痛汤加减,以行气活血,理气止痛,药物有当归、川芎、乳香、苏木、红花、没药、三七、赤芍、陈皮、落得打等。对关节肿胀、僵硬明显者,选散瘀和伤汤加减,以活血舒筋,祛瘀通络,药物有番木鳖、红花、生半夏、骨碎补、甘草、乳香、没药、蒲公英等。对于关节活动度较前期明显改善,但肌力较弱者,方选独活寄生汤加减,以补益肝肾,药物有独活、防风、川芎、牛膝、桑寄生、秦艽、杜仲、当归、党参、熟地黄、茯苓、肉桂等。

外用中药熏洗患肢,可以起到扩张局部血管,使周围组织中的瘀滞得到消散吸收,具有消除瘀滞肿胀、缓解疼痛和促进侧支循环的效果。光华医院院内制剂四肢洗方外洗双足,对术后下肢肿胀具有良好的效果,能够达到舒筋通络、活血消肿止痛的目的,方药:防风 20 g、独活 6 g、制草乌 6 g、威灵仙 15 g、透骨草 30 g、豨莶草 15 g、红花 12 g、浙桐皮 9、苏木 10 g、桂枝 6 g、炒桑枝 9 g、海风藤 15 g。

上方水煎 300 mL,早、晚两次外用熏洗双足治疗。方中用防风、独活祛风除湿为主药,海风藤、透骨草、豨莶草、威灵仙舒筋活血,散瘀消肿,桑枝、苏木、桐皮、红花活血行血,桂枝、草乌通络止痛,诸药合用,共奏舒筋通络、活血止痛之功。

此外,光华医院特色中药热罨包(温经逐痹散)外用热敷,能够温经散寒,消肿止痛,方药:艾叶 30 g、当归 30 g、透骨草 30 g、续断 20 g、千年健 20 g、三棱 15 g、莪术 20 g、赤芍 18 g、制乳香 20 g、制没药 20 g、香加皮 18 g、川芎 9 g、醋延胡索 15 g、花椒 12 g、制川乌 12 g、白芷 12 g、羌活 10 g、桑寄生 9 g、独活 12 g。

每剂药物碾碎放入袋中,日 1 剂敷于患肢。该方中以艾叶温经止血,当归补血活血,续断补肝肾,千年健、桑寄生、独活祛风湿,三棱、莪术破血行气,赤芍清热凉血,乳香、没药活血止痛,香加皮利水消肿,川芎活血行气,花椒温中止痛,川乌祛风除湿,白芷祛风散寒,羌活胜湿止痛。

(2) 外敷中药:三色膏具有活血祛瘀、消肿止痛、疏经活络的功效,可促使局部组织水肿、浆液渗出缓解,使腱旁组织产生的无菌性炎症消退,防止纤维变性并使粘连松解,以达到活血散瘀、止痛消肿的目的。方药:黄荆子 240 g、紫荆皮 240 g、全当归 60 g、五加皮 60 g、木瓜 60 g、丹参 60 g、羌活 60 g、赤芍 60 g、白芷 60 g、姜黄 60 g、独活 60 g、甘草 18 g、秦艽 30 g、天花粉 60 g、怀牛膝 60 g、川芎 30 g、连翘 24 g、威灵仙 60 g、木防己 60 g、防风 60 g、马钱子 60 g。

研成细末,用蜜糖调拌如厚糊状,摊于韧性纸张或纱布垫上,0.4～0.5 cm 厚,上盖桑皮纸,敷于下肢。外用胶布或绷带固定,隔 3 日更换。需要时可在桑皮纸上局部加其他药膏或掺药。

方中主药是紫荆皮、黄荆子,紫荆皮苦平,善于活血消肿,又能解毒,《本草述》云其活血、解毒,功能并奏;黄荆子味苦性温,能温经散瘀,行气除痰,祛风止痛,此二味为君,余则皆为活血化瘀或祛风通络药物,互为辅佐以增药效。饴糖甘温滋润,可缓急止痛兼护肤。马钱子更添止痛之力。三色敷药作为治疗损伤的特效药物,其特点是药性偏温,不同于多数敷药偏于凉性,血本喜温而恶寒,温能运化散瘀,所以既可用于损伤初期,也可治陈伤及寒湿痹痛。损伤初期积瘀易于化热,则方中紫荆皮、天花粉、连翘能凉血解毒,紫荆皮既能治痈肿,又可预防瘀血化热解毒。

3. 针灸 针灸能疏通经络,行气活血,使经气舒展,血流通畅,达到良好的消肿止痛、滑利关节作用。巢元方《诸病源候论》记载"血痹者……宜可针引阳气,令脉和紧去则愈"。光华医院一项临床随机对照研究发现,主穴取伏兔、足三里、阴陵泉、阳陵泉,对 110 例行人工关节置换术的患者,分为电针组与安慰针组,测量膝关节轴径。结果表明治疗组术后 24~72 h 内患者膝关节轴径减少量更大,电针治疗可减少人工膝关节置换术后早期膝关节肿胀,并且有改善术后急性疼痛的作用。

4. 经皮穴位电刺激　经皮穴位电刺激可以控制疼痛和肿胀,采用低频电刺激治疗仪,两对电极贴片置于髀关、梁丘、足三里、丰隆,强度以患者耐受为度。

5. 手法推拿　手法推拿能舒筋活络,活血化瘀,松解粘连,放松软组织,增加血液循环,消除酸性代谢产物,可有效改善关节活动度和减轻肿胀。光华医院针对 98 例行全膝关节置换术的膝关节骨关节炎患者,术后第 1 日开始采用点按下肢腧穴治疗,由足内侧向外侧分别点按下肢足六经的相应腧穴(太白、太冲、太溪、陷谷、足临泣、束骨),力度以患者自觉酸胀感为宜,每穴各点按 3 min,治疗时间约为 20 min,每日 1 次,共治疗 14 日。干预第 14 日,推拿组大、小腿周径差值低于对照组($P<0.05$)。研究证明,推拿可改善下肢股总静脉瘀滞状态,降低 D-二聚体值,缩小大、小腿周径差值,改善关节疼痛,促进关节功能康复。

6. 练功　患肢抬高后可行适当的早期功能锻炼,如踝泵、股四头肌等长收缩等。早期功能锻炼对预防肿胀至关重要,早期进行关节和肌肉主动运动可促进局部血液循环,利于静脉血液和淋巴液回流,破坏红细胞聚集结构,防止 DVT 形成,预防、减轻或及早消除肢体肿胀。

(1) 急性期可行股四头肌、臀中肌等长收缩训练,踝部各方向活动,直腿抬高锻炼。强度以患者能耐受为度。

(2) 缓解期可给予适当训练强度,以逐步增加关节活动范围和相应肌力。① 肌力训练包括下肢髋、膝关节活动和大腿、小腿等肌群的肌力训练,以患者能忍受强度为标准。② 平地步行训练可在下肢辅助步行器的辅助下进行缓慢的步行训练,切忌过快。③ 下蹲训练可站立于床头一侧,面向床头板,双手握紧床头板,做缓慢下蹲运动,以患者能忍受为度。

(3) 恢复期适当增加运动量,可进行上下楼梯等训练,增加肌力,以提高关节活动度和肌力向正常方向发展。① 肌力训练逐步提高训练负荷,包括膝关节和下肢其他关节活动肌群的肌力训练。② 本体感觉训练利用动态平衡仪或动态平衡板进行训练,提高本体感觉的能力,以患者能耐受为度。③ 功法训练选用施杞"施氏十二字养生功"中的相关功式,作为训练项目,按卧位、坐位、站立位的顺序锻炼,以恢复正常活动能力。④ 日常功能训练根据生活、学习和工作的需要,做步行、下蹲、跑步、起跳等相应动作。

7. 膝关节持续被动运动(CPM)　采用膝关节被动训练器在患膝关节活动范围内行持续被动运动,时间 20 min。CPM 持续被动活动系借助机械装置早期被动活动患肢,促进肢体静脉和淋巴回流,增加静脉回流量,减少血液瘀滞,减轻关节肿胀。

8. 西药治疗　下肢肿胀最常用的药物为地塞米松及七叶皂苷钠,可联合应用。人工关节置换围手术期氨甲环酸的使用可有效减少术后关节腔出血,亦可明显减轻患侧下肢肿胀。氨甲环酸的应用是加速康复外科(enhanced recovery after surgery,ERAS)措施血液管理的重要环节,患者围手术期尽量避免使用引流管、导尿管和颈静脉穿刺术等,为患者早期下床行走提供有利条件。

光华医院一项对 100 例接受原发性单侧全膝置换术的类风湿关节炎患者的研究,患者随机分为两组,常规剂量组,在皮肤切开前30 min常规给予氨甲环酸1 g,术中关节腔缝合后注射1.5 g氨甲环酸;术后追加剂量组,在常规剂量组基础上,术后4 h额外给予氨甲环酸1 g。术后7日追加剂量组血红蛋白水平(80.27±6.51)g/L,高于常规剂量组的(75.59±6.58)g/L($P<0.001$);总失血量、围手术期总失血量及隐性失血量分别为(426.36±124.73)mL、(426.36±124.73)mL和(102.25±23.86)mL,均少于常规量组的(693.18±152.45)mL、(702.62±158.27)mL和(148.38±24.35)mL($P<0.001$),而凝血指标没有统计学差异($P>0.05$)。研究结果表明,术后追加应用氨甲环酸可进一步减少类风湿患者全膝置换术后失血量,且不增加静脉血栓的发生率。另一项多剂量静脉注射氨甲环酸对全膝关节置换术围手术期失血量的随机对照研究,将300例行人工关节置换患者分为三组,氨甲环酸切皮前1 g+关节腔内1.5 g+术后3 h 1 g(A组),氨甲环酸术后3 h 1 g+术后6 h 1 g(B组),氨甲环酸术后3 h 1 g+术后6 h 1 g+术后12 h 1 g(C组),研究表明多剂量静脉使用氨甲环酸(C组)可降低膝关节置换患者总血细胞丢失量、隐性失血量、最大血红蛋白丢失量和输血率,而不增加血栓形成或其他不良事件风险。

9. 物理治疗

(1) 加压包扎:加压疗法包括使用弹力绷带或穿戴弹力袜,其作用机制为促进下肢静脉回流、改善软组织肿胀、减少疼痛,并通过压缩毛细血管减少出血。弹力绷带的使用为术后在普通外科敷料的基础上加用具有弹性的绷带,从脚背缠到大腿中部,制造局部压力。穿戴弹力袜选择Ⅰ级压力(20~30 mmHg,1 mmHg=0.133 kPa)医疗弹力袜,根据患者体型选择合适尺码,需要指导患者正确穿戴,逐级加压弹力袜,经常检查弹力袜以确保无褶皱。

(2) 冷疗:术后早期局部冰敷,局部交感性反应使血管收缩,从而减少外周血流量,改变血管通透性,减少化学介质的释放,从而缓解疼痛和炎症反应,使损伤破裂的小血管及时凝固止血,有效减轻组织肿胀。此外还能抑制传入与传出神经,减轻疼痛和局部痉挛。冰袋冷疗即选用生物冰袋放置于-18℃冰箱中12 h,取出后置于膝关节,避开髌骨、腘窝处。

(3) 抬高患肢:根据舒适理论采用软枕或可调节抬高架抬高患肢。由于静脉受重力影响极为明显,且静脉血由远心端向近心端运行,抬高肢体可减少肢体远端浅静脉压力及浅静脉的充盈程度。

(4) 红外线理疗:红外线照射患侧关节可以使局部温度升高,加快血液循环,促进代谢。

10. 营养支持　贫血及低蛋白血症患者应积极对症治疗,及时纠正全身营养状态。术后定期检查血常规、肝功能等,必要时指导患者进食高热量、高蛋白,富含胶原蛋白、微量元素和维生素A、维生素C的食物,补充营养,尤其是血浆蛋白的提高,减少渗出,促进肿胀消退。

人工全膝关节置换术后早期伴有不同程度的肢体肿胀,影响早期功能康复。加强人工膝关节置换术后下肢肿胀治疗具有重要的临床意义。目前人工膝关节置换术后下肢肿胀的治疗方式繁多,可通过药物、物理疗法、营养支持、中医疗法等多种途径缓解症状。光华医院总结了施杞临床经验方,并结合石氏伤科治病思想,通过多年的科研及临床研究,发现中医中药在围手术期肿胀治疗中发挥着重要作用,能够显著改善患者人工关节术后肿胀疼痛的临床症状。中医药与现代技术相结合,极大地减少了术后并发症,为人工关节术后中西医结合快舒康复的应用和推广奠定了基础。

三、人工关节置换术后便秘诊疗方案

关节置换术是终末期骨关节炎、类风湿关节炎和强直性脊柱炎等疾病恢复肢体功能的主要手段。随着 ERAS 理念的普及和发展,我国也制定了《中国髋、膝关节置换术加速康复—围术期管理策略专家共识》,在关节置换围手术期采用多维度、多角度的患者管理。近年来,围绕关节置换术后 ERAS 的血液管理、镇痛、预防恶心呕吐等关键问题均有研究报道,但术后便秘这一普遍存在的问题尚未得到充分关注。尽管国内有研究显示,关节置换术后便秘发生的比例可达 82.39%,国外研究显示高达 65% 的髋、膝关节置换术患者经历过不同程度的术后便秘。轻度的术后便秘可引起患者焦虑及腹胀、腹痛等不适,严重时甚或诱发肠梗阻、心脑血管意外等不良事件。此外,1 项涉及 788 448 例髋、膝关节置换术的研究发现,术后便秘增加患者围术期的住院时间、费用以及术后 30 日再住院率。目前关节置换术后便秘已成为困扰术后患者及临床医生的难题之一。因此,在现代关节置换术围术期管理模式中,患者肠道功能管理正逐渐成为关节置换术 ERAS 的重要组成部分,但行之有效的预防或干预方式仍需进一步丰富与完善。

查阅国内外《便秘诊治指南》《专家共识》以及中西医对于关节置换术后便秘及骨科围手术期便秘相关的文献报道,结合关节置换术后患者的病理生理特点,从定义、影响因素和分类、诊断标准和临床表现、检查方法、治疗方法等方面,总结光华医院人工关节置换术后便秘的诊疗方案如下。

(一)定义

1. **便秘的定义** 由于饮食及排便习惯的不同,全球针对便秘的定义、分类以及诊断标准也不尽相同。因此 2019 年,中华医学会消化病分会胃肠动力学组和功能性胃肠病协作组基于《中国慢性便秘诊治指南(2013,武汉)》和罗马Ⅳ诊断标准(2016)对便秘的描述,制定了国内首个《中国慢性便秘专家共识意见(2019,广州)》,该共识中指出:便秘是一种(组)症状,表现为排便困难和(或)排便次数减少、粪便干硬。其中排便困难包括排便费力、排出困难、排便不尽感、肛门直肠堵塞感、排便费时和需辅助排便;排便次数减少指每周排便少于 3 次;排便干硬可参照布里斯托(Bristol Stool Scale,BSFS)1-2 型。

2. **术后便秘的定义** 虽然关节置换术后便秘是普遍存在的问题,但"术后便秘"的定义尚无统一标准。查阅相关文献,部分研究将术后 3~5 日无自主排便定义为术后便秘,但并未涵盖排便困难的状态。因此,有学者结合 Bristol 粪便分型标准,将 1 型、2 型便也纳入术后便秘的定义,即术后 3 日仍未解大便,或出现 1 型、2 型便,则定义为术后便秘。这样的定义或可更加全面准确地反映术后便秘的情况。术后患者的生理情况较为复杂,瞬息万变,短暂的便秘状态若不能得到及时的纠正,容易并发肠梗阻等其他不良事件,因此,认为术后 3 日的观察时限也更加符合临床实践。整合上述学术观点,结合光华医院关节置换术后管理的经验,将"术后便秘"定义为:术前排便频次和排便性状如常,术后 3 日多无自主排便或便意,和(或)出现排便困难、粪便干硬(Bristol 1 型、2 型便)一种(组)症状。

3. **中医对便秘的认识** 中医学认为便秘是一种独立的病证,也可以作为一个症状见于多种疾病,属"后不利""大便难""脾约""秘结"等范畴。

(二) 影响因素及分类

1. 影响因素　关节置换术后的患者以老年人群居多,或多合并基础疾病,术后的生理功能更为复杂多变。又因手术本身及围手术期多维度的用药和管理,术后便秘的病因也与临床常见的"便秘"有所区别。术后便秘主要的影响因素:① 麻醉药物、镇痛管理:人工关节置换术麻醉药物和围术期镇痛药物的使用是不可避免的,其中阿片类药物的应用是关节置换术后便秘的重要诱发因素。阿片类镇痛药通过激活多数位于胃肠道的 μ-阿片受体使得肠蠕动减弱、肠液分泌减少,从而导致便秘的发生。② 手术应激、代谢紊乱:尽管手术技术与麻醉模式日益精进,但对于人体仍是一个创伤性过程,即便是无基础内科疾病患者术后也会出现代谢性的内环境紊乱,如应激性高血糖、低钾血症、高钙血症等,这些都可以诱发器质性便秘。③ 禁食禁水、摄入减少:手术患者围手术期需要经历 4~18 h 的禁食、禁水状态,加之术后镇痛泵的使用,部分患者会出现恶心、呕吐的副作用,进一步影响进食进水,导致肠道水分和蠕动减少,这也是便秘发生的主要因素之一。④ 活动减少、高龄状态:手术后患者因疼痛或术后有制动要求,使患者卧床时间增加,活动量减少,肠道的蠕动缓慢,粪便在肠道内停留过久,水分过多吸收使大便干结而便秘。患者年老体弱,胃肠道功能退化,其消化腺体分泌减少、消化道蠕动减慢,更易发生便秘。⑤ 体位变化、环境改变:关节置换术后的患者一般是短期内在床上排便,患者如不能适应体位上的改变,可引发排便困难。排便环境的改变,精神紧张的状态下更容易导致排便困难。⑥ 疼痛恐惧、失眠状态:术后伤口疼痛以及失眠的状态,都会影响自主排便,导致粪便在肠道内滞留过久,引发便秘。

2. 分类　全球范围内"便秘诊治指南"的分类方法各异,《中国慢性便秘诊治指南(2013年,武汉)》和《中国慢性便秘专家共识意见(2019年,广州)》的病因分类较为简明和全面,分为功能性疾病、器质性疾病和药物三类,临床较为常用。功能性疾病所致便秘主要由于结肠、直肠肛门的平滑肌功能失调所致,包括功能性便秘、功能性排便障碍和便秘型肠易激综合征等。引起便秘的器质性疾病主要包括代谢性疾病、神经源性疾病、结肠原发疾病(如结肠癌)等。药物性便秘主要由抗胆碱能药物、阿片类药物、钙拮抗剂、抗抑郁药物、抗组胺药物、解痉药物、抗惊厥药物等诱发。

术后发生便秘这一特殊的生理病理状态,既受到药物的影响,又可因代谢紊乱而继发器质性便秘,同时患者术后的机体和客观环境变化都可影响胃肠道的生理功能,导致功能性便秘。因此,认为关节置换"术后便秘"是一种受多因素影响的特殊生理病理状态,不适合也从属于某一特定的分类,临证诊疗也应多角度、全方位进行评判和考量。

(三) 诊断标准及临床表现

2016 年的罗马Ⅳ标准通常被用于"慢性功能性便秘""慢性便秘"的诊断(表 5-4),然而并不适用于"术后便秘"。原因有二,一是围手术期诸多因素(如药物、活动量、手术等)可以影响胃肠道功能,而罗马Ⅳ的慢性功能性便秘诊断标准需排除肠道及全身器质性因素、药物及其他原因导致的便秘,存在逻辑矛盾;其二,术后便秘病程短,轻度患者稍加干预便可解除,亦不符合至少 6 个月的标准。因此需要用便秘的三个定义来辅助骨科手术术后便秘的诊断:① 满足一项及以上即可诊断:3 日内没有排便;排便困难;排便时疼痛。② 满足两项及以上即可诊断:排便量减少,腹痛,腹胀,食欲不振。③ 使用了灌肠剂。

表 5-4 罗马 Ⅳ 标准中功能性便秘的诊断标准*

疾病名称	诊 断 标 准
功能性便秘	1）必须符合下列 2 个或 2 个以上的症状：① 至少 25% 的时间排便感到费力。② 至少 25% 的时间排便为块状便或硬便。③ 至少 25% 的时间排便有不尽感。④ 至少 25% 的时间排便有肛门直肠梗阻或阻塞感。⑤ 至少 25% 的时间排便需要手法辅助（如用手指协助排便、盆底支持）。⑥ 每周自发性排便少于 3 次 2）不使用泻药时很少出现稀便 3）不符合 IBS-C 的诊断标准

注：*诊断前症状出现至少 6 个月，且近 3 个月症状符合以上诊断标准。

结合定义及上述学术观点，将术后便秘主要临床表现总结为：术后 3 日多无自主排便或便意；排便艰难、费力、排便不畅（有肛门直肠内阻塞感，虽频有便意，便次不少，但即使费力也无济于事，难有通畅的排便）；粪便干硬（排便为硬粪或干球粪）。

（四）检查方法

临证应注意分析便秘的原因，判断患者的全身状况，包括体育运动、精神心理因素、纤维素摄入、是否服用导致便秘的药物（阿片类药物、精神类药物、抗痉挛剂、抗胆碱能药物、多巴胺能药物、钙通道拮抗剂、胆汁酸结合类药物、非甾体抗炎药、钙剂和铁剂等），是否存在器质性疾病等。

1. **功能性便秘检查方法**　① 结肠传输试验：随标准餐顿服不透 X 线的标记物后，于 48 h 时拍摄腹部 X 线片 1 张，若 48 h 时大部分标记物在乙状结肠以上，可于 72 h 时再摄片 1 张，根据标记物的分布计算结肠传输时间和排出率，判断是否存在结肠传输延缓、排便障碍。② 肛门直肠测压：能评估肛门直肠动力和感觉功能，监测用力排便时盆底肌有无不协调收缩、是否存在直肠压力上升不足、是否缺乏肛门直肠抑制反射、直肠感觉阈值有无变化等。③ 排粪造影：通常采用 X 线法，将一定剂量的钡糊注入直肠，模拟生理性排便活动，动态观察肛门直肠的功能和解剖结构变化。④ 球囊逼出试验：球囊逼出试验可反映肛门直肠对球囊（可用水囊或气囊）的排出能力，正常人可在 60 s 内排出球囊。⑤ 盆底肌电图：可通过记录盆底肌肉在静息、排便状态下的电活动变化来了解盆底肌、耻骨直肠肌、外括约肌等横纹肌的功能状态，及其支配神经的功能状态。

2. **器质性便秘检查方法**　① 肛门直肠指诊：肛门直肠指诊简便、易行，有助于排除肛门直肠器质性疾病，了解肛门括约肌功能。② 大便隐血：应作为便秘患者的常规检查和定期随诊项目。③ 结肠镜检查：对年龄＞40 岁，有便血、大便隐血试验阳性、贫血、消瘦等症状的便秘患者，应行必要的实验室、影像学及肠镜检查，及时发现肠道器质性疾病。

（五）治疗方法

《中国慢性便秘诊治指南（2013，武汉）》指出，治疗的目的是缓解症状，恢复正常肠道动力和排便生理功能。因此，总体原则是个体化的综合治疗，包括推荐合理的膳食结构，建立正确的排便习惯，调整患者的精神心理状态；对有明确病因者进行病因治疗；需长期应用通便药维持治疗者,应避免滥用泻药;外科手术应严格掌握适应证,并对手术疗效做出客观预测。治疗手段主要有以下六个方面。

1. **调整生活方式** 合理的膳食、多饮水、运动以及建立良好的排便习惯是慢性便秘患者的基础治疗措施。

2. **药物治疗** 虽然针对关节置换术后便秘预防的高质量研究极少,但就目前的相关证据而言,药物预防仍然是最有效的方法。《世界胃肠组织全球便秘指南》建议选用通便药时应考虑循证医学证据(表5-5)、安全性、药物依赖性以及价效比,避免长期使用刺激性泻药。《中国慢性便秘诊治指南(2013,武汉)》推荐药物如下:① 容积性泻药:通过滞留粪便中的水分,增加粪便含水量和体积从而发挥作用,主要用于轻度便秘患者。服药时应补充足够的液体。② 渗透性泻药:可在肠内形成高渗状态,吸收水分,从而增加粪便体积,刺激肠道蠕动,用于轻、中度便秘患者。过量应用可引起电解质紊乱,老年人和肾功能减退者应慎用。③ 刺激性泻药:作用于肠神经系统,增强肠道动力和刺激肠道分泌,包括比沙可啶、蒽醌类药物和蓖麻油等。蒽醌类泻药长期使用可致结肠黑变病,与肿瘤的关系尚存争议。有动物研究显示,长期使用刺激性泻药可致不可逆的肠神经损害。④ 促动力药:作用于肠神经末梢,释放运动性神经递质、拮抗抑制性神经递质或直接作用于平滑肌,增加肠道动力。有研究表明,普卢卡必利能缩短结肠传输时间,安全性和耐受性良好。莫沙必利也是一种选择性5-HT4受体激动剂,通过兴奋胃肠道胆碱能中间神经元及肌间神经丛5-HT4受体,促进乙酰胆碱的释放而增加胃肠道动力,从而缓解便秘。⑤ 促分泌药:可刺激肠液分泌,促进排便,包括鲁比前列酮、利那洛肽。⑥ 灌肠药和栓剂:肛内局部给药,可润滑并刺激肠壁,软化粪便,使其易于排出,适用于粪便干结、粪便嵌塞患者临时使用。

表5-5 便秘治疗药物循证医学证据

药 物		证据等级和推荐水平
容积性泻药	欧车前	Ⅱ级,B级
	聚卡波非钙	Ⅲ级,C级
	麦麸	Ⅲ级,C级
	甲基纤维素	Ⅲ级,C级
渗透性泻药	聚乙二醇	Ⅰ级,A级
	乳果糖	Ⅱ级,B级
刺激性泻药	比沙可啶	Ⅱ级,B级
	番泻叶	Ⅲ级,C级
促动力药	普卢卡必利	Ⅰ级,A级

3. **精神心理治疗** 合并精神心理障碍、睡眠障碍的慢性便秘患者,可给予心理指导和认知治疗,也可辅以抗抑郁、焦虑药物治疗;若存在严重的精神心理异常的患者,应酌情转至专科医院进一步治疗。

4. **生物反馈治疗** 能持续改善患者的便秘症状、心理状况和生活质量。

5. **其他治疗方法** 包括益生菌、骶神经刺激、针灸、按摩等。

6. **手术治疗** 当患者症状严重影响工作和生活,且经一段时间严格的非手术治疗无效时,可考虑手术治疗,但必须严格掌握手术适应证。

(六) 光华医院治疗方案

石氏伤科以气血立论,强调骨伤科疾病始生基于阴阳而归于气血,明代薛己《正体类要》言:"肢体损于外,则气血伤于内,营卫有所不贯,脏腑由之不合。"故石氏伤科以"气血之于形体,无处不到"贯穿骨伤科疾病治疗始终。施杞基于"以气为主,以血为先"的石氏伤科学术思想,气血兼顾而不偏废,认为部分髋、膝关节置换术后的患者,气虚血亏,肠不主津,致大肠传导失司,通降不利,化裁古方增液汤合当归补血汤,总结出中药术后 1 号方,益气养血,兼以活血,配合润燥下行之品润燥通腑,兼以健脾化滞进行消导,正切中术后便秘气虚血少,肠燥夹瘀的病机。课题组前期研究显示,中药术后 1 号方可明显减少术后便秘症状,缓解胃肠道不适,改善术后生活质量,围手术期使用安全有效,可提高患者的满意度和舒适度。

光华医院骨科长期从事髋、膝人工关节置换手术,观察大量的术后病例发现,便秘病位在胃肠,与肝、心、脾、肺、肾五脏密切联系,形成以下人工关节置换"术后便秘"辨证论治方案。

1. 内治法

(1) **肠燥津伤证**:手术创伤失血失液,术后为防止血栓形成,也会使用抗凝药物,致使血精津液丢失,津亏血少,肠道失于濡润,以致肠燥津伤,而发便秘。症见大便干结如羊屎状,口舌干燥,可伴颧红盗汗,五心烦热,眩晕耳鸣,舌红苔少,脉细数。治以润肠泻热,行气通便。方以麻子仁丸加减。

(2) **气虚血亏证**:"气为血之帅,血为气之母",手术创伤气血津液丢失,气随血脱,久卧伤气,气亏血少,血行不畅,无力推动糟粕下行,以致"无力行舟"。《症因脉治·大便秘结论》中有云"若其元气不足……则大肠不得传导之令,而大便亦结矣",指出气虚则运化失职,大肠传送无力,糟粕停滞肠中,传导不利,终致便结不通。症见大便干结或虽有便秘而临厕努挣乏力,难于排出,汗出短气,便后乏力,头晕目眩,面色㿠白或无华,肢倦懒言,心悸少寐,舌淡嫩,苔白,脉细弱。治以益气养血,活血通腑。方选愈伤通脉颗粒(光华医院院内制剂)。

(3) **肝胆郁滞证**:围手术期需一定时间的禁食禁水,无饮食摄入,下行小肠不利,肠腑蠕动减弱,加之术后部分患者易产生紧张、焦虑、恐惧心理,思虑过度,忧思伤脾,肝郁乘脾,气机郁滞,通降失常,大肠传导失司,糟粕内停,不得下行,而致大便不畅、欲便不得。症见大便秘结,欲便不得,胁腹胀满,甚则腹中胀痛,嗳气频作,舌红苔黄,脉弦数有力。治以疏肝利胆,行气通腑。方以疏肝利胆方加减。

(4) **肾阳亏虚证**:关节置换的患者多年老体弱,真阳不足,温煦无权,不能蒸化津液,温润肠道,进而阴寒内结,糟粕不行,凝积肠道,以致大便艰涩难出。症见大便干或不干,排出困难,小便清长,面色㿠白,四肢不温,喜热怕冷,腹中冷,腰膝酸冷,舌淡或舌胖,苔白润而滑,脉沉迟。治以温肾益精,润肠通便。方以济川煎加减。

2. 外治法

(1) **导法**：中医外治法中的"导法"对于术后便秘疗效肯定。该法最早源于《伤寒论》，其中第233条："阳明病，自汗出，若发汗，小便自利者，此为津液内竭，虽硬不可攻之，当须自欲大便，宜蜜煎导而通之。若土瓜根及大猪胆汁，皆可为导。"蜜煎导及土瓜根、大猪胆汁灌肠这类治法开创了肛门纳药与直肠给药的先河，为后世灌肠之法的始祖，丰富了后世对于便秘的认识，拓展了后世治疗便秘的思路。

(2) **其他外治法**：中医外治方法不仅限于灌肠、中药栓剂纳肛，还有针刺、穴位敷贴等。针灸疗法主穴多选用天枢、大肠俞、支沟、上巨虚等穴；敷贴疗法亦可根据辨证遣方用药，如实证便秘可选用大黄、芒硝、甘遂、冰片等；虚证便秘可选用肉桂、大黄、丁香、木香、黄芪、当归等。穴位的选择：虚证及实证便秘皆可选用神阙穴，此外可根据证候不同选用相应的背部腧穴。

四、术后尿潴留诊疗方案

术后尿潴留(postoperative urinary retention, POUR)作为围手术期常见并发症之一，在普通外科手术人群的发病率为3.8%，而对于关节置换手术，由于不同研究对于术后尿潴留的定义不明确，导致文献报道的发生率差异较大，为6%～84%，其发生率约为其他类型手术的20倍。现行诊断标准将其定义为术后不能自行排尿或术后6～8 h内膀胱内尿量达400～600 mL。对于术后尿潴留发生的高风险人群，为预防术后尿潴留的发生，常用的措施包括：① 术前或术后立即留置导尿管。② 术后6～8 h监测患者排尿情况，出现尿潴留则使用间断导尿的方式处理，直至患者能自行通畅排尿。与此同时，留置导尿管将显著增加下尿道感染的风险，甚至导致假体周围感染。因此，在加速康复外科理念的推动下，对于非尿潴留高风险患者，术后不留置导尿管正在逐渐成为主流趋势。

(一) 发病因素

1. **危险因素** 术后尿潴留因发病率高，对患者手术体验影响较大而受到广泛关注，目前存在共识的POUR高危因素包括：① 患者固有因素，如年龄、性别、既往泌尿系相关病史等。② 手术相关因素，包括麻醉、手术创伤、疼痛、术后镇痛、精神等多个方面。其中以麻醉与镇痛的影响最为广泛。

2. **麻醉与镇痛** 关节置换术常用麻醉方式包括全身麻醉、椎管内麻醉、神经阻滞麻醉等方法，而各种麻醉方式以及麻醉药物的选择对于术后尿潴留发生的影响亦各不相同。

(1) **全身麻醉**：全身麻醉影响自主神经系统，导致膀胱松弛，会引起尿潴留。主要由镇静类药物和挥发性麻醉剂抑制逼尿肌的收缩所引起。Petros等的研究发现，手术持续时间与术后尿潴留发生率显著相关，表明尿潴留更多的是使用氟烷的高累积剂量的结果，而不一定是暴露的时长。

(2) **椎管内麻醉**：椎管内麻醉作用于骶髓段(S_2～S_4)或腰骶部神经，阻断支配膀胱的副交感神经的动作电位，抑制逼尿肌收缩，从而形成术后尿潴留。其恢复取决于S_2～S_3上方的感觉阻滞持续时间。当麻醉平面降至L_5或更低(S_2～S_3)时，逼尿肌的功能可恢复，使患者能自主排尿。椎管内麻醉与术后尿潴留的发生仍然存在争议，有研究表明两者之间有显著联系;相反地,其他研究则认为椎管内麻醉不会影响术后尿潴留的发生。同时,有研究表明术后尿潴留的发生与阿片类药物的使用显著相关。David 等报道了 94 例在全麻和椎管内复合麻醉下行初次全髋关节置换术的患者,均使用布比卡因和二乙酰吗啡作为麻醉剂,结果显示 29 例(36%)患者出现术后尿潴留。基于此项结果,Tischler 等在一项队列研究中使用非阿片类药物进行椎管内麻醉,842 例关节置换手术患者中仅有 79 例出现术后尿潴留。Miller 等也报道了类似的结果,不使用阿片类药物时,术后尿潴留发生率为 6%。

(3) **神经阻滞麻醉**:周围神经阻滞一般采用隐神经阻滞,腰丛和(或)坐骨神经阻滞,通过阻断局部感觉来达到麻醉和镇痛效果。Balderi 等系统回顾了 2010 年之前 Medline 数据库中关于术后尿潴留的相关研究,共纳入因髋膝关节置换术导致术后尿潴留的文献 64 篇,该研究分析表明,应用神经阻滞麻醉导致术后尿潴留发生率最低,平均发生率为 8.8%。

(4) **PCA 镇痛**:PCA 镇痛包括静脉镇痛和硬膜外镇痛等方式,可以缓解患者术后的焦虑情绪,改善睡眠状况,并使患者能积极主动地参与术后早期功能活动,利于预防下肢静脉血栓和其他并发症。PCA 镇痛的广泛应用同时带来术后尿潴留的风险,Hollman 等在一项 409 例进行全髋关节置换术患者的队列研究中发现,术后 PCA 镇痛与尿潴留发生率呈显著相关。在阿片类药物的使用中,有报道显示吗啡较芬太尼引起术后尿潴留发生的概率更高。

(二) 针灸对术后尿潴留的治疗现状

术后尿潴留是指手术后尿液充盈膀胱,蓄积而不能自行排出,属中医诊断"癃闭"范畴。其发病的主要病机为膀胱、肾、三焦气化不利,又与肝的疏泄、脾的转输以及肾的开阖密切相关。针灸治疗是术后尿潴留常用治疗方法之一,其临床运用不仅有悠久的历史,并且获得了较显著的临床疗效。运用针灸疗法进行防治术后尿潴留,不仅能解决导尿术所带来的感染风险,亦能有效地降低患者因术后尿潴留引起的临床不良事件。近年来,针灸治疗尿潴留技术和疗效已较成熟,疗效得到了肯定。

1. **穴位选择** 腧穴的选取是针灸治疗最重要的环节,目前对于治疗术后尿潴留的取穴组方丰富,临床应用均产生了较好的治疗效果。曹雪梅等的一项病例对照研究中,选用双侧三阴交、阴陵泉作针刺灸法结合治疗与新斯的明注射对比,结果显示针灸治疗效果明显优于对照组。王朝辉等的一项针灸治疗术后尿潴留的系统评价中,共纳入 14 个随机对照试验,其中出现频次最高的为三阴交、中极、足三里、关元等穴,研究表明针刺治疗效率明显优于其他常规治疗方法。彭秀娟等通过文献研究的方法,归纳了 1994 年 1 月 1 日至 2012 年 7 月 31 日有关针灸治疗尿潴留的常用腧穴的出现频次、腧穴归经等特征。其中以三阴交、中极、关元、阴陵泉、足三里、气海出现频次最高,达 300 次以上。较常用的穴位还有肾俞、水道、膀胱俞、次髎、曲骨、太冲、太溪、合谷、秩边、百会、血海、三焦俞。从腧穴分布特征来看,主要以下肢、下腹部、腰骶部为主,分布经络主要与任脉、足太阳和足三阴经脉相关。三阴交为足三阴经的交会穴,能激发足三阴之经气,滋阴健脾,调补肝肾,为治疗泌尿系疾病之要穴。中极为膀胱经募穴,又系膀胱经、任脉之所会,可补肾调经、清热利湿,对膀胱功能有双向调节作用。

2. **针灸作用机制** 膀胱的功能依赖于逼尿肌的收缩和舒张活动的协调进行,在收缩功能上为自发性和神经性收缩,在舒张功能上为应力性和神经性舒张。逼尿肌在神经系统的作用下兴奋收缩,通过整体协调的收缩舒张,有效地排空膀胱,从而避免残余尿的出现。针刺对尿动力学的影响一般由神经反射来实现,骶神经损伤并处于脊髓休克期的患者,针刺对膀胱排尿功能无影响。通过动物实验研究发现,针刺可兴奋盆神经传入及传出神经,从而兴奋盆神经反射神经通路,促进逼尿肌收缩,进而排空膀胱。术后尿潴留患者泌尿系统本身无器质性病变,其形成多与麻醉过程密切相关,针刺干预主要通过增加逼尿肌收缩能力和收缩频率,提高其兴奋性,进而重建膀胱排尿功能。另有研究显示,穴位调节排尿功能的效应是由其对应神经干支的距离和对应的脊髓节段以及穴下神经所决定的。而针灸治疗术后尿潴留内在分子机制和相关信号通路的改变,目前尚缺乏相应的研究支持。

(三) 光华医院诊治方案

1. **麻醉与镇痛选择** 就目前的研究结果而言,神经阻滞麻醉对术后患者自主排尿的影响最小,但综合考虑术中的麻醉效果和术后镇痛,仅使用神经阻滞麻醉无法达到良好的预期。临床上多以复合麻醉为主,而选择合适的麻醉方式对于手术的成功至关重要。光华医院采用全麻复合神经阻滞方案,配合术中多点注射"鸡尾酒"进行镇痛,术后自控镇痛泵,减少阿片类物质的使用。

2. **限制性补液** 术中和术后输液速度过快,量过多,会使患者血容量增加,血浆渗透压降低,抗利尿激素释放减少,抑制尿液浓缩,导致术后排尿时间明显缩短,此时加上其他不利排尿因素,患者就很容易出现排尿困难,甚至尿潴留。

3. **针灸诊治方案** 对于无既往尿路疾病患者的常规手术,不留置导尿,并使用床旁超声监测术后残余尿量,当残余尿量大于 600 mL 时进行电针治疗,选取气海穴、关元穴、中极穴以及双侧水道穴、三阴交穴进行电针刺激,采用疏密波 2/100 Hz,电流强度以患者能忍受的最大程度为限,电针持续 20 min,同时予以耻骨上膀胱区热敷,增加逼尿肌收缩力。

五、术后失眠诊疗方案

睡眠障碍通常指患者对睡眠时间和质量不满足,并影响白天社会功能的一种主观体验,患者可因长期反复失眠,进展为顽固性失眠,影响正常生活,对健康带来严重不良影响。失眠是一种常见的睡眠障碍类型,是指睡眠的发动与维持障碍。根据发病时长分为短期睡眠障碍(小于 3 个月)和慢性顽固性失眠(大于 3 个月)。境遇性失眠是骨科术后常见的并发症之一,影响术后睡眠状态的因素主要包括疼痛程度、药物、心理因素、平时的睡眠质量、肢体摆放和环境因素。研究显示 10%～50% 的术后疼痛患者并见失眠,近 25% 的术后失眠患者会发展为慢性睡眠障碍。失眠会影响患者术后的神经认知功能,增加术后患者阿片类药物的使用量和长期的医疗支出。

中医称失眠为"不寐""不得眠""不得卧"等,指的是经常不能获得正常睡眠为特征的一类病证,病因复杂,多与心、脾、肝、肾等脏腑功能失调有关,病理因素多归于火、痰、瘀。总的病机为阴盛阳衰,阴阳失交。

(一) 诊断标准

临床表现强调患者个体的主观感受,以及患者过去与现在的睡眠状态的比较,包括以下

7个方面:① 入睡时间延时 30 min 或以上。② 睡后觉醒次数大于 2 次。③ 多梦并对自身心情、精神状态造成了影响。④ 早醒或早醒时间提前 60 min,并影响社会功能。⑤ 睡眠浅。⑥ 个体感觉自己睡眠时间和实际睡眠时间存在明显差异。⑦ 醒后不适感、疲乏或白天困倦。

(二) 治疗方案

1. 护理干预　加强患者知情沟通和健康教育,改善环境和医疗服务,提升患者的护理满意度。

2. 药物选择

(1) 苯二氮䓬类药物:氯硝西泮 1～2 mg,睡前半小时内服用,或地西泮 5 mg,阿普唑 0.4～0.8 mg,或艾司唑仑片 1～2 mg,睡前半小时内服用。术前 1 日开始使用,使用时间为 3～7 日。使用期间观察患者情况,避免出现呼吸抑制和过度镇静。

(2) 非苯二氮䓬类药物:酒石酸唑吡坦片 5～10 mg,或扎来普隆 5～10 mg,睡前半小时内服用。术前 3 日开始使用,使用 3～7 日。

(3) 抗焦虑药:① 帕罗西汀 20 mg,早上饭后服用,或西酞普兰 10 mg,早上饭后服用,或舍曲林 50 mg,早上饭后服用,或氢溴酸西酞普兰 20 mg,早上饭后服用。术前 14 日至 1 个月开始使用,术后 7～14 日停止。初始服用会出现一过性头昏、胃肠道不适等,禁止与单胺氧化酶抑制剂、三环类抗抑郁药物合用。② 氟哌噻吨美利曲辛片(黛力新)每次 1 片,每日 2 次(早、中饭后)。术前 10～14 日开始使用,术后 7～14 日停止。药物起效时间为 3～5 日,禁止与单胺氧化酶抑制剂同时使用,必要时可加苯二氮䓬类药物。

3. 光华医院治疗方案　外科手术由外及内,损伤气血,引起脏腑阴阳平衡失调,使患者产生失眠。施杞根据筋骨疾病术后特点,遵循石氏伤科"以气为主,以血为先"的理论创立的舒筋通痹方,结合患者术后失眠的中医病机特点,随证加减,临床屡屡获得佳效。

(1) **痰热扰心证**:心烦懊恼,口苦黏腻,胸闷痰多等为主症,舌质红,苔黄或腻,脉滑数。

治则:清热化痰,和中安神。

方药:筋痹方合黄连温胆汤加减。

(2) **肝郁化火证**:不寐多梦,烦躁易怒,胸胁闷痛,喜叹息,面红口苦,大便秘结等为主症,舌红,苔黄或腻,脉弦数。

治则:清肝泻火,镇心安神。

方药:舒筋通痹方合柴胡疏肝散加减。

(3) **瘀血内阻**:失眠日久,躁扰不宁,夜多惊梦,夜不能睡,夜寐不安等为主症,舌暗或有瘀斑,舌苔薄,脉弦或涩。

治则:活血化瘀,理气安神。

方药:舒筋通痹方合血府逐瘀汤加减。

(4) **心脾两虚证**:眠而易醒,倦怠乏力,面色无华,纳差便溏等为主症,舌淡,脉细弱。

治则:补脾益心,养血安神。

方药:舒筋通痹方合归脾汤加减。

(5) **心肾不交证**:入睡困难,心烦不寐,腰膝酸软,潮热盗汗,五心烦热等为主症,舌红少苔,脉细数。

治则:滋阴降火,交通心肾。

方药:舒筋通痹方合天王补心丹、交泰丸加减。

(6) 心胆气虚证:不寐,多噩梦,易惊醒,终日惕惕,倦怠,遇事易惊,小便清长等为主症,舌质淡或红,舌苔薄白,脉弦细或弱。

治则:镇静益气,安神定志。

方药:舒筋通痹方合安神定志丸、酸枣仁汤加减。

六、术后恶心呕吐诊疗方案

术后恶心呕吐(postoperative nausea and vomiting,PONV)是患者术后出现的痛苦的临床症状,恶心和呕吐可并存发生,使患者恢复期满意度下降。持续发生的PONV可进一步引起误吸性肺炎、水和电解质紊乱,严重者可能出现切口崩裂、食管破裂等严重并发症。据统计,发生术后呕吐的概率约为30%,而恶心的发生率约为50%,对于高危因素患者,两者的发生率可高达80%。在新型镇吐药物的运用下,仍有20%~30%术后恶心呕吐无法解决,加之新药的副作用,包括可能延长QT间期等并发症,采用中西结合防治术后恶心呕吐的理念应运而生。

(一) 发病机制

1. **危险因素** 术后恶心呕吐尽管普遍存在,发病率较高,但其内在机制尚未阐明。防治PONV的国内外指南或专家共识中,均提出了可能引起PONV的高危因素。① 已被证实的危险因素包括性别、年龄、PONV/晕动病病史、麻醉方式和麻醉剂(吸入性麻醉剂及NO_2)、麻醉持续时间、术后镇痛药物(阿片类药物)及手术类型(腹部及妇科手术)。② 仍存争议的危险因素包括美国麻醉医师协会(ASA)分级、月经周期、肌松剂的使用及麻醉医生的经验。③ 其他因素如身体质量指数(BMI)、焦虑、偏头痛、围手术期空腹及鼻部供氧或辅助供氧等尚缺乏临床证据。

2. **中枢机制** 呕吐中枢位于脑干,包括参与和控制呕吐的神经核团,主要包括极后区(area postrema,AP)、孤束核(solitary tract nucleus,NTS)、迷走神经背核(dorsal motor nucleus of the vagus,DMNX),以及从孤束核到腹外侧区的弓状结构。AP、NTS、DMNX三个核团亦被统称为背侧迷走复合体(dorsal vagal complex,DVC),是控制恶心呕吐的主要功能单位。麻醉性药物并非直接刺激呕吐中枢,而是由化学感受器受体检测血液中的催吐剂,并从极后区传递至孤束核。膈下迷走神经和内脏神经传入纤维同样可以传递来自胃肠道黏膜收到的催吐剂刺激,投射至孤束核。孤束核的神经元然后投射到一个中心模式发生器,该发生器除了直接投射到腹侧延髓和下丘脑中的神经元外,还协调呕吐行为中涉及的各种动作,从而可以达到更高的大脑区域。许多研究表明,大脑皮层也参与了恶心呕吐信号传递的通路,最近在健康成年人中使用功能性磁共振成像技术(fMRI)的研究表明,内侧前额叶皮质和前扣带回(anterior cingulate cortex,ACC)前部皮层,涉及高级认知功能和情绪的大脑区域与恶心期间心率增加呈正相关,这表明认知和情绪中心在调节与恶心相关的交感神经转变的副交感神经中的重要性。已知许多涉及恶心呕吐的信号通路包含涉及急性以及慢性疼痛刺激的核团，特别是 ACC 皮层，岛叶皮质（insular cortex, IC），伏隔核（accumbens nucleus, AN）和杏仁核的这些区域。此外，内侧前额叶皮层为参与慢性疼痛的区域之一，也被认为是恶心呕吐信号通路的一部分。大脑通过相似的途径感知外周伤害性刺激，这在某些情况下会导致慢性疼痛，同时也可能导致持久恶心。了解恶心的中枢机制，尤其是慢性不明原因的恶心，对于治疗慢性恶心的治疗方法的选择非常重要。

3. 外周机制　自主神经系统接受来自迷走神经的传入信号，介导呕吐前发生的特征性生理变化（出汗、脸色苍白、流涎、血压升高、心动过速、皮肤血管收缩、胃肠动力下降），反应外界的机械和化学刺激。中枢系统可调节恶心时的自主神经系统的传出信号，如岛叶可以调节自主神经的反应，但仍存在对恶心自主反应的不同中心控制。自主神经系统的信号传出和控制它的中枢神经网络可能是整体恶心强度的决定因素。胃肠节律失常也是造成术后恶心呕吐的一个重要原因，有许多研究表明恶心呕吐与晕动病、孕期女性、药物引起的恶心和轻度胃瘫患者胃肠节律失常的发生有关。在经历了感觉引起的恶心的个体中，在数分钟之前发生过胃动过速，表明胃节律失常与恶心之间存在关系。另一项研究显示，促进胃肌电活动和恢复胃节律正常的药物和干预降低了恶心，相反，降低正常肌电活动和促进胃节律失常的刺激也促进了恶心的感觉。目前的研究显示，胃肠节律失常与恶心呕吐相关，但并未阐明其中的因果联系。

（二）中西医结合防治术后恶心呕吐

1. 西医学防治原则　目前临床常用的镇吐药物可分为七类：① 抗胆碱类药：代表药物为东莨菪碱贴剂，其作用机制为竞争性抑制 M 胆碱能受体，并抑制乙酰胆碱的释放，阻止前庭的冲动传入，多用于晕动病、梅尼埃病、病毒性内耳炎所致恶心呕吐，作为预防术后恶心呕吐时，一般应用于术前 2 小时或手术前夜，副作用为口干和视力模糊。② 抗组胺类药：代表药物为茶苯海明，具有抗组胺作用，可抑制血管渗出，减轻组织水肿，并有镇静和镇吐作用，推荐剂量为 1 mg/kg，副作用为镇静作用，现不作为临床一线用药。③ 丁酰苯类药：代表药物为氟哌利多，有较强的拮抗多巴胺受体的作用，并可促进脑内多巴胺的转化。其副作用为可能导致 QT 间期延长和尖端扭转性室速，并因此受到美国食品药品监督管理局（FDA）的黑框警告。氟哌啶醇被作为氟哌利多的替代品在麻醉诱导后或术后应用，推荐剂量为 0.5～2 mg。④ 苯甲酰胺类：代表药物为甲氧氯普胺，作用机制为拮抗中枢和外周多巴胺受体 D2，也有 5-HT3 作用，加速胃排空，抑制胃的松弛并抑制呕吐中枢化学感受器触发带，主要副作用为镇静作用。⑤ 糖皮质激素：常用的有地塞米松和甲强龙，麻醉诱导时给药，术后亦可补充一个剂量作为预防 PONV 的推荐用药。⑥ 5-HT3 受体拮抗剂：代表药物为昂丹司琼，特异性拮抗 5-HT3 受体，阻断恶心呕吐的中枢和外周通路。于术后使用预防 PONV，安全性较高，为 FDA 推荐的一线用药，但由于潜在的 QT 间期延长作用，化疗相关呕吐单次昂丹司琼使用量不超过 16 mg。⑦ NK1 受体拮抗剂：代表药物为阿瑞吡坦，阻断 P 物质与 NK1 受体结合，阻断恶心呕吐的中枢和外周通路，术后 24 h 疗效与昂丹司琼类似，但术后 24～48 h 优于后者。药物耐受性良好，主要不良反应为呃逆和食欲减退，但由于是最新研发药物，价格相对昂贵，为指南推荐使用的一线用药。对于 PONV 的高危患者，建议使用联合（≥2 种）预防措施或多模式预防方案。

2. 针灸预防恶心呕吐　针灸用于预防术后恶心呕吐已有大量的临床基础,针灸以其安全有效、经济便捷的特点受到广大临床医生和患者的青睐。对于顽固性恶心呕吐,使用常规剂量镇吐药物联用仍无法解决的情况下,考虑镇吐药物的毒副作用,往往会使临床医生苦恼。针灸疗法因其治疗效应发挥的靶点多,可通过不同的通路来针对性解决顽固性呕吐。同时,针灸作为非药物疗法,侵入性小,实施简单,也被美国围麻醉护理学会《手术后恶心、呕吐防治的临床实践指南》引用为 A 级证据（内关穴刺激）和 C 级证据（手术前后自我内关穴按压）。在手术过程中适当地使用针灸,在预防和治疗 PONV 方面显现出良好的效果。关于预防 PONV 发生的针灸介入时间,目前的研究尚未有统一的结论,国内外研究中发现,术前和术中刺激可明显减少开颅手术、胃镜检查等 PONV 的恶心呕吐 24 h 内发生率,产生类似止呕药物的作用。

针灸防治 PONV 的内在机制还不明确,目前研究显示针灸主要通过影响体内阿片类物质的释放、5-羟色胺的传递以及调整消化系统的自主神经功能来防治术后恶心呕吐,临床上用于防治术后恶心呕吐的针刺疗法主要有经皮穴位电刺激、穴位按压、毫针针刺、针刺结合穴位按压、电针、穴位注射、激光穴位刺激和耳穴刺激、辣椒碱等的应用。然而最佳刺激方法仍没有确定。侵入性方法刺激较强,往往较容易达到理想的效果。非侵入性方法更易为患者接受,但效果也差一些。

选穴上最主要的是内关穴,位于前臂掌侧,当曲泽与大陵的连线上,腕横纹上 2 寸,掌长肌腱与桡侧腕屈肌腱之间。内关穴属于手厥阴心包经,为络穴,又通阴维脉,是八脉交会穴之一,可交通于任脉,功擅宁心镇静、宽胸和胃、降逆止呕。《标幽赋》记载:"胸满腹痛刺内关。"《循经考穴编》也提到"内关……主翻胃嗝气,中满痞胀,脾胃不和,脏腑胸胁一切疾病",临床上常用于治疗恶心、呕吐等症。有研究指出针刺内关可以直接影响肠内平滑肌,同时电针刺激内关可减少胃电图的间期主功率,可抑制由后叶加压素诱导呕吐的蠕动性收缩。针刺内关穴对胃功能的调节作用以促进胃运动为主,增加胃内压,该作用可能是通过激活延髓内与内脏传入信息相关的中枢核团神经元而实现的。从文献回顾和数据挖掘分析中可以看出,治疗恶心呕吐最常用的穴位还有足三里、中脘和公孙穴等。同时也有确凿证据支持穴位刺激和药物组合可达到预防 PONV 的效果。

(三) 光华医院诊治方案

光华医院采用的远近配穴方法,选取内关、公孙两穴进行预防术后恶心呕吐,干预时间分别是术前麻醉诱导时和术后 2~4 h。从临床观察来看,术后患者在 2~4 h 开始逐渐复苏至清醒,护理小组开始为患者进行"呛咳试验",若患者可以忍受饮用一小口水不发生呛咳,则可以对患者进行缓慢喂食流质,而 PONV 则多发在饮食阶段。按恶心评分对患者进行定量评估,分别是 0 度(无恶心)、轻度(不影响进食)、中度(影响进食)、重度(由于恶心而卧床)。对于轻度呕吐患者,仅需针刺治疗即可缓解,中度及重度患者则采用阶梯镇吐方案,联用地塞米松＋昂丹司琼,同时辅助使用促进胃排空药物枸橼酸莫沙必利来缓解 PONV。

七、深静脉血栓管理方案

静脉血栓栓塞症(venous thromboembolism,VTE)是髋、膝关节置换术后发生率较高的并发症,也是患者围手术期死亡及医院内非预期死亡的重要因素之一。VTE包括深静脉血栓(deep vein thrombosis,DVT)以及肺栓塞(pulmonary embolism,PE)。DVT与PE是VTE的两种类型,两者相互关联,是VTE在不同部位和不同阶段的临床表现形式,初期多为下肢DVT,如不进行控制则加重,进一步恶化为PE,导致患者死亡可能。

经历关节置换手术的患者如不进行DVT的预防,其发生率高达40%～60%。采取物理及药物预防措施后,DVT的发生率明显下降。目前我国人工全髋关节置换(total hip arthroplasty,THA)术后DVT的发生率降至2.4%～6.49%,人工全膝关节置换(total knee arthroplasty,TKA)术后DVT的发生率降至3.19%。

DVT形成的三大危险因素是静脉内膜损伤、静脉血流淤滞以及血液高凝状态。评估DVT风险高低时,涉及以上因素越多,DVT风险越高。静脉内膜损伤原因有创伤、手术、化学性损伤、感染性损伤等;静脉血流淤滞原因有既往VTE病史、术中应用止血带、瘫痪、制动等;血液高凝状态原因有高龄、肥胖、全身麻醉、中心静脉插管、红细胞增多症、巨球蛋白血症、骨髓增生异常综合征、人工血管或血管腔内移植物等。接受髋、膝关节置换术的患者以上三大危险因素皆有,故DVT发生风险极高。

在中医学中,DVT的记载最早见于《黄帝内经》中"股肿""脉痹"等疾病的描述。张仲景在《金匮要略》中首次提出了瘀血的病名。对于DVT的病机和治疗记载见于《灵枢·经脉》,其曰"脉道以通,血气乃行",亦确立了"调畅气血,疏通血脉"的治法。到宋元时代,《圣济总录》曰:"脉痹,血道壅塞,治脉痹,通行血脉。"这明确提出血瘀,脉道不通是本病的病机,也提出疏通血脉的治法。明清时期,王肯堂的《证治准绳》曰:"损伤一证,专从血论。"并且指出本病发生的部位、症状及方药,王肯堂认为"瘀血流注四肢或注股内,痛如锥刺或两股肿痛",用以"桃仁汤合没药丸治之"。晚清时期,著名医家王清任特别注重气血,将活血化瘀作为治疗原则,从而创立了五大活血化瘀名方,血府逐瘀汤用于治疗胸中血府血瘀之证。当代,中医外科将深静脉血栓归为"股肿""瘀血流注""肿胀"等疾病范畴,1994年国家中医药管理局统一将其归类为"股肿"的范畴,到此对于DVT的认识中医学有了较为完整的轮廓。

髋、膝关节置换术后患者由于疼痛、高龄等因素,以致久卧则伤气,气虚则血流不畅,这与现代血液高凝状态的病理因素基本相符;手术、创伤等原因造成肢体受伤,津血丢失,血溢脉外,离经之血积聚成瘀,气虚血少,无以鼓脉,瘀血阻滞,不通则痛,故见患肢肿胀、疼痛,这与现代静脉血流淤滞、静脉内膜损伤的病理因素相符。《素问·阴阳应象大论》曰"气伤痛,形伤肿""气为血之帅";气伤则血行不畅,气不畅则血行缓慢,以致瘀血阻于脉中;"血为气之母",血瘀则不能载气,两者互为因果,故气血亏虚,血瘀阻络为本病之病机,益气活血化瘀为预防及治疗本病总领。

上海中医药大学附属光华医院通过多年来对术后DVT的临床及科研工作,总结形成了DVT特色病种诊疗方案。

(一) 术后基本措施及物理预防

尽早下床,减少肢体肿胀,完全负重行走。术前30 min及术后24 h内常规使用抗生素预防感染,术中一般不使用引流管,术后当天麻醉清醒后指导患者主动伸屈踝关节行股四头肌等长收缩功能锻炼,并适当抬高患肢,减少肢体肿胀。术后第1日即根据个体情况,指导患者在助步器辅助下完全负重行走,监督患者抬高大腿,缓慢稳健,避免跛行步态,使用CPM机辅助功能锻炼。

加强患者疼痛、睡眠等综合管理,医护一体,预防DVT形成。通过术后DVT的预见性护理干预,使护士能准确运用护理程序,找到存在和潜在的护理问题,充分发挥能动性,主动评估和及时干预造成术后DVT发生的因素,做到心理护理、主动护理和预见性护理环环相扣,健康教育与护理干预紧密结合,减少DVT的发生。

(二)药物预防

1. 西药治疗

(1)低分子肝素,术后6～12 h开始应用,每日1次,可皮下注射预防剂量的低分子肝素。

(2)磺达肝癸钠,每次2.5 mg,每日1次,皮下注射,术后6～24 h开始应用。

(3)利伐沙班,每次10 mg,每日1次,口服,术后6～10 h给药。

以上三种药物选择其一。对于出血风险较高或对药物和物理血栓预防具有禁忌证的患者,不建议放置下腔静脉过滤装置作为常规预防PE的措施。有高出血风险的全髋或全膝关节置换患者,推荐采用足底静脉泵、间歇充气加压装置及梯度压力弹力袜预防,不推荐药物预防;当高出血风险下降时,再采用药物联合预防。

2. 中医药治疗　加味血府逐瘀汤(生地黄10 g,当归10 g,赤芍9 g,桃仁12 g,红花12 g,川芎9 g,柴胡9 g,牛膝9 g,黄芪30 g,防己10 g,水蛭6 g,三七3 g,桂枝9 g,鸡血藤12 g,甘草6 g)。水煎剂,每日1剂,水煎2次,浓煎每次150 mL,早、晚饭后温服,术后连续服用14日。

方解:方中以桃仁、红花为君药,起活血祛瘀、通络止痛之功效,清代吴谦《医宗金鉴·四十四卷》中应用桃仁、红花作为治疗活血化瘀类疾病的经典配伍。三七散瘀止血,消肿止痛,在《本草求真》中"三七能于血分化其血瘀";赤芍凉血止痛,散瘀消肿;水蛭逐恶血,破血瘕;鸡血藤行血活血,四药以增破血消积之力,共为臣药。当归辛甘,补血兼能行血,又可调经止痛,是血中之气药,补中有动,行中有补。熟地黄质地柔润,为滋补肝肾阴血之要药,具有补血滋阴,益精填髓之效。川芎活血行气。黄芪取益气固表,祛风行水之义;防己为阳中之阴,又主降,故下部多功,具有利水、止痛作用,两者功在利水消肿,与活血化瘀药配伍,以求利水化瘀之力。柴胡性味苦平,气质轻清,为肝经要药,《医宗金鉴》曰:"败血凝滞,其所属,必归于肝。"柴胡更切理伤续断之要,其能司升降,通达上、中、下三焦,疏解瘀滞,化瘀散结,契合"少阳主骨"思想。桂枝性味辛甘温,能温通血脉,散寒逐瘀,与柴胡配伍,解郁升阳,并温气行血,散寒逐瘀。此六味药共为佐药,以增逐瘀消癥之力。牛膝活血祛瘀,补肝肾,强筋骨,引血下行,丹溪云:"牛膝引诸药下行,宜入足少阴以理诸疾。"甘草缓急止痛,调和诸药,两者共为使药。

此方是施杞在血府逐瘀汤的基础之上,去上行之桔梗、破气之枳壳,加黄芪,暗合圣愈汤之意,起到补气养血作用,气旺则血自生,血旺则气有所附。另加防己,又有防己黄芪汤之意,既遵循了活血化瘀之本义,兼备补气养血、利尿消肿功效,使肿胀早日消除,利于快速康复,从而有效预防DVT。

针对骨科手术后患者以瘀阻脉络为主,以气血亏虚为辅的病证特点,施杞结合自己多年临床经验及继承发扬石氏伤科"以气为主,以血为先"的理论精髓,认为伤科的理论基础主要建立在"气血并重"之上,不能专主血或专主气而有所偏,最后确立了活血化瘀为主、益气补血为辅的治疗原则,并自拟加味血府逐瘀汤治疗膝关节置换术后DVT。

加味血府逐瘀汤治疗膝关节置换术后DVT疗效确切,临床研究发现,其预防DVT的疗效和利伐沙班相当,在降低DVT发生率、改善患肢肿胀率、降低伤口并发症、改善凝血功能、改善中医证候等方面有着较好的疗效,两者联合用药疗效更佳,可预防术后DVT(表5-6、表5-7,图5-2、图5-3)。

表5-6 DVT发生率

位置	中药组($n=33$)	西药组($n=33$)	联合用药组($n=34$)	P值
DVT	8	7	2	/
远端	8(24.2%)	7(21.2%)	2(5.9%)*	0.099
近端	0	0	0	/

注:与中药组相比,* $P<0.05$。

表5-7 三组伤口并发症

症状	中药组	西药组	联合用药组	P值
皮下瘀斑	6(18.2%)	7(21.2%)	3(16%)	0.352
伤口渗出	8(24.2%)	9(27.3%)	3(5.9%)*	0.053
肿胀率	12(36.4%)	13(39.4%)	5(14.7%)#*	0.055

注:与西药组相比,* $P<0.05$,与中药组相比,# $P<0.05$。

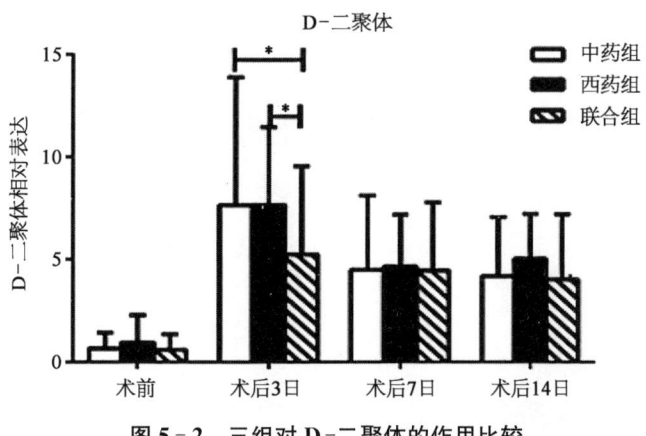

图5-2 三组对D-二聚体的作用比较

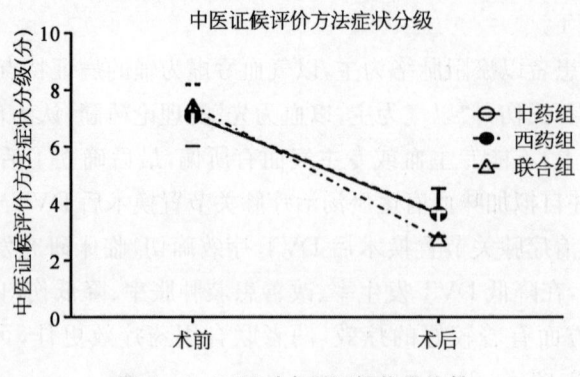

图 5-3　三组对中医证候作用比较

经初步实验验证,发现加味血府逐瘀汤能够显著减小 DVT 大鼠模型中血栓组织的大小及面积,降低组织因子(tissue factor,TF)、P-选择素、凝血酶激活的纤溶抑制物(thrombin activable fibrinolysis inhibitor, TAFI)、纤溶酶原激活物抑制剂(plasminogen activator inhibitor, PAI)等因子作用,从而发挥抗血栓作用。

(1) TF 作为外源性凝血途径的启动因子参与凝血反应,加味血府逐瘀汤能够抑制 TF 的表达,从而起到抗血栓的作用。

(2) P-选择素不仅是炎症或血小板活化的一个标志,同时也是与血管和血栓性疾病有关的促凝活性的直接诱导物。加味血府逐瘀汤能够降低 P-选择素的表达,从而发挥其抗血栓作用。

(3) TAFI 是主要的抗纤溶因子,而 PAI 则是纤溶酶原激活物抑制剂,加味血府逐瘀汤能够减低 TAFI 及 PAI 的表达,从而调控纤溶系统,起抗纤溶作用,从而抑制血栓形成。

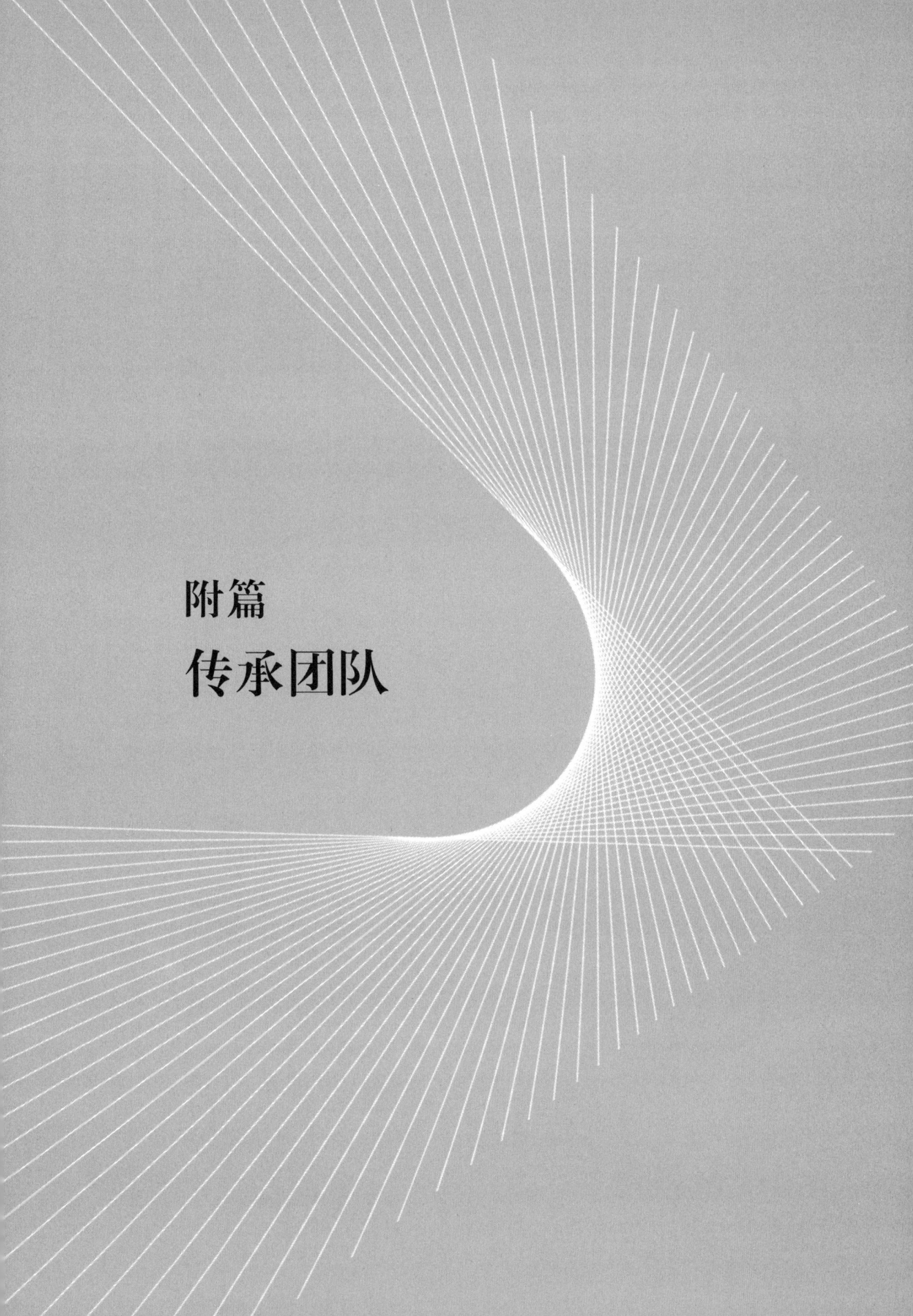

附篇
传承团队

第六章
国医大师施杞光华医院传承团队

第一节 光华医院传承团队研究成果

一、基础研究

(一) 纤维细胞生长因子 10(FGF 10)/FGFR1 在复发性类风湿关节炎中的作用及其治疗潜力

1. **方法** 研究结合单细胞 RNA 测序(single-cell RNA sequencing, scRNA-seq)和空间转录组学技术,对 3 例类风湿关节炎复发患者和 3 例缓解期患者的 6 份匹配滑膜组织样本进行转录组测序分析。通过对比复发期和缓解期 FLS 亚群的转录组差异,筛选潜在致病信号通路。随后,采用定量实时 PCR(quantitative real-time PCR, qPCR)和多重免疫组织化学(multiplex immunohistochemistry, mIHC)对关键信号通路进行验证。最后,在大鼠胶原诱导性关节炎(collagen-induced arthritis, CIA)模型中,通过体外和体内实验进一步验证关键信号通路的致病作用及其治疗潜力。

2. **结果** 通过 scRNA-seq 技术,识别出类风湿关节炎患者滑膜中衬里层(lining)和衬里下层(sublining)FLS 亚群。差异分析结果显示,纤维细胞生长因子(fibroblast growth factor, FGF)信号通路在复发性类风湿关节炎患者的衬里层 FLS 中显著活化。免疫组化分析(mIHC)进一步证实了 FGF 10 表达水平在复发期滑膜中的显著升高。尽管Ⅰ型干扰素信号通路在衬里层 FLS 中也被激活,但体外刺激实验结果表明其活化与 FGF 10 信号通路无关。通过小干扰 RNA(small interfering RNA, siRNA)敲低 FGF 10 表达后,FLS 中核因子-κB 受体活化因子配体(receptor activator of NF-κB ligand, RANKL)的表达显著降低。此外,外源添加重组 FGF 10 蛋白可在原代人类滑膜组织细胞培养中促进骨侵蚀,而 FGF 受体 1(FGFR 1)抑制剂能够显著抑制这一过程。进一步地,在 CIA 大鼠模型中使用 FGFR 1 抑制剂治疗,显示出明显的抗炎和骨保护作用。

3. **结论** FGF 信号通路在类风湿关节炎复发过程中具有重要的致病作用。靶向 FGF 10/FGFR 1 信号通路的组织特异性抑制策略可能为治疗复发性类风湿关节炎提供新的治疗途径。

(二) 利用 OPG 基因敲除小鼠研究密骨灵及其拆方和活性成分防治骨质疏松症的作用机制

1. **方法**

(1) OPG 基因敲除纯合子(OPG-/-)小鼠的繁殖、表型鉴定及动态观察。OPG-/-

小鼠进行非频密法繁殖,抽取4周龄子代及亲代鼠尾的DNA,通过PCR扩增后,进行电泳,根据电泳条代对小鼠的基因表现型进行鉴定,同时观察子代发育情况,对小鼠骨架进行动态染色观察,双能X线骨密度测量仪(dual energy X-ray absorption,DEXA)、化学比色法分别测定12周龄、16周龄与24周龄子代小鼠全身骨密度(bone mineral density,BMD)、血浆碱性磷酸酶(alkaline phosphatase,ALP)活性。

(2) OPG－/－小鼠和同龄野生型(OPG＋/＋)小鼠的比较。16周龄OPG－/－小鼠和同龄OPG＋/＋小鼠各10只(雌雄各半),DEXA测定全身BMD、万能材料试验机测定股骨三点弯曲生物力学指标;骨组织形态计量学分析L_5椎体骨小梁结构;Real-timePCR检测L_1椎体骨组织中BMP-2、Runx2mRNA表达水平。

(3) C57BL/6J小鼠的动态观察。12周龄、20周龄和24周龄C57BL/6J小鼠各10只(雌雄各半),DEXA检测全身BMD、体重、脂肪含量,化学比色法检测血浆ALP活性,Real-time PCR检测L_1椎体骨组织中BMP-2 mRNA表达水平,万能材料试验机检测股骨三点弯曲生物力学指标;Partial过程对BMD与体重、脂肪含量进行偏相关性分析。

(4) 密骨灵活性成分防治OPG基因敲除小鼠骨质疏松症的有效剂量筛选。12周龄OPG－/－纯合子小鼠50只,随机分为空白对照组、密盖息组、蛇床子素高剂量[15 mg/(kg·d)]组、蛇床子素中剂量[10 mg/(kg·d)]组、蛇床子素低剂量[5 mg/(kg·d)]组,每组10只(雌雄各半)。皮下给药1个月后,DEXA测定全身BMD、万能材料试验机测定股骨三点弯曲生物力学指标;骨组织形态计量学分析L_5椎体骨小梁结构;Real-time PCR检测L_1椎体骨组织中BMP-2、Runx2mRNA表达水平。

(5) 密骨灵及其拆方和活性成分防治骨质疏松症的作用机制研究。12周龄OPG－/－小鼠90只,随机分为空白对照组、固邦组、密骨灵组、密骨灵益气化瘀类中药拆方组、益气补肾类中药拆方组、化瘀补肾类中药拆方组、淫羊藿苷组、补骨脂素组、蛇床子素组,每组10只(雌雄各半),含药饲料给药3个月后,DEXA测定全身BMD、体重、脂肪含量,万能材料试验机检测股骨三点弯曲生物力学指标,化学比色法检测血浆ALP活性,ELISA检测血浆骨钙素(bone Gla protein,BGP)水平,Micro-CT重建椎体三维结构。

2. 结果

(1) OPG－/－小鼠子代同亲代小鼠一样,均表现为OPG基因缺失,电泳中出现同样620bp条带;OPG－/－小鼠骨架发育正常。从12周到24周,全身BMD、血浆ALP活性逐渐下降,16周龄、24周龄与12周龄比较有显著差异($P<0.05$)。

(2) 与同龄OPG＋/＋小鼠比较,16周龄OPG－/－小鼠全身BMD、股骨承受最大载荷、股骨结构刚度、腰椎椎体Tb.N、腰椎椎体Tb.Th显著下降($P<0.01$);股骨承受破裂载荷、腰椎椎体Tb.Ar(%)下降($P<0.05$);股骨承受载荷后的最大位移、破裂位移显著增加($P<0.01$);腰椎椎体Tb.Sp增加($P<0.05$),腰椎椎体Runx2mRNA表达升高($P<0.05$);腰椎椎体中BMP-2 mRNA表达升高不明显,差异无统计学意义($P>0.05$)。

(3) 从12周到24周,C57BL/6J小鼠体重逐渐增加($P<0.01$);脂肪含量呈增加趋势,20周及24周较12周明显增加($P<0.01$);全身BMD呈增加趋势,24周较12周明显增加($P<0.05$);血浆ALP活性呈下降趋势,20周、24周较12周明显下降($P<0.01\sim0.05$),L_1椎体中

BMP-2 mRNA 表达呈下降趋势,20 周及 24 周较 12 周明显下降($P<0.01$);股骨承受的最大载荷呈增加趋势,24 周较 12 周明显增加($P<0.01$);股骨承受载荷时最大位移呈下降趋势,20 周、24 周较 12 周下降明显($P<0.05$);股骨结构刚度呈上升趋势,但差异没有统计学意义($P>0.05$);BMD 与体重、脂肪含量的偏相关系数分别为 0.703 5、0.623 1($P<0.01$)。

(4) 蛇床子素 3 个剂量组 OPG-/-小鼠股骨承受载荷后发生的最大位移及破裂位移显著减少($P<0.05$);5 mg/(kg·d)剂量腰椎椎体 Tb. N 以及腰椎椎体 BMP-2、Runx-2mRNA 的表达显著增加($P<0.05$),全身 BMD、股骨承受的最大载荷、破裂载荷、腰椎椎体 Tb. Ar(%)、Tb. Th 有增加趋势,腰椎椎体 Tb. Sp 有减少趋势;10 mg/(kg·d)剂量腰椎椎体 Runx2mRNA 的表达亦显著增加($P<0.05$),全身 BMD、腰椎椎体 Tb. Ar(%)、Tb. N、Tb. Th、BMP-2mRNA 表达有增加趋势,股骨承受最大载荷、破裂载荷有减少趋势,腰椎椎体 Tb. Sp 有增加趋势;15 mg/(kg·d)剂量全身 BMD、股骨承受的最大载荷及破裂载荷、腰椎椎体 Tb. Ar(%)、Tb. N、Runx2mRNA 表达有增加趋势,腰椎椎体 BMP-2mRNA、Tb. Th、Tb. Sp 有下降趋势。

(5) 密骨灵及其拆方和活性成分组 OPG-/-小鼠体重、脂肪含量、脂肪比、全身 BMD、股骨的结构刚度、股骨的破裂载荷及承受载荷时释放的能量增加;密骨灵及其益气补肾类中药拆方和活性成分淫羊藿苷、补骨脂素组股骨承受的最大载荷增加($P<0.05$);密骨灵及其拆方和活性成分蛇床子素组血浆 ALP 活性、BGP 水平升高,淫羊藿苷、补骨脂素组血浆 ALP 活性、BGP 水平降低($P<0.05$);密骨灵及其益气补肾类中药拆方组腰椎椎体 BVF、Tb. N、Tb. Th 增加,Tb. Sp 减少;蛇床子素组腰椎椎体 BVF、Tb. Th 增加($P<0.05$),Tb. Sp 减少;化瘀补肾类中药拆方、淫羊藿苷、补骨脂素组腰椎椎体 BVF、Tb. N、Tb. Th 减少,Tb. Sp 增加。

3. 结论

(1) OPG-/-小鼠是一种理想的骨质疏松模式动物。

(2) 密骨灵及其拆方和活性成分均可以提高 OPG-/-小鼠骨质量、增强骨强度。其中密骨灵、密骨灵拆方、活性成分蛇床子素主要是通过升高血浆 ALP 活性、BGP 水平,促进成骨发挥治疗骨质疏松症的作用,而密骨灵活性成分淫羊藿苷、补骨脂素是通过降低血浆 ALP 活性、BGP 水平,降低骨转换率,抑制破骨,达到治疗骨质疏松症的作用。密骨灵、密骨灵益气补肾类中药拆方、活性成分蛇床子素在提高骨质量、增强骨强度的同时,明显改善 OPG-/-小鼠腰椎椎体结构。

(3) 在密骨灵及其拆方和活性成分中,以密骨灵防治骨质疏松症的作用最强;拆方中以益气补肾类中药拆方作用最强;活性成分中以蛇床子素作用最强。

(4) 密骨灵及其拆方和活性成分在提高骨质量、改善骨强度的同时,增加体重、脂肪含量,体现出中医药防治骨质疏松症的整体作用。

二、临床研究

(一) 导引在关节镜下肩袖修补术后早期功能康复中应用的疗效及安全性研究

1. 方法

(1) 基于 sEMG 的导引动作安全性分析:入组 10 例健康人,行施氏十二字养生功训练。

应用 sEMG 测试,并记录冈上肌、冈下肌以及三角肌前、中、后部分的肌电活动。采用最大等长收缩(maximal voluntary isometric contraction,MVIC)标准化的方法,评估全部十二势十五个导引动作的肌电活动程度,以<10%MVIC 为标准,评估导引动作是否可安全用于关节镜下肩袖修补术后第一阶段功能康复,并据此制定分阶段导引康复方案。

(2) 导引康复在关节镜下肩袖修补术后应用的临床疗效观察:入组行关节镜下肩袖修补术的小或中型冈上肌腱撕裂病例,随机分为常规康复组和导引康复组。常规康复组按现行常规康复流程进行康复,导引康复组在常规康复的基础上增加分阶段导引功法训练。术前、术后 4 周、术后 2 个月、术后 3 个月、术后 6 个月为疗效评估节点。疗效评估指标包括 ASES 肩关节功能评分、疼痛视觉模拟评分(VAS 评分)、匹兹堡睡眠质量指数(PSQI)、12 项简明生活质量量表(SF-12),包括生理总分(PCS)和心理总分(MCS),同时记录术后并发症。比较两种康复方案的疗效差异。

(3) 导引康复对肩袖修补术后冈上肌形态影响的肌骨超声研究:入组行关节镜下肩袖修补术的小或中型冈上肌腱撕裂病例,随机分为常规康复组和导引康复组,分别按照临床研究部分的方案进行康复。在术前、术后 4 周、术后 2 个月、术后 3 个月、术后 6 个月对患侧肩关节进行肌骨超声检查,评估项目包括冈上肌横截面积,术后 3 个月及 6 个月时冈上肌腱愈合情况。

2. 结果

(1) 基于 sEMG 的导引动作安全性分析:sEMG 的动作分析显示,洗脸、梳头、揉耳、松颈、转腰、磨膝六势对冈上肌腱修补部位干扰较少(冈上肌肌电活动<10%MVIC),可用于肩袖修补术后第一阶段康复,但第二势梳头及第七势转腰对冈下肌有一定的干扰[分别为(11.21±0.86)及(18.68±1.23)%MVIC],对于偏后方邻近冈下肌腱的肩袖撕裂,以及部分同时累及冈下肌腱的肩袖撕裂,应由术者慎重选择;搓项、按腰、蹲髋、摩三焦、吐故纳新、调理四肢六势对冈上肌腱骨愈合干扰较大(冈上肌肌电活动>10%MVIC),需从第二阶段起开始应用。

(2) 导引康复在关节镜下肩袖修补术后应用的临床疗效观察:入组 125 例患者,最终 118 例完成随访,其中常规康复组 58 例,导引康复组 60 例,两组基线资料均无显著性差异。导引康复组 ASES 评分、生活质量评分的生理总分及匹兹堡睡眠质量指数在各随访时间点均优于常规康复组($P<0.05$),但这种差异至随访后期(3 个月及 6 个月)逐步缩小;导引康复组的心理总分在术后早期(4 周及 2 个月)显著优于常规康复组($P<0.05$),但至术后 3 个月及 6 个月时两组无显著差异($P>0.05$);统计同样显示导引康复组疼痛缓解程度优于常规康复组($P<0.01$);两组术后并发症发生率则无显著性差异($P>0.05$)。

(3) 导引康复对肩袖修补术后冈上肌形态影响的肌骨超声研究:入组 89 例病例,81 例完成随访,其中常规康复组 41 例,导引康复组 40 例。在术后各随访时间点的冈上肌面积均优于常规康复组($P<0.05$);且常规康复组随访至术后 6 个月时冈上肌面积方超过术前水平,而导引康复组术后 2 个月时即已超过术前。随访至术后半年,两组患者再撕裂率无显著性差异($P>0.05$)。

3. 结论

(1) sEMG 的技术动作分析显示,施氏十二字养生功可通过分阶段实施,安全应用于肩袖修补术后早期功能康复,其中洗脸、梳头、揉耳、松颈、转腰、磨膝六势可应用于术后第一阶段康复,其余六势可从第二阶段开始应用。

(2) 临床病例对照研究显示,导引的调身作用能够显著加快肩袖修补术后早期关节及全身功能恢复进度,且能通过调心作用改善睡眠质量及心理健康,有助于提高患者的康复效能及总体生活质量。

(3) 肌骨超声研究显示,肩袖修补术后早期冈上肌出现废用性萎缩,而导引康复能够有效减少冈上肌萎缩的程度及持续时间,且不会增加肩袖的再撕裂率。

(二) 点按腧穴联合坐位调膝法治疗膝骨关节炎的临床研究

1. 方法

(1) 采用随机、对照、单盲的临床优效性试验方法评价点按腧穴联合坐位调膝法治疗膝骨关节炎疼痛及改善膝关节功能的疗效。91例受试者随机分为手法治疗组和对照组,手法治疗组予以点按腧穴联合坐位调膝法治疗,对照组予以美洛昔康片治疗。记录治疗4周后的主要观察指标为WOMAC评分;次要观察指标为压力痛阈值、HADS评分、休息时及运动时VAS评分及总有效率。并且记录两组患者的不良反应发生率。

(2) 将20例准备行人工膝关节置换的患者随机分为手法治疗组与对照组,每组各10例,在治疗4周后行人工膝关节置换术,术中留取负重关节面的骨与软骨组织,通过病理学检测,观察软骨细胞损伤程度改变、软骨基质蛋白多糖酵解程度、软骨下骨组织改变及软骨周围炎症因子检测。

(3) 将20例准备行人工膝关节置换的患者随机分为手法治疗组与对照组,每组各10例,在治疗4周后行人工膝关节置换术,术中留取负重关节面的骨与软骨组织,通过生物力学检测,观察软骨应力形变情况及可承受最大应力。

(4) 将20例膝骨关节炎患者随机分为手法治疗组和对照组,另外选取3例膝关节滑膜炎的患者,总共23例,治疗4周后,留取关节滑液,通过质谱分析技术,筛选滑液中存在差异的代谢物质,并通过KEGG网络,发现可能相关的代谢通路,阐述其与骨关节炎发病的相关性。

2. 结果

(1) 随机、单盲、对照临床优效性试验共纳入91例受试者,手法治疗组在干预4周后的WOMAC评分较对照组更高,存在统计学差异($P<0.05$);压痛阈值两组较治疗前均明显升高,手法治疗组优于对照组($P<0.05$);VAS评分两组相比治疗前明显降低,治疗组优于对照组($P<0.05$);HADS评分治疗后较治疗前相比两组均有明显下降,手法治疗组改善程度较对照组明显($P<0.05$);临床有效率比较手法治疗组总有效率93.18%,而对照组总有效率81.4%,两组有统计学差异($P<0.05$);安全性评价两组总体不良反应统计学无明显差异($P>0.05$)。

(2) 手法干预作用于膝骨关节炎,行病理学检测后发现治疗组较对照组在软骨细胞数目和软骨细胞再生两项无统计学差异($P>0.05$),而其他检测指标均存在差异($P<0.05$),治疗组较对照组在软骨损伤程度较对照组更低;治疗组较对照组多糖降解存在差异($P<0.05$),表明治疗组基质蛋白多糖降解较对照组更少;治疗组软骨下骨组织改变较对照组更

少,软骨损伤程度更小;两组软骨周围炎症因子比较,两组 IL-1 无差异($P>0.05$),治疗组与对照组在 TNF-α 与 COX-2 的比较上,存在差异性($P<0.05$)。

(3) 手法干预作用于膝骨关节炎,行软骨生物力学检测后,发现治疗组的抗应变能力较对照组更好,表面软骨弹性更好,而对照退变程度更高,显示出弹性降低而脆性增加,断裂时所承受的压应力也相应减小,差异有统计学意义($P<0.05$)。

(4) 采用质谱分析技术,结果显示单乙基甘氨酰二甲苯胺、三甲胺、吡格己酸的差异性显著,精氨酸/脯氨酸代谢通路、蛋氨酸/半胱氨酸代谢通路,嘧啶代谢通路、初级胆汁酸生物合成通路表达显著上调,与之相关的为 IL-17 代谢通路。

3. 结论

(1) 采用点按腧穴联合坐位调膝法治疗膝骨关节炎的临床疗效优于口服美洛昔康片,可较好地改善膝骨关节炎疼痛及关节功能。

(2) 手法治疗膝骨关节炎可改善软骨及软骨下骨退变,并从软骨细胞损伤程度、软骨基质蛋白多糖降解、软骨下骨组织改变上产生差异,同时,手法治疗可以抑制局部炎症因子的释放,从而减少骨关节炎的局部软骨损伤。

(3) 手法治疗膝骨关节炎可改善软骨及软骨下骨的生物力学特性,在单位压应力下,抗压能力增强。手法治疗膝骨关节炎可增加软骨及软骨下骨发生断裂时的最大压应力。

(4) 通过质谱分析,可以发现干预组和对照组上调和下调的代谢物存在较多差异,部分存在统计学差异,而这些代谢物与能量代谢、物质运输、信号传递、细胞周期调控都存在相关性。尤其是 IL-17 代谢通路与骨关节炎密切相关。

(三) 推拿手法治疗膝骨性关节炎的镇痛效应及中枢机制研究

随着中国人口老龄化进展,膝骨性关节炎(knee osteoarthritis,KOA)患病率逐年升高,造成了巨大经济负担及社会负担。推拿手法治疗 KOA 临床应用广泛,施杞认为在制定推拿手法干预方案时,可将三点辨证作为理论依据,即将 KOA 患者病变部位靶点、围靶点和患者整体证候特点相结合,在调衡筋骨同时,又要调和脏腑气血,改善患者整体证候。推拿手法镇痛机制研究表明,对于脑中枢调控是其发挥镇痛效应关键环节,目前多模态磁共振成像技术推动了推拿手法疗效评价客观化。因此,进行了在推拿手法治疗 KOA 文献系统评价及数据挖掘基础上,以施杞三点辨证理论为指导,为推拿手法治疗 KOA 干预方案制定提供依据,进而采用随机对照试验评价推拿手法治疗 KOA 的临床镇痛效应,并基于多模态 MRI 探讨推拿手法治疗 KOA 的中枢镇痛作用的研究。

第一部分 推拿手法治疗膝骨性关节炎文献的系统评价及数据挖掘

1. 方法

(1) 计算机检索 Cochrane Library、Medline、中国知网、万方数据知识服务平台、维普期刊等数据库中已发表的推拿手法治疗 KOA 的随机对照试验,基于 Meta 分析比较推拿手法与其他干预方式治疗 KOA 的临床疗效差异。

(2) 计算机检索中国知网、万方数据知识服务平台、维普期刊等中文科技期刊数据库已发表的 KOA 临床研究文献,基于中医传承计算平台进行数据挖掘,对推拿手法治疗 KOA 的手法、穴位、治疗部位、治疗疗程、治疗频次进行总结。以施杞三点辨证理论为指导,探讨推拿手法治疗方案。

2. 结果

（1）推拿手法的临床有效率明显优于其他干预方式，WOMAC评分明显优于口服西药、外用中药，同时不良事件发生较少。

（2）推拿手法使用频次最高的手法为揉法，其次为搓法、拿法等。穴位使用频次最高的为血海，其次为膝眼、阳陵泉等。治疗部位使用频次最高的为股四头肌，其次为髌骨、髌韧带等。治疗疗程选择最多的是4周，其次为10日、2周等。治疗频次选择最多的是每日1次，其次为每日2次、每3周1次等。

3. 结论

（1）推拿手法治疗KOA有较好的临床疗效。

（2）设定治疗6周、每2日1次的点按局部腧穴与坐位调膝法联用方案有较好的理论基础，但其临床有效性还需采用随机对照试验进一步验证。

第二部分　推拿手法治疗膝骨性关节炎的临床镇痛效应研究

1. 方法　以施杞三点辨证理论为指导，制定推拿手法干预方案。采用随机平行对照试验设计，将104例KOA受试者随机分为推拿组和药物组。推拿组受试者每2日接受1次点按局部腧穴与坐位调膝法联用治疗，3次为1个疗程，疗程间休息2日，共治疗6个疗程，合计18次。药物组受试者每日口服塞来昔布胶囊0.2g，7次为1个疗程，共治疗6周，合计42次。分别记录干预前、干预2周、干预4周、干预6周、随访时结局指标，主要结局指标：PPTs。次要结局指标：NRS评分、HAMA评分、HAMD评分、WOMAC评分、临床有效率。同时，对受试者依从性及试验安全性进行评价。

2. 结果

（1）两组受试者人口学资料、医学变量及临床行为学等基线资料均衡可比（$P>0.05$）。

（2）PPTs。① 外侧点PPTs：关于组别单独效应分析，在第2周时药物组高于推拿组（$P<0.05$），在第4周、第6周、随访时推拿组高于药物组（$P<0.05$）；关于时间单独效应分析，在推拿组中第6周较前升高（$P<0.05$），在药物组中第2周高于第0周（$P<0.05$）。② 中心点PPTs：关于组别单独效应分析，在第2周、第4周时药物组高于推拿组（$P<0.05$），在第6周、随访时推拿组高于药物组（$P<0.05$）；关于时间单独效应分析，在推拿组中第6周较前升高（$P<0.05$），在药物组中第2周高于第0周（$P<0.05$）。③ 内侧点PPTs：关于组别单独效应分析，在第2周时药物组高于推拿组（$P<0.05$），在第4周、第6周、随访时推拿组高于药物组（$P<0.05$）；关于时间单独效应分析，在推拿组中第4周较前升高（$P<0.05$），在药物组中第2周高于第0周（$P<0.05$）。④ 三角肌PPTs：关于组别单独效应分析，在第2周时药物组高于推拿组（$P<0.05$），在第4周、第6周时推拿组高于药物组（$P<0.05$），在随访时药物组和推拿组无统计学差异（$P>0.05$）；关于时间单独效应分析，在推拿组中第4周较前升高（$P<0.05$），在药物组中干预前后无统计学差异（$P>0.05$）。

（3）NRS评分。① NRSR评分：关于组别单独效应分析，在第2周、第4周时推拿组与药物组无统计学差异（$P>0.05$），在第6周、随访时推拿组低于药物组（$P<0.05$）；关于时间单独效应分析，在推拿组中第6周较前降低（$P<0.05$），在药物组中第2周较第0周降低

($P<0.05$)。② NRSM 评分：关于组别单独效应分析，在第 2 周时药物组低于推拿组（$P<0.05$），在第 4 周时推拿组与药物组无统计学差异（$P>0.05$），在第 6 周、随访时推拿组低于药物组（$P<0.05$）；关于时间单独效应分析，在推拿组中第 6 周较前降低（$P<0.05$），在药物组中第 2 周较第 0 周降低（$P<0.05$）。

(4) 负性情绪。① HAMA 评分：关于组别单独效应分析，在第 2 周时药物组低于推拿组（$P<0.05$）；在第 4 周、第 6 周、随访时推拿组低于药物组（$P<0.05$）；关于时间单独效应分析，在推拿组中第 4 周较前降低（$P<0.05$），在药物组中第 2 周时低于第 0 周（$P<0.05$）。② HAMD 评分：关于组别单独效应分析，在第 2 周时药物组和推拿组无统计学差异（$P>0.05$）；在第 4 周、第 6 周、随访时推拿组低于药物组（$P<0.05$）；关于时间单独效应分析，在推拿组中第 6 周较前降低（$P<0.05$），在药物组中第 2 周时低于第 0 周（$P<0.05$）。

(5) WOMAC 评分。① WOMAC 疼痛评分：关于组别单独效应分析，在第 2 周时药物组低于推拿组（$P<0.05$），在第 4 周、第 6 周、随访时推拿组低于药物组（$P<0.05$）；关于时间单独效应分析，在推拿组中第 6 周较前降低（$P<0.05$），在药物组中第 4 周较前降低（$P<0.05$）。② WOMAC 僵硬评分：关于组别单独效应分析，在第 2 周、第 4 周时两组相比无统计学差异（$P>0.05$），在第 6 周、随访时推拿组低于药物组（$P<0.05$）；关于时间单独效应分析，在推拿组中第 6 周较前降低（$P<0.05$），在药物组中第 4 周较前降低（$P<0.05$）。③ WOMAC 功能评分：关于组别单独效应分析，在第 2 周、第 4 周、第 6 周、随访时推拿组低于药物组（$P<0.05$）；关于时间单独效应分析，推拿组与药物组第 6 周较前降低（$P<0.05$）。④ WOMAC 总分：关于组别单独效应分析，在第 2 周时两组无统计学差异（$P>0.05$），在第 4 周时、第 6 周、随访时推拿组低于药物组（$P<0.05$）；关于时间单独效应分析，在推拿组中第 6 周较前降低（$P<0.05$），在药物组中第 4 周较前降低（$P<0.05$）。

(6) 临床有效率。推拿组有效率是 92.31%，药物组有效率是 86.54%，点按局部腧穴与坐位调膝法联用临床有效率优于塞来昔布胶囊。

3. 结论

(1) 点按局部腧穴与坐位调膝法联用可从痛感觉、痛情绪、痛认知等多个维度上发挥镇痛作用。

(2) 点按局部腧穴与坐位调膝法联用长期疗效及后遗效应优于塞来昔布胶囊。

(3) 点按局部腧穴与坐位调膝法联用能改善 KOA 患者的僵硬、焦虑情绪、抑郁情绪及关节功能。

第三部分　基于多模态 MRI 揭示推拿手法治疗膝骨性关节炎中枢镇痛作用机制

1. 方法　采用随机平行对照试验设计，将 40 例 KOA 受试者随机分为推拿组和药物组，干预方法及行为学评价指标同第二部分。同时，在干预前、后对两组受试者进行 MRI 数据采集。对脑中枢结构和功能进行评估，具体评价指标为灰质体积、局部一致性（regional homogeneity, ReHo）、低频振幅（amplitude of low frequency fluctuation, ALLF）、功能连接（functional connectivity, FC）。基于 NeuroSynth 数据库对与疼痛相关的 516 篇神经成像研究文献中的脑区进行整合分析，明确后续 MRI 数据统计需要选择的脑区范围。使用 Matlab R2013b 平台、SPM12 工具包、SPM8 工具包等对 MRI 数据进行处理、分析，明确病程、干预前行为学指标与丘脑灰质体积相关性,同时对比推拿组、药物组干预前后组内、组间功能和结构变化及差异。

2. 结果

(1) 两组受试者人口学资料、医学变量及临床行为学等基线资料均衡可比($P>0.05$)。

(2) 统计分析:① PPTs:推拿组干预后膝关节周围各点及三角肌 PPTs 较治疗前均有提高($P<0.05$);药物组干预后膝关节周围各点 PPTs 较治疗前均有提高($P<0.05$),三角肌 PPTs 较治疗前无改善($P>0.05$);推拿组干预后膝关节周围各点及三角肌 PPTs 高于药物组($P<0.05$)。② NRS 评分:推拿组干预后 NRSR 评分、NRSM 评分较治疗前均有降低($P<0.05$);药物组干预后 NRSR 评分较治疗前无改善($P>0.05$),NRSM 评分较治疗前有降低($P<0.05$);推拿组干预后 NRSR 评分、NRSM 评分低于药物组($P<0.05$)。③ 负性情绪:推拿组干预后 HAMA 评分、HAMD 评分较治疗前均降低($P<0.05$);药物组干预后 HAMA 评分较治疗前降低($P<0.05$),HAMD 评分较治疗前无改善($P>0.05$);推拿组干预后 HAMA 评分和药物组相比无统计学差异($P>0.05$),HAMD 评分则低于药物组($P<0.05$)。④ WOMAC 评分:推拿组和药物组干预后 WOMAC 疼痛评分、WOMAC 僵硬评分、WOMAC 功能评分、WOMAC 总分较治疗前均有降低($P<0.05$);推拿组干预后 WOMAC 疼痛评分、WOMAC 僵硬评分、WOMAC 功能评分、WOMAC 总分低于药物组($P<0.05$)。⑤ 临床有效率:推拿组总有效率 92.31%,药物组总有效率 86.54%,点按局部腧穴与坐位调膝法联用临床有效率优于塞来昔布胶囊。

(3) 基于 Neurosynth 数据库发现了较多和疼痛信号处理及加工密切相关脑区,如右侧脑岛、右侧中央沟盖、右侧缘上回等。这些脑区在整合后,可以为 MRI 数据统计限定范围,有效解决研究结果可能存在的假阳性和假阴性问题,使得研究结果更为可靠。

(4) 干预前左侧丘脑灰质体积和病程、左外侧点 PPTs、WOMAC 疼痛评分、WOMAC 僵硬评分、WOMAC 功能评分、WOMAC 总分呈线性负相关,右侧丘脑灰质体积和 WOMAC 疼痛评分、WOMAC 僵硬评分、WOMAC 功能评分、WOMAC 总分呈线性负相关。

(5) 干预前两组组间灰质体积、ReHo、ALFF、FC 相比均无统计学差异。

(6) 干预后两组组间、组内灰质体积比较均有统计学差异:① 与干预前相比,推拿组干预后增加区域左侧丘脑、左侧海马,干预后没有减少区域。② 与干预前相比,药物组干预后增加区域:右侧颞极、颞上回、右侧脑岛,没有减少的区域。③ 与药物组干预后相比,推拿组干预后增加区域左侧丘脑,减少有 Cerebelum_3_R、左侧三角部额下回、左侧岛盖部额下回、右侧尾状核、右侧中央旁小叶、右侧楔前叶。

(7) 干预后两组组间、组内 ReHo、ALFF、FC 比较均有统计学差异。ReHo:① 与干预前相比,推拿组干预后无升高区域,干预后降低有左侧缘上回。② 药物组干预前后无统计学差异脑区。③ 与药物组干预后相比,推拿组干预后升高有左侧缘上回、左侧颞上回,无降低区域。ALFF:① 与干预前相比,推拿组干预后升高有右侧豆状壳核、右侧脑岛,干预后无降低的区域。② 药物组干预前后无统计学差异脑区。③ 与药物组干预后相比,推拿组干预后升高有左侧梭状回、左侧颞中回、左侧颞下回、右侧颞中回、右侧岛盖部额下回、右侧三角部额下回,推拿组干预后降低区域位于右侧中央前回、右侧背外侧额上回。FC,推拿组干预前后FC有差异脑区:① 与干预前相比,推拿组干预后与左侧PAG增强区域有左侧脑岛,干预后没有与左侧PAG减弱区域。② 与干预前相比,推拿组干预后与左侧丘脑增强区域有左侧脑岛、左侧豆状壳核,干预后没有与左侧丘脑减弱区域。药物组干预前后有差异脑区:① 与干预前相比,药物组干预后与右侧PAG增强区域有左侧脑岛、左侧颞上回、左侧颞极;颞上回,干预后没有与右侧PAG减弱区域。② 与干预前相比,药物组干预后没有与左侧丘脑增强区域,干预后与左侧丘脑减弱区域有右侧脑岛、右侧中央沟盖、左侧缘上回、左侧颞上回、右侧缘上回。③ 与干预前相比,药物组干预后没有与右侧丘脑增强区域,干预后与右侧丘脑减弱区域有左侧缘上回。推拿组和药物组干预后FC有差异脑区:① 与药物组干预后相比,推拿组干预后与左侧PAG增强区域有左侧三角部额下回、左侧中央前回、左侧顶上回、左侧顶下缘角回,推拿组相较于药物组没有与左侧PAG减弱区域。② 与药物组干预后相比,推拿组干预后与右侧PAG增强区域有右侧中央后回、右侧中央沟盖,推拿组相较于药物组没有与右侧PAG减弱区域。③ 与药物组干预后相比,推拿组干预后与左侧丘脑增强区域有右侧脑岛、右侧豆状壳核、右侧额中回、右侧三角部额下回、左侧颞上回、左侧缘上回,推拿组相较于药物组没有与左侧丘脑减弱区域。④ 与药物组干预后相比,推拿组与右侧丘脑增强区域有左侧脑岛、右侧脑岛、右侧缘上回,推拿组相较于药物组没有与右侧丘脑减弱区域。

3. 结论

(1) 点按局部腧穴与坐位调膝法联用可能通过调控KOA患者丘脑、海马、缘上回等脑区结构和功能重塑发挥镇痛作用。

(2) 点按局部腧穴与坐位调膝法联用治疗KOA中枢镇痛机制可能是三点辨证理论的神经影像学证据。

(四) 巨刺电针对全膝关节置换术后急性疼痛的临床观察及中枢机制研究

1. 方法

(1) 中文以"膝关节置换"为主题词,并含"针灸"或"针刺"或"艾灸"或"穴位"或"电针",检索中国知网数据库、维普中文期刊服务平台和万方数据知识服务平台,英文以"total knee arthroplasty"或"total knee replacement"和"electroacupuncture"或"acupuncture"为主题词,检索PubMed和Web of Science;利用Excel及SPSS25.0软件进行数据挖掘、可视化分析。

(2) 开展单盲、随机、安慰针对照的临床研究。纳入86例TKA术后急性疼痛患者,在术后第3日、第4日、第5日分别进行巨刺电针和假电针治疗,于术后第3日干预前(POD3*)、第3日(POD3)、第4日(POD4)、第5日(POD5)干预后分别记录患者膝关节内侧及外侧压力痛阈值(pain pressure thresholds,PPTs)、静息时数字疼痛强度量表评分(numerical rating scale with rest,NRSR)及活动时数字疼痛强度量表评分(numerical rating scale with movement,NRSM)、4米步行测试时间(4-meter walk tests,4MWT)、医院焦虑抑郁量表评分(hospital anxiety and depression scale,HADS)以及不良事件发生情况。

(3) 开展病例对照研究。纳入30例TKA术后急性疼痛患者与30例健康受试者,基于静息态功能磁共振成像技术,采用局部一致性(regional homogeneity,ReHo)及网络度中性(degree centrality,DC)分析方法,以健康受试者为对照,探索 TKA 术后急性疼痛患者静息态脑功能活动特征性改变,将差异脑区 ReHo 值和 DC 值分别与临床行为学指标进行相关性分析。

(4) 开展随机对照的神经功能影像学机制研究。50 例 TKA 术后急性疼痛患者被随机分为巨刺电针组及假电针组,在 POD3、POD4、POD5 分别进行巨刺电针和假电针治疗,同时记录两组 NRSM 评分、HADS-焦虑评分。于治疗前和治疗后进行静息态功能磁共振扫描,利用静息态 DC 分析法比较两组治疗前后组内及治疗后组间 DC 值差异,再将临床行为学指标改善值与差异脑区 DC 改变值进行相关性分析。

2. 结果

(1) 共纳入文献 30 篇,入选腧穴 37 个,累计使用频次 129 次。针灸治疗 TKA 术后急性疼痛常用的 6 个腧穴依次为血海(17 次)、足三里(17 次)、阴陵泉(13 次)、阳陵泉(10 次)、梁丘(9 次)、三阴交(7 次),腧穴归属最多的经络为足阳明胃经,其次为足太阴脾经;最常用的特定穴为五输穴;配伍使用最常见的经络组合为足太阴脾经和足阳明胃经,配伍使用最常见的三穴组合为血海、阴陵泉、足三里。

(2) 共 86 例受试者进入统计分析:① 膝关节内侧 PPTs、外侧 PPTs 比较结果,巨刺电针组与假电针组膝关节内侧 PPTs、外侧 PPTs 存在"组别×时间"交互效应($P<0.05$);组别单独效应分析显示两组在 POD3、POD4 时差异无统计学意义($P>0.05$),与同期假电针组比较,在 POD5 时巨刺电针组膝关节内侧 PPTs、外侧 PPTs 更高($P<0.05$);时间单独效应分析显示两组的时间多重比较中,差异均有统计学意义($P<0.05$)。② NRSM 评分、4MWT 比较结果,巨刺电针组与假电针组 NRSM 评分、4MWT 存在"组别×时间"交互效应($P<0.05$);组别单独效应分析显示两组在 POD3、POD4 时差异无统计学意义($P>0.05$),与同期假电针组比较,在 POD5 时巨刺电针组 NRSM 评分、4MWT 更低($P<0.05$);时间单独效应分析显示两组的时间多重比较中,差异均有统计学意义($P<0.05$)。③ NRSR 评分比较结果,巨刺电针组与假电针组 NRSR 评分不存在"组别×时间"交互效应($P>0.05$);组别主效应的固定效应分析显示两组治疗后比较,差异无统计学意义($P>0.05$),时间主效应的固定效应分析显示两组均有统计学意义($P<0.001$)。④ 额外镇痛药物使用次数比较结果,与同期假电针组比较,治疗后巨刺电针组使用次数更少,差异有统计学意义($P<0.05$)。⑤ HADS 评分比较结果,与同期假电针组比较,在 POD5 时巨刺电针组焦虑评分及抑郁评分更低($P<0.05$);治疗后与治疗前比较,两组焦虑评分及抑郁评分差异均有统计学意义($P<0.001$)。

(3) 共 46 例受试者进入统计分析:与健康组相比,TKA 组 ReHo 值升高的脑区有右侧海马,降低的脑区有右侧角回、右侧顶上回、左侧后扣带回、左侧楔前叶($P<0.01$)。与健康组相比,TKA 组 DC 值无升高的脑区,降低的脑区有右侧楔前叶、左侧距状裂周围皮层、左侧颞中回、左侧角回($P<0.01$)。与临床行为学指标的相关性结果显示,TKA 组右侧楔前叶 DC 值与 NRSM 评分呈线性负相关关系($r<-0.4,P<0.05$)。

(4) 共 41 例受试者进入统计分析:① NRSM 评分、HADS-焦虑评分比较结果,巨刺电针组与假电针组治疗后与治疗前比较,差异均有统计学意义($P<0.001$);与同期假电针组

比较,治疗后巨刺电针组 NRSM 评分、HADS-焦虑评分更低,差异有统计学意义($P<0.05$)。② DC 值比较结果,与治疗前比较,巨刺电针组治疗后 DC 值升高的脑区有左侧海马、左侧距裂周围皮层、右侧楔前叶、右侧梭状回,降低的脑区有双侧顶上回($P<0.01$);与治疗前相比,假电针组治疗后 DC 值升高的脑区有左侧中央前回,降低的脑区有左侧后扣带回和左侧角回($P<0.01$)。与假电针组治疗后比较,巨刺电针组 DC 值升高的脑区有右侧颞中回和右侧颞下回($P<0.01$)。与临床行为学指标的相关性分结果显示,巨刺电针治疗后右侧楔前叶 DC 变化值与 NRSM 评分及 HADS-焦虑评分改善值呈线性正相关关系($r>0.4,P<0.05$)。

3. 结论

(1) 针灸治疗 TKA 术后急性疼痛取穴以足阳明胃经、足太阴脾经为主,腧穴配伍多以表里经配伍法为主。

(2) 巨刺电针可减轻 TKA 术后急性疼痛,改善与疼痛相关的焦虑、抑郁不良情绪,促进术后下肢功能康复;巨刺电针可通过调控疼痛感觉、疼痛情绪多维度发挥镇痛作用。

(3) 默认模式网络内脑区功能活动趋于无序、连通性受抑制可能是 TKA 术后急性疼痛的脑中枢机制;这种机制为 TKA 术后急性疼痛"痛则不通"的中医理论提供了影像学依据。

(4) 默认模式网络内脑区功能连通性增强可能是巨刺电针调节 TKA 术后急性疼痛痛感觉、痛情绪的脑重塑机制;巨刺电针对默认模式网络脑功能状态的宏观调控为"通则不痛"中医理论提供了脑影像学证据。

三、临床试验和动物实验研究

(一) 腕踝针治疗全膝关节置换术后急性疼痛的临床疗效和机制研究

1. 方法

(1) 检索时限从建库到 2021 年 12 月 31 日国内外期刊发表的关于腕踝针、经皮电刺激、电针、针刺治疗 TKA 术后疼痛的文献并进行网状 meta 分析,通过对四种治疗方法进行排秩,比较其对 TKA 术后急性疼痛的疗效差异。

(2) 通过随机、单盲、安慰针平行对照研究,将 110 例 TKA 患者随机分为腕踝针组和安慰针组并进行相应干预,于术后 6 h、24 h、48 h、72 h 测定 VAS 疼痛评分;术后 48 h 记录 PCA 额外释放镇痛药舒芬太尼的剂量;术后 1 周测量 HSS 评分、焦虑量表评分(SAS)、抑郁量表评分(SDS)、股四头肌表面肌电;记录患者术后恶心呕吐发生次数、针刺部位红肿、断针、晕针等并发症发生情况。

(3) 建立大鼠膝关节手术模型,随机分为空白对照组、模型组和腕踝针组,于造模后及干预 6 日后对大鼠进行步态分析,计算大鼠的整体奔跑速度、平均印痕面积,比较腕踝针治疗对膝关节手术大鼠疼痛行为学影响。造模 6 日后取大鼠延髓 RVM 区及 $L_3 \sim L_6$ 脊髓后角区域,使用免疫荧光标记法检测 RVM 区及脊髓后角区 MOR 及 $5-HT_{3A}R$ 表达情况;运用 qPCR 和 Western Blot 技术分别检测 RVM 区及脊髓后角区 MOR 及 $5-HT_{3A}R$ mRNA 及蛋白水平变化。

2. 结果

(1) 通过网状 meta 分析,在降低 TKA 术后 VAS 评分方面,根据 SUCRA 值对治疗措施疗效排序为电针(75.2%)＞腕踝针(72.8%)＞针刺(60.3%)＞经皮电刺激(60%)。

(2) 随机对照试验发现,在疼痛方面,腕踝组在术后 24 h、48 h 及 72 h VAS 评分显著低于安慰针组;腕踝针组有更多患者疼痛程度由中重度转为轻度;腕踝针组术后 48 h PCA 舒芬太尼的额外释放量更少。在功能方面,术后 1 周腕踝针组 HSS 评分更高,表面肌电图显示腕踝针组股直肌 RMS 更高。在情绪评定方面,腕踝针组 SAS 及 SDS 评分明显低于安慰针组;术后并发症方面,腕踝针组术后恶心呕吐发生率更低。

(3) 腕踝针干预 6 日后,步态分析发现,腕踝针组大鼠的整体奔跑速度和平均印痕面积明显大于模型组;腕踝针干预可上调 RVM 区及脊髓后角区域 MOR 的表达,并抑制 5-$HT_{3A}R$ 表达,产生抑痛效应。

3. 结论

(1) 网状 meta 分析显示,腕踝针在 TKA 术后镇痛方面疗效略弱于电针,但优于常规针刺及经皮电刺激技术。

(2) 腕踝针干预可有效缓解 TKA 术后急性疼痛,减少阿片类镇痛药物使用剂量,改善膝关节功能,缓解围手术期焦虑,降低术后恶心呕吐等并发症。

(3) 动物研究显示,腕踝针干预可改善模型大鼠的步态,缓解疼痛;并通过疼痛下行调控机制上调 RVM 区及脊髓后角区域 MOR 的表达,抑制 5-$HT_{3A}R$ 表达,进而产生抑痛效应。

(二) 加味血府逐瘀汤预防 DVT 的临床疗效及分子机制研究

1. 方法

(1) 采用随机对照试验评价加味血府逐瘀汤预防 TKA 术后 DVT 的临床疗效。受试者来源于上海中医药大学附属光华医院关节外科,共计 120 例。随机分为加味血府逐瘀汤组、利伐沙班组和联合用药组,每组各 40 例。所有入组病例均治疗 2 周。访视时间窗为治疗前、术后 3 日、7 日和 14 日。结局指标包括 DVT 的发生率、凝血指标、肿胀率、VAS 疼痛评分、运动范围(ROM)、HSS 评分、中医证候评价方法症状分级。安全性指标包括血常规,肝、肾功能及不良事件发生率。采用 SPSS 21.0 进行统计分析。

(2) 建立经典的 DVT 大鼠模型,随机分为加味血府逐瘀汤组和生理盐水组,造模后第 1 日开始灌胃,连续灌胃 3 日,取材取血,用 RT-PCR 和 Western blot 检测相关指标。

(3) 进一步应用细胞培养、血清药理学、RT-PCR、Western blot 等技术研究加味血府逐瘀汤介导 TNF-α 诱导人脐静脉血管内皮细胞调控 TF 的作用及其分子机制。

(4) 根据上述大鼠 DVT 模型中的发现,进行临床验证:招募的关节外科患者分为两组,分别为对照组和手术组。每组各 30 例,对照组为上海中医药大学附属光华医院 OA 住院保守治疗患者,手术组为接受 TKA 手术患者,对照组于清晨采肘静脉血;手术组于术后 6～12 h 之间采血,收集血浆血清;并利用第一部分预留的三组术后 7 日的血浆,用 ELISA 检测血浆中的组织因子和 P-选择素的表达。

2. 结果

联合用药组预防 DVT 的临床疗效优于其他两组,并且能明显降低术后 3 日 D-dimer、术后14日VAS疼痛评分及术后中医证候评价方法症状分级。三组未发生不良反应。

与生理盐水组相比，加味血府逐瘀汤组能明显降低组织因子、P-选择素、TAFI、PLG等mRNA的表达，并且显著减小DVT大鼠模型中血栓组织的大小及面积。

10%加味血府逐瘀汤含药血清能有效降低TNF-α诱导HUVEC细胞TF的mRNA的表达，并且明显上调HUVECs PI3K磷酸化水平。

与对照组相比，手术组术后血浆TF蛋白表达差异有统计学意义；服用加味血府逐瘀汤后TF的表达明显降低。

3. 结论　通过下调TF表达、降低了外源性凝血途径的血栓形成是加味血府逐瘀汤预防DVT的分子机制之一。

(三) 电针治疗全膝关节置换术后急性疼痛的临床疗效和脊髓上中枢机制研究

1. 方法

(1) 通过基于贝叶斯的网络meta分析，比较电针、经皮电刺激、针刺、安慰疗法与常规康复在TKA术后镇痛的临床疗效差异，并对各治疗方法进行排秩。

(2) 采用随机、单盲、安慰剂对照的方法评价电针治疗全膝关节置换术后急性疼痛的疗效。110例患者随机分为电针组和安慰针组，并予以对应干预措施。分别记录术前、术后6 h、24 h、48 h、72 h的VAS评分；术后48 h内PCA额外释放的镇痛药物剂量；术前及术后72 h的HAMA评分、HSS评分和ROM；术后24～72 h膝关节轴径减少量；围手术期焦虑及术后恶心呕吐等并发症。

(3) 建立大鼠足底切口疼痛模型，随机分为电针组、安慰针组和空白对照组，于造模后第1日开始连续干预3日，每日1次，记录造模前及造模后1日、2日、3日的大鼠的疼痛行为表现(斜板试验、50%机械缩足阈值、热缩足潜伏期)；造模后3日取大鼠脑组织PAG及RVM区域，使用免疫荧光双标记法检测RVM中ON细胞和OFF细胞的激活情况；使用qPCR和Western Blot技术分别检测PAG与RVM中MOR、BDNF、TrkB的mRNA及蛋白水平的表达情况变化，同时检测pTrkB的蛋白表达情况变化。

2. 结果

(1) 通过贝叶斯网络meta分析，共纳入16项研究，包括756例受试者，异质性评价显示各研究间异质性不显著。进行一致性检验并合并效应量，通过计算排序概率，得出治疗措施的优劣情况。根据SUCRA值对治疗措施排序，疗效由好到差依次为电针(0.827)、经皮电刺激(0.782)、针刺(0.623)、安慰疗法(0.225)、常规康复(0.043)。疗效排序显示电针治疗与经皮电刺激疗效接近，并均比单独针刺效果更好。

(2) 随机、单盲、安慰剂对照临床试验共纳入110例受试者，在疼痛评估方面电针组在术后48 h、72 h的VAS评分较安慰针组更低，疼痛分级的构成比也存在显著差异；电针组较安慰针组额外使用的镇痛药物更少。在功能评价方面，电针组与安慰针组比较，在术后72 h HSS评分及ROM均更高。在术后并发症评价方面，HAMA评分和恶心呕吐评分更低；电针组较安慰针组膝关节轴径减少量更多。

(3) 电针干预作用于切口痛大鼠，可提高大鼠疼痛耐受，增加大鼠患肢的机械痛阈值和热痛阈值。电针干预可作用于RVM，激活OFF细胞的抑制作用并抑制ON细胞的易化作用;电针干预可上调 PAG 及 RVM 内 MOR 的表达,并抑制其中 BDNF/TrkB 信号通路。

3. 结论

(1)既往研究的系统评价支持非药物疗法(针刺和电疗)的有效性,电针、经皮电刺激、针刺疗法较安慰疗法和常规康复在 TKA 术后镇痛上有更加优越的疗效,且疗效排序依次为电针、经皮电刺激、针刺、安慰疗法和常规康复。

(2)电针干预双侧伏兔、足三里、阴陵泉、阳陵泉穴可有效降低 TKA 术后患者的急性疼痛,并可促进早期康复进程,提高功能活动度,减少围手术期焦虑、术后恶心呕吐等并发症。

(3)电针刺激可作用于脊髓上中枢,通过调节下行疼痛控制系统,促进下行抑制作用并抑制下行易化作用发挥镇痛效应,其中延髓内的分子机制为促进 μ 阿片受体表达和抑制 BDNF/TrkB 信号通路。

(四)电针对全膝关节置换术后急性疼痛的临床疗效及中枢机制研究

1. 方法

(1)中文以"针/针刺/电针和膝置换/全膝关节置换术/全膝"、英文以"acupuncture/electroacupuncture and total knee arthroplasty/total knee replacement"为主题词对 CNKI 和 WOS 数据库进行检索,利用 Excel 和 VOSviewer 工具对检索到的文献进行统计和可视化分析。

(2)进行单盲、随机、安慰针对照的临床研究。126 例受试者随机分为电针组和假针组,术后第 3 日、第 4 日、第 5 日、第 6 日和第 7 日分别给予电针和假针镇痛治疗。术前、术后第 2 日、第 3 日、第 4 日、第 5 日、第 6 日和第 7 日记录患者的 NRS 评分,PPT 值和额外镇痛药物使用情况,统计干预前后 AKSS 评分、sEMG,m30s STS、SAS 和 SDS 评分,以及不良事件的发生情况。

(3)40 例患者随机分成电针组和假针组,在干预前、后进行 rs-fMRI 扫描,分析两组干预前和干预后的全脑 ALFF 值、ReHo 值以及全脑与 PAG 之间的功能连接强度。

(4)24 只大鼠随机分为 Control 组、SA 组和 EA 组,建立 TKA 后急性疼痛模型。造模后第 1 日分别给予电针、假针和空白对照,连续 5 日,每日 1 次,记录造模前后不同时间点的疼痛行为学表现(50% MWT 和累计疼痛评分)。于第 5 日干预后取大鼠 PAG 组织,使用 RNA-seq 高通量转录组测序筛选出 EA 组和 SA 组的 DEGs,选出 6 个与疼痛相关的 DEGs(Ttr,Aqp1,Trpv 4,Cxcl 10,Igf 2,Twist 1),运用 RT-qPCR 验证基因在 SA 组和 EA 组大鼠 PAG 组织中的表达量。

2. 结果

(1)共纳入 61 篇文献进行分析,中国、日本、韩国、西班牙、美国、智利和丹麦有针刺在 TKA 围术期的研究。该领域的文章容易被补充替代医学、针灸、综合性临床和中医药类的期刊所发表,主要研究机构是位于上海、南京、广州、福建这几所中医药大学,各个机构和作者之间无合作关系,研究方向均为针刺术后辅助镇痛。国际上对针刺的镇痛疗效存在争议,国内学者围术期应用针刺除辅助镇痛之外,还包括防治下肢静脉血栓、术后恶心呕吐和术后老年认知障碍。除局部取穴之外还包括腕踝针、腹针、耳针等远端选穴的方法。

(2)120 例受试者纳入最终统计,结果示电针组在术后第 4 日、第 5 日、第 6 日和第 7 日的 NRS 评分显著低于假针组（$P<0.05$），电针组术后第 4 日、第 5 日、第 6 日和第 7 日的 PPT 值显著高于假针组（$P<0.05$），电针组额外镇痛药物使用次数较假针组少（$P<0.05$）。治疗后电针组 AKSS 评分、m30s STS 和股直肌的 RMS 值高于假针组（$P<0.05$）；治疗后电针组的 SAS 和 SDS 量表评分显著低于假针组（$P<0.05$）。

（3）经图像检查，最终共 30 例受试者纳入 rs-fMRI 的统计分析，电针组治疗后比治疗前，ALFF 值降低的脑区为左辅助运动区；ReHo 值降低的脑区为辅助运动区和右侧脑岛；全脑与 PAG 区功能连接增加的脑区为左颞中回、左梭状回、左额下回三角部、左前扣带回、右中扣带回和额中回；功能连接降低的脑区为右颞上回。治疗后电针组和假针组相比，全脑 ALFF 值升高的脑区有右颞上回、颞中回、右颞下回、右侧海马、左梭状回和左侧中央后回；全脑 ALFF 值降低的脑区有楔前叶、右扣带回中部、右中央旁小叶、辅助运动区和右背外侧额上回。全脑 ReHo 值升高的脑区有颞上回和颞中回、右颞下回、右额下回三角部、右侧海马和右海马旁回；全脑 ReHo 值降低的脑区为左中央旁小叶、右旁扣带回部、左辅助运动区、背外侧额上回、右额上回内侧、左顶下缘角回和左楔前叶。全脑与 PAG 之间功能连接增加的脑区为左侧岛叶、外侧眶额皮质、左颞下回、右侧海马、右额上回内侧、右额中回；功能连接降低的脑区为右颞上回、左背外侧额上回、顶下缘角回、左缘上回和右角回。

（4）动物实验结果示，EA 组大鼠的疼痛耐受度高于 SA 组和 Control 组；EA 组第 2 日、第 3 日、第 4 日、第 5 日的 50% MWT 高于 SA 组和 Control 组（$P<0.05$），SA 组和 Control 组之间无统计学差异。累计疼痛评分，EA 组在第 2 日、第 3 日、第 4 日、第 5 日显著低于 SA 组和 Control 组（$P<0.05$），SA 组和 Control 组之间无统计学差异。RNA-seq 分析结果显示，EA 组和 SA 组相比，共有 354 条 DEGs，上调基因 37 条，下调基因 317 条。RT-qPCR 结果表明，基因 *Ttr*、*Aqp 1*、*Trpv 4*、*Cxcl 10*、*Igf 2* 和 *Twist 1* 在 EA 组中表达下调，与 RNA-seq 检测结果一致。

3. 结论

（1）针刺在 TKA 围术期的应用还未得到重视，针刺术后镇痛的疗效、穴位的选择和治疗时间存在争议，缺乏多中心、大样本的临床试验及作用机制研究。

（2）电针刺激伏兔、足三里、阴陵泉和阳陵泉能有效减轻患者术后的急性疼痛，促进关节功能的早期恢复，改善围手术期的不良情绪。

（3）电针通过抑制辅助运动区、脑岛、楔前叶、扣带回、前额叶皮层神经活动的过度激活，增加边缘系统和前额叶皮层中部分脑区和 PAG 之间的功能连接，调节神经功能活动下行抑制 PAG 中致痛基因的表达，参与镇痛。

（五）蠲痹强骨方调控 FGFR1/PI3K/AKT 通路延缓 RA 骨破坏的临床与机制研究

1. 方法

（1）采用随机、平行、对照方法评价蠲痹强骨方（JBQGF）治疗 RA 的疗效。招募 126 例 RA 受试者，随机分为 JBQGF+甲氨蝶呤（MTX）+来氟米特（LET）组和 MTX+LET 组，比较治疗 12 周后两组 DAS28-ESR 缓解率的差异。分别记录基线期（0 周）、4 周、8 周、12 周的患者中医证候评分，C 反应蛋白、TNF-α、IL-1β、IL-6、IL-17、INF-γ 等炎症因子，骨保护素（OPG）和 β-胶联降解产物（β-CTX），VAS 评分，Sharp 评分，健康评估问卷指数

(HAQ-DI),安全性指标(ALT、AST、Cr、BUN),分析各指标不同时间点的差异。

(2) 借助 ETCM、TSMSP 等数据库和 Swiss Target Prediction 等平台进行药物成分检索及靶标预测;在 Gene Cards 等数据库完成疾病靶点获取,并经 Uniport 数据库校准;使用 VENNY 2.1 绘制韦恩图;使用 STRING 平台构建蛋白质互作网络图;使用 Metascape 平台进行基因本体论功能分析(GO 分析)及京都基因与基因组百科全书分析(KEGG 分析);利用 Cytoscape 3.9.0 构建中药-成分-靶点-疾病网络模型;运用 AutoDock-Vina 软件进行分子对接验证。

(3) 采用Ⅱ型胶原+佐剂诱导建立 CIA 大鼠模型,56 只大鼠随机均分为空白组(Normal)、CIA 模型组(Model)、蠲痹强骨方低剂量组(JBQGF-L)、蠲痹强骨方高剂量组(JBQGF-H)、iTNF-α组(TNF-α抑制剂)、PD166866 组(FGFR1 抑制剂)、SC66 组(AKT 抑制剂)。第 0 日为初次免疫,第 7 日加强免疫,第 14 日开始用药干预,JBQGF 组灌胃每日 1 次;iTNF-α组、PD166866 组、SC66 组腹腔注射每周 2 次,连续干预 21 日。每 3 日记录大鼠体重、足垫厚度,并进行关节炎评分。第 35 日取材。HE 染色光镜下观察踝关节局部炎症浸润和骨损伤。

Micro-CT 检测药物干预后骨破坏情况;ELISA 检测血清 TNF-α、IFN-γ、IL-1β、IL-6 和 IL-18 变化;Western Blot 和 RT-qPCR 检测关节滑膜中 P-FGFR1、P-PI3K、P-AKT、VEGFA、TRAP、CTR、Bcl-2、Bax 蛋白和 *FGFR1*、*PI3K*、*AKT*、*Bcl-2*、*Bax*、*VEGFA* mRNA 表达的变化情况。

2. 结果

(1) 共招募 126 例 RA 患者并纳入分析,两组患者基线指标均无显著性差异($P>0.05$)。12 周时两组比较,JBQGF 组缓解率明显高于对照组,率差 26.59%,差异具有统计学意义($P=0.0003$,95%CI:12%~40%)。JBQGF 组在中医证候评分中有效率更高($P<0.001$);C 反应蛋白、细胞因子、β-CTX、VSA 评分和 HAQ-DI 评分均明显降低($P<0.01$);OPG 明显升高($P<0.001$);Sharp 评分无显著性变化($P>0.05$)。

(2) 经网络药理学共筛选 JBQGF 靶点 287 个,RA 靶点 4 967 个,两者交集靶点 201 个,主要交集靶点在 AKT1、TNF、VEGFA、IL-1β、IL-6、IL-18 等;KEGG 分析主要富集在 PI3K/AKT 信号通路;分子对接结果显示与交集靶点最紧密的结合成分依次是青藤碱、异补骨脂素和淫羊藿苷。

(3) 干预 3 周后,与 Model 组比较,JBQGF-L 组和 JBQGF-H 组均可明显降低 CIA 大鼠临床症状评分和足垫厚度($P<0.001$);降低病理下炎症及骨损伤评分($P<0.05$);降低 TNF-α、IL-1β 和 IFN-γ 的表达($P<0.05$);提高 CIA 大鼠踝关节 BS/TV 比值、Tb.N 值和 BMC 值($P<0.05$),明显提高 BMD 值和 Tb.Th 值($P<0.01$),明显降低 Tb.Sp 值($P<0.001$)。其中 JBQGF-H 组可明显降低 IL-6、BS/TV 比值,优于 JBQGF-L 组($P<0.05$),其余指标两组间无显著性差异($P>0.05$)。

(4) 较 Model 组,JBQGF 组均可下调 P-FGFR1、P-PI3K、P-AKT、VEGFA 和 Bcl-2 蛋白的表达($P<0.05$),降低 FGFR1、PI3K、AKT1、*VEGFA* mRNA 和 *Bcl-2* mRNA 的表达($P<0.05$),可明显促进 CTR、Bax 蛋白的表达($P<0.05$)。

3. 结论

（1）蠲痹强骨方联合甲氨蝶呤、来氟米特可有效降低 RA 患者疾病活动度、血清炎症因子表达和骨转换率，改善患者中医证候和生活质量。

（2）网络药理学与分子对接结果显示，蠲痹强骨方的作用机制可能主要富集于 FGFR1/PI3K/AKT 信号通路。

（3）动物实验表明蠲痹强骨方通过调控 FGFR1/PI3K/AKT 信号通路表达，降低了关节滑膜炎症及骨吸收，可能是其减缓关节炎症和骨破坏进展的机制之一。

（六）蠲痹强骨方调控 FGFR1 信号通路抑制滑膜血管生成治疗类风湿关节炎的临床及机制研究

1. 方法

（1）采用随机、平行、对照的优效性临床试验，纳入 120 例受试者，随机分为蠲痹强骨方＋甲氨蝶呤组（JBQGF 组）和甲氨蝶呤（MTX 组）。分别在 0 周、4 周、8 周和 12 周，评估 DAS28-ESR 得分、中医证候评分、健康评估问卷指数（HAQ-DI）、VAS 评分、Sharp 评分以及药物安全指标（AST、ALT、BUN、Cr），分析比较两组患者治疗差异。

（2）将 40 只雌性 SD 大鼠随机分为 5 组（$n=8$）：对照组、CIA 组、甲氨蝶呤组、蠲痹强骨方低剂量和蠲痹强骨方高剂量组。建立 II 型胶原诱导大鼠关节炎（CIA）模型，连续给药 4 周后取材。通过临床症状评分和关节厚度测量评估关节肿胀情况，并通过踝关节 Micro-CT、关节 HE 染色、番红固绿染色、TRAP 染色评估骨破坏情况。通过 Elisa 检测血清中炎症因子表达。通过多重免疫荧光染色，分析滑膜组织中的 FGFR1 表达及血管生成情况。通过 Western blot 检测滑膜组织中 FGFR1 相关蛋白表达情况。

（3）收取类风湿关节炎患者活动期和缓解期滑膜组织，通过多重免疫组化染色检测 FGFR1 和 CD31 在患者滑膜组织中的位置和表达情况。采用腺相关病毒过表达和敲减 FGFR1 来干预大鼠，并建立胶原诱导关节炎大鼠模型。通过临床症状评估、关节 CT 检测、病理染色以及免疫荧光染色，探讨 FGFR1 与滑膜血管生成以及关节骨破坏的关系。

（4）慢病毒敲减 FGFR1 基因并转染人脐静脉内皮细胞（HUVECs），利用 LPS 构建细胞炎症环境，评估蠲痹强骨方含药血清对内皮细胞划痕、Transwell 迁移和成管实验中的影响，并通过 Western blot 检测 FGFR1 通路相关蛋白表达。

2. 结果

（1）研究共纳入 120 例患者，两组患者各基线指标之间无统计学差异（$P>0.05$）；治疗 12 周后 DAS28-ESR 评分两组间比较，JBQGF 组的评分从 3.092(0.905)显著下降至 2.339(0.935)，而 MTX 组的评分从 3.197(0.815)至 2.972(1.209)。通过比较两组间以及治疗前后的数据，JBQGF 组显著降低了类风湿关节炎患者的 DAS28-ESR 评分（$Z=4.482, P<0.0001$），并且效果优于 MTX 对照组。通过二元 Logistic 回归分析证明，服用蠲痹强骨方治疗 12 周后对 DAS28-ESR 评分的降低有显著的影响。此外，JBQGF 组改善中医证候的有效率要显著高于 MTX 组（$P<0.0001$）。治疗后 JBQGF 组的健康评估问卷-残疾指数（HAQ-DI）得分为 14(13～16)分，而 MTX 组的得分为 18(14～21)分，两者具有统计学差异（$P<0.0001$）。同样，在视觉模拟量表（VAS）评分方面，JBQGF 组的得分为 1(1～

1)分,MTX 组的得分为 1(1～2)分,两组之间具有统计学差异($P<0.0001$)。

(2) 通过构建 CIA 模型,发现蠲痹强骨方能够显著改善 CIA 大鼠的关节临床症状,减轻关节肿胀,降低血清 IFN-γ、IL-1β、IL-6、IL-18 和 TNF-α 炎症因子表达。Micro-CT 和组织病理学显示骨结构改善、骨侵蚀减少以及破骨细胞数量减少。免疫组化显示,蠲痹强骨方能抑制滑膜血管生成。Western blot 显示,蠲痹强骨方抑制了滑膜组织中 FGFR1 的表达。

(3) 动物活体成像技术显示,腺相关病毒敲减和过表达 FGFR1 在大鼠关节中稳定表达。过表达 FGFR1 组与 CIA 组相比,FGFR1 表达明显增多($P<0.05$),同时 CD31 表达也增多($P<0.0001$),而敲减 FGFR1 后,FGFR1 表达显著降低,CD31 表达也明显减少,过表达 FGFR1 能够诱导滑膜血管生成,而敲减 FGFR1 能够抑制血管生成。此外,Micro-CT 和病理染色表明关节滑膜炎症、软骨侵蚀和骨侵蚀均有差异($P<0.001$),敲减 FGFR1 能够减轻 CIA 模型大鼠关节滑膜炎症、减轻骨侵蚀。

(4) 利用敲减 FGFR1 慢病毒转染人脐静脉内皮细胞,通过荧光染色及 PCR 检测鉴定了 FGFR1 的敲减效率。通过划痕实验和 Transwell 迁移实验证明,蠲痹强骨方含药血清在体外通过 FGFR1 信号抑制血管内皮细胞迁移。通过成管实验证明,蠲痹强骨方含药血清在体外通过 FGFR1 信号抑制血管生成。通过 Western blot 证明,蠲痹强骨方含药血清抑制了 FGFR1/ERK/STAT1 信号通路蛋白表达及磷酸化水平。

3. 结论

(1) 蠲痹强骨颗粒联合甲氨蝶呤可有效降低类风湿关节炎患者的疾病活动度,并且能够改善患者中医证候和生活质量。

(2) 蠲痹强骨方能够有效缓解 CIA 大鼠关节炎症、抑制滑膜血管生成、减轻关节骨破坏。

(3) FGFR1 在类风湿关节炎患者滑膜组织血管中表达,过表达 FGFR1 能够促进血管生成、加重 CIA 大鼠骨破坏进展,而敲减 FGFR1 能够抑制血管生成、减轻骨破坏。

(4) 蠲痹强骨方含药血清通过抑制 FGFR1 信号来抑制内皮细胞迁移以及血管生成,抑制了 FGFR1 信号通路相关蛋白表达和磷酸化。

(七) 芪桃化瘀方改善全膝关节置换术后深静脉血栓形成前高凝状态的临床与机制研究

1. 方法

(1) 招募 110 例拟行 TKA 的受试者,随机分为芪桃化瘀方(QTHYF)组和利伐沙班组,比较治疗 14 日后两组 D-Dimer 值的差异。观察比较受试者术前(T0)、术后第 1 日(POD1)、术后第 7 日(POD7)、术后第 14 日(POD14)的 D-Dimer 值;T0、POD1、POD14 的凝血功能指标(Fib、TT、PT、APTT)、血常规指标(NE、LYM、RBC、Hb、HCT、PLT)、炎症指标(CRP、ESR、NLR)、中医证候评分。记录术后 14 日内的 DVT 发生率及药物不良反应。

(2) 利用冷冻干燥技术制备 QTHYF 浸膏,给予大鼠临床等效 3 倍剂量灌胃 7 日以获取含药血清。通过 UPLC-Q-TOF-MS 检测技术鉴定 QTHYF 复方及其入血成分,对比生成的质谱图与标准品图谱,确定鉴定结果。

(3) 在 UPLC-Q-TOF-MS 检测技术鉴定的 QTHYF 复方成分及入血成分基础上，利用 Pubchem 及 Swiss Target Prediction 数据库进行作用靶点预测，并在基因与疾病关联数据库(DisGeNET)、人类基因综合数据库(Gene Cards)、在线人类孟德尔遗传数据库(OMIM)和药物靶标数据库(TDD)中获取 DVT 相关靶点。通过 Uniprot 数据库进行靶点标准化，将 QTHYF 作用靶点与 DVT 相关靶点映射取交集，借助 STRING 数据库构建蛋白互作(PPI)网络。应用 Cytoscape 软件筛选核心靶点，进行基因本体论数据库(GO)、京都基因与基因组百科全书(KEGG)信号通路分析，最终构建"QTHYF-入血成分-交集靶点-信号通路-DVT"网络。

(4) 建立 LPS 诱导的 HUVECs 及 THP-1 细胞炎症模型。采用细胞计数试剂盒-8(CCK8)检测不同浓度 QTHYF 含药血清对细胞活力的影响，细胞干预分为空白组、模型组、2.5%含药血清组(QTHYFL 组)、7.5%含药血清组(QTHYFG 组)四组。酶联免疫吸附试验(ELISA)检测 HUVECs、THP-1 细胞上清中肿瘤坏死因子-α(TNF-α)和单核细胞趋化蛋白-1(MCP-1)的含量；实时定量 PCR(rt-qPCR)检测 HUVECs 细胞间黏附分子-1(ICAM-1)、血管细胞黏附分子-1(VCAM-1)、E-选择素(E-selectin)mRNA 的表达变化；蛋白免疫印迹法(Western blot)检测 HUVECs 黏附分子 ICAM-1、VCAM-1、E-selectin 的表达变化以及 HUVECs 及 THP-1 的核因子-κB(NF-κB)中 p65 及其磷酸化表达变化。镜下观察 QTHYF 含药血清对 HUVECs 细胞成管能力和对 THP-1 细胞黏附 HUVECs 能力的影响。

2. 结果

(1) 两组受试者基线各项观察指标差异均无统计学意义($P>0.05$)。治疗 14 日后，试验组 D-Dimer 治疗前后差值较对照组差异无统计学意义($P>0.05$)，POD1、POD7、POD14 各时间点两组间 D-Dimer 值的差异无统计学意义($P>0.05$)；两组受试者试验期间均未发生 DVT，差异无统计学意义($P>0.05$)；试验组凝血功能指标 Fib、TT、APTT 较对照组差异无统计学意义($P>0.05$)，试验组 PT 低于对照组($P<0.05$)；试验组血常规指标 NE 低于对照组($P<0.05$)，试验组 RBC、Hb、HCT、PLT、LYM 较对照组差异无统计学意义($P>0.05$)；试验组炎症指标 ESR、NLR 低于对照组($P<0.05$)，试验组 CRP 较对照组差异无统计学意义($P>0.05$)；试验组中医证候评分整体有效率高于对照组($P<0.05$)。

(2) QTHYF 原方鉴定存在 73 种小分子化合物，QTHYF 入血原型成分 39 种。在复方中，黄芪存在 15 种化合物，入血成分 5 种；桃仁存在 14 种化合物，入血成分 11 种；当归存在 12 种化合物，入血成分 7 种；川芎存在 12 种化合物，入血成分 9 种；赤芍存在 12 种化合物，入血成分 7 种；三七存在 18 种化合物，入血成分 9 种；水蛭存在 5 种化合物，入血成分 0 种。此外，在入血成分中当归、川芎共有化合物 5 种，黄芪与当归、川芎共有 1 种化合物，桃仁与当归、川芎共有 3 种化合物。

(3) 网络药理学筛选得到 QTHYF 靶点基因 402 个，DVT 相关靶点 2 231 个，两者交集靶点 186 个，主要交集靶点为 SRC、PI3K 相关调节基因蛋白 PIK3CD、PIK3CA、EGFR、ERBB2、IGF1R、PTK2、JAK2、NRAS、HRAS；KEGG 分析主要富集在 SRC/RAS/NF-κB 信号通路；"QTHYF-入血成分-交集靶点-信号通路-DVT"网络提示芍药内酯苷、三甲氧基肉桂酸、人参皂苷Rk3、阿魏酸以及人参皂苷Rh4是QTHYF的关键成分。

(4) HUVECs及THP-1细胞干预48 h后,与模型组比较,QTHYFL组和QTHYFG组能够降低TNF-α、MCP-1的表达($P<0.05$),抑制黏附分子ICAM-1、VCAM-1、E-selectin mRNA及蛋白表达($P<0.05$),降低NF-κB p65的磷酸化蛋白表达($P<0.05$),提高HUVECs细胞成管能力($P<0.05$),减少THP-1细胞黏附HUVECs($P<0.05$)。

3. 结论

(1) QTHYF在改善TKA后DVT前高凝状态方面不劣于利伐沙班,能够调控凝血功能,降低DVT发生率、炎症指标及中医证候评分。

(2) QTHYF复方成分存在73种小分子化合物,复方入血成分39种,提供了药理学研究基础。

(3) 网络药理学结果提示,QTHYF改善TKA后DVT前高凝状态的潜在作用机制主要集中于SRC/RAS/NF-κB信号通路。

(4) 细胞实验结果提示,QTHYF含药血清通过抑制NF-κB磷酸化表达,减轻HUVECs及THP-1细胞炎症,并降低炎症状态下两者的黏附效应,这可能是其改善DVT前高凝状态的作用机制之一。

四、理论研究——基于"少阳理论"辨治骨关节病

(一) 少阳理论溯源

1. 少阳主骨

(1) "少阳主骨"的出处: "少阳主骨"理论源自《黄帝内经》。《素问·热论》杨上善注:"足少阳脉主骨,络于诸节,故病诸节痛也。"《灵枢·经脉》载:"胆足少阳之脉……是主骨所生病者,头痛、颔痛……胸、胁、肋、髀、膝外至胫、绝骨、外踝及诸节皆痛……为此诸病,盛则泻之,虚则补之,热则疾之,寒则留之,陷下则灸之,不盛不虚,以经取之。"是最明晰有序的记录,这是首次明确将足少阳胆经与多种骨痛及治疗联系起来。

(2) "少阳主骨"的生理功能: 骨质与胆气具有相通性,骨为干,其质刚,胆为中正之官,其气亦刚,即"质刚气亦刚"。足少阳经脉属胆,禀受胆腑之刚气,"刚"影响全身骨骼。换言之,少阳胆经的功能和骨质的强度应该存在着某种内在生理关系。

(3) "少阳主骨"的病理机制: 骨痛可以是单一骨节,也可是多个部位。足少阳经脉功能的失调是其发生原因所在,并随少阳之气的变化而发展变化,若少阳气"终""枢折",病情进一步发展就会出现"耳聋,百节皆纵"和(或)"骨繇不安于地"的转归。

(4) "少阳主骨"与"肾主骨": 实质都是对"骨"的生理和病理进行解释,只不过其角度和立足点不同而已。两者各有所主,互相影响和联系而并行不悖。

2. 少阳为枢

(1) 少阳为枢之生理功能: 人体气血、津液以及脏腑气机的升降运动皆以少阳为通路,故少阳为人体气机升降出入之枢。

(2) 少阳为枢之病理机制: 少阳位于表里之间,居枢机之位。少阳经气调和,人体之气机舒畅,三焦通利,气血、津液敷布全身。当少阳枢机不运,胆火失和,气机失常,水道不利,

气血、津液敷布失宜,殃及脏腑,气郁不伸,正虚不举,导致气滞火郁,寒热虚实夹杂之证。

(二) 少阳与骨关节病

1. 少阳与骨关节炎　人体具有多种运动形式,而单纯就人体的机械运动而言,其关键必在关节,因此关节可以看作是人体机械运动的"枢机"。少阳病主枢机不利,而人体机械运动正常则全赖关节灵活自如,因此肢体关节病也属于少阳病的范畴。据此,施杞认为骨痹中应有一兼证为少阳失和证,且治疗时应求得少阳和解。

2. 少阳与颈椎疾病　颈源性头痛与耳后神经、耳大神经、耳颞神经及枕大、枕小神经受到卡压和激惹有关。手足少阳经分布区也与枕大、枕小神经,及枕下神经和其交通支的分布区域重合。少阳之经络包括手少阳三焦经以及足少阳胆经,两者均经过头颈部,其走行与颈椎以及椎动脉相近。椎动脉型颈椎病为各种原因所致血管狭窄、折曲而致椎-基底动脉供血不足所致,其发生与以上理论契合。

3. 少阳与腰痛　腰痛最常见的是腰部软组织损伤和腰椎间盘突出症,这两种腰痛占所有腰痛的80%以上。不少患者表现为臀外侧疼痛不适,伴有或不伴有大腿外侧疼痛、麻木等不适,功能上表现为俯仰不利或翻身不利,且多为单侧发病,符合少阳经所致腰痛的特点。临床应明晰西医诊断与中医辨证思路,调结构与调气血相结合,重视针刺阳陵泉。

4. 少阳与代谢性骨病　从中医理论来看,阳易动而散,阴易静而凝;一化气,一成形,这正与骨重塑过程中骨吸收与骨形成相契合。"少阳为枢",将少阳喻为门轴,蕴含有少阳为阴阳刚柔进退的枢纽和要冲,其枢的灵活运转,可使机体内外气机畅通和调而阴阳自和,从而使机体维持阴平阳秘之阴阳动态平衡的正常状态,对于骨重塑失偶联性骨病的阴阳失衡,用和解少阳的方法多有奇效。

5. 少阳与类风湿关节炎等风湿病　在中医理论指导下,中药治疗类风湿关节炎有一定的疗效,结合现代医学研究,有着广阔的前景。"少阳主骨"功能失调,少阳枢机不利,为类风湿关节炎的中医病机之一。少阳胆在人体表里脏腑气机方面有重要调节作用。研究证实系统性红斑狼疮、风湿热、流感、变应性亚败血症、传染性单核细胞增多症、急性上呼吸道感染、肺炎、结核病及尿路感染等以发热为表现的疾病,可以应用小柴胡汤加减进行治疗。

(三) 临床实际应用

1. 少阳为枢、少阳主骨与痹证　痹证发生的病机关键是气机的阻滞,气血运行代谢失调是痹证形成的病理基础,理论上为"少阳主骨"提供支持。从经络循行、发病表现及治疗上可以看出,"少阳主骨"实为足少阳胆经主骨,而不是胆腑主骨,实为主骨之用,影响着骨骼之间关节的运动,其功能取决于"少阳枢机"经气是否通利。

2. 少阳枢机不利,气血闭阻致痹　"少阳主骨"基于肝、胆、肾之荣养坚韧骨,源于足少阳胆经循行于周身之绝大部分骨与关节,而少阳升发之气又有促进骨生长发育及功能活动的作用。人体感受了风、寒、湿等外邪,邪气停留在半表半里,又兼肝血不足,导致经脉不通,少阳枢机不利,气血闭阻而发生痹证。

3. 石氏伤科理论体系与少阳理论　石氏伤科主张内伤疾病分经论治,定位、定性后施以药对引经,首次系统地提出了内伤的系统辨证、整体与分部、分经论治的系列方药。少阳为脏腑之枢,所及部位甚广,全身内伤皆可损及少阳经气,少阳引经药柴胡与其他药配成引经药对的运用,在石氏内伤治疗中独树一帜。施杞在挖掘中医学经典基础上,形成了自己对慢性筋骨疾病独特的经验。基于"少阳为枢"及"少阳主骨"立论治疗骨关节病,强调以"和"为大法,调和气血为主,而非纯以滋补肝肾。宗"整体调和气血,贯以少阳和解"这一主线,传承并强调石氏伤科以气为主、以血为先的思想,每以圣愈汤为底方,以气血和为靶点,贯以少阳柴胡汤化裁,据三期具体临床表现灵活加减,前期临床观察,其实效确为昭彰。

第二节 光华医院学科建设及人才培养实践

中医骨伤科学的繁荣,需要具有杰出人才、团队精神、知识全面的学术队伍。当前在国家的支持下,国医大师施杞在上海中医药大学附属光华医院实现了师承与学徒培养、临床实践与学位研究、名医工作室与临床科室三方面相结合的中医学教育的新模式,为中医骨伤科学人才的培养、团队的建立、学科的发展开辟了良好的途径。

中医骨伤科学是一门传统与现代结合、中医和西医汇通的学科,从业者需要具备扎实的中医药理论功底,不仅要不断积累中医骨伤科临床经验,还应有一定的中医各科疾病防治的知识,同时也应掌握必要的西医学尤其是西医骨科学知识和技能,不断提升临证"三看"水平。一要"看清患者",运用四诊八纲把握患者的病征特征;二要"看懂病情",运用中西医结合知识分析病情,明确病因病机;三要"看出名堂",清晰患者病证靶点、围靶点、全身特点等状况,运用中医学的思维,圆机活法,施以具有中医骨内科学特色和优势的五位一体的临证方案。

继往开来,传承创新。继承、创新、现代化、国际化是当代我国中医药事业发展的基本方略,继承是基础、是前提。要打开中医药这一伟大宝库,将继承了3 000余年始终闪烁着中华传统文化基础的丰富理论和经验发扬光大,为现代中国健康事业服务,就必须努力传承、深度发掘、不断总结提高。只有保护好原始基因,做到继承不泥古、创新不离宗,适应现代社会需求,融合并运用现代生命科学的最新成果,才能推动中医药事业的创造性转化、创新性发展。

大道岐黄,薪火相传。中医骨伤科学人才队伍的培养,遵循中医药事业发展"继承、创新、现代化、国际化"的方针,按照"一体两翼"的模式,其知识结构应坚持以继承中医药学理论体系和历代医家不断创新性发展所积累的学说及经验为主体,同时要兼收并蓄,努力汲取现代生命科学包括西医学的前沿知识和技能,以及加强文化修养、弘扬传统文化思维为两翼,在推进中医药事业腾飞中,立足中医骨伤科学,承担起历史责任,履行时代使命。

中医骨伤科学是中医药学的重要组成部分,彰显了中医药学的特色优势,深刻地体现了中华传统文化的原创思维。重视和坚持中医骨伤科学的理论探讨、经验总结、学术发展,是加速中医骨伤科学学科建设的战略举措,是推动民间技术走向国家高地、流派特色融入学科体系、传统师承对接现代教育的历史性跨越。

在传统文化承前启后的实践中,我们要秉承"取势、明道、优术"的理念,发扬执着追求精神,胸怀远大的理想,做到坚守信念、把握机遇、医术精修、永不放弃,从而开启中医骨伤科学不断完善和拓展的新航程!

一、学科与人才

学科是历史形成的有公认内涵的知识体系,结成以一定领域为研究对象的学术组织,有一批代代相传的学者队伍。

我们要培养能够迈向未来的五种人才:受过专业培训并训练有素的人;善于将各种信息归纳与整合的人;有独立见解并能不断开拓创新的人;尊重别人并有团队合作精神的人(领军);有崇高道德和深厚人文底蕴的人(大师)。

学科的建设目标是提高学科核心竞争力;培养、吸引优秀人才;实现原始性创新,不断跨越式发展。

(一) 三路育人

1. 做学生的引路人

(1) 培育学生献身中医药事业,肩负历史责任,担当时代使命。

(2) 正确处理三个关系:创业与就业,基础与机遇,做人与做事。

(3) 引领学生形成具有竞争力的科研思维,倡导"一体两翼":以传承中医药理论体系和历代医家所积累的丰富临证经验和学说为主体;以研究和弘扬中华传统文化与中医药继承创新相结合为一翼;以借鉴和引用现代科技包括现代医学探索生命规律为另一翼。

2. 做学生的铺路人

(1) 要面向学科外部,充分领略国际国内对中医药的需求;了解当代科技发展的前沿趋势;把握当前本行业的发展态势。

(2) 要面向学科内部,了解自己的优势与不足、扬长避短、立足已有基础、聚焦有限目标,服务于国家战略需求;把握"三点"(闪光点、生长点、制高点)、"三度"(广度、深度、高度);建成全国一流的中医药医、教、研平台,彰显学科优势;推动中医药人才走向世界。

(3) 要自力更生,多措并举,多方谋划,建设有明确目标和思路的、充分融汇现代科学又守正中医药内核的科创研究平台。

3. 做学生成长的养路人

(1) 注重人格培养,立身树人。

(2) 注重医德培养,奉献社会。

(3) 注重团结协作,共创辉煌。鼓励年轻师生要有理想不要有幻想,有主见不要有主观,有心思不要有心计。

(二) 几点体会

(1) 培育人才,创建团队,只争朝夕。

(2) 选人标准:理想、勤奋、智慧、品正。

(3) 培养过程及目标:将强人培养成能人;将骨干培养成将才;将将才培养成帅才。

(4) 教学相长,师生互补:学生因老师而成长,老师因学生而光荣。

(5) 在学历、经历、资历培养中坚持人格塑造。

(6) 建设金字塔型学术团队:顶尖—体坚—基宽。

(7) 取势，明道，优术，实现历史跨越：将民间医术变成国家高地；将流派特色融入学科范畴；将传统师承发展成现代大学教育体系。

二、光华医院代表性传承人简介

1. **肖涟波** 主任医师，上海中医药大学博士生导师、教授、博士后合作导师，现任上海中医药大学附属光华医院院长，骨伤学科带头人，上海市中医药研究院中西医结合关节炎研究所所长。享受国务院特殊津贴专家，国家"十四五"中医优势专科骨伤科负责人，上海市高级中西医结合人才，上海市区域名医，上海市长宁区杰出人才、长宁区领军人才、长宁区名医、长宁区名中医，获得"长宁十大杰出青年"提名奖，"长宁工匠"、首届"中西医结合优秀青年"等荣誉称号，入选上海市中医住院医师/专科医师规范化培训专家库专家。兼任中国中西医结合学会骨伤科分会常委，中国医师协会骨科医师分会膝关节学组委员、人工关节感染专业委员会委员，中华中医药学会骨伤科分会委员，中国研究型医院学会关节外科专业委员会类风湿关节炎学组组长，上海市中西医结合学会副会长，上海市中西医结合学会关节病专业委员会主任委员，上海市康复医学会中西医结合康复专业委员会主任委员，上海市中医药学会骨伤科分会副主任委员等学术职务。

(1) **跟师经历**：2005—2008年，于上海市高级西学中研修班师从施杞、石印玉学习。2012年底，入选为期3年的上海市高级中西医结合人才培养项目，继续师从施杞等学习，较好地继承了施杞的学术经验，发表了《施杞从热毒痹论治急性期类风湿关节炎》等学术论文，参编了《石氏伤科施杞临证经验集萃》等著作，并成为石筱山伤科学术研究中心高级研究员。2014年底申请成立了上海市中医药研究院中西医结合关节炎研究所施杞名中医工作室，于2019年正式向施杞拜师，成为施杞的入室弟子。作为副主编出版《中医骨内科学》《施杞医文选集》等著作。

为了医院更好地传承应用施杞的经验，将光华医院康复科病房建设成为石氏伤科流派施杞传承病房。由于传承工作扎实，医院也成为石筱山伤科学术联盟成员单位。2022年在施杞名中医工作室基础上，成立了国医大师施杞长宁传承工作室。2023年成立了上海中医药大学施杞国医大师骨伤传承教学基地。

(2) **工作成果**

1) **医院转型，晋级三甲**：2005年底肖涟波任光华医院院长时，作为上海市长宁区区属二级甲等中西医结合医院的光华医院正面临着生存问题。结合光华医院在学科发展中积淀出类风湿关节炎治疗的特色，肖涟波决定把光华医院转型为关节病专科医院。接下来的两三年内，医院整建制关闭了五官科、小儿科、妇科、普外科、肠道门诊等科室。同时，肖涟波把人员、设备、设施、场地、管理等资源都集中到了关节病及相关学科的发展上。2012年，光华医院顺利通过评审，成为上海市长宁区第一家三级甲等中西医结合关节病专科医院。

2) **中西医结合，医、教、研协同发展**：医院晋升三甲医院后，光华医院完成了中西医结合关节病学科群的建设，得到政府和行业认可。关节内科成为国家风湿病（中医）区域诊疗中心；骨伤科成为上海市"十三五"临床重点专科以及国家中医药管理局中医优势专科；康复科成为上海市中医临床优势专科、"十四五"国家中医药管理局中医特色专科、上海市中医药

(临床类)重点学科及国家中西医协同"旗舰"科室建设项目。

在医疗发展的同时,光华医院在肖涟波带领下,注重教学和科研发展,先后成为上海中医药大学教学医院及附属医院,招录硕士、博士及博士后;成立上海市中医药研究院中西医结合关节炎研究所,并设立 PI 研究项目。

3) **开启两院区运行,建设区域诊疗中心**:光华医院关节病学科群的布局完成,一个集中医、西医及内科、外科、康复为一体的多学科关节病治疗体系就此形成,这也构成了光华医院的核心竞争力和持续发展根基。而此时医院原来坐落于新华路的院址已不足以支撑医院的发展。2018 年初医院延安西路院区开始运行,开启了新华路院区和延安西路院区同时运行的模式,医院也从一家中小型医院向中大型医院转变。在肖涟波的领导和带动下,全院的中医内涵、中西医结合特色更加明显,在 2021 年以高分通过了三甲医院等级复评审。

在加快优质医疗资源扩容和均衡布局的当下,日渐强大的光华医院在建设国家风湿病(区域)诊疗中心的同时,也被政府寄予为区域患者提供更多综合服务的厚望。"十四五"时期,光华医院将在延安西路院区建设一所建筑面积达 87 000 m^2 的新医院,成为全国重点特色中西医结合医院,也将成为上海市长宁区东部医疗中心和上海市中西医结合诊疗中心。医院正在加强综合科室的布局,完善了大内科学科体系,消化内科、内分泌科、神经内科、老年科、肿瘤科、急诊、ICU 等都已建立,支架植入和血管造影等服务也已开展,感染性疾病科、肠道门诊、120 急救站等也将一一设立。

4) **不断提升业务水平**:在肖涟波的努力下,光华医院骨伤科由 37 张床位发展成 147 张,成为上海地区规模最大的骨伤科之一,跃升为上海市"十三五"中西医结合骨关节病临床重点专科、上海市中医临床高地重点学科,国家中医药管理局"十四五"中医优势专科,尤其是关节外科诊疗规模和急危重症救治能力逐年提升,每年髋、膝人工关节置换量位于上海前列,肘、踝关节置换量位于全国前列。专科拥有硕博士学历医师 30 余人,占比 91%;有 2 人入选省部级以上人才培养项目。承担国家自然科学基金面上项目、上海市中西医结合临床重大培育项目、上海市中西医结合临床重点扶持项目等重大课题研究。搭建了由光华医院牵头的骨关节病联盟,将诊疗方案和临床路径推广到皖、浙、粤等地多家医疗机构,得到了广大患者的好评。

肖涟波长期从事中西医结合防治骨与关节破坏的临床与基础研究,针对类风湿关节炎、骨关节炎、骨质疏松症等重点病种,以骨破坏的发生机制和中医药在人工关节置换围手术期的疗效和作用机制作为研究对象,重点关注骨破坏的早期预防与关节置换术后中西医结合快速康复,形成了类风湿关节炎骨破坏的中西医结合治疗方案和关节置换术后中西医结合快速康复诊疗方案,为中西医结合防治骨与关节疾病做出了贡献。作为上海市"十三五"中西医结合骨关节病临床重点专科负责人,不断探索中药、针灸、推拿在人工关节置换围手术期快速康复的作用和机制;参与编写国家卫生健康委员会《中国髋、膝关节置换术加速康复——围手术期管理策略专家共识》等多项专家共识和指南。

肖涟波注重医、教、研协同发展。以第一负责人承担国家级、省部级等各类课题 30 项。在国内外核心期刊发表论文 120 余篇,其中 SCI 期刊论文 49 篇(总影响因子 241.863),作为通讯作者发表 *Arthritis & Rheumatology* 论文 1 篇,作为主要参加者发表 *Nature*

Medicine 论文 2 篇;主编或合编著作 15 部、主审著作 1 部;以第一负责人获得中国中医药研究促进会科学进步奖三等奖,中国中西医结合学会科学技术奖三等奖,上海市中西医结合科学技术奖一等奖、二等奖、三等奖各 1 项;获发明专利 5 项,实用新型专利 18 项,参与指南、专家共识制定 13 项。作为上海中医药大学优秀研究生导师,培养博士后 5 名,博士研究生 29 名,硕士研究生 23 名,有 2 名研究生获得上海市优秀毕业生称号,1 名研究生获得上海中医药大学优秀毕业生称号。荣获上海市中医药事业发展三年行动计划(2014—2016)"杏林新星计划"导师称号。

2. 程少丹　主任医师,研究生导师,上海中医药大学附属光华医院康复医学科主任,康复学科带头人。曾荣获上海市"青年岗位能手",上海市医学青年人才最高荣誉奖"银蛇奖"提名奖,上海市卫生系统"五四青年奖章",上海市中医药高层次人才,上海市长宁区首届名中医,上海市"长宁工匠"等荣誉称号,全国中医临床特色技术骨干人才培养对象。是施杞 2005 级博士研究生。兼任中国民间中医医药研究开发协会软组织诊疗专业委员会副会长、宣蛰人银质针疗法专业委员会副会长,中国中医药信息学会正骨推拿分会副会长,中国中医药研究促进会针刀医学分会副会长,上海市中西医结合学会软组织专业委员会主任委员,上海市中医药学会针刀医学分会副主任委员等学术职务。

(1) 跟师经历:2005—2008 年,在施杞指导下攻读博士学位。博士 3 年,临证抄方、侍诊左右,对施杞学术思想进行了一定总结与整理,发表《施杞运用六经辨证治疗颈椎病探微》等多篇论文。读博士期间,在施杞指导下,在国内首次利用 OPG 基因敲除小鼠开展了中医药防治骨质疏松症的机制研究,毕业论文获得上海市优秀博士毕业论文,个人也被评为上海市优秀博士毕业生。

毕业工作后,把施杞经验用于临床,出版《筋酸骨痛怎么办——施杞教你养筋骨》。本书先后于 2016 年和 2017 年获得上海市中西医结合科技奖科普奖和中国中西医结合科学技术奖科普奖。发表《中医"治未病"思想在脊柱退变性疾病防治中的应用》《施杞辨治复发性多软骨炎 1 则》等论文。

2014 年进入光华医院工作后,参与施杞光华医院工作室日常工作。2015 年入选上海市"长宁区青年中医培养对象"。2019 年入选全国中医临床特色技术骨干人才培养对象。将施杞的"施氏十二字养生"导引功法申请成为上海市长宁区优秀中医药文化项目,并在病房应用;完成上海市卫生健康委员会项目"施氏'整颈三步九法'配合益气化瘀补肾方治疗神经根性颈椎病的临床研究"。作为主要人员参与施杞光华卓越 PI "名中医骨关节病诊疗经验传承"项目。2020 年教师节,正式拜师施杞,成为施杞全日制博士和跟师双重培养的学生。2020 年 11 月,将科室病房建成石氏伤科流派施杞传承病房。2021 年 4 月牵头成立上海市中西医结合学会软组织专业委员会,担任主任委员,施杞为顾问。2022 年入选上海市中医药高层次人才,继续跟师施杞学习。

(2) 工作成果:作为第一及通讯作者发表论文 50 余篇,承担省部级课题 10 余项,主编专著 5 部,副主编专著 8 部,主编《骨伤中成药》精品教材,参编《中医骨伤康复学》《骨伤中成药学》《医学传播学》《方剂学》等全国中医药高等院校教材。获得各种奖项 10 余项。开展了华东地区首台针刀镜,实现了针刀操作的直视化和精准化、软组织松解手术的微创化,并建成华东地区针刀镜培训基地。提出了"肌源性颈椎病期"的概念，设计了肩周炎简易疗效评定量表，规范了肩周炎的分型、分期、分度，形成了系列化的肩周炎治疗方案。带领光华医院康复科成为上海市"十四五"中医特色专科上海市中医药（临床类）重点学科及国家中西医协同"旗舰"科室建设项目。

3. 马迎辉　上海中医药大学附属光华医院康复科副主任医师。曾入选上海市中医药事业发展三年行动计划"杏林新星计划"、上海市"海派中医流派传承人才培养"项目，第六批全国老中医药专家学术经验继承工作继承人，师从施杞。现任世界中医药联合会骨伤科分会关节学组干事，中国研究性医院关节外科专业委员会类风湿关节炎学组青年委员，中国民族医药学会筋骨养护分会委员，上海市中医药学会针刀医学分会委员，上海市中西医结合学会软组织专业委员会常务委员、关节病专业委员会青年委员，上海市中医药学会第十届骨伤科分会青年委员等学术职务。

(1) 跟师经历：2004—2007年攻读研究生期间，即跟随施杞临证学习。2017年底入选第六批全国老中医药专家学术经验继承工作继承人，正式跟师施杞。在跟师学习中，经施杞推荐，先后到浙江宁波全国名中医叶海及全国名中医、上海石氏伤科石印玉处跟师游学，开阔了学术视野。在施杞指导下，2020年获得了上海中医药大学中医骨伤第二课堂的思政建设项目。

(2) 工作成果：承担上海市海派中医流派传承人才培养项目1项，并获得光华医院"光华之星"和"明日之星"等人才项目，发表《施氏热痹方治疗湿热痹阻型膝骨关节炎滑膜炎的临床观察》《施杞运用膏方在慢性筋骨病治疗中的效果分析》等核心期刊论文7篇，以及 *Fang-Ji-Huang-Qi-Tang Attenuates Degeneration of Early-Stage KOA Mice Related to Promoting Joint Lymphatic Drainage Function* 等SCI论文3篇，参与申请实用新型专利2项，牵头申报实用新型专利1项。

4. 何勇　主任医师，研究生导师，上海中医药大学附属光华医院关节矫形外科主任，现任上海市中西医结合学会关节病专业委员会主任委员，上海市中医药学会运动医学分会副主任委员，上海市中西医结合学会运动医学专业委员会常务委员，上海市医师协会骨科医师分会关节工作组成员，上海市医学会骨科专科分会关节镜学组组员，上海市医师协会骨科医师分会关节工作组成员，上海市医师协会运动医学医师分会委员，上海市中西医结合学会围手术期专业委员会委员，上海市体育科学学会第八届运动医学专业委员会委员等学术职务。2012年获得"上海市青年五四奖章"称号，2015年获得上海市卫生系统第十五届"银蛇奖"提名奖、长宁区"十佳医生"提名奖，2016年获得第九届"长宁十大杰出青年"称号，2017年获得长宁区"第九轮专业技术拔尖人才"称号，2020年获得"2018—2019年度上海中医药大学附属医院优秀科主任"提名奖，2022年获上海中医药大学"优秀研究生导师"称号，同年入选上海市中医药高层次人才引领计划西学中骨干人才经典研修班，2023年获长宁区"领军人才"荣誉称号，2024年获"长宁区域名医"荣誉称号。

(1) 跟师经历：2016—2021年师从施杞，攻读上海中医药大学骨伤科博士学位。在施杞指导下，将推拿、导引等应用于肩袖修补术后的功能康复，解决术后肩关节疼痛、关节僵硬等临床难题（上海市科学技术委员会课题"推拿和导引在关节镜下肩袖修补术后功能康复中的应用研究"),并应用肌骨超声、表面肌电图等方法对其进行客观评价,为制定中西医结合术后康复方案提供了理论基础。

(2) **工作成果**：致力于膝、肩、髋、肘等关节疾病的治疗,在关节疑难疾病的诊治方面具有丰富的经验。自2005年起,在上海市长宁区率先引进开展肩肘关节镜技术。曾至新加坡中央医院和德国慕尼黑大学医学院外科医院进修人工关节置换技术,韩国庆熙大学医学中心进修肩关节外科技术,2012年至以关节外科技术闻名于世的美国特种外科医院(Hospital for Special Surgery)进行学术访问,系统学习了关节外科领域前沿的技术和方法。近年来承担省部级、局级课题10余项,在SCI、核心期刊发表论文30余篇,主译专著《肘关节外科关键技术》,副主译专著《髌股关节疼痛和不稳定：病因、诊断和治疗》,参与编写《现代骨科运动医学》,参与编写国家级继续教育项目教材2册,获实用新型专利2项(第一专利人)、外观专利2项(第一专利人)。2018年起开展反肩置换治疗类风湿关节炎晚期肩关节病变,2019年领衔获批上海市长宁区"肩肘关节病特色专科建设"项目、2022年获批长宁区医学硕博士创新人才基地("肩肘关节病中西医结合治疗")项目,为光华医院肩肘外科的发展打下了良好的基础。光华医院现为上海市肩肘手术最为集中的医院之一,在上海市及华东地区有一定影响力。

5. **孙松涛** 上海中医药大学附属光华医院关节外科副主任医师,上海长宁区"青年岗位能手",上海中医药大学附属光华医院年度优秀教师代表,施杞2017级博士。现任上海市中西医结合学会关节病专业委员会副主任委员,上海市康复学会骨科专业委员会青年委员等职务。

(1) **跟师经历**：2017年孙松涛考取上海中医药大学中医骨伤专业博士,师从施杞和肖涟波。

(2) **工作成果**：主持上海市卫生和计划生育委员会科研课题基金项目"氨甲环酸降低类风湿关节炎单侧全膝置换术后失血量的有效性及安全性研究",主要负责上海市中医药事业发展三年行动计划基金项目"股骨头坏死(骨蚀)的中西医结合临床研究",上海市科学技术委员会基金项目"基于NF-κB信号通路的膝骨关节炎机制研究",上海市中医药事业发展三年行动计划基金项目"膝关节置换围手术期中西医结合快速康复"等。2014年获江浙沪关节外科医师演讲比赛一等奖,2015年获全国关节外科医师演讲比赛三等奖,2016年获上海市长宁区"健康演说家"称号,获得全国骨科医师全能知识竞赛优胜奖。2017年获上海市关节外科学组青年医师演讲比赛一等奖。

6. **高华利** 上海中医药大学附属光华医院综合外科行政主任,副主任医师,硕士研究生导师。现任上海中医运动医学会委员,上海市中西医结合学会骨伤科专业委员会关节学组委员,上海市中西医结合学会关节病专业委员会委员,中国医药教育协会医疗装备发展促进工作委员会委员,中国医药教育协会医疗机器人发展促进分会委员。曾获"上海中医药大学后备业务专家""海外中医人才""光华明日之星"等人才项目支持,获得上海中医药大学优秀青年、长宁区卫生健康系统"最美劳动者"、长宁区卫生健康系统脱贫攻坚嘉奖等荣誉称号。

(1) **跟师经历**：2017—2022年攻读上海中医药大学中医骨伤专业博士学位,师从施杞、肖涟波。

(2) **工作成果**：主持上海市科学技术委员会课题"腕踝针在类风湿关节炎膝关节置换术后多模式镇痛中的作用临床研究"，长宁区卫生计划委员会课题"多模式镇痛在类风湿关节炎患者全膝关节置换围手术期的临床研究"。主要参与项目"骨碎补总黄酮及其联合肿瘤坏死因子α拮抗剂治疗类风湿关节炎骨破坏的基础研究"获 2012 年上海市中西医结合科学技术奖二等奖，"骨碎补总黄酮及其联合肿瘤坏死因子α拮抗剂治疗类风湿关节炎骨破坏的临床和基础研究"获 2014 年中国中西医结合学会科学技术奖三等奖，"自拟蠲痹补肾方对类风湿关节炎炎症及骨破坏的防治作用"获 2020 年中国中医药研究促进会科学进步奖三等奖。获实用新型专利 3 项，参译《肘关节外科关键技术》(Essential Techniques in Elbow Surgery)一书，发表 SCI 及核心期刊论文 10 余篇。

7. **顾玉彪** 甘肃省中医院关节骨三科副主任医师，施杞和肖涟波 2015 级联合招录博士。现任甘肃省康复医学会足踝康复专业委员会常务委员，甘肃省中医药学会骨伤科专业委员会委员，石筱山伤科学术联盟委员。

(1) **跟师经历**：2015 年考取上海中医药大学中医骨伤专业博士，师从施杞和肖涟波，其间发表论文 3 篇。

(2) **工作成果**：主持国家自然基金地区科学基金项目"基于玄府理论血小板源性外泌体 miRNA 对深静脉血栓的影响及活血开玄中药干预机制研究"，甘肃省卫生健康委员会"中医药传承创新平台建设项目"子项目"基于网络药理学指导下陇中健骨通痹方治疗膝骨性关节炎的机制研究"，承担国家中医药行业科研专项"外敷内治制剂与辨证分型分期治疗膝骨关节炎的临床疗效及其相关研究"、甘肃省自然科学基金项目"脂肪干细胞外泌体对关节软骨缺损的修复作用及其机制研究"、兰州市科学技术局人才创新创业专项"活血开玄方干预血小板源性外泌体 miRNA 改善 DVT 的机制研究"、甘肃省卫生健康行业科研计划项目"3D 打印技术辅助全髋关节置换治疗 CroweⅢ-Ⅳ型成人髋关节发育不良的临床研究"等重大课题研究。发表论文多篇，获得甘肃省皇甫谧中医药科技奖二等奖。协助培养硕士研究生 3 名，荣获"西部之光"访问学者，甘肃省陇原"青年英才"，新膝望第二届单髁临床知识与技能大赛最佳人气奖等多项荣誉称号。

8. **钟声** 上海中医药大学附属光华医院关节外科主治医师。施杞 2016 级博士。现任上海市中西医结合医学会健康管理专业委员会青年委员。

(1) **跟师经历**：2016—2019 年，在施杞指导下攻读博士学位，发表《基于数据挖掘的施杞治疗强直性脊柱炎用药规律研究》等多篇论文。读博士期间，在施杞和肖涟波的共同教导下，开展了电针治疗全膝关节置换术后急性疼痛的临床疗效和脊髓上中枢机制研究，被评为上海中医药大学优秀毕业生。2021 年获得上海市优秀住院医师。参加施杞光华名中医工作室两期"名中医骨关节病诊疗经验传承项目"，同时在施杞的指导下，联合上海中医药大学附属龙华医院开展"中医骨伤科学石氏伤科教学学术共同体"教学合作项目。

(2) **工作成果**：发表论文 4 篇，其中 SCI 期刊 3 篇，中文核心期刊 1 篇，参编学术专著 1 部。承担上海市卫生健康委员会青年课题 1 项、上海市长宁区卫生健康委员会青年课题 1 项。2018 年获"中医药传承与创新"上海市研究生学术论坛优秀论文二等奖。2019 年获上海中医药大学优秀毕业生,2021年获得上海市优秀住院医师。2021年,作为第五完成人,研究成果"电针镇痛在全膝关节置换术围手术期的临床疗效及机制研究"获得上海市中西医结合学会科学技术奖一等奖;同年,作为第九完成人,研究成果"现代针灸镇痛在全膝关节置换围手术期加速康复的应用"获得中国中西医结合学会科学技术奖三等奖。

9. **康冰心** 河南中医药大学第一附属医院康复诊疗中心主治医师,河南康复医学会骨与关节青年委员会委员。施杞2018级博士。

(1) **跟师经历**:2018—2021年,跟师施杞攻读博士学位。其间发表多篇SCI论文,并于2021年获得上海中医药大学优秀毕业生。

(2) **工作成果**:作为主要参与人,2021年获得第十四届上海中西医结合科学技术奖一等奖("电针镇痛在全膝关节置换术围手术期的临床疗效及机制研究"项目),中国中西医结合学会科学技术奖三等奖("现代针灸镇痛在全膝关节置换围手术期加速康复的应用"项目)。

10. **许辉** 河南中医药大学副教授,硕士研究生导师。入选河南省2022年度中原英才计划(育才系列),河南省高层次人才(D类)。荣获2023年河南省中医药岗位技能竞赛决赛特等奖。

(1) **跟师经历**:2018—2021年跟随施杞攻读博士学位。其间开展了推拿手法治疗膝骨性关节炎的镇痛效应及中枢机制研究。

(2) **工作成果**:参与完成推拿相关课题3项,以第一发明人获得专利6项,发表SCI论文2篇、中文核心期刊论文6篇,被评为"2021届上海市普通高等学校优秀毕业生"。

11. **赵翅** 河南中医药大学博士后。施杞2019级博士。

(1) **跟师经历**:2019—2022年跟随施杞攻读博士学位。在博士就读期间,临证抄方、侍诊,开展了巨刺电针对全膝关节置换术后急性疼痛的临床观察及中枢机制研究。

(2) **工作成果**:发表SCI论文3篇,中文核心期刊论文4篇,以第一发明人获得专利2项,分别以第四参与者、第五参与者获2021年上海中西医结合科学技术奖一等奖、中国中西医结合学会科学技术奖三等奖,获2021年上海中医药大学研究生学术论坛"骨关节病中西医结合临床研究进展"优秀征文三等奖。

12. **冉磊** 上海中医药大学博士后。施杞2020级博士。

(1) **跟师经历**:2020—2023年跟随施杞攻读博士学位,博士在读时随施杞学习、抄方,系统地学习并总结了施杞防治脊柱、关节等慢性骨病的方法及学术思想。攻读博士阶段开展了中医药治疗类风湿关节炎的临床与基础研究。

(2) **工作成果**:发表SCI及中文核心期刊论文5篇;获专利授权4项,其中发明专利2项。参与国家自然科学基金、上海市自然科学基金等课题4项。被评为上海中医药大学2023届优秀毕业生。以第二参与者获2024年度上海中医药科技成果奖三等奖。

13. **张成波** 复旦大学附属华东医院住院医师。施杞2021级博士。

(1) **跟师经历**:2021—2024年跟随施杞攻读博士学位,读博期间开展了芪桃化瘀方改善全膝关节置换术后深静脉血栓形成前高凝状态的临床与机制研究。

(2) **工作成果**:发表中文核心期刊论文1篇,参与编写国家级专家共识1篇,参与省级会议发言 1 次。2018 年、2019 年、2020 年获国家硕士学业奖学金。

14. **韩海慧** 南京中医药大学博士后,无锡市中医医院骨伤科住院医师。施杞 2021 级博士。

(1) **跟师经历**:2021—2024 年跟随施杞攻读博士学位,就读期间临证抄方、侍诊、教学查房。其间开展了蠲痹强骨方调控 FGFR1 信号通路抑制滑膜血管生成治疗类风湿关节炎的临床及机制研究,探索类风湿关节炎骨破坏治疗新靶点 FGFR1 及其靶向治疗药物。

(2) **工作成果**:博士就读期间发表 SCI 论文 1 篇,中文核心期刊论文 3 篇,国际会议论文收录 2 篇,在"2024 结合医学·上海论坛"大会发言,获优秀论文奖。参与膝骨关节炎中西医结合诊疗专家共识 1 篇(学术秘书)。2018 年获得中国实验动物学会优秀论文奖,2017 年、2018 年、2019 年获国家硕士学业奖学金。

第三节 上海市中医药研究院中西医结合关节炎研究所施杞名中医工作室简介

一、工作室情况介绍

上海市中医药研究院中西医结合关节炎研究所施杞名中医工作室于 2014 年 12 月 10 日在上海中医药大学附属光华医院成立。工作室的成立,为施杞在光华医院的临床带教以及博士研究生的培养等提供了平台。

2018 年光华卓越 PI 项目"名中医骨关节病诊治经验传承研究"启动。据不完全统计,施杞带领的光华项目团队,2018 年共发表表论文 17 篇,其中 SCI 论文 4 篇;出版专著 4 部;中标科研课题 5 项。2020 年第二批光华卓越 PI 项目启动。对于第二批项目,施杞要求要利用好光华医院的关节病的品牌资源,做好医、教、研工作;突出中西医结合特色,将传统性与时代性相结合,出版学术专著;总结常见病和常用方,配以医案,形成系列方;通过第二批 PI 项目建设,培养一支光华医院的人才队伍。对人才培养项目,要分类培养,三年上一个坡度,五年形成人才队伍。

二、工作室取得的成绩

由施杞承担的第一期光华卓越 PI 项目"名中医骨关节病诊治经验传承研究"2016 年 5 月立项,到 2019 年 8 月圆满完成建设任务,取得了以下丰硕成果。

2016 年 3 月 8 日,施杞在光华医院特需门诊正式开设,《新民晚报》进行报道,标志着工作室日常工作正式开展。2016 年 8 月 2 日,光华医院"施杞名中医工作室"正式申报"2016 年全国名老中医药专家传承工作室"建设项目。2016 年 8 月 25 日,施杞创立的"施氏十二字养生功"申报并最终中标上海市长宁区文化项目。2016 年 11 月 1 日,施杞光华医院膏方门诊正式开诊。

1. 部分中标课题

(1) 上海市临床重点专科建设项目"中西医结合骨关节病科",负责人:肖涟波。

(2) 上海市卫生健康委员会课题"施氏'整颈三步九法'配合益气化瘀补肾方治疗神经根型颈椎病的临床研究",负责人:程少丹。

(3) 上海市体育局课题"银质针联合康复功能锻炼对肩袖损伤患者运动功能康复的临床疗效研究",负责人:程少丹。

(4) 上海市科学技术委员会项目"针刀镜治疗重度肩周炎的临床研究",负责人:程少丹。

(5) 上海中医药大学研究生"创新能力培养"专项科研项目"电针治疗全膝关节置换术后急性疼痛的随机对照研究",负责人:钟声。

(6) 上海市科学技术委员会项目"基于NF-κB信号通路的手法治疗膝关节骨性关节炎的临床研究",负责人:肖涟波。

(7) 上海市卫生健康委员会中医临床优势培育项目"骨蚀(股骨头坏死)",负责人:肖涟波。

(8) 上海市"进一步加快中医药事业发展三年行动计划"项目"人工膝关节置换术围手术期中西医结合快速康复",负责人:肖涟波。

(9) 上海市科学技术委员会项目"补肾活血汤对股骨头坏死的临床疗效研究",负责人:肖涟波。

(10) 上海申康医院发展中心横向课题"针灸治疗膝骨关节炎多中心临床研究",负责人:肖涟波。

(11) 上海市科学技术委员会课题"推拿和导引在关节镜下肩袖修补术后功能康复中的应用研究",负责人:何勇。

(12) 上海市卫生健康委员会课题"中医手法联合关节镜下松解治疗重度肩凝症",负责人:何勇。

(13) 上海中医药大学课题"膝关节新型骨水泥间隔器制备装置的开发和临床应用研究",负责人:何勇。

(14) 上海中医药大学研究生"创新能力培养"专项科研项目"巨刺法对单侧全膝关节置换术后镇痛及康复的临床研究",负责人:黄海。

2. 部分发表论文

(1) 肖涟波,席智杰,程少丹,等.施杞教授从"热毒痹"论治急性期类风湿关节炎[J].上海中医药杂志,2017,51(12):1-4.

(2) 张洋,程少丹,葛程,等.整颈三步九法结合中药治疗神经根型颈椎病的临床研究[J].中国中医骨伤科杂志,2018,26(6):34-37.

(3) 程少丹,葛程,张洋,等.弧刃针刀结合手法治疗中度肩关节周围炎临床研究[J].现代中西医结合杂志,2018,27(13):1369-1371,1414.

(4) 程少丹,刘猛,张洋,等.针刀镜治疗膝骨关节炎的临床研究[J].中国中医骨伤科杂志,2018,26(1):21-24.

(5) 程杨,程少丹,葛程,等.《金匮要略》风湿病论述探析[J].风湿病与关节炎,2018,7(9):47-51.

(6) 程杨,程少丹,葛程,等.肩关节周围炎的中医药治疗进展[J].实用疼痛学杂志,

2018,14(3)：225-229.

（7）Ma YH. Clinical Efficacy of Arthroscope-Assisted Treatment for Traumatic Synovitis of Knee Joint[J]. Int J Clin Exp Med，2018，11(2)：747-752.

（8）马迎辉.健骨注射液肩峰下注射配合关节镜肩峰下间隙减压术对肩峰撞击综合征患者肩关节功能的影响[J].现代中西医结合杂志,2018,27(22)：2415-2418.

（9）王学昌,马迎存,曹楠,等.弧刃针治疗胸小肌综合征41例临床报告[J].中国疼痛医学杂志,2019,4：318-320.

（10）王学昌,程少丹,马迎存,等.弧刃针联合口服镇痛药治疗胸背部带状疱疹后神经痛的效果[J].实用疼痛学杂志,2019,15(5)：179-206.

（11）程杨,程少丹,葛程,等.超声在肩关节周围炎诊疗中的应用进展[J].中国中医骨伤科杂志,2019,27(7)：81-84.

（12）马迎辉.中医手法联合硫酸氨基葡萄糖治疗膝关节骨关节炎的临床观察[J].世界中医药杂志,2018,13(9)：2296-2298.

（13）马迎辉.自拟中药熏蒸对重度类风湿膝关节炎人工膝关节置换术后患者康复疗效及高凝状态和血清炎性因子的影响[J].现代中西医结合杂志,2017,26(36)：4084-4087.

（14）马迎辉.针灸结合中药治疗膝骨关节炎的疗效观察[J].世界最新医学信息文摘,2017,17(34)：155-156.

（15）马迎辉.类风湿关节炎性平足症与拇长屈肌腱病变的关系[J].实用临床医药杂志,2017,21(21)：68-70.

（16）He Y, Boettner F, Xiao LB, et al. What Percentage of Patients is Candidate for Unicompartmental Knee Replacement at a Chinese Arthroplasty Center[J]. The Open Orthopaedics Journal，2018，12：17-23.

（17）何勇,张乾,高华利,等.类风湿关节炎软骨下骨水肿的影像学研究[J].中国矫形外科杂志,2019,27(5)：421-425.

（18）Zhai TH, Gao CX, Huo RF, et al. Cyr61 Participates in the Pathogenesis of Rheumatoid Arthritis via Promoting MMP-3 Expression by Fibroblast-like Synoviocytes[J]. Modern Rheumatology，2016，27(3)：466-475.

（19）Wu XH, He B, Liu J, et al. Molecular Insight into Gut Microbiota and Rheumatoid Arthritis[J]. International Journal of Molecular Sciences，2016，17(3)：431.

（20）Zhang L, Kong SY, Zheng ZQ, et al. Novel Compound Derived from Garcinia Nujiangensis, Induces Caspase-Dependent Apoptosis in Cervical Cancer through the ROS/JNK Pathway[J]. Molecules，2016，21(10)，1360.

（21）肖涟波,张昀,何勇,等,柚皮苷抑制胶原诱导小鼠关节炎症作用机制的实验研究[J].中国骨与关节损伤杂志,2016,31(3)：285-288.

（22）郑林,肖涟波.HIF-1a和VEGF在类风湿关节炎中的作用[J].现代免疫学,2016(2)：162-165.

（23）高华利,肖涟波,翟伟韬,等.多模式镇痛与静脉自控镇痛对类风湿关节炎全膝关节置换术围手术期镇痛效果的病例对照研究[J].中国骨伤,2017,30(4):356-359.

(24)解骏,肖涟波,黄新星.双膦酸盐及其联合甲氨蝶呤对CIA大鼠炎症与骨破坏影响的研究[J].中国骨质疏松杂志,2017,23(4):445-451.

(25)郑林,肖涟波.两种唑来磷酸钠注射液治疗骨质疏松患者临床研究[J].中国骨质疏松杂志,2017,23(7):908-911.

(26) Kang H, Yang K, Xiao LB, et al. Osteoblast Hypoxia-Inducible Factor-1α Pathway Activation Restrains Osteoclastogenesis via the Interleukin-33-MicroRNA-34a-notch1 Pathway[J]. Frontiers in Immunology, 2017, 8: 1312.

(27) Miao P, Zhou XW, Wang P, et al. Regulatory Effect of Anti-gp130 Functional mAb on IL-6 Mediated RANKL and Wnt5a Expression through JAK - STAT3 Signaling Pathway in FLS[J]. Oncotarget, 2018, 9(29): 20366-20376.

(28)顾玉彪,冯辉,郑林,等.加味血府逐瘀汤联合利伐沙班对全膝关节置换术后深静脉血栓发生的影响[J].中医杂志,2018,59(18):1578-1582.

(29)孙松涛,肖涟波.术后追加应用氨甲环酸对类风湿关节炎全膝关节置换术后失血量的影响[J].广西医学,2018,40(9):1012-1016.

(30)高晨鑫,孙松涛,解骏,等.后稳定型与后交叉韧带保留型膝关节假体在人工膝关节置换术后的早期临床疗效比较分析[J].生物骨科材料与临床研究,2018,15(2):68-70.

(31)顾钧青,梁永瑛,吕瑛,等.指压阳明经穴为主治疗膝关节置换术后功能康复疗效观察[J].上海针灸杂志,2017,36(11):1348-1351.

(32)顾玉彪,肖涟波,冯辉,等.中医药预防人工关节置换术后深静脉血栓的研究进展[J].时珍国医国药,2017,28(10):2501-2503.

(33) Zhang H, Jiang JM, Zheng D, et al. A Multidimensional Analytical Approach Based on Time-Decoupled Online Comprehensive Two-Dimensional Liquid Chromatography Coupled with ion Mobility Quadrupole Time-of-Flight Mass Spectrometry for the Analysis of Ginsenosides from White and Red Ginsengs[J]. Journal of Pharmaceutical and Biomedical Analysis, 2019, 163: 24-33.

(34) Zhong S, Huang H, Xie J, et al. Application of Electroacupuncture for Postoperative Pain Management after Total Knee Arthroplasty: A Study Protocol for a Single blinded, Randomised Placebocontrolled Trial[J]. BMJ Open, 2019, 9: e026084.

(35) Li YL, Chu LX, Li XM, et al. Efficacy of Different-Frequency TEAS on Acute Pain after the Total Knee Arthroplasty: A Study Protocol for a Parallel Group Randomized Trial[J]. Trials, 2019, 20: 306.

(36)钟声,顾玉彪,谢俊,等.基于数据挖掘的施杞治疗强直性脊柱炎用药规律研究[J].中国中医药信息杂志,2019,26(5):109-113.

(37)徐浩,王滕腾,齐晓凤,等.近红外光谱吲哚菁绿成像系统在关节炎小鼠淋巴回流检测中的应用[J].世界科学技术—中医药现代化,2016,18(11):1862-1868.

(38)韩海慧,王小斌,梁倩倩,等.淋巴管系统与骨性关节炎的相关性研究进展[J].中华中医药杂志.2019,34(10):1-4.

(39) Yi NX, Zhou LY, Wang XY, et al. MK-801 Attenuates Lesion Expansion Following Acute Brain Injury in Rats: A Meta-Analysis [J]. Neural Regeneration Research, 2019, 6: 1919-1931.

3. 部分出版专著

(1)《中医骨内科学》,人民卫生出版社,2018年12月出版,主编施杞,副主编肖涟波,编委程少丹。

(2)《肘关节外科关键技术》,上海科学技术出版社,2018年出版,主审肖涟波。

(3)《现代关节置换术-加速康复与围手术期管理》,人民卫生出版社,2018年出版,编委肖涟波。

(4)《骨伤科中成药应用咨询》,上海交通大学出版社,2018年10月出版,主编程少丹。

(5)《实用针刀临床实践》,上海科学技术出版社,2018年10月出版,副主编程少丹。

(6)《肘关节外科关键技术》,上海科学技术出版社,2018年出版,主审肖涟波,主译何勇。

(7)《现代关节置换术加速康复与围术期管理》,人民卫生出版社,2017年3月出版,编委肖涟波。

(8)《名医支招精准防治骨质疏松》,上海科学技术出版社,2017年3月出版,编委肖涟波。

(9)《风湿免疫性疾病综合征》,人民卫生出版社,2018年5月出版,编委肖涟波。

4. 出版教材

《医师考核培训规范教程中医骨伤科分册》,上海科学技术出版社,2018年出版,编委肖涟波。

5. 奖励及荣誉称号

(1)施杞创立的"施氏十二字养生功"申报并最终中标上海市长宁区文化项目。

(2)《骨伤科疼痛疾病术后康复咨询》获第七届上海康复医学科技奖康复科普作品奖(程少丹)。

(3)《筋酸骨痛怎么办——施杞教你养筋骨》获中国中西医结合科学技术奖科普奖(程少丹)。

(4)程少丹被评为上海中医药大学附属医院优秀科主任。

(5)程少丹获得上海市卫生健康系统"青年五四奖章"。

(6)肖涟波被评为上海市长宁区第二届名医。

(7)何勇被评为上海市长宁区第九轮拔尖人才。

第四节 石氏伤科流派施杞传承病房简介

一、传承病房建设要求

中医骨内科学是一门防治外伤及其内损所造成的人体各种病证的应用科学。这类疾病和症候群的形成有其不同的外因和内因,如常见的六淫外邪侵袭、各类损伤及劳损,以及内伤气血、脏腑、经络,从而出现各种临床急慢性损伤性疾病及全身和局部的慢性自然退变性疾病。除了暴力性或各种急性外伤,大多数骨关节疾病均以慢性发病为特征。总体而言,仍然是基于人体的阴阳失衡、五行失调,在不同的体质状态下,出现的个体局部或全身的异常病态。往往病证在体表四肢而病原在身体内部。人体在生、长、壮、老、已的过程中有其不同的生理变化,随之产生的疾病在不同生命阶段,虽有其不同的病理特点,但又是互相联系的。因此,这类疾病或症候群的健康管理是一个系统工程,借鉴"生物-心理-社会-环境"相结合的现代医学模式,当前仍然以防治为中心,实现预防、保健、治疗、康复、养生五位一体贯通,形成独特的生命维护体系。在临床上,五位贯通具体体现在:

1. **医理贯通** 预防、保健、治疗、康复、养生分属临证的不同阶段,尤以治未病为其核心思想。《素问·四气调神大论》中指出:"圣人不治已病治未病,不治已乱治未乱……夫病已成而后药之,乱已成而后治之,譬犹渴而穿井,斗而铸锥,不亦晚乎!""治未病"是中医学重要的学术思想。"治"即管理、治理之义。"治未病"就是采取相应措施,维护健康,防止疾病的发生与发展。"治未病"涵盖"未病先防、主动健身、既病防变、瘥后防复、养生防衰"五个层次,强调人们应该注重保养身体,健身防病,培养正气,提高机体的抗邪能力。在此思想下,以"十三科一理贯之"为准则,贯通于中医骨内科学各病证的全过程。达到未病先防,既病防变,以及病愈防复之目的。

2. **医技结合** 中医学经过数千年的传承和历代各家学术流派的弘扬发展,积累了丰富的中医骨内科治法方技,其防治特点以药物、手法、针灸、练功互相参合,因时、因地、因人制宜,相互施用,充分发挥其相辅相成的组合优势,形成众多医家共识,制定可行的临证规范和指南。

3. **医患协同** 中医骨内科学是服务于全社会的一个临床学科。因此,应推动中医骨内科学的学科建设和发展,充分运用中医药的五大优势资源,提高民众体质和健康水平服务,以实现其社会价值。在这一过程中,要坚持以医者为主导,患者(受众)为主体,医院为主轴,社区为主场,家庭为基础,防治结合,"预防、保健、治疗、康复、养生"整体性"治未病"思想指导、相得益彰,加强健康知识普及教育和实训指导,循循善诱,达到医患协同、持之以恒、相向而行的目的,从而建造起全民族的健康大厦,为人类的健康做出应有的贡献。

二、传承病房建设方案(三年)

1. **建设方略** 以传承弘扬石氏伤科并创新性发展、创造性转化为宗旨,以理论联系实际、经典回归临床,医、教、研协同推进为纽带,以慢性筋骨病为重点,构建中医骨内科学理论体系和临证预防、保健、治疗、康复、养生五位一体技术体系,形成重点病种门诊、病房、康复相结合的规范方案。

2. **建设内容**

(1) **理论构建**:挖掘、传承石氏伤科流派学术思想基本要素,完善中医骨内科学基本理论要素、学术思想、学科特色、实践优势,探索两者相通相融的可行性和必然性。

(2) **技术体系**:① 中药内服:经典名方、石氏名方、施杞验方。② 中药外用:石氏常用膏、散、敷药创新外用。③ 手法：三步九法及其他手法。④ 针灸应用。⑤ 小针刀应用。⑥ 导引。

(3) 重点病种特色治疗方案：骨折延迟愈合、颈肩腰腿痛、类风湿关节炎、强直性脊柱炎。

三、传承病房建设实践

2020年10月30日，石氏伤科流派施杞传承病房在上海中医药大学附属光华医院康复科病房成立。施杞在学科建设、科研教学、临床工作、适宜技术、人才培养、石氏伤科文化传承与推广等方面对于康复科团队进行指导、协助和帮带。尤其是在学术流派传承框架下定期查房、进行疑难杂症会诊，在临床上加强适宜技术推广，进一步有效提升了学科诊疗能力和服务能级。2020年12月1日石氏伤科流派施杞传承病房建设启动。施杞指出，我们建设的传承病房，要有浓厚的传承氛围，患者、学生一进入病房，就要感受到石氏伤科的文化和特色。石氏伤科流派施杞传承病房所用的方药体现了石氏伤科的学术思想，以《石筱山伤科学》所载方药以及施杞经验方为基础进行创新应用。传承病房在中药内服、外敷等传统治疗基础上，充分发挥科室手法、针灸、小针刀以及导引的特色优势，形成"内科外科化，外科微创化，治疗一体化，康复全程化，中西结合化"的专长。传承病房通过规范治疗，盲法对照，严谨研究，形成可复制的光华经验，进行推广应用。

第五节　国医大师施杞长宁传承工作室简介

2022年9月27日，"国医大师施杞长宁传承工作室"在上海中医药大学附属光华医院揭牌。工作室要在未来3年或6年两个建设周期内，以光华医院为基地，建成一个临床传承基地，以传承病房、特色门诊为核心，以施杞学术思想整体论治慢性筋骨病，以"双调一通"的实践和技术，形成临床路径，形成可复制、可推广的模式，彰显中医药的特色和优势。创建"创新性发展的科研基地"，以"双向转化"的思路为基础，联合上海中医药大学附属龙华医院脊柱病研究所和光华医院关节病研究所，强强联合，聚焦中药的基础理论和临床应用，"气血""痰瘀""肾主骨"三个方向继续发展，寻找新的转换点，培育新的增长点。形成一个人才培育基地：一是继续培养研究生，二是推动光华医院乃至长宁区的中医中青年医师获得更多的人才项目，使他们成长为新一代的学术骨干。利用培育基地，线上、线下开展一些学术交流和知识普及。总而言之，希望在建设期间，能够获得一批科研项目，获得一些奖项，发表更高级别的论文，编著2~3本专著。

主要参考文献

[1] 施杞.中医骨内科学[M].北京:人民卫生出版社,2018:7-8.

[2] 路志正,焦树德.实用中医风湿病学[M].北京:人民卫生出版社,1996:246-247.

[3] 许崇卿,齐晓凤,施杞,等.类风湿关节炎之"痹"证外邪的现代理解[J].世界科学技术-中医药现代化,2016,18(11):1883-1890.

[4] Aletaha D, Smolen JS. Diagnosis and Management of Rheumatoid Arthritis: A Review[J]. JAMA, 2018, 320(13): 1360-1372.

[5] Saolen JS, Aletaha D, Barton A, et al. Rheumatoid Arthritis[J]. Nat Rev Dis Primers, 2018, 4: 18001.

[6] 郭从嘉,吴国泰,高慧琴,等.秦艽、威灵仙组分配伍对类风湿关节炎模型大鼠血清炎症因子及踝关节 NF-κB、VEGF 表达的影响[J].中国实验方剂学杂志,2023,29(11):53-63.

[7] 贺叶彬,胡鲲,苏军,等.贵州省黔南州农村少数民族 20~79 岁居民类风湿关节炎流行病学调查[J].现代预防医学,2020,47(2):219-222,227.

[8] Lir, Sun J, Ren LM, et al. Epidemiology of Eight Common Rheumatic Diseases in China: A Large-Scale Cross-Sectional Survey in Beijing[J]. Rheumatology(Oxford), 2012, 51(4): 721-729.

[9] 张奉春,栗占国.内科学风湿免疫科分册[M].北京:人民卫生出版社,2015:117.

[10] Gil-Conesa M, Del-Moral-Luque JA, Gil-Prieto R, et al. Hospitalization Burden and Comorbidities of Patients with Rheumatoid Arthritis in Spain during the Period 2002-2017[J]. BMC Health Serv Res, 2020, 20(1): 374.

[11] Clegg DO, Ward JR. Diagnostic Criteria in Rheumatoid Arthritis[J]. Scand J Rheumatol, 1987, 65: 3-11.

[12] Jones AC, Kavanaugh AF, Walker DJ. Rheumatology and Work[J]. Rheumatology (Oxford), 2010, 49(11): 2007-2009.

[13] Colebatch AN, Edwards CJ, Stergaard M, et al. EULAR Recommendations for the Use of Imaging of the Joints in the Clinical Management of Rheumatoid Arthritis[J]. Ann Rheem Dis, 2013, 72(6): 804-814.

[14] 中华医学会风湿病学分会.2018 中国类风湿关节炎诊疗指南[J].中华内科杂志,2018,

57(4)：242-251.

[15] Davis JM, Matteson EL. My Treatment Approach to Rheumatoid Arthritis[J]. Mayo Clin Proc, 2012, 87(7)：659-673.

[16] 杨仲岳,陈晓梅,石亚妹,等.中性粒细胞/淋巴细胞、血小板/淋巴细胞比值在类风湿关节炎中的研究进展[J].中华医学杂志,2020,100(47)：3818-3820.

[17] 中华医学会风湿病学分会.类风湿关节炎诊断及治疗指南[J].中华风湿病学杂志,2010,14(4)：265-270.

[18] 中华中医药学会风湿病分会.类风湿关节炎病证结合诊疗指南[J].中医杂志,2018,59(20)：1794-1800.

[19] 世界中医药学会联合会,中华中医药学会.国际中医临床实践指南类风湿关节炎[J].世界中医药,2020,15(20)：3160-316.

[20] 《中成药治疗优势病种临床应用指南》标准化项目组.中成药治疗类风湿关节炎临床应用指南（2022年）[J].中国中西医结合杂志,2023,43(3)：261-273.

[21] 龚春燕,敖华蓉,王萌萌,等.金骨莲胶囊治疗痹阻型类风湿关节炎的临床疗效[J].临床合理用药杂志,2018,11(16)：18-19.

[22] 林昌松,杨岫岩,戴冽,等.昆仙胶囊治疗类风湿关节炎多中心临床研究[J].中国中西医结合杂志,2011,31(6)：769-774.

[23] 崔莉莉,许春芳,鄢红霞,等.昆仙胶囊临床应用的研究进展[J].世界中医药,2021,16(11)：1754-1758.

[24] 国家中医药管理局.中成药临床应用指导原则[N].中国中医药报,2010-07-02(3).

[25] 孙成磊,王彩虹,李祥,等.金藤清痹颗粒治疗类风湿关节炎疗效观察[J].中国老年保健医学,2018,12(6)：61-63.

[26] 曾立清.小活络丸加减治疗类风湿关节炎临床观察[J].中医临床研究,2015,7(34)：20-22.

[27] 秦克枫,张进川,朱太泳.瘀血痹胶囊治疗瘀血痹阻型风湿病的临床观察[J].中医正骨,2002,14(7)：10-12.

[28] 张冬梅,李宝丽.痹祺胶囊治疗胶原诱导型关节炎大鼠的作用机制研究[J].中草药,2021,53(4)：1059-1062.

[29] 闫国强,张倩,张俊艳,等.基于JAK2/STAT3信号通路探讨通痹胶囊治疗类风湿关节炎的作用机制[J].中南药学,2021,19(1)：25-29.

[30] 唐福林.类风湿关节炎的诊治和预后[J].临床内科杂志,2004,21(3)：148-151.

[31] 孙羽,刘其明,赵庆华,等.类风湿关节炎患者脊柱骨质疏松性骨折的危险因素分析[J].中华医学杂志,2015,95(35)：2825-2828.

[32] Adami G, Saag KG. Osteoporosis Pathophysiology, Epidemiology, and Screening in Rheumatoid Arhtritis[J]. Curr Rheumatol Rep, 2019, 21(7)：34.

[33] Tong JJ, Xu SQ, Zong HX, et al. Prevalence and Risk Factors Associated with Vertebral Osteoporotic Fractures in Patients with Rheumatoid Arthritis[J]. Clin

Rheumatol,2020,39(2):357-364.

[34] Cassone G, Manfredi A, Vacchi C, et la. Treatment of Rheumatoid Arthritis-Associated Interstitial Lung Disease: Lights and Shadows[J]. J Clin Med, 2020, 9(4):1082.

[35] 李鸿斌,白莉,吴庆军,等.类风湿关节炎患者合并心脑血管病的危险性分析[J].中华医学杂志,2006,86(25):1769-1773.

[36] Avina-Zubieta JA, Thomas J, Sadatsafavi M, et al. Risk of Incident Cardio Vascular Events in Patients with Rheumatoid Arthritis: A Meta-Analysis of Observational Studies[J]. Ann Rheum Dis, 2012, 71(9):1524-1529.

[37] Semb AG, Ikdahi E, Wibetoe G, et al. Atherosclerotic Cardiovascular Disease Prevention in Rheumatoid Arthritis[J]. Nat Rev Rheumatol, 2020, 16(7):361-379.

[38] 张警丰,叶修玲,段萌,等.老年与青壮年发病类风湿关节炎的临床特点比较[J].中华医学杂志,2020,100(47):3788-3792.

[39] 洪小凤,胡周静.认知护理与肢体康复指导对类风湿关节炎患者的干预效果观察[J].现代中西医结合杂志,2021,30(18):2031-2034.

[40] 田媛媛.音乐疗法在类风湿关节炎患者护理中的应用[J].中国城乡企业卫生,2020,35(11):108-109.

[41] 王静莲,赵秀兰.类风湿关节炎患者饮食调护体会[J].光明中医,2015,30(9):2002-2004.

[42] 世界中医药学会联合会骨质疏松专业委员会,上海中医药大学附属龙华医院,中日友好医院,等.类风湿关节炎中西医结合诊疗专家共识[J].世界中医药,2023,18(7):923-928,935.

[42] Rashki Kemmak A, Aboutorabi A, Alipour V. Economic Evaluation of Rivaroxaban Versus Enoxaparin for Prevention of Venous Thromboembolism after Total Knee Replacement and Total Hip Replacement: A Systematic Review[J]. Clin Drug Investig, 2020, 40:715-725.

[43] 钱文伟,翁习生,常晓,等.人工髋关节置换后深静脉血栓形成影响因素的回顾分析[J].中国组织工程研究,2012,16(4):622-625.

[44] 尹知训,余楠生,卢伟杰,等.初始全髋关节置换术静脉血栓栓塞症预防的临床研究[J].中国骨与关节外科,2013,6(S1):57-60.

[45] 彭慧明,翁习生,翟吉良,等.初次全膝关节成形术后常规抗凝患者症状性静脉血栓症发生率的调查研究[J].中国骨与关节外科,2014,7(2):101-104,133.

[46] David J Hunter, Sita Bierma-Zeinstra. Osteoarthritis[J]. Lancet, 2019, 393:1745-1759.

[47] 周宗科,廖刃,唐佩福,等.中国骨科手术加速康复围手术期疼痛管理指南[J].中华骨与关节外科杂志,2019, 12:929-938.

[48] Urien L, Wang J. Top-Down Cortical Control of Acute and Chronic Pain[J].

Psychosomatic Medicine, 2019, 81(9): 851-858.

[49] 王坤正. 拥有好关节走好健康长寿每一步[J]. 健康指南, 2019, 5: 4-7.

[50] Price AJ, Abtin A, Anders T, et al. Knee Replacement[J]. Lancet, 2018, 392: 1672-1682.

[51] Urien L, Wang J. Top-Down Cortical Control of Acute and Chronic Pain[J]. Psychosomatic Medicine, 2019, 81(9): 851-858.

[52] Huang T, Lin SH, Malewicz NM, et al. Identifying the Pathways Required for Coping Behaviours Associated with Sustained Pain[J]. Nature, 2019, 565(7737): 86-90.

[53] Davis KD, Flor H, Greely HT, et al. Brain Imaging Tests for Chronic Pain: Medical, Legal and Ethical Issues and Recommendations[J]. Nature Reviews Neurology, 2017, 13(10): 624-638.

[54] Han JS. Acupuncture Analgesia: Areas of Consensus and Controversy[J]. Pain, 2011, 152(3S): S41-48.

[55] Kuner R, Flor H. Structural Plasticity and Reorganisation in Chronic Pain[J]. Nature Reviews Neuroscience, 2017, 18(2): 113.

[56] Zhao ZQ. Neural Mechanism Underlying Acupuncture Analgesia[J]. Prog Neurobiol, 2008, 85(4): 355-375.

[57] Weiser TG, Regenbogen SE, Thompson KD, et al. An Estimation of the Global Volume of Surgery: A Modelling Strategy Based on Available Data[J]. Lancet, 2008, 372(9633): 139-144.

[58] Meibner W, Komann M, Erlenwein J, et al. The Quality of Postoperative Pain Therapy in German Hospitals[J]. Deutsches Arzteblatt International, 2017, 114(10): 161-167.

[59] Gerbershagen H, Pogatzki-Zahn E, Aduckathil S, et al. Procedure-Specific Risk Factor Analysis for the Development of Severe Postoperative Pain[J]. 2014, 120(5): 1237-1245.

[60] Chan E, Blyth F, Cheow S, et al. Postoperative Pain Following Hospital Discharge after Knee Replacement Surgery: A Patient Survey[J]. Pain Management, 2013, 3(3): 177-188.

[61] Bei-Bei Huo, Jun Shen, Xu-Yun Hua, et al. Alteration of Metabolic Connectivity in a Unique Rat Model of Deafferentation Pain: A 18F-FDG PET/CT Study[J]. Journal of Neurosurgery, 2019, 132(4): 1295-1303.

[82] Kuner R, Flor H. Structural Plasticity and Reorganisation in Chronic Pain[J]. Nature Reviews Neuroscience, 2017, 18(2): 113.

[83] Zhao ZQ. Neural Mechanism Underlying Acupuncture Analgesia[J]. Prog Neurobiol, 2008, 85(4): 355-375.

[84] Chen Q, Heinricher MM. Descending Control Mechanisms and Chronic Pain[J]. Curr Rheumatol Rep, 2019, 21(5): 13.

[85] Tobaldini G, Sardi NF, Guilhen VA, et al. Pain Inhibits Pain: An Ascending-Descending Pain Modulation Pathway Linking Mesolimbic and Classical Descending Mechanisms[J]. Mol Neurobiol, 2019, 56(2): 1000-1013.

[86] Chieng B, Christie MJ. Hyperpolarization by Opioids Acting on Mu-receptors of a Sub-population of Rat Periaqueductal Gray Neurones in Vitro[J]. British Journal of Pharmacology, 1994, 113(1): 121-128.

[87] Cappoli N, Tabolacci E, Aceto P, et al. The Emerging Role of the BDNF-TrkB Signaling Pathway in the Modulation of Pain Perception[J]. J Neuroimmunol, 2020, 15(349): 577406.

[88] Huang EJ, Reichardt LF. Trk Receptors: Roles in Neuronal Signal Transduction [J]. Annual Review of Biochemistry, 2003, 72(1): 609-642.

[89] Bramham CR, Messaoudi E. BDNF Function in Adult Synaptic Plasticity: The Synaptic Consolidation Hypothesis[J]. Progress in Neurobiology, 2005, 76(2): 99-125.

[90] Obata K, Noguchi K. BDNF in Sensory Neurons and Chronic Pain[J]. Neuroscience Research, 2006, 55(1): 1-10.

[91] 中国康复技术转化及发展促进会,中国研究型医院学会关节外科学专业委员会,中国医疗保健国际交流促进会关节疾病防治分会,等. 中国骨科手术加速康复围手术期氨甲环酸与抗凝血药应用的专家共识[J]. 中华骨与关节外科杂志,2019,12(2):81-88.

[100] Klug A, Gramlich Y, Rudert M, et al. The Projected Volume of Primary and Revision Total Knee Arthroplasty will Place an Immense Burden on Future Health Care Systems over the Next 30 Years[J]. Knee Surg Sports Traumatol Arthrosc, 2021, 29(10): 3287-3298.

[101] Carr AJ, Robertsson O, Graves S, et al. Knee Replacement[J]. Lancet, 2012, 379 (9823): 1331-1340.

[102] 洪坤豪,刘军,潘建科,等. 人工全膝关节置换术后下肢肿胀原因分析与治疗[J]. 按摩与康复医学,2015,6(11):8-10.

[103] Loyd BJ, Kittelson AJ, Forster J, et al. Development of a Reference Chart to Monitor Postoperative Swelling Following Total Knee Arthroplasty[J]. Disabil Rehabil, 2020, 42(12): 1767-1774.

[104] Szots K, Pedersen PU, Hordam B, et al. Physical Health Problems Experienced in the Early Postoperative Recovery Period Following Total Knee Replacement[J]. Int J Orthop Trauma Nurs, 2015, 19(1): 36-44.

[105] Pua YH. The Time Course of Knee Swelling Post Total Knee Arthroplasty and Its Associations with Quadriceps Strength and Gait Speed[J]. J Arthroplasty, 2015, 30

(7): 1215-1219.

[106] Rahmann AE, Brauer SG, Nitz JC. A Specific Inpatient Aquatic Physiotherapy Program Improves Strength after Total Hip or Knee Replacement Surgery: A Randomized Controlled Trial[J]. Arch Phys Med Rehabil, 2009, 90(5): 745-755.

[107] Wood TJ, Petruccelli DT, Tushinski DM, et al. Nuisance Symptoms in Total Joint Arthroplasty: Prevalence and Impact on Patient Satisfaction[J]. J Arthroplasty, 2020, 35(3): 661-670.

[108] Christensen JC, Kittelson AJ, Loyd BJ, et al. Characteristics of Young and Lower Functioning Patients Following Total Knee Arthroplasty: A Retrospective Study [J]. BMC Musculoskelet Disord, 2019, 20(1): 483.

[109] Snyder MA, Sympson AN, Scheuerman CM, et al. Efficacy in Deep Vein Thrombosis Prevention With Extended Mechanical Compression Device Therapy and Prophylactic Aspirin Following Total Knee Arthroplasty: A Randomized Control Trial[J]. J Arthroplasty, 2017, 32(5): 1478-1482.

[110] Yu GV, Schubert EK, Khoury WE. The Jones Compression Bandage: Review and Clinical Applications[J]. J Am Podiatr Med Assoc, 2002, 92(4): 221-231.

[111] Tornetta PR. Competence of the Deltoid Ligament in Bimalleolar Ankle Fractures after Medial Malleolar Fixation[J]. J Bone Joint Surg Am, 2000, 82(6): 843-848.

[112] 高福强,李子剑,张克,等. 初次全膝关节置换术后肢体肿胀的影响因素研究[J]. 中国矫形外科杂志,2011,19(9):724-727.

[113] Friedman RJ, Hess S, Berkowitz SD, et al. Complication Rates after Hip or Knee Arthroplasty in Morbidly Obese Patients[J]. Clin Orthop Relat Res, 2013, 471(10): 3358-3366.

[114] 王予彬,贺忱. 创伤及手术后肢体肿胀的机制[J]. 中华医学信息导报,2003(7):21.

[115] Ishii Y, Noguchi H, Takeda M, et al. Characteristics and Significance of Fever during 4 Weeks after Primary Total Knee Arthroplasty[J]. Arch Orthop Trauma Surg, 2014, 134(5): 707-712.

[116] 吴贞谦. 中医治疗36例骨伤后期肢体肿胀的临床疗效分析[J]. 中国医药指南,2012,10(33):625-626.

[117] 朱孔瑞. 早期间断夹闭引流管对膝骨关节炎患者TKA术后出血量及肢体肿胀的影响[J]. 系统医学,2022,7(14):79-83.

[118] Miyagi J, Funabashi N, Suzuki M, et al. Predictive Indicators of Deep Venous Thrombosis and Pulmonary Arterial Thromboembolism in 54 Subjects after Total Knee Arthroplasty Using Multislice Computed Tomography in Logistic Regression Models[J]. Int J Cardiol, 2007, 119(1): 90-94.

[119] 褚佳,赵晶晶,李建有. 全膝关节置换术后患肢不同屈膝角度对隐性失血与肢体肿胀的影响[J]. 浙江实用医学,2020,25(3):219-220.

［120］Cansabuncu G, Gumus F. Pre-operative Predictors of Lower Extremity Swelling Following Total Knee Arthroplasty in Patients with Venous Insufficiency and Osteoarthritis[J]. Int Orthop, 2021, 45(10): 2561-2567.

［121］He ML, Xiao ZM, Lei M, et al. Continuous Passive Motion for Preventing Venous Thromboembolism after Total Knee Arthroplasty[J]. Cochrane Database Syst Rev, 2014(7): D8207.

［122］彭志平,林云.彩超对人工关节置换术后下肢肿胀原因的诊断价值[J].中国超声医学杂志,2017,33(1):57-59.

［123］Howard SB, Krishnagiri S. The Use of Manual Edema Mobilization for the Reduction of Persistent Edema in the Upper Limb[J]. J Hand Ther, 2001, 14(4): 291-301.

［124］Vairo GL, Miller SJ, McBrier NM, et al. Systematic Review of Efficacy for Manual Lymphatic Drainage Techniques in Sports Medicine and Rehabilitation: An Evidence-based Practice Approach[J]. J Man Manip Ther, 2009, 17(3): e80-e89.

［125］杨琳,阮洪,李慧武,等.全膝关节置换术后下肢肿胀测量方法研究进展[J].护理研究,2022,36(16):2923-2927.

［126］Zhong S, Huang H, Xie J, et al. Application of Electroacupuncture for Postoperative Pain Management after Total Knee Arthroplasty: A Study Protocol for a Single-blinded, Randomised Placebo-controlled Trial[J]. BMJ Open, 2019, 9(4): e26084.

［127］赵翅,许辉,康冰心,等.推拿预防全膝关节置换后下肢深静脉血栓发生[J].中国组织工程研究,2022,26(15):2330-2336.

［128］Kang BX, Li YL, Xu H, et al. Effect of Multiple Doses of Intravenous Tranexamic Acid on Perioperative Blood Loss in Total Knee Arthroplasty: A Randomized Controlled Study[J]. Orthopaedic Surgery, 2021, 13(1): 126-133.

［129］全伟,牛志霞,郭妍,等.呋喃西林湿敷治疗膝关节置换术后下肢肿胀的疗效观察[J].中国美容医学,2012,21(14):465.

［130］李睿,杨信信,马崇文,等.膝关节置换术后加压包扎减轻肿胀的有效性和安全性荟萃分析[J].中国矫形外科杂志,2019,27(14):1284-1288.

［131］邓宝贵,全小明.冷疗对全膝关节置换术后出血量、疼痛、肿胀及睡眠质量的影响[J].护理研究,2014,28(11):1311-1313.

［132］刘朝晖,马剑雄,张顺,等.膝骨关节炎的现状及治疗方法的研究进展[J].中华骨与关节外科杂志,2020,13(8):688-693.

［133］周宗科,翁习生,曲铁兵,等.中国髋、膝关节置换术加速康复——围术期管理策略专家共识[J].中华骨与关节外科杂志,2016,9(1):1-9.

［134］Whiting DR, Gillette BP, Duncan C, et al. Preliminary Results Suggest Tranexamic Acid is Safe and Effective in Arthroplasty Patients with Severe

[135] Tsukada S, Wakui M, Hoshino A. Postoperative Epidural Analgesia Compared with Intraoperative Periarticular Injection for Pain Control Following Total Knee Arthroplasty under Spinal Anesthesia: A Randomized Controlled Trial[J]. J Bone Joint Surg Am, 2014, 96(17): 1433.

[136] 陈巧林. 关节置换患者术后便秘的相关因素与护理对策[J]. 中国社区医师, 2017, 33(21): 145-146.

[137] Ross-Adjie GM, Monterosso L, Bulsara M. Bowel Management Post Major Joint Arthroplasty: Results from a Randomised Controlled Trial[J]. Int J Orthop Trauma Nurs, 2015, 19(2): 92-101.

[138] Linari LR, Schofield LC, Horrom KA. Implementing a Bowel Program: Is a Bowel Program an Effective Way of Preventing Constipation and Ileus Following Elective Hip and Knee Arthroplasty Surgery? [J]. Orthop Nurs, 2011, 30(5): 317-321.

[139] Bederman SS, Betsy M, Winiarsky R, et al. Postoperative Ileus in the Lower Extremity Arthroplasty Patient[J]. J Arthroplasty, 2001, 16(8): 1066-1070.

[140] Wittbrodt ET, Gan TJ, Datto C, et al. Resource Use and Costs Associated with Opioid-induced Constipation Following Total Hip or Total Knee Replacement Surgery[J]. J Pain Res, 2018, 25(11): 1017-1025.

[141] 中华医学会消化病学分会胃肠动力学组, 中华医学会外科学分会结直肠肛门外科学组. 中国慢性便秘诊治指南(2013年, 武汉)[J]. 中华消化杂志, 2013, 33(5): 291-297.

[142] Brian EL, Fermin M, Lin C, et al. Bowel Disorders[J]. Gastroenterology, 2016, 150(6): 1393-1407.

[143] 中华医学会消化病学分会胃肠动力学组, 功能性胃肠病协作组组织. 中国慢性便秘专家共识意见(2019, 广州)[J]. 中华消化杂志, 2019(9): 577-598.

[144] Mantegazzi LS, Seliner B, Imhof L. Constipation Prophylaxis in Children Undergoing Orthopedic Surgery: A Quasi-experimental Study[J]. J Spec Pediatr Nurs, 2016, 21(3): 109-118.

[145] Kaçmaz Z, Kaşiçi M. Effectiveness of Bran Supplement in Older Orthopaedic Patients with Constipation[J]. J Clin Nurs, 2007, 16(5): 928-936.

[146] Riegler G, Esposito I. Bristol Scale Stool Form: A Still Valid Help in Medical Practice and Clinical Research[J]. Tech Coloproctol, 2001, 5(3): 163-164.

[147] 岳辰, 吕婧, 温阳阳, 等. 莫沙必利联合聚乙二醇预防全髋关节置换术后便秘的有效性和安全性[J]. 中华骨与关节外科杂志, 2019, 12(2): 112-116.

[148] Webster LR. Opioid-Induced Constipation[J]. Pain Med, 2015, 16 Suppl 1: S16-21.

[149] Argoff CE, Brennan MJ, Camilleri M, et al. Consensus Recommendations on Initiating Prescription Therapies for Opioid-Induced Constipation[J]. Pain Med,

2015,16(12):2324-2337.

[150] Pizzi LT, Toner R, Foley K, et al. Relationship between Potential Opioid-Related Adverse Effects and Hospital Length of Stay in Patients Receiving Opioids after Orthopedic Surgery[J]. Pharmacotherapy, 2012, 32(6): 502-514.

[151] Peppas G, Alexiou VG, Mourtzoukou E, et al. Epidemiology of Constipation in Europe and Oceania: A Systematic Review[J]. BMC Gastroenterol, 2008, 12(8): 5.

[152] 中国中西医结合学会消化系统疾病专业委员会.功能性便秘中西医结合诊疗共识意见(2017年)[J].中国中西医结合消化杂志,2018,26(1):18-26.

[153] 张声生,沈洪,张露,等.便秘中医诊疗专家共识意见(2017)[J].中医杂志,2017,58(15):1345-1350.

[154] Lindberg G, Hamid SS, Malfertheiner P, et al. World Gastroenterology Organisation Global Guideline: Constipation — A Global Perspective[J]. J Clin Gastroenterol, 2011, 45(6): 483-487.

[155] Dunnick JK, Hailey JR. Phenolphthalein Exposure Causes Multiple Carcinogenic Effects in Experimental Model Systems[J]. Cancer Res, 1996, 56(21): 4922-4926.

[156] Kamm MA, Mueller-Lissner S, Wald A, et al. Oral Bisacodyl is Effective and Well-Tolerated in Patients with Chronic Constipation[J]. Clin Gastroenterol Hepatol, 2011, 9(7): 577-583.

[157] 童卫东,张胜本,刘宝华,等.酚酞对大鼠结肠动力及肠神经系统的影响研究[J].中华消化杂志,2003(12):15-18.

[158] Tack J, Müller-Lissner S, Stanghellini V, et al. Diagnosis and Treatment of Chronic Constipation: A European Perspective[J]. Neurogastroenterol Motil, 2011, 23(8): 697-710.

[159] Ueno N, Inui A, Satoh Y. The Effect of Mosapride Citrate on Constipation in Patients with Diabetes[J]. Diabetes Res Clin Pract, 2010, 87(1): 27-32.

[160] Barish CF, Drossman D, Johanson JF, et al. Efficacy and Safety of Lubiprostone in Patients with Chronic Constipation[J]. Dig Dis Sci, 2010, 55(4): 1090-1097.

[161] Lembo AJ, Schneier HA, Shiff SJ, et al. Two Randomized Trials of Linaclotide for Chronic Constipation[J]. N Engl J Med, 2011, 365(6): 527-536.

[162] Zhou L, Lin Z, Lin L, et al. Functional Constipation: Implications for Nursing Interventions[J]. J Clin Nurs, 2010, 19(13-14): 1838-1843.

[163] 朱芬芬,林征,林琳.功能性便秘患者生活质量的研究[J].中华消化杂志,2007,27(5):356-358.

[164] Rao SS, Seaton K, Miller M, et al. Randomized Controlled Trial of Biofeedback, Sham Feedback, and Standard Therapy for Dyssynergic Defecation[J]. Clin Gastroenterol Hepatol, 2007, 5(3): 331-338.

[165] 李晓锋,王拥军,莫文,等. 耕耘杏林 济世春秋——施杞教授与石筱山伤科学术经验继承创新[J]. 上海中医药杂志,2017,51(1):1-4.

[166] Baldini G, Bagry H, Aprikian A, et al. Postoperative Urinary Retention: Anesthetic and Perioperative Considerations[J]. Anesthesiology, 2009, 110(5): 1139-1157.

[167] Hollman F, Wolterbeek N, Veen R. Risk Factors for Postoperative Urinary Retention in Men Undergoing Total Hip Arthroplasty[J]. Orthopedics, 2015, 38(6): e507-511.

[168] Michelson JD, Lotke PA, Steinberg ME. Urinary-Bladder Management after Total Joint-Replacement Surgery[J]. The New England Journal of Medicine, 1988, 319(6): 321-326.

[169] Matsuura S, Downie JW. Effect of Anesthetics on Reflex Micturition in the Chronic Cannula-Implanted Rat[J]. Neurourology and Urodynamics, 2000, 19(1): 87-99.

[170] Petros JG, Rimm EB, Robillard RJ. Factors Influencing Urinary Tract Retention after Elective Open Cholecystectomy[J]. Surgery, Gynecology & Obstetrics, 1992, 174(6): 497-500.

[171] Lamonerie L, Marret E, Deleuze A, et al. Prevalence of Postoperative Bladder Distension and Urinary Retention Detected by Ultrasound Measurement[J]. British Journal of Anaesthesia, 2004, 92(4): 544-546.

[172] Sung KH, Lee KM, Chung CY, et al. What Are the Risk Factors Associated with Urinary Retention after Orthopaedic Surgery? [J]. BioMed Research International, 2015, 2015: 1-5.

[173] David M, Arthur E, Dhuck R, et al. High Rates of Postoperative Urinary Retention Following Primary Total Hip Replacement Performed under Combined General and Spinal Anaesthesia with Intrathecal Opiate [J]. Journal of Orthopaedics, 2015, 12: S157-S160.

[174] Tischler EH, Restrepo C, Oh J, et al. Urinary Retention is Rare Following Total Joint Arthroplasty When Using Opioid-Free Regional Anesthesia[J]. The Journal of Arthroplasty, 2015, 31(2): 480-483.

[175] Mont MA, Sedlin ED, Weiner LS, et al. Postoperative Radiographs as Predictors of Clinical Outcome in Unstable Ankle Fractures[J]. Journal of Orthopaedic Trauma, 1992, 6(3): 352-357.

[176] Balderi T, Carli F. Urinary Retention after Total Hip and Knee Arthroplasty[J]. Minerva Anestesiologica, 2010, 76(2): 120-130.

[177] Wynd CA, Wallace M, Smith KM. Factors Influencing Postoperative Urinary Retention Following Orthopaedic Surgical Procedures[J]. Orthopedic Nursing, 1996, 15(1): 43-50.

[178] Fernandez MA, Karthikeyan S, Wyse M, et al. The Incidence of Postoperative

Urinary Retention in Patients Undergoing Elective Hip and Knee Arthroplasty[J]. Annals of the Royal College of Surgeons of England, 2014, 96(6): 462-465.

[179] 曹雪梅,皮敏,徐卫华,等.针灸治疗镇痛泵术后尿潴留36例[J].中医杂志,2005,46(1): 41-42.

[180] 王朝辉,许娜,龙天雷,等.针刺治疗手术后尿潴留临床疗效的Meta分析[J].时珍国医国药,2015,26(11): 2815-2818.

[181] 彭秀娟,梁琪,张永臣,等.针灸治疗尿潴留常用腧穴文献研究[J].中医杂志,2013,54(23): 2046-2048.

[184] Watanabe T, Omata S, Lee JZ, et al. Comparative Analysis of Bladder Wall Compliance Based on Cystometry and Biosensor Measurements during the Micturition Cycle of the Rat[J]. Neurourology and Urodynamics, 1997, 16(6): 567-581.

[185] Fry CH, Cooklin M, Birns J, et al. Measurement of Intercellular Electrical Coupling in Guinea-Pig Detrusor Smooth Muscle[J]. The Journal of Urology, 1999, 161(2): 660-664.

[186] 李忠任.实验针灸学[M].北京:中国中医药出版社,2003.

[187] 王翔宇,郑蕙田.针刺调节排尿功能的实验研究及机理探讨综述[J].甘肃中医,2000,13(5): 62.

[188] Hershner S, Auckley D. Perioperative Management of Insomnia, Restless Legs, Narcolepsy, and Parasomnias[J]. Anesthesia and Analgesia, 2021, 132(5): 1287-1295.

[189] Weichen L, Wenhan C, Yamei B, et al. The Risk of Insomnia after Surgical Operation: A Longitudinal, Population-Based, Case-Crossover Study[J]. Chinese Medical Association, 2022, 85(4): 519-524.

[190] Rhon DI, Snodgrass SJ, Cleland J A, et al. Comorbid Insomnia and Sleep Apnea are Associated with Greater Downstream Health Care Utilization and Chronic Opioid Use after Arthroscopic Hip Surgery[J]. Pain Physician, 2019, 22(4): 351-360.

[191] 沈彬,翁习生,廖刃,等.中国髋、膝关节置换术加速康复——围术期疼痛与睡眠管理专家共识[J].中华骨与关节外科杂志,2016,9(2): 91-97.

[192] Sinclair DR, Chung F, Mezei G. Can Postoperative Nausea and Vomiting be Predicted? [J]. Anesthesiology, 1999, 91(1): 109-118.

[193] Koivuranta M, Läärä E, Snåre L, et al. A Survey of Postoperative Nausea and Vomiting[J]. Anaesthesia, 1997, 52(5): 443-449.

[194] Apfel CC, Läärä E, Koivuranta M, et al. A Simplified Risk Score for Predicting Postoperative Nausea and Vomiting: Conclusions from Cross-Validations between Two Centers[J]. Anesthesiology, 1999, 91(3): 693-700.

[195] Kowalski A, Rapps N, Enck P. Functional Cortical Imaging of Nausea and

Vomiting: A Possible Approach[J]. Auton Neurosci, 2006, 129(1 - 2): 28 - 35.

[196] Napadow V, Sheehan JD, Kim J, et al. The Brain Circuitry Underlying the Temporal Evolution of Nausea in Humans[J]. Cereb Cortex, 2013, 23(4): 806 - 813.

[197] Gan TJ, Diemunsch P, Habib AS, et al. Consensus Guidelines for the Management of Postoperative Nausea and Vomiting[J]. Anesth Analg, 2014, 118(1): 85 - 113.

[198] Hornby PJ. Central Neurocircuitry Associated with Emesis[J]. Am J Med, 2001, 3 (111 Suppl): 106S - 112S.

[199] Kim J, Napadow V, Kuo B, et al. A Combined HRV-fMRI Approach to Assess Cortical Control of Cardiovagal Modulation by Motion Sickness[J]. Conf Proc IEEE Eng Med Biol Soc, 2011(2011): 2825 - 2828.

[200] Doan L, Manders T, Wang J. Neuroplasticity Underlying the Comorbidity of Pain and Depression[J]. Neural Plast, 2015, 2015: 504691.

[201] Borsook D, Sava S, Becerra L. The Pain Imaging Revolution: Advancing Pain into the 21st Century[J]. Neuroscientist, 2010, 16(2): 171 - 185.

[202] Hashmi JA, Baliki MN, Huang L, et al. Shape Shifting Pain: Chronification of Back Pain Shifts Brain Representation from Nociceptive to Emotional Circuits[J]. Brain, 2013, 136(Pt 9): 2751 - 2768.

[203] Baliki MN, Chialvo DR, Geha PY, et al. Chronic Pain and the Emotional Brain: Specific Brain Activity Associated with Spontaneous Fluctuations of Intensity of Chronic Back Pain[J]. J Neurosci, 2006, 26(47): 12165 - 12173.

[204] Horn CC. The Medical Implications of Gastrointestinal Vagal Afferent Pathways in Nausea and Vomiting[J]. Curr Pharm Des, 2014, 20(16): 2703 - 2712.

[205] Horn CC. Why is the Neurobiology of Nausea and Vomiting so Important? [J]. Appetite, 2008, 50(2 - 3): 430 - 434.

[206] Sclocco R, Kim J, Garcia RG, et al. Brain Circuitry Supporting Multi-Organ Autonomic Outflow in Response to Nausea[J]. Cereb Cortex, 2016, 26(2): 485 - 497.

[207] Koch KL. Gastric Dysrhythmias: A Potential Objective Measure of Nausea[J]. Exp brain Res, 2014, 232(8): 2553 - 2561.

[208] Coleski R, Hasler WL. Coupling and Propagation of Normal and Dysrhythmic Gastric Slow Waves during Acute Hyperglycaemia in Healthy Humans [J]. Neurogastroenterol Motil, 2009, 21(5): 492 - 499, e1 - 2.

[209] Hasler WL, Soudah HC, Dulai G, et al. Mediation of Hyperglycemia-Evoked Gastric Slow-Wave Dysrhythmias by Endogenous Prostaglandins[J]. Gastroenterology, 1995, 108(3): 727 - 736.

[210] Xu LH, Koch KL, Summy-Long J, et al. Hypothalamic and Gastric Myoelectrical

Responses during Vection-Induced Nausea in Healthy Chinese Subjects[J]. Am J Physiol,1993,265(4 Pt 1):E578-584.

[211] Gan TJ, Apfel CC, Kovac A, et al. A Randomized, Double-Blind Comparison of the NK1 Antagonist, Aprepitant, Versus Ondansetron for the Prevention of Postoperative Nausea and Vomiting[J]. Anesth Analg, 2007, 104(5): 1082-1089.

[212] Diemunsch P, Gan TJ, Philip BK, et al. Single-Dose Aprepitant vs Ondansetron for the Prevention of Postoperative Nausea and Vomiting: A Randomized, Double-Blind Phase Ⅲ Trial in Patients Undergoing Open Abdominal Surgery[J]. Br J Anaesth, 2007, 99(2): 202-211.

[213] American Society of PeriAnesthesia Nurses PONV/PDNV Strategic Work Team. ASPAN'S Evidence-Based Clinical Practice Guideline for the Prevention and/or Management of PONV/PDNV[J]. J PeriAnesthesia Nurs, 2006, 21(4): 230-250.

[214] Vickers AJ. Can Acupuncture have Specific Effects on Health? A Systematic Review of Acupuncture Antiemesis Trials[J]. J R Soc Med, 1996, 89(6): 303-311.

[215] 陈敏,李胜涛,郑晖.针灸治疗术后恶心呕吐的国外研究进展[J].中国组织工程研究,2006,10(47):112-114.

[216] 马巧玲,林雪,崔晓光.针刺疗法防治术后恶心呕吐的研究进展[J].针灸临床杂志,2017,33(1):72-75.

[217] 路强,丁路,韩正飞,等.针刺内关穴预防全麻术后恶心呕吐疗效观察[J].中医药临床杂志,2014,(8):836-837.

[218] 金玮,吕雅,陈双懂,等.内关穴经皮穴位电刺激防治甲状腺肿瘤术后恶心呕吐疗效的临床观察[J].中国中西医结合杂志,2013,33(9):1199-1202.

[219] 朱丹,吕黄伟.P6刺激对术后恶心呕吐有效性的Meta分析[J].中国循证医学杂志,2010,10(8):923-931.

[220] Yang XY, Xiao J, Chen YH, et al. Dexamethasone Alone vs in Combination with Transcutaneous Electrical Acupoint Stimulation or Tropisetron for Prevention of Postoperative Nausea and Vomiting in Gynaecological Patients Undergoing Laparoscopic Surgery[J]. Br J Anaesth, 2015, 115(6): 883-889.

[221] 程少丹,肖涟波.骨伤中成药学[M].上海:上海科学技术出版社,2024,6.

[222] 施杞.施杞医文选集[M].北京:科学出版社,2023,7.

[223] 程少丹.骨伤科中成药应用咨询[M].上海:上海交通大学出版社,2018,10.

[224] 王拥军,吴弢.石氏伤科施杞临证经验集萃[M].北京:科学出版社,2016,10.

[225] 程少丹,肖涟波.肩周炎咨询[M].上海:上海交通大学出版社,2015,5.

[226] 施杞,石仰山.石筱山伤科学[M].北京:人民卫生出版社,2014,9.

[227] 程少丹.筋酸骨痛怎么办——施杞教你养筋骨[M].上海:上海科学技术出版社,2014,4.

[228] 程少丹.骨伤科疼痛疾病术后康复咨询[M].上海:上海交通大学出版社,2014,1.